国家卫生健康委员会"十四五"规划教材

全国高等学校教材

新形态教材

U0658708

供预防医学类专业用

卫生化学

Sanitary Chemistry

第9版

主　编　康维钧　李　娟
副主编　黄沛力　丁　萍　杨胜园

数字主编　许　茜　牛凌梅
数字副主编　王茂清　施致雄　赵　超

人民卫生出版社
·北京·

图书在版编目（CIP）数据

卫生化学 / 康维钧，李娟主编. -- 9 版. -- 北京：
人民卫生出版社，2025. 6. --（全国高等学校预防医学
专业第九轮规划教材）. -- ISBN 978-7-117-38177-2

Ⅰ. R113

中国国家版本馆 CIP 数据核字第 20251EP603 号

人卫智网	www.ipmph.com	医学教育、学术、考试、健康，购书智慧智能综合服务平台
人卫官网	www.pmph.com	人卫官方资讯发布平台

卫 生 化 学
Weisheng Huaxue
第 9 版

主　　编：康维钧　李　娟

出版发行：人民卫生出版社（中继线 010-59780011）

地　　址：北京市朝阳区潘家园南里 19 号

邮　　编：100021

E - mail：pmph @ pmph.com

购书热线：010-59787592　010-59787584　010-65264830

印　　刷：人卫印务（北京）有限公司

经　　销：新华书店

开　　本：850×1168　1/16　印张：19.5

字　　数：511 千字

版　　次：1980 年 11 月第 1 版　2025 年 6 月第 9 版

印　　次：2025 年 7 月第 1 次印刷

标准书号：ISBN 978-7-117-38177-2

定　　价：68.00 元

打击盗版举报电话：010-59787491　E-mail：WQ @ pmph.com

质量问题联系电话：010-59787234　E-mail：zhiliang @ pmph.com

数字融合服务电话：4001118166　E-mail：zengzhi @ pmph.com

编委名单

新形态教材使用说明

新形态教材是充分利用多种形式的数字资源及现代信息技术，通过二维码将纸书内容与数字资源进行深度融合的教材。本套教材全部以新形态教材形式出版，每本教材均配有特色的数字资源和电子教材，读者阅读纸书时可以扫描二维码，获取数字资源和电子教材。

电子教材是纸质教材的电子阅读版本，支持手机、平板及电脑等多终端浏览，具有目录导航、全文检索等功能，方便与纸质教材配合使用，随时随地进行阅读。

获取数字资源与电子教材的步骤

1 扫描封底红标二维码，获取图书"使用说明"。

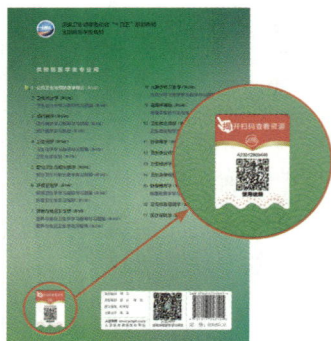

2 揭开红标，扫描绿标激活码，注册/登录人卫账号获取数字资源与电子教材。

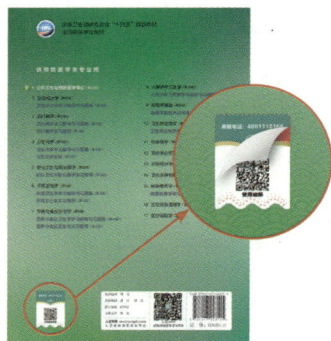

3 扫描书内二维码或封底绿标激活码随时查看数字资源和电子教材。

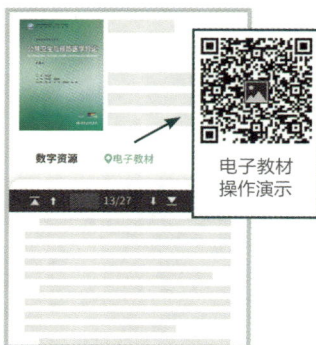

数字资源　电子教材

13/27

电子教材操作演示

4 登录 zengzhi.ipmph.com 或下载应用体验更多功能和服务。

扫描下载应用

客户服务热线 400-111-8166

读者信息反馈方式

人卫e教
medu.pmph.com

欢迎登录"人卫e教"平台官网"medu.pmph.com"，在首页注册登录后，即可通过输入书名、书号或主编姓名等关键字，查询我社已出版教材，并可对该教材进行读者反馈、图书纠错、撰写书评以及分享资源等。

修订说明

公共卫生与预防医学教育是现代医学教育的重要组成部分,在应对全球健康挑战、建设健康中国、提高国民健康素养、促进人群健康过程中,始终发挥着重要作用、承担着重大使命。在人类应对各种突发、新发传染病威胁过程中,公共卫生更是作用重大,不可或缺,都说明公共卫生学科专业的重要性与必要性。公共卫生不仅关系着公众的健康水平、公共安全和社会稳定,还影响着社会经济的发展和国际关系与世界格局的改变,是事关大国计、大民生的大学科、大专业。在我国公共卫生40余年的教学实践中也逐步形成了我国公共卫生与预防医学教育的一些特点。比如,我国的公共卫生教育是以强医学背景为主的公共卫生与预防医学教育,既体现了国家战略需求,也结合了本土化实践。现代公共卫生与预防医学教育强调"干中学"(learning by doing)这一主动学习、在实践中学习和终身学习的教育理念,因此公共卫生与预防医学教材建设和发展也必须始终坚持和围绕这一理念。

1978年,在卫生部的指导下,人民卫生出版社启动了我国本科预防医学专业第一轮规划教材,组织了全国高等院校的知名专家和教师共同编写,于1981年全部出版。首轮教材共有7个品种,包括《卫生统计学》《流行病学》《分析化学》《劳动卫生与职业病学》《环境卫生学》《营养与食品卫生学》《儿童少年卫生学》,奠定了我国本科预防医学专业教育的规范化模式。此后,随着预防医学专业的发展和人才培养需求的变化,进行了多轮教材的修订、完善与出版工作,并于1990年成立了全国高等学校预防医学专业第一届教材评审委员会,至今已经是第五届。为了满足各院校教学的实际需求,规划教材的品种也在不断丰富。第二轮增加《卫生毒理学基础》《卫生微生物学》,第四轮增加《社会医学》,第五轮增加《卫生事业管理学》《卫生经济学》《卫生法规与监督学》《健康教育学》《卫生信息管理学》《社会医疗保险学》,第八轮增加《公共卫生与预防医学导论》。由此,经过40余年的不断完善和补充,逐渐形成了一套具有中国本土特色的、完整的、科学的预防医学教材体系。

党的二十大报告提出"创新医防协同、医防融合机制,健全公共卫生体系",我国新时代卫生健康工作方针明确坚持"预防为主""将健康融入所有政策",把公共卫生在国家建设发展中的基础性、全局性、战略性地位提到了空前高度。为贯彻落实党的二十大及二十届二中、三中全会精神,促进教育、科技、人才一体化发展,适应我国公共卫生体系重塑和高水平公共卫生学院建设的需要,经研究决定,于2023年启动了全国高等学校预防医学专业第九轮规划教材的修订工作。

预防医学专业第九轮规划教材的修订和编写特点如下：

1. 强化国家战略导向，坚持教材立德树人 教材修订编写工作认真贯彻落实教育部《高等学校课程思政建设指导纲要》，落实立德树人根本任务，以为党育人、为国育才为根本目标。在专业内容中融入思政元素，固本铸魂，阐释"人民至上、生命至上"的理念，引导学生热爱、专注、执着、奉献于公共卫生事业，打造政治过硬、心怀人民、专业能力强，既对国情有深刻理解，又对国际形势有充分认知，关键时刻能够靠得住、顶得上的公共卫生与预防医学专业人才队伍。

2. 培养公卫紧缺人才，坚持教材顶层设计 教材修订编写工作是在教育部、国家卫生健康委员会、国家疾病预防控制局的领导和支持下，由全国高等学校预防医学专业教材评审委员会审定，专家、教授把关，全国各医学院校知名专家教授和疾控专家共同编写，人民卫生出版社高质量出版。坚持顶层设计，按照教育部培养目标、国家公共卫生与疾控事业高质量发展的要求和社会用人需求，在全国进行科学调研的基础上，借鉴国内外公共卫生人才培养模式和教材建设经验，充分研究论证专业人才素质要求、学科体系构成、课程体系设置和教材体系规划。

3. 细化自强卓越目标，坚持教材编写原则 教材修订编写遵循教育模式的改革、教学方式的优化和教材体系的建设，立足中国本土，突出中国特色，夯实人才根基。在全国高等院校教材使用效果的调研、评价基础上，总结和汲取前八轮教材的编写经验和成果，对院校反馈意见比较集中的教材内容进行修改和完善。教材编写立足预防医学专业五年制本科教育，始终坚持教材"三基"（基础理论、基本知识、基本技能）、"五性"（思想性、科学性、先进性、启发性、适用性）和"三特定"（特定对象、特定要求、特定限制）的编写原则。

4. 深化数字科技赋能，坚持教材创新发展 为进一步满足预防医学专业教育数字化需求，更好地实现理论与实践结合，本轮教材采用纸质教材和数字资源融合的新形态教材出版形式。数字资源包括教学课件、拓展阅读、案例分析、实践操作、微课、视频、动画等，根据教学实际需求，突出公共卫生与预防医学学科特色资源建设，支持教学深度应用，有效服务线上教学、混合式教学等教学模式。

5. 全面服务教学育人，坚持教材立体建设 从第五轮教材修订开始，尝试编写和出版服务于教学与考核的配套教材，之后每轮教材修订时根据需要不断扩充和完善。本轮教材仍有 10 种理论教材配有学习指导与习题集、实习指导、实验指导类配套教材，供教师授课、学生学习和复习参考。

全国高等学校预防医学专业第九轮规划教材共 17 种，均为国家卫生健康委员会"十四五"规划教材。全套教材将于 2025 年出版发行，数字内容和电子教材也将同步上线。其他配套教材将于 2026 年陆续出版完成。另外，教育部公共卫生与预防医学"101 计划"核心教材首轮共 10 种，也将同步出版，供全国广大院校师生选用参考。

希望全国广大院校在使用过程中能够多提宝贵意见，反馈使用信息，以便进一步修改和完善教材内容，提高教材质量，为第十轮教材的修订工作建言献策。

主编简介

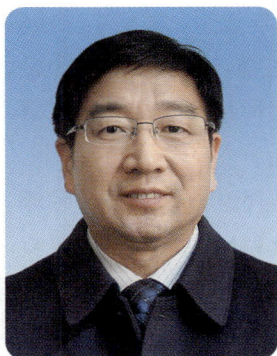

康 维 钧

二级教授,博士研究生导师。现任河北医科大学卫生检验与检疫专业负责人和"河北省普通本科院校优秀教学团队"——卫生检验与检疫教学团队负责人。兼任教育部高等学校医学技术类专业教学指导委员会委员、全国高等学校卫生检验与检疫专业第三轮规划教材评审委员会主任委员、中国检验检测学会理事、中国卫生监督协会化妆品科学技术专业委员会常务委员、河北省检验检疫学会理事长、河北省保健食品化妆品协会副会长等。政协石家庄市第十三届委员会委员。

从事卫生化学、分析化学和水质理化检验教学和科研工作 40 年。主编国家级规划教材《卫生化学》(第 8 版)、《水质理化检验》(第 2 版)和规划教材配套教材《卫生化学实验》,以及大型工具书《现代卫生化学》(第 3 版)。长期从事与健康相关物质卫生检验新方法和法医毒物分析研究,近年来主要开展超常态过渡金属化合物氧化鲁米诺的化学发光机制研究、卫生检测新方法建立及其在预防医学中的应用研究。主持国家自然科学基金面上项目和河北省自然科学基金课题各 2 项。在国内外学术期刊公开发表科研论文近百篇。享受河北省政府特殊津贴,获河北省科学技术进步奖二等奖 2 项和河北省教学成果奖二等奖 1 项。曾获河北省高等学校中青年骨干教师、河北省优秀教师和河北省"三育人"先进个人称号。

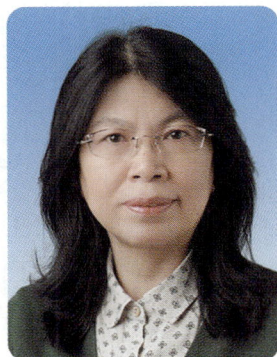

李 娟

教授,博士研究生导师。国家级一流本科线下课程"卫生化学"负责人,吉林省公共卫生与预防医学学科首席负责人,"长白山学者"特聘教授,吉林大学"唐敖庆学者"特聘教授,享受国务院政府特殊津贴。

从事卫生化学教学工作 42 年。先后承担省级、校级教育改革课题 10 余项,作为第一完成人获得省级及以上教学成果奖 2 项。作为主编、副主编编写国家级规划教材 4 部,主编公共卫生执业医师资格考试用书 3 部。重视科研对教学的支撑作用,从事传染病防控与检测技术研究,作为项目负责人主持国家"十一五"重大科技专项 1 项、国家自然科学基金面上项目 4 项、吉林省科技厅重点项目 2 项、世界银行贷款专项等课题 20 余项。在 *Small*、*Journal of Hazardous Materials*、*Food Chemistry* 等知名学术期刊发表学术论文 100 余篇,其中中科院一区论文 20 余篇。以第一发明人获国家授权发明专利 9 项,作为第一完成人获省部级科技成果奖 3 项。作为博士研究生导师,先后指导吉林省优秀博士论文 6 篇。

副主编简介

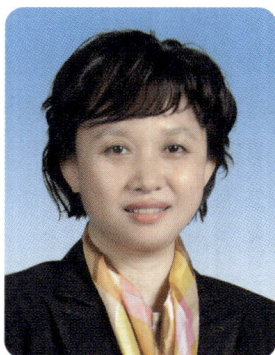

黄沛力

教授，博士研究生导师。现任首都医科大学教授。兼任中国检验检测学会理事，中国环境诱变剂学会活性氧生物学效应专业委员会、致癌专业委员会委员，国家重点研发计划项目评审专家，国家自然科学基金项目评审专家。

从事卫生化学、分析化学、仪器分析等教学和科研工作 30 余年，主编和参编国家级规划教材 10 余部，获得北京市教育教学成果奖。长期从事环境污染物与超细颗粒物的检测技术及其相关毒性机制研究，先后参与国家 863 计划、国家自然科学基金重点项目有关研究工作，主持国家自然科学基金面上项目和北京市自然科学基金项目等 10 余项。发表学术论文 100 余篇，其中 SCI 收录论文 50 余篇，获得国家发明专利授权 3 项。

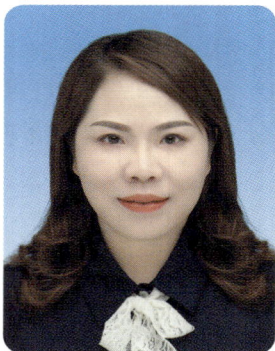

丁　萍

教授，博士研究生导师。现任中南大学湘雅公共卫生学院卫生检验与检疫学系主任。兼任湖南省检验检测学会副会长，湖南省检验检测产业创新联盟副理事长，湖南省预防医学会消毒与感染控制专业委员会副主任委员。

从事卫生化学教学工作近 20 年，主编及参编国家级规划教材 6 部。主要从事慢病监测、环境污染物和病原微生物检测及安全评价等研究工作，主持国家级和省部级科研项目 10 余项，发表高水平学术论文 80 余篇，获得国家发明专利授权 15 项。获湖南省检验检测科学技术奖一等奖 1 项、湖南省预防医学科学技术奖三等奖 1 项。

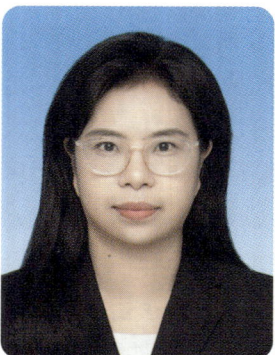

杨胜园

教授，博士研究生导师。现任南华大学公共卫生学院教授。兼任中华预防医学会卫生检验专业委员会常务委员，湖南省预防医学会卫生检验专业委员会委员，湖南省检验检测学会理事等。为湖南省卫生健康高层次人才、衡阳市高层次科技人才（市级领军人才）。

从事卫生化学、空气理化检验等教学及科研工作 25 年，主编、参编国家级规划教材及专著 8 部。获湖南省自然科学奖二等奖 1 项，湖南省高等教育教学成果奖三等奖 1 项，主持国家自然科学基金项目、湖南省自然科学基金项目、湖南省教育厅优秀青年项目等 10 余项，发表科研论文 100 余篇。

前　言

为适应新时代预防医学专业教育教学特点，满足高质量公共卫生人才培养需求，提升预防医学专业规划教材质量和教育质量，从 2023 年 9 月起开始组织编写全国高等学校预防医学专业第九轮规划教材。2024 年 4 月 19 日在北京召开了全国高等学校预防医学专业第九轮规划教材主编人会议，明确了本套教材编写的指导思想和编写原则。5 月 24 日在河北医科大学召开了《卫生化学》第 9 版及配套教材编写会。会议期间，经过编委们认真反复讨论，确立了本次教材修订的指导思想和编写大纲，继续坚持"三基"（基础理论、基本知识和基本技能）、"五性"（思想性、科学性、先进性、启发性和适用性）、"三特定"（特定对象、特定要求、特定限制）的原则，以培养守护公众健康的高素质预防医学专门人才为目标，融入思政元素，注重社会主义核心价值观的引领作用、加强职业素养的培养、提高学生的综合素质和社会责任感。在内容上注重知识体系的系统性，并且紧密结合公共卫生与预防医学的实际工作需求，理论联系实际。另外，本版教材将采用新形态教材的形式出版，将纸质内容与数字资源进行关联融合，合理利用数字化技术，深度挖掘新资源建设需求，服务于教学应用，便于学生在线学习。9 月 20 日在吉林大学召开了教材定稿会，各编委根据此次会议讨论的意见修改后统一编排定稿。为了进一步提高书稿质量，12 月 21 日在河北医科大学召开审定稿会，对书稿全面校对审定。

本版教材修订的主要内容包括：①绪论部分，进一步梳理了我国卫生化学高等教育的发展，简述了卫生化学在环境与职业卫生、营养与食品卫生等公共卫生与预防医学专业发展中的重要作用，使读者能够认识到学习好卫生化学对未来从事科学研究和职业发展的重要性。②为了进一步提升本书知识内容的系统性，第三章增加常用数据处理软件简介。③在不影响知识系统性的前提下，对上版教材中光谱分析、色谱分析及电化学分析等内容进行适当精简。④结合近年来卫生分析技术前沿及多模态快速检验新技术的发展，新增"红外吸收光谱法""拉曼光谱法""核磁共振波谱法""化学发光法"和"光电分析法"，将上版教材中的"免疫分析法"和"微流控芯片技术"概念放在第十九章相关内容中介绍，把"超临界流体萃取法"作为一种萃取技术放在第二章中介绍。⑤为了进一步拓展学生的知识面，新增第二十章"卫生化学与风险监测及暴露评估",主要介绍有害物质限量标准的制定、有害物质风险监测和暴露评估技术,使学生了解卫生分析在公共卫生与预防医学研究和实际工作中的根本作用。

全书共 20 章,主要内容包括:①卫生分析中常用的光谱分析方法、电化学分析方法、色谱分析方法、质谱法及联用技术等卫生化学基本原理;②样品的采集、保存和预处理方法;③分析数据的处理和分析工作的质量保证;④基于卫生化学基本原理的常用快速检验方法;⑤卫生化学在有害物质限量标准制定中的重要作用及风险评估监测和暴露评估技术。

本版教材保留了第 8 版教材的 12 位编委,新增加的 10 位编委均为多年从事卫生化学教学的中青年骨干教师,其中 45 岁以下的有 6 人,新、老编委的结合保证了教材的传承和创新发展。

本教材适用于预防医学专业本科(五年制)学生,也可作为本专业研究生及指导教师的参考书,还可作为卫生检验和其他专业仪器分析课程的参考教材。

本教材在编写过程中得到了河北医科大学和吉林大学的大力支持,两所学校的卫生检验教学团队均付出了诸多努力。其他院校同仁也对本书的修订提供了许多宝贵意见,在此一并表示衷心感谢。

因编委学识水平和实践经验所限,书中难免有不当之处,恳请读者批评斧正。

康维钧　李　娟

2024 年 12 月

目 录

第一章
绪　论

卫生化学是公共卫生与预防医学的重要组成部分。早在 20 世纪 30 年代，我国学者林公际出版了第一部《卫生化学》专著，开启了卫生化学学科的先河。他在序言中指出："公共卫生之推进，一方须凭借行政的力量，一方须利赖学术的研究。两者互为经纬，其效始著。关于行政问题，兹不具论，关于学术研究，则卫生化学实占重要之成分。盖卫生化学为论列一切饮食物，嗜好品，水，空气，土壤等之试验及其良否判定之学科。凡人类保健卫生之涉及化学问题者，殆无不属于卫生化学之应用范围。"新中国成立初期，浙江医学院周鸣铮教授为卫生学系三年级学生开设了卫生分析课程，上海第二军医大学药科干部班开设了卫生化学课程。同期，林公际教授邀请第二军医大学卫生化学教授胡乃钊共同修订的《卫生化学》(增订版)于 1954 年末出版。1955 年，周鸣铮教授编译的《卫生分析》在人民卫生出版社出版。他在前言中写道："卫生系高年级的学生常希望能在离开学校之前多学习一些有关卫生分析的理论与技术来充实自己的工作能力，以便能更好为人民的卫生事业服务。"特别强调该书的特点就是"理论与实际相结合"。早期的卫生化学是以卫生检验技术为主，主要针对食物中的营养成分和有害物质进行检测分析。随着公共卫生与预防医学的不断发展和分析化学发展的三次变革，卫生化学的内容和任务也发生了很大的变化。20 世纪 70 年代后期，由陈楚良教授主编的供卫生专业使用的《分析化学》奠定了现代卫生化学以公共卫生与预防医学发展需要为前提的基础和理论体系。该教材是在卫生部指导下，由人民卫生出版社组织编写的第一轮供卫生专业学生使用的七种教材之一，在第二轮教材修订时更名为《卫生化学》，该书名沿用至今。陈楚良教授在第二次修订时进一步强调，"根据本学科的性质和地位，本书在内容上力求与卫生专业紧密结合，尽力避免和一般分析化学相雷同，为此我们增加了空气、水、食品和生物材料的分析等章节"。因此，本次修订特别增加了与公共卫生与预防医学紧密相关的暴露风险评估技术和有害物质限量标准制定等内容。下面简要介绍卫生化学的主要内容、特点及发展趋势。

一、卫生化学的定义、任务和作用

卫生化学(sanitary chemistry)是随着公共卫生与预防医学和分析科学发展而形成的一门交叉学科，是应用分析科学的基本理论和实验技术研究预防医学领域中与健康相关化学物质的质、量及其变化规律的学科。卫生化学是预防医学专业学生必修的专业基础课程。该课程的主要任务是为学生讲授学习预防医学专业课程和从事预防医学专业技术工作中所必需的分析科学(analytical science)的基础理论、基本知识和基本技能以及卫生分析(sanitary analysis)方法。卫生分析就是将分析科学的基本方法和技术应用到公共卫生与预防医学实际工作中去，解决与健康相关物质的量效关系和时空变化规律等科学问题的全过程策略。卫生检验(health inspection)包括卫生理化检验和卫生微生物检验。卫生理化检验(physical and chemical analysis for public health)工作主要涵盖生活饮用水检验、食品检验、空气检验、化妆品检验等日常监测检验，是卫生分析方法在公共卫生实践中的具体应用。

随着预防医学的不断发展，卫生化学的作用日显突出。20 世纪 40 年代以来，由于科学技术和现代工业的高速发展，环境污染和公害事件不断发生，人类赖以生存的自然环境遭到严重破坏，特别是 21 世纪高新技术日新月异，在给人类社会带来进步和繁荣的同时，也带来新的公共卫生问题和一系列新的挑战。这些问题的解决离不开卫生化学原理和卫生分析方法的创新。

1. **环境与职业卫生方面** 随着现代经济社会的发展，全球变暖、臭氧层破坏、酸雨蔓延、水体污染、垃圾围城成为人类面临的重要环境危机。由于各种需要，全世界每年生产数十万种有毒化学物质，其中大多排入大气或水体，使大气或水体受到不同程度的污染。这些污染物对人群健康的影响主要涉及两个方面：①环境卫生与健康。环境空气和水体污染物种类及其对人群健康的危害研究，首先需要卫生分析来探明污染物的组成和含量以及污染物危害的量效关系。例如，对于空气中的细颗粒物（PM2.5），单从颗粒物粒径大小来考虑对健康的危害是非常片面的，必须通过现代卫生分析手段研究明确颗粒物核及表面附着物的化学成分及结构，才能提出正确的防治和干预措施，确保人群健康。②职业卫生与健康。对于特定场所的劳动者，可能长期接触某一种或生产过程中几种明确的化合物、颗粒物和气溶胶等有害物质，尽管其含量甚微，但长期接触可能会通过呼吸道和皮肤进入人体，致使劳动者发生慢性中毒。研究其中毒机制和有害物质在生物体内的分布，需要对各种生物材料（如毛发、尿液、血液及组织等）进行卫生分析。

2. **营养与食品卫生方面** 食品是人类赖以生存和发展的物质基础，是维持生命的必需品。食品的营养和安全是人民关心的两个主要问题。在生活物资匮乏的年代，人们主要关注的是食品营养问题，早期的卫生化学以建立营养素（如蛋白质、氨基酸、维生素以及微量元素等）的卫生分析方法为主要研究对象，用于确定食品的营养价值，并着力改善一般人群的膳食营养、妇幼营养、患者营养以及军队营养等。随着物质生活的丰富，人们已不满足于食品果腹的基本需求，更加追求食品的保质（保鲜）和色味。各种食品添加剂和保鲜剂的使用以及工业生产带来的对大气、水和土壤的污染等，也已成为社会高度关注的食品安全问题。如二噁英污染、有毒大米、食品和食品包装材料中的塑化剂、乳和乳制品中的三聚氰胺、肉和肉制品中的瘦肉精等，都给食品安全提出了新的挑战。

3. **风险监测评估和暴露评估方面** 随着化工行业的迅猛发展，化学品被大规模生产并广泛应用，给环境和食品安全带来新的污染风险。特别是新型持久性污染物具有高毒性、持久性、生物积累性、远距离迁移性等特点，持久性有机污染物对人体健康的影响包括内分泌干扰作用、生殖发育毒性、神经与免疫毒性等毒害效应。长期暴露在低剂量新污染物的环境中，会使污染物在生物体内积累并造成危害。

由于新污染物种类多、环境中含量低、空间分布差异大，人们对其造成的环境影响知之甚少。防治新污染物的污染，需要系统评价它们的环境暴露、危害性和风险性，揭示新污染物对人类社会、生态系统、环境系统及各层次子系统造成的影响，而这些无疑需要卫生化学策略来研究污染物的种类和含量、迁移和代谢规律，建立卫生分析新方法，为新污染物的检测、监测评估和暴露评估以及治理政策的制定提供技术支撑。

另外，慢病和营养相关疾病的不断涌现，也引起国际医学界的极大关注。面对如此严峻的形势，公共卫生与预防医学的主攻目标和研究内容发生了重大转移，由早期的研究传染病病原体、传播途径和预防措施，转变为探讨和研究内外环境中影响人群健康的各种因素、疾病在人群中发生和流行的规律以及慢病的预防与控制措施。公共卫生与预防医学主攻方向和研究内容的这一重大转移，必然要求并促使卫生化学不断发展，研究和应用最新的分析技术，为制定卫生标准、评价环境质量、保证食品安全以及及时发现、控制和预防疾病流行提供科学可靠的依据、信息和方法。

卫生化学的研究对象和具体工作任务还包括：空气污染物、水体污染物、土壤污染物以及家用化学品中污染物的检测；食物营养成分、功能性保健食品中功效成分的分析，食品中的添加剂、农药残留、重金属、有机毒物等污染成分的检测以及化学性食物中毒的快速鉴定；生物材料样品（血液、尿液、毛发和组织等）的监测等。由此可见，卫生化学在公共卫生与预防医学研究领域中发挥着重要作用，被誉为"公共卫生与预防医学的眼睛"。

二、卫生化学的主要内容与特点

卫生化学主要包括以下内容：

1. 样品的采集和保存；样品的预处理。

2. 分析数据的处理和分析质量的保证。

3. 卫生分析数据应用、卫生分析试验设计。

4. 环境和食品监测评估和暴露风险评估。

5. 预防医学中常用仪器分析方法的基本原理及相关仪器的结构和操作方法。包括：①光谱学分析方法，主要有紫外-可见分光光度法、分子荧光分析法、原子吸收分光光度法、原子荧光光谱法和电感耦合等离子体原子发射光谱法等；②电化学分析方法，主要有电位分析法、电导分析法、溶出伏安法和电位溶出分析法等；③色谱分析方法，涵盖经典液相色谱法、气相色谱法、高效液相色谱法、离子色谱法和毛细管电泳法等；④与预防医学有关的其他现代仪器分析方法和新技术，主要有质谱法及其联用技术和常用快速检验等新技术。

与分析化学相比，卫生化学有其自身的特点，主要表现在：①检测的样品种类繁多，包括气体、水、食品、生物材料等；②分析对象广，有无机成分、有机成分，有小分子、大分子甚至细胞；③被测组分含量差别大，从常量到痕量，甚至超痕量；④样品组成复杂，同样的被测组分，由于其来源不同，基体干扰可能大不相同；⑤必须依据预防医学的特点选择分析方法，根据国家卫生标准等卫生法规评价和分析检验结果。

卫生化学是一门实践性很强的学科。其特点是实验部分占很大比重。必须在理论与实践结合的基础上加强基本操作的训练，自觉地养成严谨的科学态度和良好的工作习惯。学习时还应注意以下几点：①密切联系基础课程中的基础理论，例如，物理学中的光、电、磁学，基础化学中的相平衡理论、化学平衡原理、电解质溶液理论等。学习卫生化学时，要把它们密切联系起来，融会贯通。②善于比较、归纳和总结卫生化学分析方法。光谱学分析、电化学分析、色谱分析、质谱及联用分析的某些知识存在一定联系，但它们的基础理论、基本原理具有本质上的不同，应加以区别。学习时要将各种方法从原理、特点、干扰因素和最佳分析条件到具体应用等各方面加以比较和归纳总结。③将原理和实际应用紧密结合，注重理论学习联系实际，在实际应用中加强理论学习。认真完成卫生化学实验课的学习，掌握运用所学知识对具体分析对象选择合适的分析方法进行分析的能力。④培养自学能力。在学习基础知识、基本方法的基础上，要进一步地深化和实践，拓宽知识面，掌握新方法、新技术，增强自身的创新意识和创新能力。

三、卫生分析的一般过程

卫生分析的一般过程主要包括试样的采集与保存、试样预处理（pretreatment）、选择方法及测定（determination），以及分析数据的处理与结果表达等。

1. **试样的采集与保存** 试样，又称为样品，是指在分析工作中，从大量物品或材料中抽取的少数或小量具有代表性的用于试验的物质。从整体中取出可代表全体组成的一小部分的过程称为采样。合理的采样是分析结果准确可靠的基础。在实际分析工作过程中，首先要保证采集的试样均匀并具有代表性,否则,测定结果再准确也毫无意义。不同试样应按照具体的规定进行采集。由于试样的物质、化学性质不同,试样采集后应根据其性质、分析目的和分析方法进行及时、妥善保存。

2. 试样预处理 主要包括试样的分解和预分离富集。操作时可根据试样的性质和分析的目的选用适当的方法。

卫生分析的试样组成成分复杂,测定时各组分之间常常相互干扰,影响分析结果的准确性。因此,必须选择适当的方法消除干扰。当试样中待测组分含量极微,而测定方法的灵敏度不够时,必须先将待测组分进行富集,然后测定。

3. 选择方法及测定 首先根据试样的性质和分析目的选择适宜的分析方法,如对微量组分的测定应采用高灵敏度的分析方法,起到法律裁决作用的分析任务必须选择国家标准方法,要求现场测定的任务应选择快速检验方法等;然后用选定的方法准确测定。

4. 分析数据的处理与结果表达 对于测定得到的数据首先要对其可靠性进行判断,然后运用建立在统计学基础上的误差理论对数据进行计算和处理,并对计算出的分析结果的可靠性进行分析,最后确定待测组分的含量,并按要求给出分析报告。

对于组分含量,比较普遍的是以质量分数表示。通常情况下,为方便比对质量分数,常以百分数的形式表示。对于液体试样,除了可以用质量分数表示以外,还可以用"体积分数""质量体积分数""质量浓度"等形式表示,也可以直接用物质的量浓度(简称浓度)表示。对于气体试样中的常量和微量组分,通常以"质量分数"和"质量浓度"表示。

如果选择的分析方法没有检测到要分析的物质,应以"未检出"(或写小于具体检出限数值)作为报告结果,而不应报告为"零"。

四、卫生化学的发展趋势

卫生化学是预防医学和分析化学的交叉学科,其发展必将依赖于分析化学的进展和预防医学的需求。进入 21 世纪后,科学技术高速发展,生命科学和信息科学将成为社会发展的重心,促使分析科学发生巨大变革,卫生化学必然随之不断地发展和更新。未来卫生化学的发展趋势主要体现在以下几个方面。

1. 提高检测方法的灵敏度和选择性 卫生化学领域所涉及的待测组分通常是微量组分,随着科学的发展,微量分析已远远不够,越来越多的检测要求作痕量、超痕量,甚至是原子、分子水平上的分析。基于生物、环境、食品等复杂体系痕量分析的需要,应用新材料、新技术进一步提高仪器分析方法的灵敏度、选择性和分辨率将备受重视。

2. 扩展时空多维信息 随着现代卫生化学的发展,卫生化学不再局限于将待测组分分离出来进行表征和测量,已成为一门为人群健康提供尽可能多的化学及代谢组学信息的科学,并且需要扩展到时间、温度、空间结构和性能、生物活性等相关的多维标度信息。随着人们对客观物质认识的深入,某些过去所不熟悉的领域,如多维、不稳态和边界条件等在生命过程中对健康的影响也逐渐被卫生化学工作者所重视。例如现代核磁共振波谱法、红外光谱法、质谱法等可提供有机物分子的精细结构、空间排列构型及瞬态等变化的信息,为人们对化学反应历程及生命过程的认识展现了光辉的前景。化学计量学的发展,更为处理和解析各种化学信息提供了重要基础。

3. 微型化和微环境的表征与测定 很多突发公共卫生事件的卫生分析工作需要进行现场、在线、实时、遥感等分析,甚或要求作非破坏性的无损、活体等分析。基于此,应用新型集成材料和计算机控制的微型化、自动化的仪器分析方法将逐渐成为常规分析的主要手段。发展仪器分析的新原理、新技术,建立智能型在体、实时、在线联用分析方法与无损检测技术等将成为重要发展趋势。

4. 生物大分子及生物活性物质的表征与测定 进入 21 世纪,生命科学及其相关的生物工程将成为科学研究中优先发展的领域之一。卫生化学无疑应把对生物大分子和生物活性物质的表征、测定列为重点发展方向之一。目前,在生命科学中应用的主要分析方法有:①电泳、色谱、质谱分离分析法;②生物电分析化学和生物传感器,主要是在分子和细胞水平上研究或模拟带电粒子在生物体系及其相应模型体系中的分布、传输、转移与转化的化学本质和规律;③分子发射光谱分析,包括荧光分析、磷光分析及化学发光和生物发光分析等;④免疫分析,主要包括放射免疫分析、荧光和化学发光免疫分析、酶免疫分析等。另外,电子自旋共振光谱也在生命科学研究中有着重要作用。

5. 联用技术和仪器智能化 鉴于每种仪器分析设备的局限性和卫生分析检测成分及形态的复杂性,完成一项针对性的检测任务往往需要多种分析仪器的组合。仪器联用分析的关键是发展"接口"技术。仪器联用技术将成为推动组合化学、蛋白质组学、代谢组学和金属组学等新兴学科发展的重要手段。例如,由液相色谱、气相色谱、超临界流体色谱和毛细管电泳等组成的色谱学是现代分离、分析的主要组成部分并得到了很快的发展。以色谱、光谱和质谱技术为基础开展的各种联用、接口及样品引入技术已成为当今卫生化学发展的热点之一。人工智能在卫生分析领域将展现出前所未有的潜力和机遇,该技术将塑造卫生分析工作的新模式,推动我国公共卫生事业迈向智能化、自动化、精准化的新高度。

6. 新技术和新材料的应用 快速检验技术在卫生监测工作中尤为重要,是未来卫生分析新技术的研究重点之一。快速检验要求检测方法快速灵敏、仪器设备和试剂简单、适合现场测定。现已研制出一些快速检测箱、快速检测试剂盒和快速筛选检测方法,如碘盐快速检测试剂盒、鼠药快速筛选检测方法、肉制品亚硝酸盐超标快速检测试剂盒等。卫生化学领域需要建立更多的现场快速检测方法以适应突发公共卫生事件的现场检测。

纳米材料在卫生分析中的应用发展很快,主要集中在:①纳米材料在样品分离富集中的应用:纳米材料在样品分离富集中应用广泛,它们凭借其独特的物理化学特性,如高比表面积、高活性、强吸附能力等,在样品前处理领域展现出重要的应用价值。②基于纳米材料的生物大分子探针:这些探针在生物医学领域中应用潜力巨大,其利用纳米材料优良的光学、电化学和磁学等特性,可实现对生物大分子的高灵敏度、高选择性的精准检测。③基于纳米材料的生物传感器:此类传感器结合了纳米材料与生物传感技术的独特优势,为生物医学研究、疾病预防、环境监测等领域提供了强有力的工具。新的卫生化学检测手段也必将应用到越来越多的纳米材料。随着纳米材料应用的不断拓展,各种新型纳米材料会应用到卫生化学检测与评估中。同时,随着检测技术的不断进步和检测设备的不断升级,纳米材料在卫生化学检测中的优势将得到更充分的发挥和利用。综上所述,新型纳米材料在卫生化学检测中的应用前景广阔,将为保障公众健康和环境安全提供有力支持。

(康维钧)

第二章
卫生分析样品的采集与处理

任何分析都不可能测定全部待测对象，只能通过对其中一部分代表性物质进行分析，推断待测对象的总体特征。待测对象的全体称为总体（population），构成总体的每一个单位称为个体。从总体中抽取少数或小量具有代表性物质用于试验，这部分物质的集合体称为样品（sample）。从总体中抽取样品的操作过程称为采样（sampling）。使用正确的采样和样品处理方法，是分析结果能正确反映待测对象的先决条件。卫生分析的样品主要有食品、空气、水、生物材料及其他样品等。针对不同样品的来源和性质，需要匹配不同的样品采集、预处理和分析方法，一般涉及 4 个步骤：①样品采集和保存；②样品预处理；③分析方法的选择及试样测定；④数据处理和结果报告。

第一节　卫生分析样品的种类和特点

卫生分析时，样品种类繁多，其组成、浓度、形态均是影响分析结果的重要因素。充分认识待测样品的种类和特点，是建立一个卫生分析方法的基本前提，决定着样品采集、保存、预处理及其仪器测试等分析过程。

一、食品样品

食品样品属于复合基质体系，多含有蛋白质、油脂、碳水化合物、色素等成分。复杂的基质背景会对目标化合物的提取、分离、净化和测定等带来极大的挑战，因此，针对不同食品样品需要选择恰当的卫生分析方法。我国食品样品的分类体系会因分析需求的不同而有所差异。即使同一种食品，当研究对象不同时，对应的食品分类体系也可能不同。一般而言，在进行食品污染物分析时，我国将食品分为 22 大类，分别为：水果及其制品、蔬菜及其制品、食用菌及其制品、谷物及其制品、豆类及其制品、藻类及其制品、坚果及籽类、肉及肉制品、水产动物及其制品、乳及乳制品、蛋及蛋制品、油脂及其制品、调味品、饮料类、酒类、食糖及淀粉糖、淀粉及淀粉制品、焙烤食品、巧克力和巧克力制品及可可制品、冷冻饮品、特殊膳食食品、其他类。

在卫生分析时，这些食品样品具有如下特点。①多样性：食品样品种类繁多，基质各异，既有流体、半流体与固体样品之分，又有动物性食物、植物性食物和各类食品的制品之分，还有天然食品和加工食品等。②不均匀性：不同种类的食品因品种、生产和贮存条件不同，食品成分及其污染程度差异显著；即使是同种食品，由于成熟程度、加工方式等不同，在不同个体之间、同一个体的不同部分也不尽相同。③易变性：多数食品来自动植物组织，本身就具有生物活性。因此，食品中的目标分子会随着采样、运输、贮存、销售等流程发生改变。应依据实际情况，选择合适的样品预处理和测试方法，减少实验误差。

二、空气样品

空气质量与人群健康息息相关。从来源角度，空气样品可分为室外环境空气和室内环境空气。室外环境空气是指人群、植物、动物所暴露的室外空气。按照功能，可区分为自然保护区、风景名胜区和其他需要特殊保护区域采集的空气样品,以及居住区、商业交通居民混合区、文化区、工业区和农村地区采集的空气样品。室内环境空气是指人们工作、生活、社交及其他活动所处的相对封闭空间内的空气,包括住宅、办公室、学校教室等室内活动场所内的空气。从分析的角度,空气中待测物有气态、蒸气态和气溶胶三种状态。依据空气中待测物的存在状态及其对应的采样方法,空气样品可以分为气态样品和气溶胶样品:①气态样品是指待测物在常温、常压下以气态和蒸气态分散存在的样品。这类样品主要依赖直接采样法或富集浓缩采样法获得。②气溶胶样品是指待测物以液体颗粒或固体颗粒分散存在的样品。气溶胶的粒度大小不同,其化学和物理学性状差异很大。在采样时,这类样品主要依赖沉降法、滤料法和冲击式吸收管法获得。

空气样品具有流动性和易变性的特点。空气中有害物质的存在状态、浓度和分布状况容易受气象条件等因素影响。要正确地反映空气污染的程度、范围和动态变化情况,就必须正确地采集和存储空气样品。

三、水质样品

水质是指水及其所含杂质的综合特性,是衡量水体质量的标准和尺度。水质样品包括天然水、生活用水、工业用水、工业废水、污水/污泥、暴雨污水和地面径流。基于采样方法的不同,水质样品可以分为:①瞬时水样,指从水体中不连续地随机采集的样品。对于组分在一定的时间和空间范围内较稳定的水体,采集的瞬时样品具有很好的代表性。②不连续采集的周期水样,是指在固定时间间隔或固定排放量间隔下采集的周期样品。③连续水样,是指在固定流速或可变流速下采集的连续样品。④混合水样,是指在同一采样点上以流量、时间、体积或以流量为基础,按照已知比例混合在一起的样品。⑤综合水样,是指把不同采样点同时采集的瞬时水样混合为一个样品。⑥平均污水样,是根据排放污水企业生产的周期性排污情况进行周期性采样,得到生产周期的平均污水样品。

在卫生分析时,水质样品涉及物理指标、化学指标、微生物指标和放射性指标,呈现样品多样性和复杂性的特点。因此,水质卫生分析要视具体情况而定,在规定的时间、地点或特定的时间间隔内采集和测定水质参数。

四、生物样品

在卫生分析中,生物样品通常指人或实验动物的各种体液和脏器组织,如血液、尿液、胆汁、心脏、肝脏、肾脏、脑等。人类生物样品一般指从人体获得的各种器官、组织、细胞等生物材料。其中,尿液可根据检测目的采集 24 小时混合尿(全日尿)、晨尿及某一时间的一次尿。全日尿能代表一天的平均水平,结果比较稳定,但收集较为麻烦,且容易受到污染。血液的各种指标可以反映机体近期的状况,常与机体吸收的物质总量呈正相关,同时成分比较稳定,取样时受污染机会少,但取样量和取样次数受限。毛发是许多元素的蓄积库,能反映机体在近期或过去不同阶段物质吸收和代谢的情况,而且头发易于采集、便于长期保存,它的不足之处是容易受到外部环境污染。样品中生物标志物的发现和分析可为人群有害因素暴露,疾病的预防、诊断、治疗及预后监测等提供重要的参考信息。

生物样品一般具有如下特点。①样本量少:生物样品的采样量一般为数十微升至数毫升,且多数在特定条件下采集,不易重新获得。②待测物含量低:通常生物样品中待测物浓度要比环境样品中的浓度低 2~3 个数量级。③体内过程复杂:待测物进入机体后会发生吸收、分布、代谢和排泄,因而不同待测物在体内的含量和分布差异显著。④采集和保存须经过包括伦理审查在内的行政审批：根据《中华人民共和国生物安全法》《中华人民共和国人类遗传资源管理条例》《人类遗传资源管理条例实施细则》等相关法律法规要求，采集和保藏人类遗传资源应获得相关部门的行政审批。

五、其他样品

人群不仅通过空气、食品、饮用水等途径直接暴露于环境有害因素，也会通过土壤、食品接触材料及制品、家用化学品、涉水产品等途径间接暴露于有害因素，导致相应的健康风险。

其中，土壤是指连续覆被于地球陆地表面、具有肥力的疏松物质，是会随着气候、生物、母质、地形和时间因素的变化而变化的历史自然体。根据土壤监测目的，卫生分析时会涉及区域土壤样品、农田土壤样品、建设项目土壤样品和土壤污染事故监测样品。

食品接触材料及制品是指在正常使用条件下，各种已经或预期可能与食品或食品添加剂接触，或其成分可能转移到食品中的材料和制品，包括食品生产、加工、包装、运输、贮存、销售和使用过程中用于食品的包装材料、容器、工具和设备，以及可能直接或间接接触食品的油墨、黏合剂、润滑油等。但这类样品不包括洗涤剂、消毒剂和公共输水设施。

家用化学品是指进入家庭生活和居住环境的日用化学品，主要包括化妆品、洗涤剂、涂料、家用杀虫剂及其他。家用化学品具有种类繁多、使用数量大、接触人群广等特点，与人体健康关系密切。

涉水产品是指在饮用水生产和供水过程中与饮用水接触的联接止水材料、塑料及有机合成管材、管件、防护涂料、水处理剂、除垢剂、水质处理器及其他新材料和化学物质。

第二节　卫生分析样品的采集和保存

样品是获得分析数据的基础，而采样是卫生分析过程的关键环节。如果采样不合理，就不能获得科学数据，进而会导致错误结论。采样的核心是样品的代表性。卫生分析涉及的样品种类较多，其组成复杂多变，分析项目也不一样，因此样品的采集方法和技术要求各不相同。

一、卫生分析样品采集的原则

样品采集的原则可以概括为：代表性、典型性和适时性。这三个原则并不处于等效并列关系，在实际工作中常常有所侧重。代表性是样本采集非常重要的原则，但在特殊场景（如食物中毒等）中也有其局限性。在实际采样过程中，要依据分析目的和现场情况，明确首要的采样原则。

1. 代表性　采集的样品必须能充分代表被分析总体的特征，以保证抽样结果的准确性和可靠性。例如：对于植物油、鲜乳、酱油、饮料等液体样品，应充分混匀后再采集；对于固体样品如粮食、蔬菜、水果等，需从不同部位取出少量样品，将其混合均匀后再用四分法进行缩得得到代表性样品。

2. 典型性　样品采集时，应根据分析目的，采集能充分体现本次分析目的的典型样品。例如分析掺假或怀疑被污染的食品时，应仔细挑选可疑部分作为样品，而不能用均匀样品来代表。

3. 适时性　卫生分析时，要根据分析目的、样品性质及周围环境等因素，准确设定采样时间。例如：食物中毒事件中，待测物会随时间发生变化，且危及中毒者等人群健康，为保证得到正确结论、及时开展救治，应尽快检测。

样品采集时要避免样品污染和待测物的损失，选择合适的采样器具和采样方法。采样时要详细记录采样时间、地点、确切位置、温度、湿度和气压等。采样量应能满足检测项目对样品量的需要,一般为3份,分别供检验、复验、备查或仲裁之用。

二、卫生分析样品采集方法简介

(一)食品样品的采集

在食品样品的采集、保存和预处理过程中,必须考虑食品样品的特点,根据分析目的和样品的物理状态,选用不同的采样方法。

1. 食品采样的原则　在食品样品采集前,应根据食品卫生标准规定的检验项目和检验目的,审查该批次食品的标签、说明书、卫生检疫证书、生产日期、生产批号等。了解待检食品的原料、生产、加工、运输、储存等环节和采样现场的存放条件、包装等情况,并对食品样品进行感官检查。对感官性状不同的食品应分别采样、分别检验。在采样的同时应详细记录现场情况、采样地点、时间、样品名称(商标)、样品编号、采样单位和采样人等信息。

从同一批次食品中的各个部分采集少量、质量相同、能够代表该批次食品的小样,混合在一起称为原始样品。如果是感官性状差异很大的食品,不能混合成一种原始样品,而应将其分成相应的几种原始样品。原始样品再经过充分混合均匀,平均地分出一部分(如按四分法取样,图2-1)作为全部检验用的样品,称为平均样品。将平均样品分为3份:1份作为检验用的样品,可称为试验样品或检验样品;1份作为备用的样品,称为保留样品;1份作为供复验用的样品,称复验样品。每份样品一般不少于0.5kg。

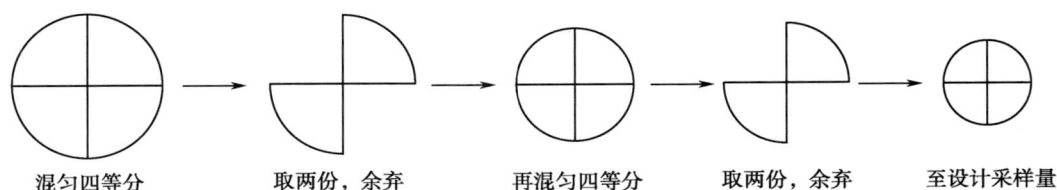

混匀四等分　　取两份,余弃　　再混匀四等分　　取两份,余弃　　至设计采样量

图2-1　四分法取样示意图

2. 采样方式　采样方式分为随机抽样、系统抽样、指定代表性样品。随机抽样(random sampling)指使总体中每份样品被抽取的概率都相同的抽样方法,适用于对样品不太了解以及检验食品合格率等情况,例如分析食品中某种营养素的含量,检验食品是否符合国家卫生标准等。系统抽样(systematic sampling)用于已经掌握了样品随时间和空间的变化规律的情况,并按该规律采样,例如分析生产流程对食品营养成分的破坏或污染情况。指定代表性样品(representative sampling)用于有某种特殊检测目的的样品的采集,例如掺伪食品、被污染食品、变质食品等的检验。

3. 采样方法　不同食品需按不同方法进行采样。

(1)液体类食品:液体、浆体或悬浮液体食品,如油料、鲜奶、饮料、酒等,应充分混匀后用虹吸管或长形玻璃管分上、中、下层分别采出部分样品,充分混合后装在三个干净的容器中,作为检验、复验和备查样品。

(2)散装颗粒状食品:散装颗粒状食品,如粮食、糖及其他粉末状食品等,用双套回转取样管从每批食品的上、中、下三层和五点(周围四点和中心一点)分别采集,混合后反复按四分法缩分样品至采样量。组成不均匀食品,如蔬菜、水果、鱼等,根据检测目的取其有代表性的部分(如根、茎、叶、肌肉等)切碎混匀,再用四分法缩分采样。

(3)小包装固体食品:小包装(瓶、袋、桶)固体食品,如罐头、腐乳等,应按不同生产批号随机取样,然后再反复缩分。

（4）大包装固体食品：根据公式采样件数 $= \sqrt{\dfrac{总件数}{2}}$，确定应采集的大包装食品件数，在食品堆放的不同部位取出选定的大包装，用采样工具在每一个包装的上、中、下三层和五点（周围四点和中心）取出样品，将采集的样品充分混匀，利用四分法缩减到所需的采样量。

（5）含毒食品和掺伪食品：应该尽可能采集含毒或掺伪最多的部位，不能简单混匀后取样。根据检验项目、分析方法、待测食品样品的均匀程度等不同，确定采样量。

（二）空气样品的采集

由于空气中污染物的物理化学性质、来源和所处的环境状况不同，它们在空气中的存在状态也不同。采样时需根据分析目的，选择合适的采样点、采样时间、采样次数和采样量等，并根据待测物的理化性质、空气中存在的状态和浓度以及所用分析方法来选择采样方法。

1. 采样点的布设原则　应根据监测范围大小、污染物的空间分布特征、人口分布密度、气象、地形、经济条件等因素综合考虑，确定采样点。采样点布设要有代表性、可比性、整体性、前瞻性和稳定性。环境空气质量评价城市监测点应位于各城市的建成区内，并相对均匀分布，单个网格不大于 2km×2km；环境空气质量评价区域点、背景点应远离城市建成区和主要污染源。污染监控点原则上应设在可能对人体健康造成影响的污染物高浓度区以及主要固定污染源对环境空气质量产生明显影响的地区。对于路边交通点，一般应在行车道的下风侧，根据车流量大小、车道两侧地形、建筑物分布情况等确定采样位置。

2. 采样方法

（1）直接采集法：适用于一氧化碳、挥发性有机物、总烃等污染物的样品采集，常用于空气中待测物浓度较高或所用分析方法灵敏度较高的情况。根据气态污染物的理化特性及分析方法的检出限，选择相应的采样装置，一般采用真空罐（瓶）、气袋、注射器等。

（2）溶液吸收采样法：适用于二氧化硫、二氧化氮、氮氧化物、臭氧等气态污染物的样品采集。采样系统主要由采样管路、采样器、吸收装置等部分组成。常见的吸收装置有气泡吸收管（瓶）、多孔玻板吸收管（瓶）和冲击式吸收管（瓶）等。常用的吸收液有水、水溶液和有机溶剂。当测定空气中的氨时，使用稀硫酸作为吸收液。

（3）吸附管采样法：适用于汞、挥发性有机物等气态污染物的样品采集。吸附管为装有各类吸附剂的玻璃管、石英管或不锈钢管等。吸附剂的类型、粒径、填装方式、填装量及吸附管规格需符合相关监测方法标准要求。常见的固体吸附剂有活性炭、硅胶和有机高分子等吸附材料。

（4）滤膜采样法：适用于总悬浮颗粒物、可吸入颗粒物、细颗粒物等大气颗粒物的质量浓度监测及成分分析，以及颗粒物中重金属、苯并[α]芘、氟化物（小时和日均浓度）等污染物的样品采集。

（5）滤膜 - 吸附剂联用采样法：适用于多环芳烃类等半挥发性有机物的样品采集。在滤膜采样法的基础上，增加气态污染物捕集装置，主要包括装填吸附剂的采样筒、采样筒架及密封圈等。

（三）水质样品的采集

卫生分析的水样分为天然水、生活饮用水、生活污水和工业废水等。采样前应对以下情况进行调查：①水源的水文、气候、地质、地貌特征。②水体沿岸城市分布、工业布局、污染源分布、排污情况和城市的给水情况。③水体沿岸资源现状、水资源用途和重点水源保护区等，以确定采样点。然后根据检测目的要求以及水样的来源，确定采样的方法、次数和采样量。采样量应根据各个监测项目的实际情况分别计算，再适当增加20%～30%，作为各监测项目的实际采样量。

1. 采样点的设置原则　对于江、河水系或某一河段，根据河流的宽度和流量，要求设置背景断面、入境断面、控制断面、出境断面,每个断面分别设置数个采样点。湖泊、水库则需在以下区域分别设置采样断面和采样点:进出湖泊、水库的河流汇合处;各功能区中心辐射线上;湖库中心,深、浅水区,滞流区,不同鱼类的洄游产卵区,水生生物经济区等区域。采样频率按照丰水期、枯水期和平水期采集,或每月 1 次;潮汐河流全年在丰、枯、平水期采样,每期采样 2 天,分别在大潮期和小潮期进行,每次应采集当天涨、退潮水样。

采集自来水或具有抽水设备的井水时,应先放水数分钟,使积留于水管中的杂质流出,再收集水样。对于没有抽水设备的井水,直接用采集瓶收集。采集江、河、湖、水库等表面水时,可在距岸边 1～2m,水面下 20～50cm、同时距水底 10～15cm 处用采集瓶取水。采集较深层的水样时,必须用特制的深水采样器。采集供细菌学检验用的水样前,需对器具进行无菌处理。采样时需在现场测定水温、pH、电导率、溶解氧、氧化还原电位,同时测定气温、气压、风向、风速和相对湿度等气象因素,将测定结果记入记录表,并详细记录采样现场情况。

2. 工业废水和污水的采集　工业废水的采样必须考虑废水的性质和每个采样点所处的位置。从工厂排出的废水中可能含有生活污水,采样时应予以考虑。其中,第一类污染物的采样必须在车间出水口或预处理出水口。就污水采样而言,对整体污水处理设施效率进行监测时,在各种进入污水处理设施的入口和污水设施的总排口设置采样点;而对各污水处理单元效率进行监测时,在各种进入处理设施单元的入口和设施单元的排口设置采样点。

（四）生物样品的采集

生物样品较为珍贵,来之不易,且不易重新获得。因此生物样品的采集必须科学、严格、规范,能为受检者所接受,同时符合伦理学审批要求。

1. 尿样　在采集时,受试者应处于安静状态,并根据检测目的采集晨尿、随机尿、计时尿(3 小时尿、12 小时尿、24 小时尿和餐后尿等)和无菌尿。采集标本的容器应干燥、清洁、无渗漏、无颗粒,其制备材料与尿液成分不发生反应。根据研究方案和样本检测目的,可以添加合适的防腐剂、蛋白酶抑制剂、核酸保护液。

2. 血样　外周血采集应根据所需样本类型选择合适的采血管,而末梢血采集应选择合适的穿刺部位,并在采血之前擦去第一滴血。血液样本采集后应立即按照每种采血管的具体要求,将血液样本缓慢地翻转数次并彻底混匀。

3. 毛发　毛发能反映机体在近期或过去不同阶段的物质吸收和代谢情况,而不足之处是容易受到外部环境污染,所以样本洗涤非常重要,既要洗去外源性污染物,又不能使内源性待测物溶出。若要反映机体近期情况,应取枕部距头皮 2～5cm 内的发段,取样量约 1～2g。

为了评价采样质量,采样的同时要采集质量控制样品。质量控制样品有现场空白样、运输空白样、现场平行样和现场加标样或质控样。通过对上述质控样品的分析,可对样品采集质量进行跟踪控制。

三、卫生分析样品的保存

采集的样品应尽快进行分析,有些项目甚至需要现场检测。对于不能及时分析的样品应妥善保存。由于物理、化学和微生物的作用,样品在存放过程中可能会发生不同程度的变化。如何使样品在保存期间不发生变化是样品保存的关键。样品的保存方法较多,要根据样品性质、分析目的和分析方法来选择。常用的保存方法有如下三种。

1. 密封保存　将采集的样品存放在干燥洁净的容器中,加盖封口或用石蜡封口,防止空气中

的 O_2、H_2O、CO_2 等对样品中的待测物造成影响以及待测样品中水分、挥发性成分的损失等。

2. 冷藏或冷冻保存　对于易变质、含易挥发组分的样品,采样后应冷冻或冷藏保存。该方法特别适用于食品和生物样品的保存。常用的器具有隔热层保温箱、冷藏采样车、低温和超低温冰箱、液氮罐等。

3. 化学保存　在采集样品中加入一定量的酸、碱或其他化学试剂作为调节剂、抑制剂或防腐剂,用以防止沉淀、水解、吸附、氧化和还原等反应的发生及抑制微生物的生长等,稳定待测物的组成、价态和含量。如为了防止水样中重金属离子的水解和沉淀,常加入少量 HNO_3 调节酸度;食品样品中常加入苯甲酸、三氯甲烷等防腐剂,防止样品腐败变质。

此外,样品的保存还应注意存放容器。选择存放容器的原则是在贮存期内容器材质不与样品发生物理化学反应,至少应不引起待测物含量变化。一般玻璃瓶用于存放有机物和生物样品,塑料容器适用于存放放射性核素和会受玻璃成分干扰的样品,不锈钢容器可用于存放高温或高压的样品,或用于存放微量有机物的样品。

样品性质和检测项目不同,存放容器的洗涤方法也略有差别。一般先用洗涤剂清洗,再分别用自来水和蒸馏水冲洗干净。测定微量和痕量元素时,先用稀 HNO_3 或稀 HCl 浸泡 12~24 小时,再用去离子水清洗干净。测定有机物质时,除按一般方法洗涤外,还要用有机溶剂(如石油醚)彻底荡洗2~3次,并在马弗炉等设备内高温烘烤1小时以上。

样品的存放时间取决于样品性质、测定项目的要求和保存条件。

第三节　卫生分析样品预处理

卫生分析化学涉及的样品,除极少数可以直接测定外,绝大多数样品的组成比较复杂,待测物与样品基质结合在一起,或样品中有共存的其他干扰组分,因此样品在分析前需要进行较为严格的预处理。

一、卫生分析样品预处理的目的

样品预处理(pretreatment)应达到以下目的:①将样品中的待测物转变成适合测定的形式,便于进行分析;②除去样品中干扰测定的物质,并在必要时浓缩待测物,以提高测定的精密度和准确度;③在样品预处理过程中不能新引入待测物,并尽可能减少待测物的损失,而且所用试剂及反应产物应对后续测定无干扰。

样品预处理包括对样品进行溶解、分解、分离、提取、浓缩等,所需时间占整个分析时间的60%以上,因此样品预处理技术研究一直是分析工作者极其关注的焦点。样品预处理主要包括两个步骤:一是试样分析溶液的制备;二是干扰成分的分离和待测物的富集。

二、卫生分析样品溶液的制备

在卫生分析中,常用溶剂浸出法、分解法、水解法等来制备试样分析溶液。

（一）溶剂浸出法

用适当的溶剂浸泡样品,将其中的待测物全部溶解于溶剂中。此法对有机物和无机物的测定都适用。根据所用溶剂不同,分为以下四种方法。

1. 水浸出　溶剂是纯水,适用于溶解样品中的水溶性组分,如食品中的色素、苯甲酸钠、盐、甜味素、水溶性维生素,土壤中的硝酸盐、亚硝酸盐等。

2. 酸性水溶液浸出　适用于在酸性水溶液中溶解度大且稳定的组分,溶剂是强酸或弱酸水溶液。如食品包装材料中的金属元素常用 4% 乙酸或稀 HNO_3 浸泡溶出,油脂中的金属元素常用 0.5mol/L 盐酸浸泡溶出等。

3. 碱性水溶液浸出　适用于在碱性水溶液中稳定且溶解度大的成分,如酚类、氰化物、两性元素等,溶剂为强碱或弱碱水溶液。

4. 有机溶剂浸出　适用于易溶于有机溶剂的待测物。常用溶剂有丙酮、乙醚、石油醚、三氯甲烷、正己烷等有机溶剂。根据"相似相溶"原理选择有机溶剂。如食品中的脂溶性维生素可用三氯甲烷浸提;水果、蔬菜中的有机氯农药可用丙酮浸出后,再用石油醚提取。

（二）分解法

分解法是破坏样品中的有机物,使之分解或呈气体逸出,将待测物转化为离子状态,又称为无机化处理,适合测定样品中的无机成分。目前常用的分解法有高温灰化法、低温灰化法、湿消化法、微波溶样法等。

1. 高温灰化法　将粉碎的样品置于坩埚中,先低温干燥碳化,然后放入高温炉（马弗炉）在 400~550℃ 下进一步灰化,至样品变成白色或灰白色残渣,取出冷却后用水或稀酸溶解。高温灰化法的优点是操作简便、空白值低、可同时处理多个样品。但易挥发元素如 As、Se、Pb、Hg 等易挥发损失;坩埚材料对待测元素有一定吸附作用,有时与灰分发生反应而污染样品;此外,分解样品时要严格控制温度,坩埚材料也要合适,必要时需加入一定量灰化辅助剂,以增强氧化作用和疏松样品,防止待测物挥发损失。常用的灰化辅助剂有 MgO、$Mg(NO_3)_2$、Na_2CO_3、$NaCl$ 等。

2. 低温灰化法　在等离子体低温灰化炉中进行。利用高频等离子体技术,以纯 O_2 为氧化剂,在灰化过程中不断产生氧化性强的氧等离子体（激发态氧分子、氧离子、氧原子、电子等的混合体）,使样品在低温下灰化。该方法克服了高温灰化法的缺点,但仪器设备昂贵,灰化时间长。

3. 湿消化法　在加热条件下,利用具有氧化性的强酸如 HNO_3、H_2SO_4、$HClO_4$ 等氧化分解样品中的有机物。由于消化是在液态下进行的,故称为湿消化法。为了加快分解速度,有时需加入其他氧化剂（如 H_2O_2、$KMnO_4$ 等）或催化剂（如 V_2O_5、SeO_2、$CuSO_4$ 等）。该法的优点是简便快速、分解效果好、待测元素的挥发损失少、便于多元素的同时测定;但湿消化法使用消化试剂的体积较大,同时纯度要求也高,否则空白值会变大。常用的消化试剂如下。

（1） HNO_3-H_2SO_4 体系: HNO_3 的氧化能力强、沸点低, H_2SO_4 的沸点高且有氧化性,二者混合后具有较强的消化能力,常用于生物样品和污水的消化。该方法的消化时间较长,为 3~5 小时,不适宜用于能形成硫酸盐沉淀的样品。

（2） HNO_3-$HClO_4$ 或 H_2O_2 体系: $HClO_4$ 和 H_2O_2 的氧化能力均较强,加之 $HClO_4$ 沸点较高且有脱水能力,故这两种消化试剂能有效地破坏有机物,适用于多种元素的测定,消化时间短,仅 1~3 小时。但 $HClO_4$ 与羟基化合物可生成不稳定的高氯酸酯而发生爆炸。为了避免危险,消化时应先加入 HNO_3 将羟基化合物氧化,冷却后再加入混合酸继续消化。

（3） HNO_3-H_2SO_4-$HClO_4$ 体系:通常在样品中先加入 HNO_3 和 H_2SO_4 消化,待冷却后滴加 $HClO_4$ 进一步消化,或将三种酸按一定比例配成混合酸后加入样品中进行消化。消化时样品中的大部分有机物被硝酸分解除去,剩余的难分解有机物被 $HClO_4$ 破坏。由于 H_2SO_4 沸点高,消化过程中可保持反应瓶内不被蒸干,可有效地防止爆炸。此法特别适用于有机物含量较高且难以消化的样品,但不适用于含碱土金属、铅及部分稀土元素的样品。

除以上几种常用的消化试剂外，有时还用其他试剂。如用冷原子吸收光谱法测定汞时，常用 H_2SO_4-$KMnO_4$ 消化样品；分解含硅酸盐的样品时，常用 HF 与 HNO_3、H_2SO_4、$HClO_4$ 的混合酸进行消化等。

湿消化法还包括密闭罐消化法，即把样品放入用聚四氟乙烯材料作为内衬的密闭罐中，根据样品的情况，加入适量的氧化性强酸、HF 或 H_2O_2，加盖密封，然后在烘箱中加热消化。此法的优点是消化试剂用量小、空白值低、快速，可避免挥发性元素的损失。不足之处在于密闭罐的外壳易受酸腐蚀，且从外部看不到分解反应过程，存在一些难以防范的风险。

4. 微波溶样法　这是将微波快速加热和密闭罐消化的高温高压特点相结合的一种新型分解样品技术。微波溶样装置主要由微波炉、聚四氟乙烯材质的密闭罐组成。分解样品时，样品放入密闭罐中，并根据样品情况加入适量氧化性强酸、H_2O_2 等试剂。微波溶样法快速高效，一般 3~5 分钟即可将样品彻底分解，试剂用量少，空白值低，挥发性元素不损失，可同时进行多个样品的处理，便于自动化；但该方法的设备昂贵，处理的样品量较少。

（三）水解法

水解法是利用酸、碱、酶对样品进行水解，使待测物释放出来。例如：食品总脂肪的测定，用 HCl 进行水解，使结合脂肪水解成游离脂肪；乳制品中脂肪的测定则采用 NH_3 水解，使乳中的酪蛋白钙盐溶解，并破坏胶体状态，释放出脂肪。其中，酶水解法特别适用于生物样品，优点是作用条件温和，可有效防止待测物的挥发损失。

三、干扰成分的分离和待测物的富集

常用的方法包括溶剂萃取法（solvent extraction）、液相微萃取法、浊点萃取法、固相萃取法（solid phase extraction）、固相微萃取法、超临界流体萃取法、加速溶剂萃取法、沉淀法与共沉淀法、气化分离法、衍生化法等。

（一）溶剂萃取法

溶剂萃取法又称液-液萃取法，是将试样溶液与另一种不相混溶的有机溶剂一起振摇，静置分层后，使溶液中某种或几种组分转移到有机溶剂中，从而与试样溶液中的干扰组分分离的方法。该方法的优点是设备简单，易操作，分离和富集效果好；缺点是费时费力、有机溶剂消耗量较大。

1. 基本原理　在溶剂萃取体系中，待测物的亲水与疏水特性是决定萃取效率的主要因素。易溶于水而难溶于有机溶剂的基团，如—OH、—COOH、—NH_2、—SO_3H、—NO_2 等，称为亲水性基团；待测物含亲水性基团越多，其亲水性越强。难溶于水而易溶于有机溶剂的疏水性基团有烃基、卤代烃基、醚基、酰基等；待测物的疏水性随其疏水性基团的增多而增强。水溶液中的亲水性化合物必须先转化为疏水性化合物，才能被萃取到有机溶剂中；疏水性化合物则可直接被萃取到有机溶剂中。

（1）分配系数：在一定温度下，溶质 A（如待测物）在两种互不相溶的溶剂中的分配达到平衡时，A 在有机相与水相中浓度的比值为常数，称为分配系数（distribution coefficient），用 K_D 表示。这种关系称为分配定律，见式（2-1）。

$$K_D = \frac{[A]_{有}}{[A]_{水}}$$

式（2-1）

式中，$[A]_{有}$、$[A]_{水}$ 分别表示 A 在有机相和水相中的平衡浓度。分配系数 K_D 与溶质和溶剂的性质及

温度等因素有关，K_D 越大，A 越有利于被有机溶剂萃取。使用分配定律应注意两个重要条件：一是要求溶质浓度要低，浓度较高时要用活度代替浓度；二是要求溶质在两相中的存在形式相同。

（2）分配比：溶质在水相和有机相中往往由于缔合、离解等反应而同时以多种形式存在，需用分配比（distribution ratio, D）表示溶质在两相中的分配情况。分配比指在一定温度下，溶质 A 在两相中分配达到平衡时，A 在有机相中各种存在形式的总浓度 $c_有$ 与在水相中各种存在形式的总浓度 $c_水$ 之比，即式（2-2）所示：

$$D = \frac{c_有}{c_水} \qquad\qquad 式（2-2）$$

分配比 D 与溶质和两相的性质及温度有关。当溶质在两相中以同一种形式存在时，如 I_2 在水相和四氯化碳中的分配，$D = K_D$。许多情况下 D 与 K_D 不相等。当两相体积相等时，D 越大，说明溶质进入有机相的量越多。D 比 K_D 能更真实地反映分离效果，也易测量。

（3）萃取效率：实际工作中常用萃取效率（extraction efficiency, E%）来表示物质被萃取的完全程度。它是指物质被萃取到有机相的百分率，即被萃取物质在有机相中的量与被萃取物质总量之比，即式（2-3）所示：

$$E\% = \frac{c_有 V_有}{c_有 V_有 + c_水 V_水} \times 100\% \qquad\qquad 式（2-3）$$

式（2-3）中，$V_有$、$V_水$ 分别为有机相和水相的体积。分子和分母同时除以 $c_水 V_有$，得：

$$E\% = \frac{D}{D + \dfrac{V_水}{V_有}} \times 100\% \qquad\qquad 式（2-4）$$

当 $V_水 = V_有$ 时，则：

$$E\% = \frac{D}{D + 1} \times 100\% \qquad\qquad 式（2-5）$$

由式（2-4）和式（2-5）可见：①E% 随 D 的增大而增加，为提高萃取效率，最好选用 D 值大的萃取体系和萃取条件。②当 D 一定时，E% 随 $V_水/V_有$ 比值的减小而增加，即 $V_有$ 越大 E% 越高。但依靠增大 $V_有$ 来提高 E% 不仅效果不明显，有机溶剂用量增大还会给后续操作带来不便。实际分离时常用等体积有机溶剂进行萃取，即 $V_有 = V_水$。

若一次萃取不能满足分离要求，可采用少量多次萃取法以提高萃取效率。少量等体积有机溶剂多次萃取后，留在水相中被萃取物质的量可用式（2-6）进行计算：

$$m_n = m \left(\frac{V_水}{D V_有 + V_水} \right)^n \qquad\qquad 式（2-6）$$

式（2-6）中，n 为萃取次数，m 为被萃取物质的总量，m_n 为经 n 次萃取后留在水相中被萃取物质的量，$V_水$ 为水相体积，$V_有$ 为每次萃取所用有机溶剂的体积。由式（2-6）可知，n 越大，m_n 越小，即萃取效率越高。

溶剂萃取法分为间歇式和连续式两种。间歇式是用分液漏斗分批次进行萃取，适用于两相分配比大的组分。连续式萃取装置如图 2-2 所示，萃取过程中萃取剂被蒸馏-冷凝-萃取反复利用，起

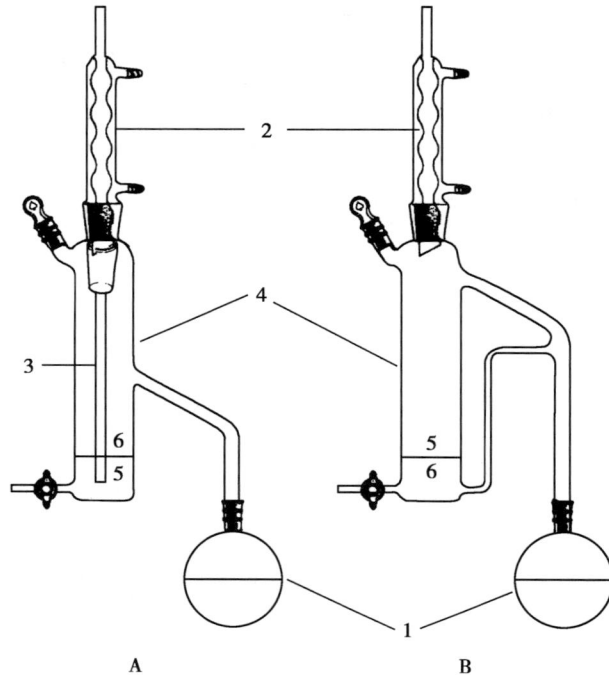

图 2-2　连续萃取装置

A. 低密度溶剂萃取装置；B. 高密度溶剂萃取装置。

1. 烧瓶；2. 冷凝管；3. 细长玻璃漏斗；4. 萃取室；5. 水溶液层；6. 有机层。

到多次萃取的作用，被萃取物也不断地被浓缩，萃取效率高、溶剂用量小，特别适用于两相分配系数小的组分的分离富集。一般对常量组分 $E\%$ 要求达到 99.9% 以上，微量组分 $E\%$ 达 95% 以上，痕量组分 $E\%$ 达 60%～70%。

2. **萃取体系和萃取条件**　疏水性物质可直接萃取到有机溶剂中，因而多采取直接萃取体系。亲水性物质需转变成疏水性物质后才可萃取，萃取条件比较复杂，包括形成螯合物、形成离子缔合物、形成三元配合物等多种萃取体系。

（1）直接萃取体系：直接用合适的有机溶剂萃取水溶液中的疏水性化合物，例如食品中的脂肪常用乙醚或石油醚萃取，食品中残留农药常用正己烷萃取，水中的 I_2 和 Br_2 用 CCl_4 萃取等。

（2）形成螯合物的萃取体系：利用金属离子与螯合剂生成疏水性螯合物，再用有机溶剂萃取。常用的螯合剂有二硫腙、8-羟基喹啉、二乙氨基二硫代甲酸钠（铜试剂，DDTC）、吡咯烷二硫代氨基甲酸铵、乙酰丙酮等。常用萃取剂有三氯甲烷、四氯化碳、异戊醇、乙酸乙酯、苯等。

（3）形成离子缔合物的萃取体系：利用离子缔合反应将亲水性待测物转变成疏水性离子缔合物，再用有机溶剂萃取。例如：Fe^{2+} 与吡啶作用生成配合物，再与 SCN^- 作用生成离子缔合物中性分子，后者可被三氯甲烷萃取；在 HCl 介质中，Fe^{3+} 生成 $FeCl_4^-$ 离子，乙醚生成 $(C_2H_5)_2OH^+$ 离子，二者可结合成离子缔合物，被乙醚萃取。

（4）形成三元配合物的萃取体系：被萃取的组分与两种不同的配位剂通过配位、缔合形成三元配合物，再用有机溶剂萃取。例如萃取溶液中的 Ag^+，可先将 Ag^+ 与 1, 10-邻二氮菲配位生成配位阳离子，再与染料溴邻苯三酚红的阴离子缔合成可溶于有机溶剂的三元配合物而被萃取。三元配合物的疏水性比二元配合物更显著，因而萃取效率高。另外，三元配合物只有在金属离子和两种配位体配位能力相当时才能形成，所以其选择性较好。

（5）萃取条件的选择：根据萃取体系决定萃取条件。萃取条件的优化参数有：①螯合剂应有一定的亲水性基团，便于在水中与金属离子生成稳定的螯合物；②溶液酸度：应根据萃取的具体情况选择适宜的酸度，以利于螯合物的生成，同时控制离子水解等干扰反应；③萃取剂要选择对螯合物溶解度大的惰性有机溶剂，并且最好无毒、无特殊气味、不易挥发、与水的比重差别大、黏度小；④消除干扰离子：通过控制溶液酸度或使用掩蔽剂，可有选择地萃取某种离子或连续萃取几种离子，使干扰离子分离。

（二）液相微萃取法

液相微萃取法是一种利用极少的溶剂萃取样品中待测物的萃取新方法，具有快速、灵敏度高、环境友好等特点。主要的形式如下。

（1）直接液相微萃取：直接利用悬挂在色谱进样器针头或聚四氟乙烯棒端的有机溶剂对溶液中的待测物进行萃取。这种方法一般比较适合萃取较为洁净的液体样品。

（2）基于中空纤维的液相微萃取：样品中的分析物首先被萃取到有机溶剂中，接着又被萃取到固定在中空纤维中的接受相溶液里。这种方法一般适用于在有机溶剂中富集效率不是很高的待测物，需要通过后萃取来进一步提高富集倍数。

（3）顶空液相微萃取：是指把有机溶剂悬于样品的上部空间而进行萃取的方法，这种方法适用于容易进入样品上方空间的挥发性或半挥发性有机化合物。

液相微萃取集萃取、纯化和浓缩于一步，可选用的有机溶剂种类多且用量少至几微升，操作简单，无需特殊设备，成本低。影响液相微萃取的主要因素包括：有机溶剂的选择与液滴大小、搅拌速率、离子强度与 pH、萃取温度和萃取时间。因此，可通过调节萃取溶剂的极性或者 pH，实现选择性萃取，有效减少基质干扰，并易与色谱-质谱系统联用。

（三）浊点萃取法

浊点萃取法是一种利用表面活性剂作为萃取溶剂的溶剂萃取技术。浊点现象是指一个均一的表面活性剂水溶液在外界条件（如温度）变化时，表面活性剂在溶剂中缔合形成胶束，引发相分离而突然发生的浑浊现象。可引起浊点现象的最低表面活性剂浓度即为临界胶束浓度（critical micelle concentration，CMC）。当温度上升到浊点后，中性表面活性剂水溶液静置一段时间（或离心）后会形成两个透明的液相：一个为表面活性剂相（约占总体积的 5%），另一个为水相。溶解在溶液中的疏水性物质与表面活性剂的疏水基团结合，被萃取到表面活性剂相；亲水性物质则留在水相，从而将样品中疏水性物质与亲水性物质分离。影响浊点萃取效率的主要因素有：萃取剂种类、离子强度、pH、萃取温度和萃取时间。

（四）固相萃取法

固相萃取法是基于液相色谱分离原理的一种快速有效的分离方法。液体样品在一定压力或重力作用下通过具有选择性吸附能力的固相萃取填料，使得特定化合物被吸附并保留在吸附填料上，从而实现分离、净化、富集等目的（图 2-3）。由此可见，固相萃取的目的在于目标物与样品基质的分离，从而达到净化和富集的效果。因此，固相萃取过程一方面可以采取目标物吸附模式，即利于待测物与萃取填料间的相互作用，保留待测物，去除不被吸附的样品基质；另一方面可以采用基质吸附模式，即通过萃取填料吸附样品基质，去除不被吸附的待测物，达到待测物与样品基质的分离。目前，基质吸附模式主要用于生物样品中脂质的去除，实现多组分小分子化合物的靶向或非靶向分析。

固相萃取的核心装置是萃取柱（extraction column），见图 2-4。常用的固相萃取填料有弗罗里硅

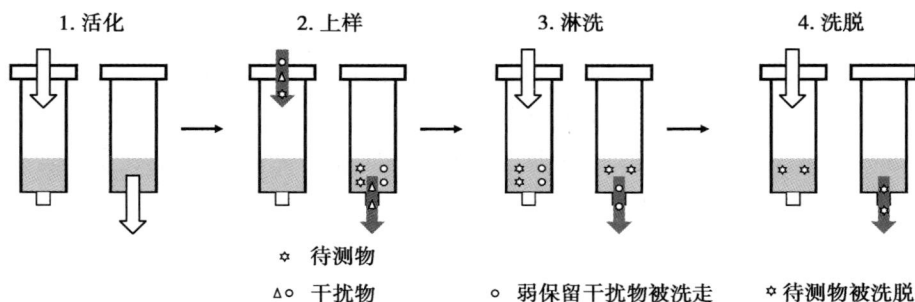

图 2-3　固相萃取流程

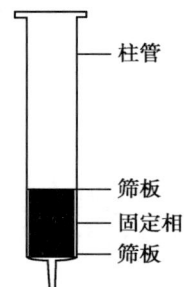

图 2-4　固相萃取柱

土、氧化铝、聚苯乙烯 - 二乙烯基苯聚合物、聚酰胺、离子交换树脂以及 C_{18}、C_8、氰基键合硅胶等。依据作用机理，固相萃取柱可分为正相萃取柱、反相萃取柱和离子交换柱等。

（1）正相萃取柱：填料是极性吸附剂，如氧化铝、硅胶和硅镁吸附剂等，目标物的极性官能团与吸附剂表面的极性官能团之间可形成氢键、π-π 键、偶极 - 偶极和偶极 - 诱导偶极等极性 - 极性作用，因此用来萃取极性物质。

（2）反相萃取柱：填料是非极性或弱极性吸附剂，如 C_8、C_{18}、苯基等键合硅胶，通过非极性 - 非极性相互作用，如范德华力（又称范德瓦耳斯力）或色散力等，萃取非极性物质。一些弱极性的物质也可以用反相萃取柱萃取。

（3）离子交换柱：填料是离子交换树脂，通过带电荷的目标物离子与带相反电荷填料之间的离子作用力，萃取解离成带电离子的化合物。根据电荷的不同可分为：阳离子交换树脂，其作用基团主要是磺酸基或者羧基；阴离子交换树脂，其作用基团主要是季铵基或者氨基。

影响固相萃取效率的主要因素有：①吸附剂：根据样品基质、上样量、目标物的种类及其理化特性等，选择合适的固相萃取柱；②萃取溶剂：选择适宜的洗脱剂，保证样品基质和目标物的高效分离，体积应为洗脱完全时的最小体积；③萃取体积：根据样品测试方案和吸附剂的吸附容量，确定上样体积；④萃取速度：采用较低的流速（0.5～2.0ml/min），以保证待测物的有效分离。

固相萃取法简单、快速、溶剂用量小、萃取效果好，适合分离富集大量样品（如水、空气等）中痕量污染物。与其他分析方法联用可实现在线分析，广泛应用于水质样品、生物样品、食品样品分析。

（五）固相微萃取法

固相微萃取法是利用石英纤维表面的色谱固定相对待测物的吸附作用，使试样中的待测物被萃取和浓缩，然后将萃取的组分从固定涂层上解吸下来进行分析的一种样品预处理方法。固相微萃取法几乎不使用溶剂，操作简单、成本低、效率高、选择性好。固相微萃取法可与液相、气相或毛细管色谱法联用，集样品萃取、富集和进样于一体，大大提高了样品预处理、分析的速度和方法的灵敏度（图 2-5）。影响固相微萃取灵敏度的因素有涂层的种类和厚度，待测物性质和基质种类，试样的加热、搅拌和衍生化，以及 pH 和离子强度等。其中涂层的种类、厚度对待测物的萃取量和平衡时间的影响最为重要。

（六）超临界流体萃取法

超临界流体萃取法是用超临界流体作为萃取溶剂的一种萃取技术，其原理是根据物质在两相中的分配情况不同将待测物与共存组分相分离。超临界流体（supercritical fluid）是介于气体和液体之间的一种非气态又非液态的物质。它的密度与液体接近，扩散系数比液体大近 100 倍，黏度与气

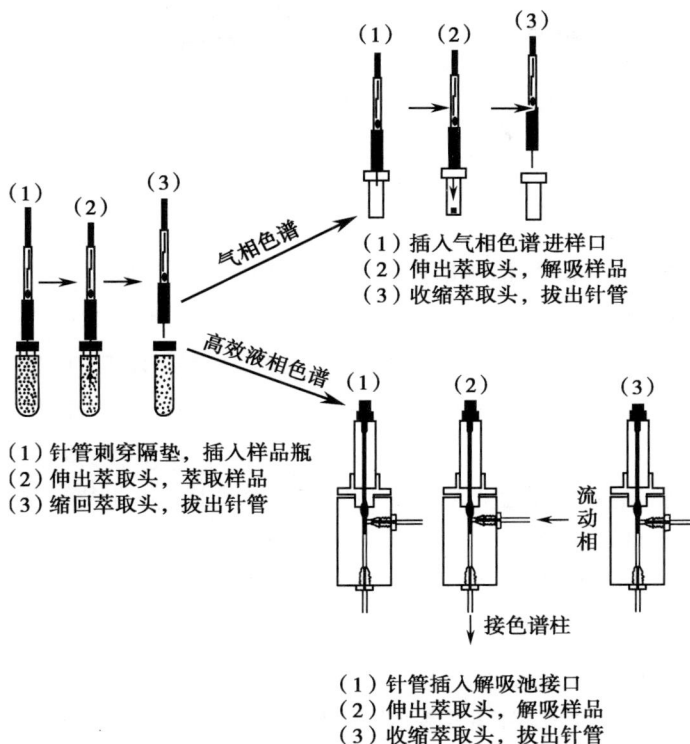

（1）插入气相色谱进样口
（2）伸出萃取头，解吸样品
（3）收缩萃取头，拔出针管

气相色谱

高效液相色谱

（1）针管刺穿隔垫，插入样品瓶
（2）伸出萃取头，萃取样品
（3）缩回萃取头，拔出针管

流动相

接色谱柱

（1）针管插入解吸池接口
（2）伸出萃取头，解吸样品
（3）收缩萃取头，拔出针管

图 2-5　固相微萃取 - 色谱联用示意图

体接近。由于超临界流体特殊的物理性质，其萃取效率和萃取速度优于传统的溶剂萃取法。另外，超临界流体的密度一般能在较大范围内随温度和压力的变化而改变，对溶质的溶解能力随密度增大而成比例增加，因此可通过改变温度和压力调节超临界流体的溶解强度。常用的超临界流体有 CO_2、N_2O、NH_3 等。超临界流体萃取与色谱联用技术已应用于空气、水、生物材料等样品中多环芳烃、多氯联苯、各种残留农药等有害成分的分析。

影响超临界流体萃取的主要因素有：萃取压力、萃取温度、萃取颗粒大小、CO_2 流量、夹带剂的选择。常用的夹带剂有甲醇、三氯甲烷等。夹带剂的种类可根据萃取组分的性质来选择，加入的量一般通过实验来确定。

（七）加速溶剂萃取法

加速溶剂萃取法是在较高的温度（50～200℃）和压强（10.3～20.6MPa）下，用溶剂萃取固体或半固体样品的预处理方法。提高温度能极大地减弱待测物与样品基质之间的范德华力、氢键、离子键等相互作用力，大大缩短萃取时间；且加热的溶剂具有较强的溶解能力，能显著提高萃取效率。增加萃取池中的压力可提高溶剂的沸点，使其保持液体状态，保证萃取过程的效率和安全性。加速溶剂萃取法是在高压下加热，高温的时间一般少于 10 分钟，因此待测物一般不会发生明显的热降解。

加速溶剂萃取仪可自动化萃取多个样品，既可选用不同溶剂先后萃取相同的样品，也可用同一溶剂萃取不同的样品。这种方法的有机溶剂用量少（10g 样品一般仅需 15ml 溶剂），萃取快速、效率高、选择性好，且使用方便、安全性好、自动化程度高。

影响加速溶剂萃取效率的主要因素有：①溶剂：将低极性和高极性的溶剂联合使用比使用单一溶剂效率更高，可以直接移用索式提取的溶剂组合；②温度：在一定范围内，萃取温度越高，萃取效率越高,最佳温度与溶剂和样品基质有关;③压力:一般情况下压力对萃取效率无明显影响,仅对湿度较高的样品,增加压力可提高萃取效率;④时间:连续多次短时间萃取的效率高于一次长时间萃取,一般萃取时间为5~10分钟;⑤样品的均一性和充填方式等也可以影响萃取效率。

（八）沉淀与共沉淀法

在卫生分析中,沉淀法与共沉淀法是经典分离方法。沉淀法用于分离金属离子和蛋白质,共沉淀法主要用于分离金属离子。

1. 沉淀法　利用沉淀反应使待测物或干扰组分沉淀以达到分离目的。例如为测定水样中的 SO_4^{2-},可在酸性溶液中加入 $BaCl_2$,使其生成 $BaSO_4$ 沉淀,经过滤和洗涤,灼烧后称量就可求得硫酸盐的含量。蛋白质多用沉淀法分离,高浓度中性盐[$NaCl$、Na_2SO_4、（ NH_4 ）$_2SO_4$ 等]、重金属离子（ Cu^{2+}、Hg^{2+}、Pb^{2+} 等）、酸类物质（ $HClO_4$、苦味酸、三氯乙酸等）、有机溶剂（甲醇、乙醇、丙酮等）等均可使蛋白质沉淀析出。

2. 共沉淀法　利用溶液中高含量组分沉淀的同时,将微量或痕量待测物一同带入沉淀中,从而达到分离和富集的目的。例如为测定水中痕量 Pb^{2+},在水样中加入 Na_2CO_3,可使大量的 Ca^{2+} 生成 $CaCO_3$ 沉淀,Pb^{2+} 也同时被沉淀下来,再用酸将沉淀溶解,Pb^{2+} 得到分离和富集。Na_2CO_3 称为共沉淀剂。共沉淀剂分为无机共沉淀剂和有机共沉淀剂两种。常用的无机共沉淀剂有 $Al(OH)_3$、$Fe(OH)_3$、$Mn(OH)_2$、$SrSO_4$、$BaSO_4$ 等。无机共沉淀剂大多数难挥发、不易除去,往往对测定产生干扰。近年来,多采用选择性高、分离效果好、易于去除的有机共沉淀剂。常用的有机共沉淀剂有甲基紫、结晶紫、次甲基蓝、酚酞、动物胶、单宁等。例如在含有痕量 Zn^{2+} 的弱酸性溶液中,加入 NH_4SCN 和甲基紫,甲基紫在溶液中电离为带正电荷的阳离子,生成的 $Zn(SCN)_4^{2-}$ 与甲基紫阳离子生成难溶的离子缔合物,并随甲基紫阳离子与 SCN^- 形成的离子缔合物沉淀共沉淀下来。

（九）气化分离法

气化分离法是一类利用待测物或基体在一定条件下可转化为气态或易挥发组分,达到分离、富集目的的处理技术,包括挥发法、吹扫捕集法、蒸馏法和氢化物发生法。

1. 挥发法　该方法利用待测物具有挥发性或者可以转变为挥发性的物质,通过加热或常温下通惰性气体,使其从试样基体中逸出而与共存组分分离。逸出的挥发性物质可用适当的溶剂或吸附剂吸收,也可直接用于测定。例如,冷原子吸收光谱法测定生物样品或环境样品中的 Hg,样品经消化处理后,用酸性 $SnCl_2$ 将各种价态的汞还原成金属汞,以空气或 N_2 将其吹出后直接测定;酸性介质中用 Zn 或 KBH_4 作为还原剂,可以使 As、Sb、Bi、Ge、Sn、Pb、Se、Te、In、Ti 等形成挥发性氢化物逸出,达到分离和富集的目的。

广泛使用的顶空分析法（headspace analysis）也属于挥发分离技术。其分离原理是将组成复杂的样品置于密闭系统中,恒温加热达到平衡后,一定量待测物进入蒸气相而与样品基体分离,通过测定蒸气相中待测物的含量,就可间接测得样品含量。例如水中 $CHCl_3$ 和 CCl_4 的测定,血中甲醇和乙醇的测定等。

2. 吹扫捕集法　静态顶空分析法由于受待测物在气液两相中平衡的限制,只有很少一部分待测物转移到气相。吹扫捕集法可以将预先净化后的惰性气体通入水样中,水中所含易挥发性痕量组分在气流作用下随气流一起逸出,再用适当的方法将逸出的组分捕集,就可实现分离富集。吹扫捕集装置主要由曝气瓶、捕集瓶、气源及加热装置四部分组成,适用于分离富集沸点<200℃的组分,主要包括卤代烃、脂肪烃、芳香烃、醚类和烯醛类等有机物。

3. 蒸馏法　该方法利用待测物具有挥发性或经处理后转变为挥发性物质,经加热使其成为蒸气从样品基体中逸出,再用适宜的溶剂吸收或收集馏分,达到分离富集的目的。蒸馏分离的关键是选择适宜的蒸馏体系,以便有选择性地蒸出样品中的待测物。例如:水中氰化物的测定,在乙酸锌-酒石酸蒸馏体系中,只有 $Zn(CN)_4^{2-}$ 配合物中的 CN^- 和游离 CN^- 才能被蒸出,其他金属配合物中的 CN^- 几乎不被蒸出;而在 H_3PO_4 和 H_3PO_4-EDTA(EDTA 为乙二胺四乙酸)蒸馏体系中,除难以离解的 $Cd(CN)_4^{2-}$ 配合物外,其他配合物中的 CN^- 都可被定量蒸出。另外,根据被分离的对象不同,可以选用常压蒸馏法、水蒸气蒸馏法和减压蒸馏法。当物质的沸点在 40~150℃时,采用常压蒸馏法,如水或尿中挥发性酚的分离。当物质的蒸气压较低,或在沸点温度下不稳定,但在 100℃时的蒸气压大于 1.33kPa,且与水不互溶时,可选用水蒸气蒸馏法,如分离富集水中的溴苯。对于在沸点温度或接近于沸点温度下易分解的物质,或沸点太高的物质,可选用减压蒸馏法,如食品中有机磷农药的分离富集。

4. 氢化物发生法　某些元素在一定条件下可形成气态或具有较高蒸气压的液态共价氢化物,它们极易从水中逸出,利用这一性质进行分离富集的方法称为氢化物发生法。该方法与原子吸收光谱、原子荧光光谱、等离子体发射光谱以及色谱技术联用,所建立的系列方法具有操作简单、减少干扰和降低基体效应、提高方法灵敏度和选择性等优点,已广泛用于水质样品中多种元素的痕量和形态分析。影响氢化物发生的主要因素有待测物的性质、存在形态、反应体系、共存组分、载气流速、吸附捕集方式等。

（十）衍生化法

衍生化法是一种利用化学变换把化合物转化成化学结构类似的物质,通过改变被衍生物质的溶解度、沸点、熔点、聚集态或化学成分,从而易于量化或分离的方法。化学衍生的目的包括提高检测的灵敏度、改善样品混合物的分离度以及使其适合于进一步做结构鉴定。衍生化常用反应有酯化、酰化、烷基化、硅烷化、硼烷化、环化和离子化等。衍生化法是仪器分析中很重要的一种预处理方法。气相色谱中应用衍生反应往往是为了提高样品的挥发度或检测灵敏度,而高效液相色谱中应用衍生反应主要是为了利于色谱检测或分离。

进行化学衍生反应应满足如下要求:①反应条件简单,反应迅速,定量地进行;②对样品中的某个组分只生成一种衍生物,反应副产物及过量的衍生试剂不干扰待测物的分离和检测;③化学衍生试剂方便易得、通用性好。

衍生化法根据衍生反应的场所分为柱前衍生化法、柱上衍生化法和柱后衍生化法三种,根据是否与仪器联机分为在线、离线和旁线三种。目前以离线柱前衍生化法与在线的柱后衍生化法使用居多。

（荆　涛）

思考题与习题

1. 样品采集的原则是什么?

2. 样品处理的目的是什么?

3. 样品处理的方法有哪几类? 各适用于什么情况?

4. 说明分配系数、分配比、萃取效率的物理意义及三者之间的关系。

5. 有 100.0ml 含 I_2 10.00mg 的水溶液,用 90.00ml CCl_4 萃取,萃取效率为 97.50%,求此时的分配比。

第三章

卫生分析数据的处理与分析工作的质量保证

卫生分析工作中,由于受到各种主客观因素的影响,所得到的分析结果与其真值之间存在一定的差值,即存在误差(error)。误差是客观存在的,且贯穿于分析工作的全过程。因此,若要获得准确可靠的分析结果,需要做好分析工作的质量保证,即了解分析过程中各类误差产生的原因,同时针对误差的性质和特点采取有效措施,将误差尽可能控制在较低水平,以提高分析质量,满足卫生分析的要求。

第一节 误差的分类与来源

从样品的采集、预处理到样品的测量及其数据的处理与分析,任何一项分析工作都包括多个分析环节,每一个环节都不可避免地存在一定的误差。分析过程中,不同性质的误差对分析结果造成的影响亦不同。根据误差的性质及其产生的原因,可将其分为系统误差(systematic error)和随机误差(random error)。

一、系统误差

系统误差指分析过程中,由某些确定性因素引起的误差。测量过程中,系统误差的大小和方向保持不变,或按照一定的规律发生变化,且重复测量时会重复出现。分析过程中,系统误差主要来源于以下三个方面。

1. 方法误差 即分析方法不完善引起的误差。方法误差的存在可使测量结果偏低或偏高。完善分析方法可消除或校正方法误差。

2. 仪器与试剂误差 即分析仪器不准确或试剂的纯度达不到分析要求引入的误差。校准仪器可校正仪器误差,提纯试剂或使用纯度更高的试剂可减小试剂误差。

3. 主观误差 即由分析者的主观因素引起,且在实验过程中重复出现的误差。

二、随机误差

随机误差指由一些偶然性因素引起的误差,如实验室温度、湿度、气压、光线强度的微小变化引起的误差。与系统误差不同,单次测量某样品时,其测量结果随机误差的大小和方向的变化无规律可循。但对同一样品进行无限多次重复测量时可发现,其测量结果随机误差的分布服从正态分布(normal distribution)(图3-1)。图中的横坐标 u 为误差值单位 $u = \dfrac{x-\mu}{\sigma}$(式中,$x$ 为测量值,μ 为总体平均值,σ 为多次测量的总体标准偏差),纵坐标 y 为概率密度。

概率密度 y 与测量值 x、总体平均值 μ 和总体标准偏差 σ 间的函数关系式为:

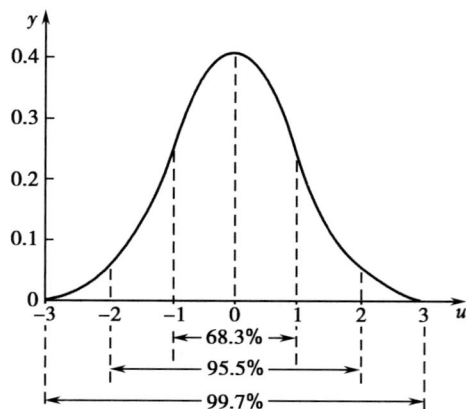

图3-1 随机误差的正态分布曲线

$$y = \frac{1}{\sigma\sqrt{2\pi}} e^{-\frac{(x-\mu)^2}{2\sigma^2}} \qquad\qquad 式（3-1）$$

由图 3-1 可看出，随机误差的分布具有对称性、单峰性和有界性。对称性指对同一样品进行无限多次重复测量时，绝对值相等的正负误差出现的概率相等。单峰性指绝对值大的误差出现的概率小，绝对值小的误差出现的概率大。有界性指在一定的实验条件下，随机误差绝对值的大小不会超出一定限值。

在实际工作中，测量次数是有限的，有限次测量结果随机误差的分布仍遵从一定的规律，即服从 t 分布（t-distribution）（图 3-2）。图中的横坐标 t 为统计量，$t = \frac{x-\mu}{s}$（式中，x 为测量值，μ 为总体平均值，s 为样本的标准偏差），纵坐标 y 为概率密度。

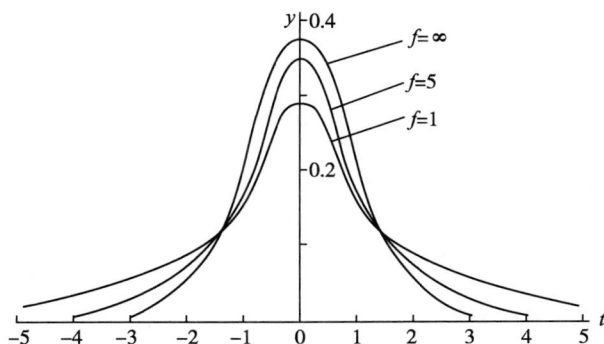

图 3-2　随机误差的 t 分布曲线

如图 3-2 所示，随着自由度（degree of freedom, f; $f=n-1$）的逐渐增大，t 分布逐渐接近于正态分布。当 f 趋近于 ∞ 时，t 分布趋近于正态分布。

如前所述，对同一样品进行无限多次重复测量时，随机误差的分布具有对称性，即绝对值相等的正负误差可相互抵消，随机误差的算术平均值趋向于零。因此，在实际工作中，可通过对同一样品进行多次重复测量来减小随机误差。

卫生分析工作中，除了系统误差和随机误差，过失误差（gross error）的存在也会影响分析结果的准确性。过失误差源于分析者的疏忽大意或操作失误，如加错试剂、实验条件设置有误等。分析过程中，一旦发现存在过失误差，应及时纠正，同时舍弃相应的实验数据。在实际工作中，可通过端正分析者的工作态度、严格操作等方式避免和消除过失误差。

三、误差的传递

卫生分析工作中，被测物质的测量结果多由分析过程中获得的多个测量值依据一定的公式计算而得。每个测量值中包含的误差通过一定形式的运算，都会体现在最终的测量结果中，即误差传递（propagation of error）。不同性质的误差，其传递规律不同。

1. 加减运算的误差传递　假设 R 表示测量结果，A、B、C 表示测量值，测量结果的计算公式为各测量值相加减，即 $R=A+B-C$。

（1）系统误差的传递：若测量值 A、B、C 中包含系统误差，E_A、E_B 和 E_C 分别表示其绝对误差的大小，则测量结果 R 的系统误差为各测量值绝对误差相加减的结果，即 $E_R=E_A+E_B-E_C$。

如称量试样时，试样质量 m 的计算公式为：$m=m_2-m_1$（m_1 和 m_2 分别为容器和容器中加入试样后的称量结果），则 m 的系统误差为：$E_m=E_{m2}-E_{m1}$。

（2）随机误差的传递：若测量值 A、B、C 中包含随机误差，s_A、s_B 和 s_C 分别表示其标准偏差的大小，则测量结果 R 的标准偏差的平方为各测量值标准偏差的平方和，即 $s_R{}^2 = s_A{}^2 + s_B{}^2 + s_C{}^2$。

如采用标准加入法测定某物质，加标前后被测物质的紫外吸收值分别为 A_1 和 A_2，则加标前后测得的吸收值的差值 ΔA 的标准偏差为：$s_{\Delta A} = \sqrt{s_{A_1}{}^2 + s_{A_2}{}^2}$。

2. 乘除运算的误差传递　即测量结果 R 的计算公式为各测量值相乘除，即 $R = \dfrac{AB}{C}$

（1）系统误差的传递：以相对误差的形式表示，R 的相对误差为各测量值相对误差相加减的结果，即 R 的系统误差为：$\dfrac{E_R}{R} = \dfrac{E_A}{A} + \dfrac{E_B}{B} - \dfrac{E_C}{C}$。

如欲配制浓度为 c 的某被测物质的溶液，浓度的计算公式为：$c = \dfrac{m}{MV}$，式中，m 为物质的质量，M 为物质的分子量，V 为定容体积，则浓度 c 的相对误差为：$\dfrac{E_c}{c} = \dfrac{E_m}{m} - \dfrac{E_M}{M} - \dfrac{E_V}{V}$。

（2）随机误差的传递：以相对标准偏差的形式表示，R 的相对标准偏差的平方为各测量值相对标准偏差的平方和，即 R 的随机误差为：$\dfrac{s_R{}^2}{R^2} = \dfrac{s_A{}^2}{A^2} + \dfrac{s_B{}^2}{B^2} + \dfrac{s_C{}^2}{C^2}$。

如欲配制浓度为 c 的某被测物质的溶液，浓度的计算公式为：$c = \dfrac{m}{MV}$，则浓度 c 的相对标准偏差为：$\dfrac{s_c}{c} = \sqrt{\dfrac{s_m{}^2}{m^2} + \dfrac{s_M{}^2}{M^2} + \dfrac{s_V{}^2}{V^2}}$。

3. 指数运算的误差传递　测量结果 R 的计算公式为测量值的指数运算，即 $R = mA^n$。

（1）系统误差的传递：以相对误差的形式表示，R 的相对误差为测量值相对误差的指数倍，即 R 的系统误差为：$\dfrac{E_R}{R} = n\dfrac{E_A}{A}$。

（2）随机误差的传递：以相对标准偏差的形式表示，R 的相对标准偏差为测量值相对标准偏差的指数倍，即 R 的随机误差为：$\dfrac{s_R}{R} = n\dfrac{s_A}{A}$。

4. 对数运算的误差传递　测量结果 R 的计算公式为测量值的对数运算，即 $R = m\lg A$。

（1）系统误差的传递：R 的绝对误差为测量值相对误差的倍数，即 R 的系统误差为：$E_R = 0.434m\dfrac{E_A}{A}$。

（2）随机误差的传递：R 的标准偏差为测量值相对标准偏差的倍数，即 R 的随机误差为：$s_R = 0.434m\dfrac{s_A}{A}$。

第二节　准确度与精密度

卫生分析工作的最终目的是获得准确可靠的分析结果，误差的存在制约着分析结果的准确性。准确度（accuracy）和精密度（precision）可用以衡量和比较分析过程中误差的大小。

一、准确度与误差

1. 准确度　准确度指被测组分的测量值与其真值之间符合的程度，可以用绝对误差（absolute

error, E)和相对误差(relative error, RE)来表示。

2. 表示方法

(1)绝对误差:指被测组分的测量值与其真值之差。式(3-2)中,E 为绝对误差,x 为被测组分的测量值,μ 为其真值。E 越小,表明准确度越高。

$$E = x - \mu \qquad \text{式(3-2)}$$

(2)相对误差:指绝对误差与被测组分测量值的真值之比,见式(3-3)。相对误差可用于比较分析结果的准确度。

$$RE = \frac{E}{\mu} \times 100\% \qquad \text{式(3-3)}$$

二、精密度与偏差

1. 精密度 精密度指在相同实验条件下,对同一样品进行多次平行测量,其测量结果一致的程度。精密度可以用绝对偏差(absolute deviation, d)、平均偏差(average deviation, $\bar{d}$)、相对平均偏差(relative average deviation, $R\bar{d}$)、标准偏差(standard deviation, s)和相对标准偏差(relative standard deviation, RSD)来表示。偏差越大,表示测量结果间的精密度越差。

2. 表示方法

(1)绝对偏差:即被测组分的单次测量值与其平均值之差。式(3-4)中,x_i 表示被测组分的单次测量值,$\bar{x}$ 表示测量值的平均值。

$$d = x_i - \bar{x} \qquad \text{式(3-4)}$$

(2)平均偏差:即被测组分各单次测量值绝对偏差的绝对值的平均值(式3-5)。

$$\bar{d} = \frac{|d_1| + |d_2| + |d_3| + \cdots + |d_n|}{n} = \frac{\sum_{i=1}^{n} |x_i - \bar{x}|}{n} \qquad \text{式(3-5)}$$

(3)相对平均偏差:即平均偏差与测量值的平均值之比,见式(3-6)。

$$R\bar{d} = \frac{\bar{d}}{\bar{x}} \times 100\% \qquad \text{式(3-6)}$$

(4)标准偏差:由各单次测量值的绝对偏差求平方和,然后按式(3-7)计算而得。标准偏差的计算凸显了绝对值大的绝对偏差的作用,避免了正、负绝对偏差的相互抵消。因此,相对于精密度的其他表示方法,标准偏差能更灵敏地反映测量结果一致的程度。

$$s = \sqrt{\frac{d_1^2 + d_2^2 + d_3^2 + \cdots + d_n^2}{n-1}} = \sqrt{\frac{\sum_{i=1}^{n}(x_i - \bar{x})^2}{n-1}} \qquad \text{式(3-7)}$$

(5)相对标准偏差:即标准偏差与测量值的平均值之比,见式(3-8)。相对标准偏差可用于比较分析结果的精密度。

$$RSD = \frac{s}{\bar{x}} \times 100\% \qquad \text{式(3-8)}$$

三、准确度与精密度的关系

准确度可反映分析方法或测量系统中系统误差和随机误差的大小,精密度可反映分析方法或测量系统中随机误差的大小。高精密度是保证测量结果高准确度的先决条件,然而仅有高精密度仍不足以保证测量结果的高准确度,只有在分析过程中严格控制或消除分析方法或测量系统中的系统误差,才有可能获得高准确度的测量结果。

第三节　卫生分析数据的处理

卫生分析工作中,实验数据的正确记录和处理是十分重要的环节。实验过程中,应正确读取和记录实验数据,对测量结果中出现的可疑数据运用统计学方法进行判断和取舍,正确地表达分析结果。否则,势必会引入误差,影响分析结果的可靠性。

一、有效数字及其运算规则

1. 有效数字　有效数字(significant digit)指在测量中能实际测得的有实际意义的数字。有效数字中只有末位数字是可疑的。记录实验数据时,应根据所用仪器的精度水平正确保留有效数字位数。如使用千分之一和万分之一天平称取试样时,若以克为质量单位,其实验数据可分别记录到小数点后第三位和第四位,即记录的实验数据中仅末位数字是不确定的。

记录实验数据时,应注意数字"0"的使用。不同实验数据中,数字"0"的意义不同。如28.02、46.10和78.490中的"0"为有效数字,不能随意舍去;而0.054和0.003 71中的数字"0"仅用于表示小数点的位置,不属于有效数字。实验数据中以"0"结尾的整数,应以指数形式表示其有效数字位数。如9 450写成9.45×10^3,表示其有效数字为三位。

2. 有效数字的修约规则　有效数字的修约规则是"四舍六入五成双":当欲修约的数字小于5时,舍去;大于5时,进一位;等于5时,若5后面的数字不全为0,进一位;若5后面的数字全为0,而5之前的数字为奇数,进一位;若5之前的数字为偶数,则舍去。如将3.586 74、5.291 6、44.550 0、2.115 01和78.650修约为三位有效数字,其修约后的结果分别为3.59、5.29、44.6、2.12和78.6。

3. 有效数字的运算规则　有效数字运算时,应注意运算过程中实验数据的正确修约及在运算结果中有效数字位数的正确保留。

(1)加减运算:加减运算时,以小数点后位数最少的实验数据为准,其他数据的小数点后有效数字位数先修约为比小数点后位数最少者多保留一位,运算结果保留的小数点后有效数字位数与小数点后位数最少者保持一致。

如:$17.256+8.16-3.454\ 2 \approx 17.256+8.16-3.454 \approx 21.96$。

(2)乘除运算:乘除运算时,以有效数字位数最少的实验数据为准,其他数据的有效数字位数可先修约为比有效数字位数最少者多保留一位,运算结果保留的有效数字位数与有效数字位数最少者保持一致。

如:$52.1 \times 45.689\ 6 \div 33.57 \approx 52.1 \times 45.69 \div 33.57 \approx 70.9$。

(3)乘方和开方运算:乘方和开方运算时,运算结果的有效数字位数与原数据的有效数字位数保持一致。

如：$5.12^2 \approx 26.2$；$\sqrt{72.80} \approx 8.532$。

（4）对数和反对数运算：对数和反对数运算时，运算结果中对数尾数的有效数字位数与真数的有效数字位数保持一致。

如：$A=-\lg T=-\lg 0.352 \approx 0.453$。

二、可疑数据的取舍

可疑数据（suspect value）是指对同一样品进行重复测量时，所得到的一组测量值中，某个测量值相对于其他测量结果明显偏大或偏小，这种明显偏离的测量值即称为可疑数据。对于可疑数据，不能主观地随意取舍，应判别其原因。若可疑数据是由过失误差的存在引起的，则其与其他测量值不属于同一个总体，该数据应舍去。若可疑数据是由随机误差造成的，尽管该数据与其他测量值存在一定差异，但它们仍然属于同一个总体，其数据间的差异仍在允许的误差范围之内，因此，该数据可以保留。若无法判定可疑数据的形成原因，则应通过统计学方法，对可疑数据作出判断，以确定其取舍。

用于判断可疑数据的统计学检验方法中，常用的有 Q 检验法和 Grubbs 检验法。

1. Q 检验法　当测量次数较少（n 为 3～10 时），Q 检验法可用于检验一组测量值中的可疑数据。检验方法如下。

（1）将各测量值由小到大排序，如：$x_1, x_2, x_3, \cdots\cdots, x_n$。

（2）计算测量值的极差，即最大值与最小值之差，$x_n - x_1$。

（3）计算可疑数据与其最邻近的测量值的差值，如 $x_n - x_{n-1}$ 或 $x_1 - x_2$。

（4）按式（3-9）计算 Q 值：

$$Q = \frac{\left| x_{可疑} - x_{邻近} \right|}{x_n - x_1} \qquad \text{式（3-9）}$$

（5）根据测量次数和限定的置信水平，查 Q 值表（表 3-1）。

（6）比较计算所得的 Q 值与 Q 值表中查得的 $Q_表$。若 $Q > Q_表$，该数据应舍去；否则，可以保留。

表 3-1　Q 值表

n	3	4	5	6	7	8	9	10
$Q_{90\%}$	0.94	0.76	0.64	0.56	0.51	0.47	0.44	0.41
$Q_{95\%}$	0.97	0.84	0.73	0.64	0.59	0.54	0.51	0.49
$Q_{99\%}$	0.99	0.93	0.82	0.74	0.68	0.63	0.60	0.57

2. Grubbs 检验法　相较于 Q 检验法，Grubbs 检验法既可用于一组测量值中可疑数据的检验，又可用于多组测量值平均值中可疑数据的检验。检验方法如下。

（1）将各测量值由小到大排序，如：$x_1, x_2, x_3, \cdots\cdots, x_n$。

（2）计算测量值的平均值 $\bar{x}$ 和标准偏差 s。

（3）按式（3-10）计算 T 值：

$$T = \frac{\left| x_{可疑} - \bar{x} \right|}{s} \qquad \text{式（3-10）}$$

（4）根据测量次数 n 和限定的显著性水平 α，查 T 值表（表3-2）。

（5）比较计算所得的 T 值与 T 值表中查得的 $T_表$。若 $T > T_表$，该数据应舍去；否则，可以保留。

表3-2　T 值表

n	显著性水平（α）		n	显著性水平（α）	
	0.05	0.01		0.05	0.01
3	1.153	1.155	15	2.409	2.705
4	1.463	1.492	16	2.443	2.747
5	1.672	1.749	17	2.475	2.785
6	1.822	1.944	18	2.504	2.821
7	1.938	2.097	19	2.532	2.854
8	2.032	2.221	20	2.557	2.884
9	2.110	2.323	21	2.580	2.912
10	2.176	2.410	22	2.603	2.939
11	2.234	2.485	23	2.624	2.963
12	2.285	2.550	24	2.644	2.987
13	2.331	2.607	25	2.663	3.009
14	2.371	2.659	26	2.681	3.029

三、卫生分析数据的假设检验

卫生分析工作中，常需要对不同条件下测得的分析数据进行比较来评价分析结果，如标准物质的测定值与其标准值间的比对，不同分析方法、不同仪器、不同分析者对同一样品的测量结果间的比对等。由于误差的客观存在，不同条件下测得的分析数据间不可避免地存在差异。若分析数据间的差异仅由随机误差引起，则分析数据具有可比性，差异无统计学意义；否则，差异具有统计学意义。分析工作中，采用统计学方法，可检验和判断不同条件下测得的分析数据间的差异是否具有统计学意义。常用的假设检验（hypothesis test）方法包括 F 检验法和 t 检验法。

1. F 检验法　F 检验法主要用于比较两组测量数据间精密度的差异是否具有统计学意义。进行 F 检验时，先计算两组测量数据的方差，并比较其大小，然后按式（3-11）计算 F 值。式中，s_1^2 代表大方差，s_2^2 代表小方差。

$$F = \frac{s_1^2}{s_2^2} \tag{式（3-11）}$$

比较计算所得的 F 值与 F 值表（表3-3）中查得的 $F_表$。若 $F > F_表$，表明两组测量数据间精密度的差异具有统计学意义；否则，差异无统计学意义。

2. t 检验法　比较一组测量值的平均值与标准值之间的差异或两组测量值的平均值之间的差异是否具有统计学意义时，可采用 t 检验法进行判断。

（1）一组测量值的平均值与标准值的比较：日常分析工作中，可采用标准物质对分析方法的准确度进行评价。即采用该方法对标准物质进行多次平行测定，并计算其测量结果的平均值，然后采用 t 检验法进行比较。具体检验方法如下。

表3-3　95%置信度的 F 值表

f_2	f_1										
	2	3	4	5	6	7	8	9	10	20	∞
2	19.00	19.16	19.25	19.30	19.33	19.35	19.37	19.38	19.40	19.45	19.50
3	9.55	9.28	9.12	9.01	8.94	8.89	8.85	8.81	8.79	8.66	8.53
4	6.94	6.59	6.39	6.26	6.16	6.09	6.04	6.00	5.96	5.80	5.63
5	5.79	5.41	5.19	5.05	4.95	4.88	4.82	4.77	4.74	4.56	4.37
6	5.14	4.76	4.53	4.39	4.28	4.21	4.15	4.10	4.06	3.87	3.67
7	4.74	4.35	4.12	3.97	3.87	3.79	3.73	3.68	3.64	3.44	3.23
8	4.46	4.07	3.84	3.69	3.58	3.50	3.44	3.39	3.35	3.15	2.93
9	4.26	3.86	3.63	3.48	3.37	3.29	3.23	3.18	3.14	2.94	2.71
10	4.10	3.71	3.48	3.33	3.22	3.14	3.07	3.02	2.98	2.77	2.54
20	3.49	3.10	2.87	2.71	2.60	2.51	2.45	2.39	2.35	2.12	1.84
∞	3.00	2.60	2.37	2.21	2.10	2.01	1.94	1.88	1.83	1.58	1.00

注：$f_1=n_1-1$，$f_2=n_2-1$。

1）计算一组测量值的平均值（$\bar{x}$）以及标准偏差（s）。

2）参照式（3-12）计算 t 值，其中，μ 为标准物质的标准值，n 为平行测定次数：

$$t = \frac{|\bar{x}-\mu|}{s}\sqrt{n}$$ 式（3-12）

3）比较计算所得的 t 值与 t 值表（表3-4）中查得的 $t_表$。若 $t > t_表$，表示测量值的平均值与标准值之间的差异具有统计学意义，分析方法可能存在系统误差；否则，表明差异无统计学意义，该分析方法的准确度符合要求。

表3-4　t 值表

自由度 (f)	显著性水平（α）			自由度 (f)	显著性水平（α）		
	$\alpha=0.10$	$\alpha=0.05$	$\alpha=0.01$		$\alpha=0.10$	$\alpha=0.05$	$\alpha=0.01$
2	2.92	4.30	9.93	12	1.78	2.18	3.06
3	2.35	3.18	5.84	13	1.77	2.16	3.01
4	2.13	2.78	4.60	14	1.76	2.14	2.98
5	2.02	2.57	4.03	15	1.75	2.13	2.95
6	1.94	2.45	3.71	16	1.75	2.12	2.92
7	1.90	2.36	3.50	17	1.74	2.11	2.90
8	1.86	2.31	3.36	18	1.73	2.10	2.88
9	1.83	2.26	3.25	19	1.73	2.09	2.86
10	1.81	2.23	3.17	20	1.73	2.09	2.85
11	1.80	2.20	3.11	∞	1.65	1.96	2.58

（2）两组测量值的平均值的比较：t 检验法也可应用于不同条件下对同一样品测量结果的比较，具体检验方法如下。

1）分别计算两组测量数据的方差及 F 值，采用 F 检验法，判断两组测量值精密度的差异是否具有统计学意义。

2）若经 F 检验证明两组测量值精密度的差异无统计学意义，再采用 t 检验法比较其平均值，可按式（3-13）计算两组数据的合并标准偏差 s：

$$s = \sqrt{\frac{(n_1-1)s_1^2+(n_2-1)s_2^2}{n_1+n_2-2}}$$ 式（3-13）

式中，s_1 和 s_2 分别表示两组测量值的标准偏差，n_1 和 n_2 分别表示两组测量值的平行测量次数。按式（3-14）可计算 t 值：

$$t = \frac{|\bar{x}_1-\bar{x}_2|}{s}\sqrt{\frac{n_1 n_2}{n_1+n_2}}$$ 式（3-14）

式中，$\bar{x}_1$ 和 $\bar{x}_2$ 分别表示两组测量值的平均值。

3）比较计算所得的 t 值与 t 值表（表3-4）中查得的 $t_表$（总自由度 $f=n_1+n_2-2$）。若 $t > t_表$，表示两组测量值的平均值之间差异具有统计学意义，分析过程中可能存在系统误差。否则，表明差异无统计学意义。

四、卫生分析结果的表示

卫生分析工作中，不可能对被测对象的总体进行测定。在实际工作中，是从总体中抽取一部分有代表性的样本，通过样本的测量结果去推断总体的性质。同样，分析工作中，对样本进行无限多次的重复测量也是无法实现的。在实际工作中，通常通过对样本进行有限次数的平行测量，并计算其测量结果的平均值，然后再以样本的平均值去推断其总体平均值。在一定置信水平下，平均值的置信区间（confidence interval of mean）即以样本的平均值 $\bar{x}$ 为中心的总体平均值可能存在的范围，表示被测物质的测量结果［式（3-15）］。式中，μ 为总体平均值，$\bar{x}$ 为有限次数测量的样本的平均值，$t_{\alpha,f}$ 表示显著性水平为 α、自由度为 f 时的 t 值，s 为样本的标准偏差，n 为样本的测量次数。

$$\mu = \bar{x} \pm t_{\alpha,f}\frac{s}{\sqrt{n}}$$ 式（3-15）

第四节　卫生分析工作的质量保证

卫生分析过程中，误差客观存在，无法完全消除。为提高测量结果的准确度，需在分析过程中尽可能地完善分析方法，规范实验操作，减小和控制分析误差。分析工作的质量保证（quality assurance）包括质量控制（quality control）和质量评价（quality evaluation）两部分内容。质量控制即采取一系列有效措施以降低分析误差。质量评价指对分析结果进行评价，及时发现分析过程中可能存在的问题，并予以纠正，以确保分析工作的顺利进行和分析结果的准确可靠。

一、质量控制

质量控制的任务是减小分析误差，提高分析质量。减小分析误差需从分析工作的每一个环节入手，如样品的采集、测定、数据处理过程等，即在分析工作的全过程中实施质量控制。

（一）样品采集过程的质量控制

样品采集是卫生分析工作的重要环节,应依据试样中被测物质的理化性质及其含量大小,选择适当的样品采集方法及采样时所用的器具。样品在采集、运输和保存过程中应保证被测物质不损失和样品无污染。在实际工作中,可制作现场空白、运输空白,与样品采用相同的实验方法予以测定,以检验样品在采集、运输过程中是否引入了分析误差。

（二）样品测定过程的质量控制

1. 分析空白　分析过程中,实验室空气中飘浮的尘埃、实验所用试剂的纯度和用量、实验器具的材质及清洗方法、分析者自身与样品的接触等都有可能造成对样品的沾污,从而在测量结果中引入分析空白。分析空白的存在可直接影响测量结果的准确度、精密度及测定方法的检出限。在实际工作中,可通过安装空气净化系统、使用高纯度试剂、减少试剂用量、避免分析者在实验过程中对样品的沾污等方法降低分析空白,控制实验误差。控制和降低分析空白对于样品中低含量的被测物质的准确定量尤为重要。

2. 样品处理　卫生分析样品的特点是试样中被测物质含量低、干扰物多且样品组成复杂,因此,样品测定前大多需要进行预处理。样品处理是样品测定工作中必不可少且十分重要的环节。样品处理过程中,应最大限度地去除干扰物,同时定量富集被测物质,且不引入新的干扰物,以提高分析结果的准确度与灵敏度。在实际工作中,可通过做空白试验、采用工作曲线法定量等方法校正样品处理过程中可能产生的误差。

3. 仪器校准　卫生分析工作中,主要采用仪器分析法测定样品,仪器精密与否直接关系到被测物质测量结果的准确度。在实际工作中,仪器使用前需校准,以确保仪器的各项性能指标可满足分析的要求,避免仪器不精确带来的分析误差。

4. 测定方法　测定方法不完善引入的误差是分析误差的主要来源,完善测定方法可显著降低误差水平。条件许可时,可首选国家颁布的标准方法作为测定方法。对于新建立的测定方法,测试样品之前,需考察方法的各项评价指标如精密度、准确度、校准曲线（calibration curve）的线性范围（linear range）和灵敏度（sensitivity）、检出限（limit of detection）等能否满足卫生分析的要求。评价测定方法的基本原则是准确度高、重现性好、分析快速和操作简便。

（1）精密度:测定方法的精密度可通过测定日内和日间精密度（以测定结果的相对标准偏差表示）予以评价。即在校准曲线的线性范围内,配制高、中、低 3 种浓度的被测物质的样品或加标样品,每种浓度取 6 个平行样,相同实验条件下,同一天或连续 6 天对其进行测定,分别计算日内和日间测定结果的相对标准偏差。一般情况下,测定结果的相对标准偏差应≤10%。

（2）准确度:测定方法的准确度可通过测定标准物质（reference material, RM）、加标回收率（recovery）及与标准方法对照的方法进行评价。

1）用标准物质评价方法的准确度:标准物质指具有一种或多种足够均匀和很好地确定了的特性,用以校准测量装置、评价测量方法或给材料赋值的一种材料或物质。标准物质在其有效期内应保证材质足够均匀,其量值准确、可靠且稳定不变。标准物质配有证书,证书上明确标示了其标准值及不确定度（uncertainty, U）（$A \pm U$）的大小。

有证标准物质（certified reference material, CRM）指附有证书的标准物质,其一种或多种特性量值用建立了溯源性的程序确定,使之可溯源到准确复现的表示该特性值的测量单位,每一种鉴定的特性量值都附有给定置信水平的不确定度。按照其化学组成的不同,标准物质可分为单一组分标准物质和基体标准物质。单一组分标准物质指纯化学物质或其溶液。基体标准物质则是指含有已被准确定值的被测组分的真实样品。

我国的标准物质包括一级标准物质和二级标准物质。一级标准物质指用绝对测量法或两种以上不同原理的准确可靠的方法定值，或多个实验室合作并采取一种定值方法定值的物质，代号为GBW×××××，其稳定性在一年以上。二级标准物质指以一级标准物质为基准定值或采用其他准确可靠的方法定值的物质，代号为 GBW(E)×××××，稳定性在半年以上。一级标准物质和二级标准物质均为有证标准物质。

标准物质因其性质稳定、定值准确而在质量保证工作中发挥了重要作用，可用于评价测定方法的准确度、校准仪器、比较不同实验室和不同分析者的分析质量。

使用标准物质评价方法的准确度时，选择的标准物质的化学组成及浓度水平应与被测物质相近，其基体应近似于试样的基体组成。具体做法是：按照该方法的实验条件测定标准物质（$3 \sim 6$ 个平行样），其测定结果以 $\bar{x} \pm t_{\alpha,f} \dfrac{s}{\sqrt{n}}$ 的形式表示。若 $|\bar{x} - A| \leqslant \left[\left(t_{\alpha,f} \dfrac{s}{\sqrt{n}} \right)^2 + U^2 \right]^{\frac{1}{2}}$，表明标准物质的测定值与其标准值之间的差异无统计学意义，该方法的准确度符合卫生分析的要求，测量结果准确可靠。反之，该方法需要进一步完善，以提高其准确度水平。

2）用加标回收率评价方法的准确度：如果没有合适的标准物质可供参考和比较，可通过测定加标回收率的方法评价方法的准确度。加标回收率的计算公式：

$$加标回收率 = \frac{加标样品测得量 - 样品测得量}{加标量} \times 100\% \qquad 式（3\text{-}16）$$

在消除系统误差的前提下，加标回收率越接近 100%，表明方法的准确度越高。采用加标回收实验的方法评价准确度时，加入的被测物质标准品的化学组成及加入量应与试样中的被测物质相同或相近，且加标后试样中被测物质的总量不应超出校准曲线的线性范围。

3）与标准方法对照来评价方法的准确度：即用待评价的测定方法与标准方法同时测定高、中、低 3 种浓度的相同样品，每种浓度测定 $3 \sim 6$ 个平行样。若两种方法的测量结果间差异无统计学意义，则说明该方法准确可靠。

（3）校准曲线的线性范围和灵敏度：校准曲线是描述被测物质的浓度或量与其在仪器上测得的响应值之间定量关系的曲线。在卫生分析工作中，校准曲线通常为直线。校准曲线的直线部分所对应的被测物质的浓度或量的范围，即为校准曲线的线性范围。校准曲线可分为标准曲线和工作曲线。若试样组成简单，测定前无须复杂的样品预处理过程，可应用标准曲线对被测物质进行定量分析。具体做法：配制一系列不同浓度或量的被测物质的标准溶液，分别测定其响应值，以被测物质的浓度或量为横坐标，其响应值为纵坐标，绘制标准曲线。若试样组成复杂，干扰物多，难以配制与试样组成及性质近似的标准溶液，此种情况下，如果仍然采用标准曲线对样品进行定量分析，易引入较大的分析误差。此时，需绘制工作曲线，即被测物质的标准溶液与样品按照完全相同的实验步骤进行预处理，其后再测定其响应值。

在实际工作中，以 x 表示被测物质的浓度或量，y 表示其在分析仪器上测得的响应值，可建立直线回归方程（regression equation）：$y = a + bx$。方程中 a 为截距（intercept），b 为斜率（slope），即灵敏度。b 值越大，表明分析方法的灵敏度越高。将与标准溶液相同实验条件下测得的样品的响应值代入回归方程，即可求得样品中被测物质的浓度或量。

校准曲线的线性关系可用相关系数 r 来表示，$|r|$ 越接近于 1，表明被测物质的浓度或量与其响

应值之间的线性相关性越强。显然，较宽的线性范围对于试样中浓度差异较大的被测物质的测量更为方便。

由于受到实验室环境、仪器稳定性及分析者操作水平等影响，即使在完全相同的实验条件下进行分析，不同时间内绘制的校准曲线也会有所差异。为减小分析误差，校准曲线的绘制需与样品分析同步进行。

（4）检出限：即在给定的置信水平内，采用某一特定的分析方法，可以从样品中定性检出被测物质的最低浓度或最小量。不同的分析方法，其检出限的测定方法有所不同。多数情况下，可以通过多次空白试验的方法确定检出限的大小。国际纯粹与应用化学联合会（IUPAC）规定：在一定置信水平能被检出的物质的最小分析信号 x_L 可依据下式进行计算：

$$x_L = \bar{x}_b + K s_b \qquad\qquad 式（3-17）$$

式中，$\bar{x}_b$ 为多次空白测量的响应值的平均值，s_b 为空白测量的标准偏差，K 为根据一定置信水平确定的系数。检出限 L 即与 $x_L - \bar{x}_b = K s_b$ 对应的物质的浓度或量［式（3-18）］。对于光谱分析法，IUPAC 建议：取 $K=3$（置信水平为 90%）。对于气相色谱法，则以响应值相当于二倍噪声水平的被测物质的浓度或量作为检出限。对于离子选择电极法，可通过作图法予以确定，即以校准曲线的延长线与平行于横坐标且通过空白电位的直线的交点对应的被测物质的浓度或量作为检出限。

$$L = \frac{x_L - \bar{x}_b}{b} = \frac{K s_b}{b} \qquad\qquad 式（3-18）$$

仪器的稳定性、噪声水平等可影响检出限的大小。与灵敏度相比，由于考虑了仪器噪声对测量结果的影响，检出限可更真实地反映分析方法对低含量组分的检测能力。

（三）数据处理过程的质量控制

数据处理是卫生分析工作的重要组成部分。实验数据的正确记录、运算过程中有效数字位数的正确保留与修约、可疑数据的正确取舍以及分析结果的正确表达是数据处理工作的主要内容。

在分析工作中，由于误差的客观存在，测量值的真值无从知晓。实际工作中，常以多次重复测量所得结果的平均值 $\bar{x}$ 表示测量值的真值的估计值，以 $\bar{x} \pm U$ 表示被测物质的测量结果。其中，U 为测量结果的不确定度，是测量结果的一部分，可反映一定置信水平下测量结果不能肯定的程度，是对分析过程中不同种类、不同来源的各种误差对分析结果影响的一种定量描述，是反映分析质量的一项重要指标。

实际工作中，不确定度的影响因素和来源十分复杂，且具有一定的随机性。如采集的样本不能充分代表总体的性质、样品的预处理过程造成被测物质的损失、样本的均匀性和稳定性差、仪器使用前未经校准、测定方法不完善、数据处理过程中引用的常数或参数不准确等，均可在分析结果中引入不确定度。评定不确定度时，应充分考察和估计各种影响因素对测量结果的影响。鉴于不确定度的影响因素和来源的复杂性，某些未被认知的影响因素对测量结果的影响可能无法在不确定度中得以准确地体现和表达。因此，不确定度仅是对已发现和已被认知的各种影响因素对测量结果的影响进行估计和评定。

按照不确定度评定方法的不同，可将其分为 A 类不确定度和 B 类不确定度。A 类不确定度指通过统计学方法评定的不确定度，如用统计学方法计算多次重复测量的标准偏差来评定不确定度的大小。B 类不确定度指通过非统计学方法评定的不确定度，如基于经验和某些相关信息（以往的测量数据、仪器说明书中给出的仪器性能指标的标称值和误差范围、相关文献报道的实验数据等）来评定的不确定度的大小。由于不确定度的影响因素多且来源复杂，不确定度大多由多个分量组成。评定测量结果不确定度的大小时，需将多个不确定度分量予以合成，以评定总的不确定度。

（1）当 A 类和 B 类不确定度相互独立时，可采用方和根合成法予以合成，即

$$u_c = \sqrt{\sum s_i^2 + \sum u_j^2}$$

式中，u_c 表示合成不确定度，s_i 表示 A 类不确定度，u_j 表示 B 类不确定度。

（2）当 A 类和 B 类不确定度之间呈正线性关系或近似正线性关系时，可采用代数和合成法予以合成，即

$$u_c = \sum s_i + \sum u_j$$

（3）当置信水平要求较高时，可采用统计因子 k 与合成不确定度相乘，得到一定置信水平下的不确定度，即展伸不确定度：

$$u = k u_c$$

式中，u 表示展伸不确定度；k 等于 2 和 3 时，对应的置信水平分别为 95% 和 99%。

二、质量评价

质量控制的任务是减小分析误差，质量评价的目的则是及时发现和纠正分析过程中存在的质量问题。质量评价主要包括两部分内容：实验室内质量评价和实验室间质量评价。

1. 实验室内质量评价　实验室内质量评价即检验和评价实验室内分析工作质量是否超出允许的误差范围。例如：采用测定标准物质、加标回收实验及与标准方法对照的方法检验分析过程中是否存在方法误差；采用变更仪器和分析者的方法检验是否存在仪器误差和操作误差；通过对相同样品的多次重复测量，以评估随机误差的大小。绘制质量控制图（quality control chart）可用于监控检测过程，评价分析质量。

2. 实验室间质量评价　实验室间质量评价主要用于比较不同实验室间是否存在系统误差。可由上级或主管部门发放某标准物质或质控样，各实验室对发放的样品进行测定，之后上报测量结果。根据各实验室的测量结果可评价不同实验室的分析水平。评价时，为保证不同实验室分析数据的可比性，应注意实验条件尽可能保持一致。如采用同一标准物质或相同的标准品配制标准溶液，或由上级部门统一发放标准溶液。分析时，采用相同的测定方法，如选择标准方法或已验证过的可靠的分析方法进行测定。同时，应确定适当的允许差，即各实验室分析结果允许的误差范围。通过检验各实验室分析结果是否在允许差的范围内，可及时发现各实验室分析工作中可能存在的问题，并妥善解决，以提高分析工作的质量。

3. 质量评价方法　质量评价的方法常用的有双样品法和质量控制图。

（1）双样品法：在实际工作中，若被测物质无适合的标准物质可供参考和比较，可采用双样品法进行实验室间质量评价。具体做法是将两个浓度与被测物质相近且基体组成与试样相近的均匀样品 A、B 发放给各实验室，各实验室分析并上报样品 A、B 的测量结果，应用统计学方法，可检验各实验室的测量结果，评价各实验室的分析质量。

以 x_i 和 y_i 分别表示样品 A 和 B 的测量结果，T_i 表示样品 A 和 B 的测量结果之和（即 x_i+y_i），D_i 表示样品 A 和 B 的测量结果之差（即 x_i-y_i）。分别计算各实验室测量结果的和（T_i）与差（D_i），代入式（3-19）和式（3-20）中，可计算各实验室测量结果的总标准偏差 s_d 和随机标准偏差 s_w。由于 A、B 是两个均匀的类似样品，其基体组成相近，因此，可认为测量 A、B 两个样品时，其分析过程中可能包含的系统误差大小相同。依据 T_i 计算而得的测量数据的总标准偏差可涵盖分析过程中可能存在的系统误差和随机误差的大小，而依据 D_i 计算得到的随机标准偏差则反映了分析过程中可能存在的随机误差的大小。

$$s_d = \left[\frac{\sum(T_i-\overline{T})^2}{2(n-1)}\right]^{\frac{1}{2}} \qquad 式（3-19）$$

$$s_w = \left[\frac{\sum(D_i-\overline{D})^2}{2(n-1)}\right]^{\frac{1}{2}} \qquad 式（3-20）$$

应用 F 检验法可判断 A、B 两个样品测量结果的总标准偏差 s_d 和随机标准偏差 s_w 间的差异是否具有统计学意义。若差异无统计学意义，表明各实验室的测量数据具备可比性。

（2）质量控制图（简称质控图）：相比较于双样品法，质控图是一种直观明了的质量评价方法，可用于实验室内或实验室间分析质量的评价。常用的质控图包括平均值质控图、极差质控图和标准偏差质控图。其中，平均值质控图是应用最多的一种质控图。具体做法是：在实际工作中，累积至少 20 个标准物质或质控样的测量数据，并计算其测量结果的平均值 $\overline{x}$ 和标准偏差 s，分别以 $\overline{x}$、$\overline{x}\pm2s$ 和 $\overline{x}\pm3s$ 作为中心线、上下警戒限和上下控制限，以测定序号为横坐标，测量值为纵坐标，绘制平均值质控图（图3-3）。在后续的分析工作中，绘制的平均值质控图可作为评价分析质量的依据。每次测试样品的同时测定 2～3 个标准物质或质控样，将其测量结果与平均值质控图上的分析数据进行比对，可评价分析工作的质量。

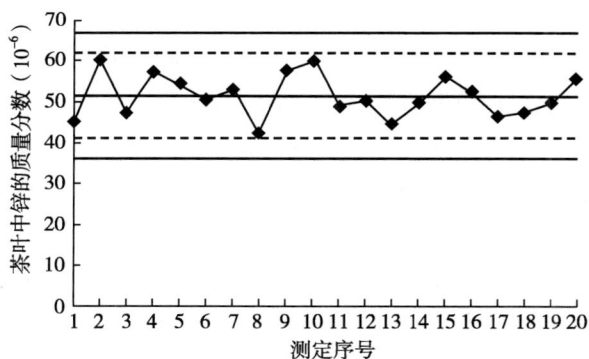

图 3-3　平均值质控图

质控图中，若标准物质或质控样的测量结果的位置处于中心线与上下警戒限之间，表明分析过程中无明显的系统误差，分析质量良好。若标准物质或质控样的测量结果的位置超出上下警戒限，但仍在上下控制限范围内，则表明分析质量出现了一些问题，分析质量有失控的趋势，但测量结果仍控制在允许的误差范围内，测量数据可以保留，但分析者应尽快查明原因，改善分析方法，提高分析质量。若标准物质或质控样的测量结果超出了上下控制限，则表明分析质量已失控，测量结果超出了随机误差的允许范围，测量结果不可靠，样品需重新测定。若标准物质或质控样的测量结果中，有连续 7 个数据同时出现在中心线的一侧，则表明分析方法或测量系统中可能存在系统误差，需查明原因，及时校正。

质控图的优势在于清楚直观，可及时捕捉分析质量的变化趋势，了解分析水平是否控制在允许的误差范围内，便于监督和评价日常分析工作质量，及时发现和解决分析过程中可能出现的质量问题，有很好的警示和预报作用。

第五节　卫生分析试验设计

分析工作的全过程主要包括样品的采集、预处理、测定及数据处理。化学计量学（chemometrics）作为一门新兴学科，其方法已应用于分析过程的多个环节。化学计量学即运用数学、统计学及计算机科学等学科的理论和方法，优化实验条件和分析方法，解决测量过程中出现的诸多问题，评估和处理测量数据，并从中最大限度地提取有关被测物质的组成、含量、结构等相关信息的学科。化学计量学研究的采样理论和方法、多元校正与多元分辨、试验设计（experimental design）、分析信号的处理方法、化学模式识别和化学专家系统等诸多内容对于卫生分析过程的优化及分析数据中有用信息的提取起到了积极和有效的推动作用。其中，应用试验设计可科学有效地安排试验，优化试验条件，对于卫生分析工作中多因素、多水平的试验研究尤为有利。

对于任何一项具体的分析工作而言，其分析过程中都会有诸多因素可能影响其分析结果，且每一种因素处于不同水平时，其对分析结果的影响也不尽相同。如紫外 - 可见分光光度法中，常利用显色反应使对紫外 - 可见光吸收较弱的被测物质与显色剂发生反应，生成对紫外 - 可见光有较大吸收的显色化合物。其中，显色试剂的用量、溶液的 pH、显色时间及显色温度这四个因素都可能影响生成的显色化合物的吸光度值，且上述四个因素处于不同水平时对显色化合物的吸光度值的影响可能也不完全相同。同时，各因素对吸光度的影响还可能存在交互作用，即某因素对分析结果的影响与另一因素所处的水平有关。因此，为提高分析方法的灵敏度，获得最优的分析结果，寻求可能影响分析结果的诸因素的最佳水平组合无疑十分重要。

试验指标（target of the experiment）是指试验设计中用来衡量试验效果的物理量。在卫生分析工作中，为提高分析方法的灵敏度，可将被测物质在分析仪器上测得的响应值作为试验指标，如原子吸收分光光度法中可用被测元素的吸光度作为试验指标，分子荧光分析法中被测物质的荧光强度可作为试验指标。试验设计即在可能影响分析结果的诸因素可取值的范围内，科学有效地安排试验，并通过数据解析求得使试验指标取得最优值的条件的一种方法。试验设计中，若衡量试验效果的指标只有一个，称为单指标优化。卫生分析工作中，涉及的试验设计多为单指标优化。同时，试验设计又可分为同时试验和序贯试验两类。同时试验指同时进行诸因素各水平的试验，以求得最优化的试验条件的试验设计，如析因试验设计（factorial experiment design）、正交试验设计（orthogonal experiment design）和均匀试验设计（uniform experiment design）同属于同时试验。与同时试验不同，序贯试验（sequential design）指先进行一次或少数几次试验，并对取得的试验结果进行分析，同时确定下一步的试验方向，逐步趋近于最佳试验条件的试验设计方法。如单纯形试验设计（simplex experiment design）即属于序贯试验。

若以 x_i 表示可能影响试验指标的试验因素，y 表示试验指标，试验设计的目的即在于用较少的试验次数尽可能多地获得 x_i 与 y 之间关系的信息，以求得使 y 取得最优值时 x_i 的取值。因此，试验设计时，首先需明确试验目的；其次，可参考文献或预试验的分析结果，选择试验因素，并在其允许的取值范围内，确定各因素需要考察的因素水平；再次，依据试验目的，选择适宜的试验指标；其后，选择适合的试验设计方法，安排试验，并对试验结果进行统计分析；最后，从分析结果中求得最佳试验条件，完成试验设计。本节介绍几种常用的试验设计方法。

一、简单比较法

在化学研究工作中,常使用简单比较法来选择试验条件,即试验过程中,每次只改变一个因素的水平,其他因素的水平保持不变,考察该因素对试验指标的影响。其后,采用相同的方法,逐个考察其余各因素对试验指标的影响。此方法的优点在于可简单明了地了解每个试验因素对试验指标的影响;其缺点在于试验次数较多,工作量较大,背离了试验设计使用较少的试验次数以尽快寻找到最优化的试验条件的初衷,且此法难以考察各因素间的交互作用对试验指标的影响,求得的各试验因素的水平组合也未必是最优的水平组合。

二、析因试验设计

析因试验设计是指按析因设计表设计试验方案,考察各因素的主效应及其因素间交互效应的试验设计方法。主效应是指某试验因素对试验指标的影响程度。交互效应是指若一个试验因素水平的高低对另一个试验因素对试验指标的贡献有影响,则这两个试验因素间存在交互效应。以两水平的析因试验设计为例,若需考察 m 个试验因素,每个试验因素分别取高、低两个水平,安排 n 次试验,其设计表可用 $FD_n(2^m)$ 来表示。若 $m=2$,即两因素两水平的析因试验设计,试验方案如表 3-5 所示。

表 3-5　析因设计表 $FD_4(2^2)$

试验序号	I	A	B	AB
1	+	−	−	+
2	+	+	−	−
3	+	−	+	−
4	+	+	+	+

表 3-5 中第二列可用于考察各因素对试验指标的平均影响;第三列和第四列可分别考察因素 A 和因素 B 对试验指标的影响;第五列是 A、B 两个因素的交互效应列;表中的"+"和"−"分别表示 A、B 两个因素的高水平和低水平,该方案需要完成至少 4 次试验。同理,表 3-6 是三因素两水平的析因设计表,需要至少完成 8 次试验,可分别考察因素 A、B、C 对试验指标的影响及 A、B、C 三因素的交互效应。

表 3-6　析因设计表 $FD_8(2^3)$

试验序号	I	A	B	C	AB	AC	BC	ABC
1	+	−	−	−	+	+	+	−
2	+	+	−	−	−	−	+	+
3	+	−	+	−	−	+	−	+
4	+	+	+	−	+	−	−	−
5	+	−	−	+	+	−	−	+
6	+	+	−	+	−	+	−	−
7	+	−	+	+	−	−	+	−
8	+	+	+	+	+	+	+	+

析因试验设计的数学模型可用多项式表示,若以 x_i 表示各试验因素,y 表示试验指标,两因素(如因素 A 和因素 B)两水平的析因试验中,试验指标 y 与 x_i 的关系可表示为:$y=\beta_0+\beta_1 x_1+\beta_2 x_2+\beta_{12} x_1 x_2$。式中的 β_0 可反映因素 A 和因素 B 对试验指标的平均影响;β_1 和 β_2 可分别反映因素 A 和因素 B 对试验指标的影响;β_{12} 可反映 A、B 两个因素的交互效应。三因素两水平的析因试验中,y 与 x_i 的关系可表示为:$y=\beta_0+\beta_1 x_1+\beta_2 x_2+\beta_3 x_3+\beta_{12} x_1 x_2+\beta_{13} x_1 x_3+\beta_{23} x_2 x_3+\beta_{123} x_1 x_2 x_3$。依据 y 与 x_i 的关系式可计算各因素对试验指标的影响及各因素的交互效应。

在卫生分析工作中,进行试验条件的选择时需考察的因素和水平数较多。而析因试验设计的试验次数会随因素数的增加而明显增多,因此,析因试验设计适用于因素和水平数较少的试验研究。

三、正交试验设计

用正交表安排试验并对试验结果进行数据分析而获得最优试验条件的方法称为正交试验设计法。正交表可用 $L_n(t^m)$ 表示。其中,L 表示正交表,n 表示需要完成的试验次数,t 表示因素的水平数,m 表示最多允许安排的因素的个数。正交试验设计是卫生分析工作中常用的一种试验设计方法。对于一个四因素三水平(3^4)的析因试验设计来说,需要进行 3^4 即 81 次试验,而正交试验设计只需完成 3^2 即 9 次试验即可。因此,相对于析因试验设计,应用正交试验设计可大大减少试验次数。表 3-7 所示为正交表 $L_9(3^4)$,可考察 A、B、C、D 四个因素,每个因素取三个水平,完成正交试验设计需做 9 次试验。

表 3-7　正交表 $L_9(3^4)$

试验序号	A	B	C	D
1	1	1	1	1
2	1	2	2	2
3	1	3	3	3
4	2	1	2	3
5	2	2	3	1
6	2	3	1	2
7	3	1	3	2
8	3	2	1	3
9	3	3	2	1

对于正交试验结果,可做极差分析或方差分析。以正交表 $L_9(3^4)$ 为例,极差分析指首先分别计算各因素水平相同时,试验指标之和(如以 K_1、K_2 和 K_3 分别代表各因素取水平 1、水平 2 和水平 3 时试验指标之和);其次,计算 K_1、K_2 和 K_3 的平均值,可分别以 k_1、k_2 和 k_3 表示;再者,计算极差,即 k_1、k_2 和 k_3 中最大值与最小值之差。其中,极差大的因素对试验指标的影响大于极差小的因素。同时,k_1、k_2 和 k_3 中最大者对应的水平可使试验指标较优,据此可获得各因素较好的水平组合。方差分析是指分别计算各因素对试验指标影响的方差及各因素的 F 值,由此可将各因素对试验指标的作用大小排序,同时可判断各因素对试验指标的影响是否有显著性。通过极差分析或方差分析得到的各因素的水平组合需通过验证性试验证实是否为最优的试验因素的水平组合。

表 3-7 无法考察 A、B、C、D 各因素的交互作用对试验指标的影响。如需考察各因素的交互作用，则表中考察的因素数还需增加，相应的试验次数也会随之增加。由表 3-8 可见，只考察 A、B、C、D 四个因素，每个因素仅安排两个水平，且尚未完全考察所有因素间的交互作用，就需要进行 8 次试验。而在化学试验研究中，每个因素仅安排两个水平往往远不能满足实际需求。由此可以看出，正交试验设计更适用于因素水平数相对较少的试验研究。

表3-8　正交表 $L_8(2^7)$

试验序号	A	B	A×B	C	A×C	B×C	D
1	1	1	1	1	1	1	1
2	1	1	1	2	2	2	2
3	1	2	2	1	1	2	2
4	1	2	2	2	2	1	1
5	2	1	2	1	2	1	2
6	2	1	2	2	1	2	1
7	2	2	1	1	2	2	1
8	2	2	1	2	1	1	2

四、均匀试验设计

均匀试验设计是在正交试验设计的基础上发展而成的，在试验范围内考虑试验点均匀散布以获得最多试验信息的一种试验设计方法。与析因试验设计和正交试验设计类似，均匀试验设计可按照均匀设计表及其使用表安排试验。均匀设计表可用 $U_n(q^s)$ 表示。其中，U 代表均匀设计表，n 指试验次数，q 指因素的水平数，s 表示最多可安排的因素数。均匀设计表中因素的水平数 q 等于试验次数 n。

应用正交试验设计时，需要进行的试验次数至少为因素水平数的平方，以每个因素安排 9 个水平为例，应用正交试验设计至少需要进行 $9^2=81$ 次试验，而应用均匀试验设计只需安排 9 次试验即可（表 3-9），因此，应用均匀试验设计可明显减少工作量，更适用于多因素多水平的试验研究。在实际工作中，可依据需考察的因素及其水平数，选择适合的均匀设计表，并参照其使用表安排试验。同时，对试验结果进行统计分析，建立各因素与试验指标间的函数关系式，判断各因素对试验指标影响的大小及各因素间是否存在交互作用。同时，可求得使试验指标获得最优值时的最优试验条件。

表3-9　均匀设计表 $U_9(9^6)$

试验序号	1	2	3	4	5	6
1	1	2	4	5	7	8
2	2	4	8	1	5	7
3	3	6	3	6	3	6
4	4	8	7	2	1	5
5	5	1	2	7	8	4
6	6	3	6	3	6	3
7	7	5	1	8	4	2
8	8	7	5	4	2	1
9	9	9	9	9	9	9

五、单纯形试验设计

单纯形是指在 n 维空间中具有 $(n+1)$ 个顶点的凸多面体。在二维空间中,单纯形是一个三角形;在三维空间中,单纯形是一个四面体。棱长相等的单纯形称为正规单纯形,三维空间中的正规单纯形即正四面体。

试验中若需要考察 n 个试验因素,即可建立含有 $(n+1)$ 个顶点的单纯形,按照各顶点的坐标,进行 $(n+1)$ 次试验。以最简单的两因素为例,建立的单纯形为三角形,其三个顶点的坐标,对应于三次试验中两个因素的不同水平,先进行三次试验并比较试验结果,分别以 x_B、x_W 和 x_N 表示试验结果中的最好点、最坏点和次坏点,计算去掉 x_W 后的各点的重心 x_G。通过计算求得一个新的点,即最坏点的反射点,以 x_R 表示,$x_R=x_G+\alpha(x_G-x_W)$,式中的 α 为反射系数,一般取值为 1,即 $x_R=2x_G-x_W$。将得到的新点 x_R 与去掉最坏点后剩余的各点即 x_B 和 x_N 构成新的单纯形,通过试验找到新的单纯形中的最好点、最坏点和次坏点,继续试验。

在新的单纯形中,若反射点 x_R 是最好点,说明寻优方向正确,可通过计算求得一个新的点,以 x_E 表示,$x_E=x_G+\gamma(x_G-x_W)$,式中的 γ 为扩展系数,一般取值为 2,即 $x_E=3x_G-2x_W$。若 x_E 的试验结果好于 x_R,可将得到的新点 x_E 与 x_B 和 x_N 构成新的单纯形,继续试验。

在新的单纯形中,若反射点 x_R 介于 x_W 和 x_N 之间,可通过计算求得一个新的点 x_P,$x_P=x_G+\beta_P(x_G-x_W)$,式中的 β_P 为收缩系数,一般取值为 0.5,即 $x_P=1.5x_G-0.5x_W$。若 x_P 的试验结果好于 x_R,将得到的新点 x_P 与 x_B 和 x_N 构成新的单纯形,继续试验。若 x_P 的试验结果比 x_R 差,则需对原单纯形进行整体收缩,再进行试验。

在新的单纯形中,若得到的反射点 x_R 比原有的最坏点 x_W 还差,则应选取新点 x_A,$x_A=x_G+\beta_A(x_G-x_W)$,式中的 β_A 一般取值为 –0.5,即 $x_A=0.5x_G+0.5x_W$。比较新点 x_A 与最坏点 x_W 的试验结果,若 x_A 好于 x_W,将得到的新点 x_A 与 x_B 和 x_N 构成新的单纯形,继续试验。若 x_A 的试验结果比 x_W 差,同样需对原单纯形进行整体收缩,再安排试验。

应用单纯形试验设计时,可以将最终得到的单纯形中最好点与最坏点的试验结果是否相同或差异是否在允许的误差范围内作为依据,判定是否已找到最佳的试验条件。

以上介绍的几种试验设计方法各有其特点和适用范围,在实际工作中,可依据具体情况并结合自己的经验,选择适宜的试验设计方法安排试验。

第六节　常用数据处理软件简介

数据处理是卫生分析工作的关键环节。通过数据处理,可以从分析结果中有效提取有关被测物质的组成、含量、结构等方面的信息。统计软件可以提供丰富的统计方法,帮助分析者对数据进行深入的统计分析,从海量数据中提取有效信息,解决各种实际问题。借力于当今计算机的普遍应用与统计软件的持续发展,数据处理得以变得更加快速与便捷。常用的统计软件有多种,其特点各异,可应用于不同情况下的数据分析。在此简要介绍三种统计软件:SPSS、SAS 和 Stata。

一、SPSS

SPSS(Statistical Product and Service Solutions)是全世界最早开发的统计软件之一,目前已被广泛应用于社会科学研究、市场研究、医学统计等多个领域。

SPSS 有多个菜单栏和多个语言版本，同时与许多软件有数据转换接口。使用时，可以很方便地选择适合的语种，还可以与其他软件进行数据转换。统计分析时，通过菜单栏，就可以简单地执行各种命令。如 File 用于新建、打开、保存文件；Edit 提供文件编辑功能；View 用于视图编辑；Data 用于录入、修改数据；Transform 用于完成数据转换；Analyze 提供统计方法；Graphs 用于创建图表；Help 提供帮助信息等。

SPSS 启动后，首先需要建立数据文件。可以在数据编辑窗口创建新的数据文件，编辑和整理数据。数据以表格形式展示，每列代表一个变量，每行代表一个观测量。数据可以直接录入，也可以打开已有文件导入数据。录入数据时，需定义每个变量的名称、类型、宽度、小数位数、标签、值标签、缺失值、对齐方式等属性。录入完成后，保存文件。

为保证数据的准确性和适用性，数据分析前，通常需要对数据进行适当的预处理，如处理缺失值、异常值、重复值，数据转换和计算、分组，变量重新编码等。数据整理时，可拆分或合并数据文件。拆分数据文件是指在同一数据文件中将整个数据库按某个分类变量拆分为几个部分，各部分分别执行相同的分析过程。合并数据文件是指将外部数据中的观测量或变量合并到当前的数据文件中。

SPSS 提供了多种统计方法，如描述统计、假设检验、方差分析、相关分析、回归分析、主成分分析、因子分析、聚类分析、生存分析等。用户可以依据分析需求，通过菜单选择相应的统计方法。数据完成统计分析后，其结果会在结果输出窗口自动显示，如各种表格、图形、文本信息等。分析结果可以以 PDF、Word、Excel 等多种形式导出。

对于 SPSS 菜单无法完成的一些统计分析，可以在 SPSS 的程序编辑窗口，通过编写 SPSS 命令，处理某些特定数据的分析。

二、SAS

SAS（Statistics Analysis System）被誉为统计分析的标准软件。系统可以提供数据访问、数据管理、数据呈现、数据分析等多项功能，已被广泛应用于金融、电信、交通、制造、医疗、教育等多个领域。

SAS 系统包含多个功能模块，模块间既相互独立又相互联系。SAS/BASE 是 SAS 系统的核心模块，可提供丰富的数据管理功能。用户使用时，可选择需要的其他模块与 SAS/BASE 构成一个用户化的 SAS 系统。SAS 系统各模块的功能和作用各不相同，例如：SAS/STAT 可用于完成各种统计分析；SAS/GRAPH 可将数据可视化，以图形方式呈现数据的分析结果，如直方图、柱状图、圆饼图、星形图、折线图、散点图等多种图形，方便用户更直观地理解和分析数据以及应用分析结果。

与 SPSS 不同，使用 SAS 软件进行统计分析时，一般情况下需要编写 SAS 程序。SAS 程序可分为数据步和过程步两部分。数据步用于创建、读取、修改数据，过程步用于分析数据、输出报告。数据步由 DATA 语句开始，过程步由 PROC 语句开始。一个 SAS 程序可以包含多个数据步或过程步。SAS 程序由语句组成，SAS 语句中包含关键词、SAS 名称、特殊字符和运算符，以分号结尾。数据步或过程步可由若干 SAS 语句组成，一般以 RUN 语句结束。

编辑 SAS 语句可以在 SAS 系统的编辑器窗口完成，同时可以进行语句的逻辑检查。提交程序后，在日志窗口可以查看程序的运行情况及相关信息。程序运行的结果可在输出窗口查看。

三、Stata

Stata 是一款用于数据管理和统计分析的软件。与 SAS 相比，Stata 软件占用内存很小，且同时具备统计分析、数据管理和绘图等多项功能。此外，Stata 的程序版本更新很快，用户可在 Stata 网站随时下载最新版本的文件。使用 Stata 进行分析时，既可以每次只输入一个命令，也可以通过 Stata 程序一次输入多个命令，方便不同程度的用户自主选择。与 SAS 相比，Stata 的程序命令中没有数据步，程序语言更简单易学。

Stata 运行时，可在数据编辑窗口读取、编辑和保存数据。数据录入后，在变量名窗口可以查看所有变量。在命令窗口可以输入所有的命令程序。软件运行中的所有信息如命令运行的结果、出错信息等均可在结果窗口查看。在命令回顾窗口可以查看所有已执行过的命令。在 Stata 运行过程中，若对某些功能模块不清楚，可启用帮助窗口下的 Search 功能。

SPSS、SAS 和 Stata 都是广泛使用的统计分析软件。这三种软件中，SAS 的数据处理能力相对最强，可以同时处理多个数据文件，能够完成大多数统计分析工作，但是编写 SAS 程序对于部分用户有一定难度。Stata 虽然也需要编写 Stata 命令来完成分析，但与 SAS 相比较为容易。而对于不熟悉编程的用户来说，SPSS 相对更易于操作和使用。

（崔 蓉）

思考题与习题

1. 如何减小分析过程中的系统误差和随机误差？

2. 采用分子荧光分析法测得试样中被测组分的荧光强度分别为 52.5、53.1、50.3、49.8、51.6 和 45.3，试判断数据 45.3 是否应舍去（置信水平为 90%）。

3. 采用原子吸收分光光度法测量茶叶标准物质中铜元素的质量分数，6 次测量结果分别为 19.2×10^{-6}、18.3×10^{-6}、20.6×10^{-6}、18.5×10^{-6}、18.9×10^{-6} 和 17.4×10^{-6}。已知其标准值为 18.6×10^{-6}，试判断该测量结果的准确度是否符合要求（$\alpha = 0.05$）。

4. A、B 两个实验室采用相同方法测量某试样中铁的质量分数，测量结果分别为 11.4%、13.3%、12.6%、11.9%、13.1%、12.0% 及 12.2%、13.7%、11.8%、12.9%、13.6%。试比较两组测量结果间差异是否具有统计学意义（95% 置信度）。

第四章
紫外-可见分光光度法

光谱分析法（spectroscopic analysis）是指利用物质与辐射能作用时所产生的吸收信号或辐射信号的特征和强度而建立起来的定性、定量及结构分析方法。紫外-可见分光光度法（ultraviolet-visible spectrophotometry，UV-VIS）是光谱分析法中一种广泛应用的分析方法，是根据物质分子对紫外和可见光谱区电磁辐射的吸收特征和吸收程度而建立起来的定性、定量分析方法。

光谱分析法可分为多种方法。按物质粒子的类型可分为原子光谱法和分子光谱法。按辐射的波长可分为 γ 射线光谱法、X 射线光谱法、紫外-可见光谱法、红外光谱法等。按物质内部能级的跃迁方向可分为吸收光谱法和发射光谱法，其中紫外-可见分光光度法、原子吸收分光光度法属于吸收光谱法，原子荧光光谱法、分子荧光分析法属于发射光谱法。

第一节　基本原理

一、电磁辐射与电磁波谱

光是一种电磁辐射（electromagnetic radiation），或称电磁波，是一种以巨大速度通过空间传播的光子流。光子具有微观粒子的波动性和粒子性，即波粒二象性。

光的波动性可用波长或频率描述，粒子性则用能量描述，它们之间的关系为：

$$E = h\nu = \frac{hc}{\lambda} \qquad\qquad 式（4-1）$$

式中，E 为光子的能量，单位为 J 或 eV（$1eV = 1.602 \times 10^{-19}J$）；$h$ 为普朗克常数，其值为 $6.626 \times 10^{-34}J \cdot s$；$\nu$ 为频率，单位是 Hz；c 为光速，真空中其值为 $2.998 \times 10^{8}m/s$。

h 和 c 都是常数。因此，光子的能量与频率成正比，与波长成反比。

为便于研究，将电磁辐射按波长顺序排列，称为电磁波谱（electromagnetic spectrum）。电磁波谱包括的波长范围相当宽，表4-1列出了波长从 0.005nm 至 1 000m 的波谱区域。

表 4-1　电磁波谱

辐射类型	波长范围	光谱类型	跃迁类型
γ 射线	0.005～0.14nm	γ 射线光谱	原子核能级
X 射线	0.01～10nm	X 射线光谱	内层电子能级
远紫外光	10～200nm	真空紫外光谱	内层电子能级
近紫外光	200～400nm	紫外光谱	原子外层电子及分子成键电子能级
可见光	400～760nm	可见光谱	原子外层电子及分子成键电子能级
近红外光	0.78～2.5μm	红外光谱	分子振动能级
中红外光	2.5～50μm	红外光谱	分子振动能级和转动能级
远红外光	50～1 000μm	红外光谱	分子转动能级
微波	0.1～100cm	微波波谱	分子转动能级和电子自旋能级
无线电波	1～1 000m	核磁共振波谱	磁场诱导核自旋能级

二、紫外-可见吸收光谱的形成

1. 分子对电磁辐射的选择性吸收　当辐射通过固体、液体或气体等透明介质分子时,物质分子选择性地吸收辐射,产生紫外-可见吸收光谱,又称为分子吸收光谱。

物质分子内部有三种运动:电子绕原子核的运动,原子在其平衡位置上的振动,以及分子作为整体绕重心的转动。三种运动对应三种能级,分别称为电子能级、振动能级及转动能级。每个电子能级含有若干个振动能级,而每个振动能级又含有若干个转动能级,这些能级均是量子化的,即不连续的。分子的电子、振动、转动能级及其跃迁示意图如图4-1所示。

分子吸收光能后,受激发从能量较低的能级跃迁到能量较高的能级。分子吸收能量具有量子化特征,即分子只能选择吸收与两个能级之差相等的能量,如式(4-2)所示:

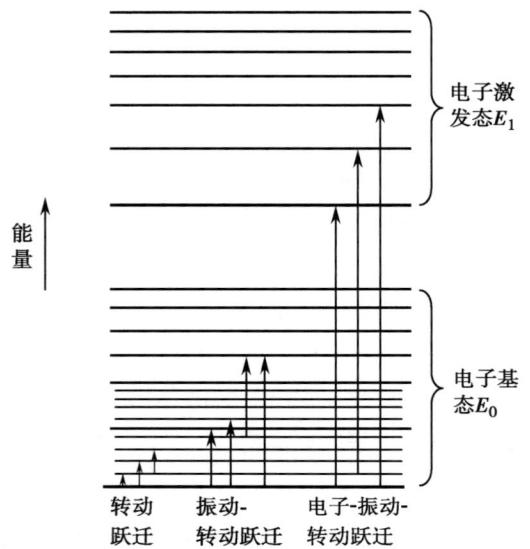

图4-1　电子、振动、转动能级跃迁示意图

$$\Delta E = E_1 - E_0 = h\nu = \frac{hc}{\lambda} \qquad 式(4\text{-}2)$$

分子转动能级间的能量差最小,为0.005～0.05eV(对应波长250～25μm),主要位于远红外区。分子发生转动能级跃迁时所产生的吸收光谱称为转动光谱,也称为远红外光谱。

分子振动能级间的能量差为0.05～1eV(对应波长25～1.25μm),主要位于中红外区。分子发生振动能级跃迁时所产生的吸收光谱称为振动光谱。由于发生振动能级跃迁时伴随着转动能级的跃迁,所以振动光谱实质上是振动-转动光谱,统称为红外光谱。

分子电子能级间的能量差为1～20eV(对应波长1.25～0.06μm),主要位于紫外-可见光区。分子发生电子能级跃迁时所产生的吸收光谱称为电子光谱,常称为紫外-可见吸收光谱。由于分子发生电子能级跃迁时伴随着振动能级和转动能级的跃迁,所以紫外-可见吸收光谱实质上包含了电子能级跃迁、振动能级跃迁和转动能级跃迁,因此观察到的是一系列密集谱线所形成的带状光谱。

2. 紫外-可见吸收光谱及其特征　当紫外-可见光区某一波长(λ)的单色光通过溶液时,测定其吸光度(A)。以波长为横坐标、吸光度为纵坐标绘制的图形称为紫外-可见吸收光谱,又称为分子吸收光谱,简称为吸收光谱(absorption spectrum)或吸收曲线(absorption curve),如图4-2所示。

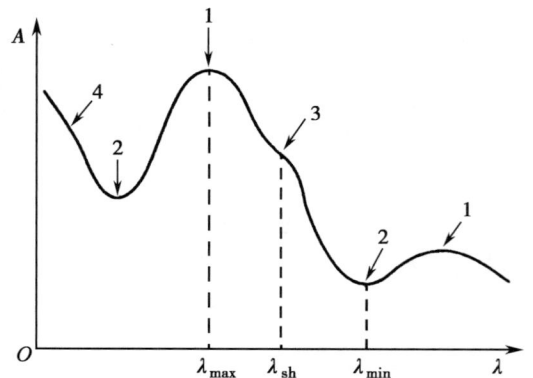

图4-2　吸收光谱示意图
1.吸收峰;2.谷;3.肩峰;4.末端吸收。

吸收光谱具有一些特征。曲线上凸起的部分称为吸收峰（absorption peak），最大吸收峰的峰顶所对应的波长称为最大吸收波长（maximum absorption wavelength，λ_{max}）；曲线上凹陷的部分称为谷；吸收峰旁有时有一个小的曲折，这一曲折处称为肩峰（shoulder peak）；在短波长端有时呈现出强吸收而不成峰形的部分，称为末端吸收（end absorption）。吸收光谱的特征（形状、λ_{max} 等）是物质定性分析的依据；在定量分析时，通过绘制吸收光谱选择合适的测定波长，一般选择 λ_{max}，以获得较高的测定灵敏度。

三、紫外-可见吸收光谱与分子结构的关系

各种物质分子的内部结构不同，基态与激发态间的能级差则不同，因而发生能级跃迁时吸收电磁辐射的波长也不同，从而产生不同的紫外-可见吸收光谱。

1. 有机化合物的电子跃迁类型　有机化合物吸收了紫外光或可见光后，分子单键中的 σ 电子、双键中的 π 电子和 O、N、X（卤素）或 S 等杂原子上未成键的孤对电子即 n 电子都有可能跃迁到能级较高的 σ^* 或 π^* 轨道上，其跃迁类型有以下四种。① $\sigma \rightarrow \sigma^*$ 跃迁：实现 $\sigma \rightarrow \sigma^*$ 跃迁所需的能量最大，所吸收的辐射波长一般小于 150nm，位于远紫外区。② $n \rightarrow \sigma^*$ 跃迁：含有非成键 n 电子的杂原子（如—OH、—NH$_2$、—X 等基团）的饱和烃类衍生物有可能发生这种跃迁。实现 $n \rightarrow \sigma^*$ 跃迁所需的能量比 $\sigma \rightarrow \sigma^*$ 跃迁所需能量小，λ_{max} 一般在稍小于 200nm 的区域内，受杂原子性质的影响较大。③ $\pi \rightarrow \pi^*$ 跃迁：孤立的 $\pi \rightarrow \pi^*$ 跃迁的 λ_{max} 一般在 200nm 附近，$\pi \rightarrow \pi^*$ 跃迁的能量随着 π-π 共轭程度的增大而减小，λ_{max} 则长移，吸收程度增强，摩尔吸光系数值一般大于 10^4。④ $n \rightarrow \pi^*$ 跃迁：$n \rightarrow \pi^*$ 跃迁的 λ_{max} 一般在近紫外区，含有杂原子的重键化合物（含 >C=O，—C≡N 等）产生此类跃迁。

2. 无机化合物的电子跃迁类型　①电荷迁移跃迁：金属配合物中电子从配位体（电子给予体）的轨道跃迁到中心离子（电子接受体）的轨道上的跃迁称为电荷迁移跃迁，其摩尔吸光系数一般大于 10^4，测定灵敏度高，常利用此类跃迁产生的吸收测定金属离子的含量。②配位场跃迁：在配体的配位场作用下，镧系和锕系元素能量相等的 f 轨道或过渡金属元素能量相等的 d 轨道分裂成能量不等的 f 轨道或 d 轨道，在光能激发下，低能态 f 电子或 d 电子跃迁到高能态的 f 轨道或 d 轨道上的跃迁称为配位场跃迁，其摩尔吸光系数一般小于 10^2。

四、光的吸收定律

1. 朗伯-比尔定律　当一束强度为 I_0 的单色光通过吸光物质的溶液时，设吸收光的强度为 I_a，透过光的强度为 I_t，吸收池表面反射的强度为 I_r，通过溶液且偏离入射方向的散射强度为 I_s，它们之间的关系如式（4-3）所示：

$$I_0 = I_a + I_t + I_r + I_s \tag{式（4-3）}$$

在紫外-可见分光光度法测定时，一般先用参比溶液调零后再测定样品溶液，吸收池的材料和结构都相同，因此反射光的强度 I_r 和散射光的强度 I_s 基本相同，其影响不予考虑。上式可简化为式（4-4）：

$$I_0 = I_a + I_t \tag{式（4-4）}$$

透过光强度 I_t 与入射光强度 I_0 之比称为透光率（transmittance），用 T 表示，如式（4-5）所示，实际应用中透光率常用百分透光率 $T\%$ 表示。透光率越大，表示透过的光越多，吸收的光则越少。

$$T = \frac{I_t}{I_0} \tag{式（4-5）}$$

朗伯（Lambert）研究得出：溶液对光的吸光度与液层厚度 b 成正比，称为朗伯定律。比尔（Beer）研究得出：溶液对光的吸光度与溶液浓度 c 成正比，称为比尔定律。若综合考虑吸光度与液层厚度 b 和溶液浓度 c 的关系，则将两定律合并组成为朗伯 - 比尔定律，如式（4-6）所示：

$$\ln \frac{I_0}{I_t} = K'bc \qquad\qquad 式（4-6）$$

式中，K' 为比例常数。将自然对数换算成常用对数，则上式变为式（4-7）：

$$\lg \frac{I_0}{I_t} = 0.434 K'bc \qquad\qquad 式（4-7）$$

用 A 代表 $\lg \frac{I_0}{I_t}$，A 称为吸光度（absorbance）。结合式（4-5）得式（4-8）：

$$A = \lg \frac{I_0}{I_t} = \lg \frac{1}{T} = Kbc \qquad\qquad 式（4-8）$$

朗伯 - 比尔定律可表述为：在一定条件下，物质的吸光度与溶液浓度和液层厚度的乘积成正比。此定律是吸收光谱法定量分析的依据。

若溶液中同时存在两种或两种以上可吸收入射光的物质，则总吸光度是各吸光物质吸光度之和。这种吸光度的加和性是分光光度法对多组分混合物进行定量分析的理论基础，但也同时表明共存组分可带来干扰。

式（4-8）中，溶液浓度单位不同时，比例常数 K 分别用 ε（摩尔吸光系数）和 a（吸光系数）表示。当溶液浓度 c 以 mol/L、厚度 b 以 cm 为单位时，K 用 ε 表示。当浓度 c 以 g/L、厚度 b 以 cm 为单位时，K 用 a 表示。

比例常数 K 的大小与浓度及液层厚度无关，与吸光物质的性质、溶剂、入射光波长等因素有关。①物质性质不同，K 值大小不同，所以 K 为物质的特征常数。②溶剂不同，同种物质的 K 值不同，因此应指明溶剂。③入射光波长不同，K 值不同，因此应指明波长。在一定条件下，K 值可作为定性参数之一。

在定量分析时，用 K 值评价方法的灵敏度。K 值愈大，测定的灵敏度愈高。因此，在分析工作中，常通过实验条件的选择使吸光物质的 ε 值尽可能地大，从而获得尽可能高的测定灵敏度。某一物质的 K 值，则是通过测定适当浓度溶液的吸光度后，代入式（4-8）计算得到。

2. 偏离朗伯 - 比尔定律的因素　在一定的条件下，固定液层厚度 b，测定各标准溶液的吸光度 A，以吸光度 A 为纵坐标、浓度 c 为横坐标作图，得到的直线称为标准曲线（standard curve）。实验发现，溶液浓度只有在适当的浓度范围时，A 与 c 才呈良好的线性关系。当溶液浓度过高或过低时，吸光度与浓度间的线性关系常常发生偏离，即偏离朗伯 - 比尔定律。

影响朗伯 - 比尔定律成立的因素有多种，最主要的影响因素如下。

（1）光学因素的影响：主要有非单色光和杂散光。

1）非单色光的影响：朗伯 - 比尔定律只有在入射光为单色光的情况下才能成立。在实际测定中，通过单色器色散光源发射的连续光谱而获得单色光。由于单色器分辨率的限制及仪器的狭缝必须保持一定的宽度才能得到足够的光强度，因此，分离出的光不是严格的单色光，而是包含一定波长范围的有限宽度的谱带。因吸光物质对不同波长的光具有不同的吸收能力，结果导致偏离朗伯-比尔定律。

2）杂散光的影响：从单色器得到的光，有些与所需单色光的波长相隔较远而不在谱带宽度范围内，这种光称为杂散光。杂散光的产生可能是由仪器元件的某些瑕疵及光学元件受尘埃污染或霉蚀所引起。现代仪器的杂散光强度的影响可以忽略不计，但在接近末端吸收处，可能因杂散光影响而出现假峰。

（2）溶液的物理及化学因素的影响：当溶液的浓度过高使吸光物质质点间的平均距离缩小到一定程度时，相邻质点的电荷分布彼此影响，从而改变物质对特定光的吸收能力，导致偏离朗伯-比尔定律。此外，当溶液的均匀性差，如为胶体溶液、乳浊液或悬浊液时，入射光除了被待测物质吸收外，还会有少部分光因折射、散射或反射而改变方向被损失，从而使透过光的强度减弱，致使吸光度增加，产生偏离。

当溶液中的吸光物质发生离解、缔合、配位或配合物组成变化时，则可引起吸光物质浓度的变化，从而导致吸光度改变，偏离朗伯-比尔定律。

第二节　紫外-可见分光光度计

紫外-可见分光光度计是一类普遍应用的分析仪器，其基本组成可分为光源、单色器、吸收池、检测器、显示系统等五个部分。

一、分光光度计的主要部件

1. 光源　光源能在所需的光谱区域内发射连续光谱，并且应具有足够的光强度和良好稳定性。紫外-可见分光光度计用氢灯或氘灯作为紫外光区的光源，用钨灯或卤钨灯作为可见光区的光源。

（1）氢灯或氘灯：该光源能发射 180～380nm 波长范围的连续光谱。氘灯的发光强度比氢灯强很多，但价格较贵。

（2）钨灯或卤钨灯：该光源能发射 350～2 500nm 波长范围的连续光谱，最适宜的使用范围是360～1 000nm。卤钨灯是在灯内充有碘或溴的低压蒸气，其发光强度和使用寿命均优于钨灯。

2. 单色器　单色器（monochromator）是一个分光装置，是分光光度计的关键部件。其作用是将来自光源的连续光谱按波长顺序色散，并从中选择出所需的单色光。单色器主要由入口狭缝、出口狭缝、准直镜、色散元件组成。

色散元件是单色器中最重要的部件，其作用是将复合光色散成单色光。常用的色散元件有棱镜和光栅。

（1）棱镜：棱镜由玻璃或石英材料制成，玻璃棱镜用于可见光区，石英棱镜用于紫外或可见光区。棱镜是利用其对不同波长光的折射率的不同，使复合光色散为单色光。波长愈长，折射率愈小；反之，折射率愈大。各种波长的光由此被分开。棱镜色散后所得的光谱，波长的分布不均匀，色散是非线性的。

（2）光栅：常用的是平面反射光栅，它是在高度抛光的表面上刻画出许多等距、平行的锯齿形线槽，一般每毫米刻 1 200～2 400 条线槽，常用铝作为反射面。利用光的衍射等原理将复合光色散为连续的单色光。光栅的色散是线性的。

3. 吸收池　吸收池（absorption cell）用于盛装溶液。光学玻璃制成的吸收池用于可见光区，石英材料制成的吸收池用于紫外光区，也可用于可见光区。分光光度计配有不同厚度的吸收池。盛装空白溶液与样品溶液的吸收池的厚度和透光性均应一致,尤其在定量分析时应注意其一致性,以减少系统误差。挑选的方法是将配套使用的吸收池装入同样的溶液,于所选用的波长下测定透光率,透光率之差应小于0.5%。

4. 检测器　检测器(detector)的作用是检测光信号,并将光信号转变成电信号。常用的检测器有光电管和光电倍增管。

(1) 光电管:光电管线路示意图如图4-3所示。管内装有一个阳极和一个阴极,阳极用镍制成,阴极是一个金属半圆筒,其凹面涂有一层对光敏感的碱金属或碱金属氧化物。管内抽真空或抽真空后充入少量惰性气体。当光照射到光敏阴极时,在光能的作用下,阴极发射出电子,电子在电场作用下射向阳极产生电流。光愈强,发射的电子就愈多,电流就愈大。该电流通过负载电阻 R 转变成电压信号,经放大后显示出来。

(2) 光电倍增管:光电倍增管线路示意图如图4-4所示。管内除装有阳极和光敏阴极,还增设有几个倍增光敏阴极,即二次发射极,一般设有 9 个倍增极。当光照射到阴极上时,阴极即发射电子。这些电子在电场加速下,轰击到第一倍增极上,每一个电子可使该倍增极发射出多个额外次级电子,这些次级电子又被加速轰击到第二个倍增极上,使第二倍增极又发射出更多的电子。这个过程继续重复下去,直到最后一个倍增极。最终这些倍增的电子被集中到阳极上,产生较强的电流。由于所产生的电子流每经过一个倍增极便被放大一次,因此这种光电管称为光电倍增管。光电倍

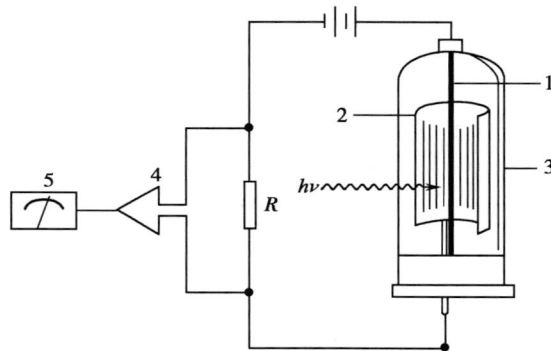

图 4-3　光电管线路示意图
1.阳极;2.阴极;3.光电管;4.放大器;5.显示系统。

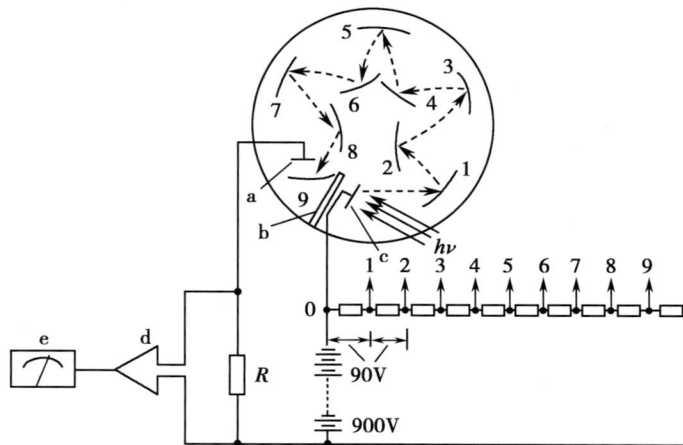

图 4-4　光电倍增管线路示意图
a.阳极;b.挡板;c.阴极;d.放大器;e.显示系统。

增管电极间的电压越高,放大倍数就越大。

5. 显示系统　显示系统(display system)是将检测器输出的信号经处理转换成透光率和吸光度再显示出来。显示方式有表头显示、数字显示等。有些仪器可直接读取浓度,配有计算机的则可进行测定条件设置、数据处理、结果显示及打印。

二、分光光度计的类型

分光光度计有多种类型:按光束类型分为单光束分光光度计和双光束分光光度计;按波长类型分为单波长分光光度计和双波长分光光度计;按波长范围分为可见分光光度计、紫外-可见分光光度计。

1. 单光束分光光度计　典型的单光束紫外-可见分光光度计的光学系统示意图如图 4-5 所示。若仪器只有可见光区光源,则为可见分光光度计。

根据测定需要选择钨灯或氢灯,光源发射的连续光进入光路后,经聚光和反射由进口狭缝进入单色器,照射到球面反射镜上的入射光被反射后变成一束平行光,然后射到背面镀铝的光栅上被色散,色散后出来的光再经球面反射镜的反射,会聚于出口狭缝上,经过吸收池,其透过光照射到光电倍增管上产生电流,经放大、转换后由显示系统显示。

2. 双光束分光光度计　图 4-6 为双光束分光光度计的光学系统示意图。光源发出的光经单色器分光后获得一束光强度为 I_0 的单色光,该单色光通过切光器(又称斩光器,为旋转扇面镜)被分为强度相等的两束光,一束光通过参比池 R,另一束光通过样品池 S。从参比池出来的光束 I_R 和由样

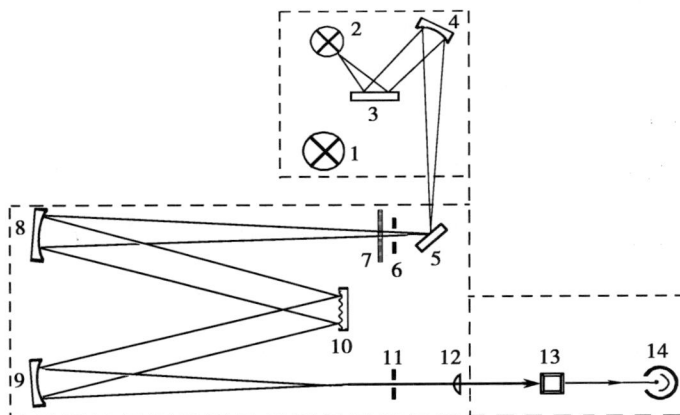

图 4-5　典型的紫外-可见分光光度计光学系统示意图

1. 氘灯;2. 钨灯;3、5. 平面反射镜;4. 聚光镜;6. 进口狭缝;7. 滤光系统;8、9. 球面反射镜;10. 光栅;11. 出口狭缝;12. 柱面透镜;13. 吸收池;14. 检测器。

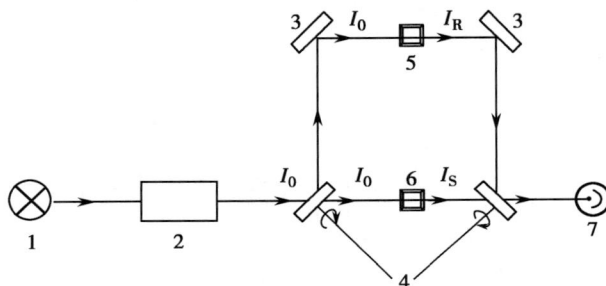

图 4-6　双光束分光光度计光学系统示意图

1. 光源;2. 单色器;3. 反射镜;4. 切光器;5. 参比池;6. 样品池;7. 检测器。

品池出来的光束 I_S 又通过另一切光器交替照到同一检测器上,检测器在不同的瞬间接收和处理参比信号和样品信号,其信号差转换为透光率和吸光度,由显示系统显示出来。

由于扇面镜旋转速度较快(每秒几十转至几百转),单色光在很短时间内交替通过参比溶液与样品溶液,可以减少光源强度不稳引起的误差。

设光源发出强度为 I_0 的入射光,因切光器旋转较快,所以被切光器分成的两束光的强度均为 I_0。这两束光分别通过参比池(R)和样品池(S),透过光的强度分别为 I_R、I_S,根据朗伯-比尔定律得:

$$A_s = \lg \frac{I_0}{I_S} \quad A_R = \lg \frac{I_0}{I_R}$$

两式相减:

$$A_s - A_R = \lg \frac{I_0}{I_S} - \lg \frac{I_0}{I_R} = \lg \frac{I_R}{I_S}$$

设 $A_s - A_R = A$,则:

$$A = \lg \frac{I_R}{I_S} \qquad\qquad 式(4-9)$$

由式(4-9)可见,I_0 已消去,表明光强度瞬间波动不影响吸光度(A)值。

3. 双波长分光光度计　此类仪器装有两个单色器,光源发出的光分别由两个单色器得到两个波长的单色光。这类仪器既能以双波长方式工作,也能够以单波长双光束方式工作。

图4-7为双波长分光光度计光学系统示意图。光源发出的光分成两束,分别经两个单色器得到两束强度相同、波长分别为 λ_1 和 λ_2 的单色光,再经反射和切光器的旋转,使波长分别为 λ_1、λ_2 的两单色光以一定频率交替照射到同一吸收池上。其透过光被检测器交替地接收,经信号处理系统处理后,可直接获得溶液对两个波长单色光的吸光度的差值 ΔA,ΔA 与溶液浓度 c 成正比,如式(4-10)所示。

$$\Delta A = A_{\lambda_2} - A_{\lambda_1} = (\varepsilon_2 - \varepsilon_1) bc \qquad\qquad 式(4-10)$$

在上述分析条件下,因为不需要参比溶液,所以可以消除由吸收池不匹配及参比溶液与样品溶液基体差异等造成的误差。

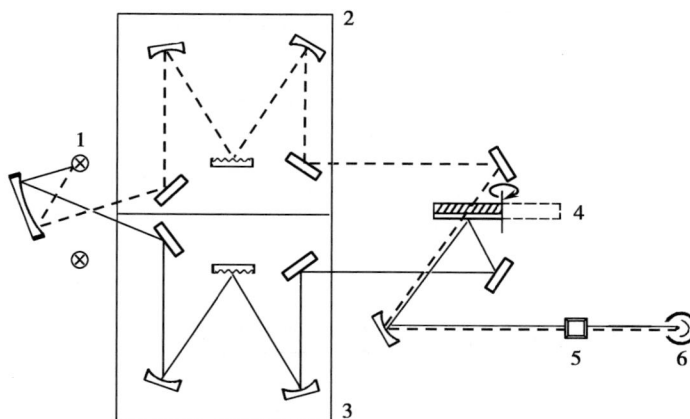

图4-7　双波长分光光度计光学系统示意图
1.光源;2、3.单色器;4.切光器;5.吸收池;6.检测器。

第三节　分析条件的选择

有些物质在紫外或可见光区有较强的吸收,在分析时只需将样品制备成溶液,即可采用紫外-可见分光光度法测定待测组分。但应注意,许多溶剂在紫外光区也有吸收,所以在制备溶液时要注意溶剂的选择。

如果待测组分在可见光区没有吸收或吸收较弱,则不能直接进行分光光度法测定,而常常通过显色反应把待测组分转变成有色化合物后,再利用可见分光光度法进行测定。对于此种情况,必须选择好实验条件,以得到符合要求的测定灵敏度和准确度。

一、显色反应条件的选择

1. 显色反应的要求　将待测组分转变成有色化合物的反应称为显色反应,有配位反应、偶合反应、氧化还原反应等。对显色反应的要求:①待测组分应定量地转变成有色化合物,二者有确定的化学计量关系;②有色化合物的组成恒定,有足够的稳定性,摩尔吸光系数较大(应在 10^4 以上),以使测量的灵敏度高、重现性好、误差小;③有色化合物与显色剂之间的颜色要有明显的差别,这样显色时的颜色变化明显,试剂空白值较小;④选择性好,干扰少,或干扰易消除。

2. 显色反应条件的选择　在显色时,必须选择适宜的反应条件,使显色反应满足要求。显色反应最常用的为配位反应,对此类反应,主要选择显色剂用量、溶液酸度、显色温度、显色时间、干扰离子消除方法等几个条件。

(1)显色剂用量的选择:显色反应可表示如下。

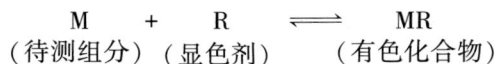

$$M \quad + \quad R \quad \Longleftarrow \quad MR$$
（待测组分）（显色剂）　（有色化合物）

根据化学平衡移动原理,为了保证反应尽可能地进行完全,必须加入过量的显色剂。但有时过量太多会使配合物的组成改变,导致颜色改变,不利于测定。例如,用 SCN^- 来测定 Mo^{5+}:

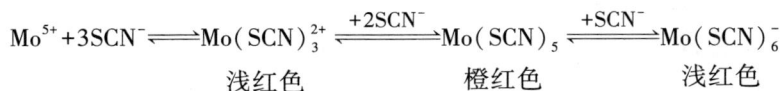

$$Mo^{5+}+3SCN^- \Longleftarrow Mo(SCN)_3^{2+} \xrightarrow{+2SCN^-} Mo(SCN)_5 \xrightarrow{+SCN^-} Mo(SCN)_6^-$$
浅红色　　　　　　橙红色　　　　　浅红色

当 SCN^- 量不足时生成浅红色的 $Mo(SCN)_3^{2+}$,吸光度较小;当 SCN^- 适量时则生成橙红色的 $Mo(SCN)_5$,吸光度较大;若 SCN^- 过量,就会生成浅红色的 $Mo(SCN)_6^-$,反而使吸光度降低。当显色剂过量时,有些共存物质也会产生反应,以致干扰测定。此外,有许多显色剂本身有颜色,若用量过多,会使空白值增大。

合适的显色剂用量可通过实验确定。图 4-8 为吸光度与显色剂加入量的关系。由图可以看出,用量(ml)在 a 至 b 之间时,吸光度值比较大且比较稳定。显然,合适的显色剂用量应在 a 至 b 之间。

(2)溶液酸度的选择:酸度的影响有多个方面,主要有以下几点。

1)酸度对显色剂颜色的影响:不少显色剂在不

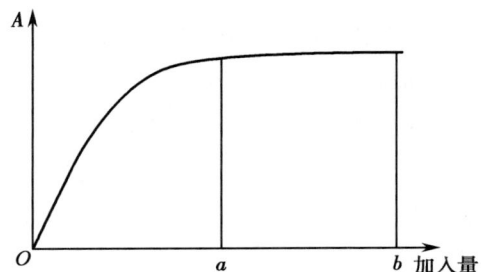

图 4-8　吸光度与显色剂加入量的关系

51

同的酸度下具有不同的颜色,必须选择合适的pH以使显色剂的颜色不干扰测定。

2)酸度对显色反应的影响:一些有机显色剂是弱酸,如水杨酸、磺基水杨酸等,在水溶液中可产生离解。离解平衡与显色反应之间的关系如下:

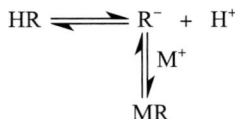

$$HR \rightleftharpoons R^- + H^+$$
$$\updownarrow M^+$$
$$MR$$

显然,当$[H^+]$增大时,平衡将向形成HR的方向移动,导致$[R^-]$降低,促进有色配合物MR离解,从而影响显色反应。当$[H^+]$太低时,在某些情况下会引起配合物的组成改变,导致配合物的颜色改变。

3)酸度对金属离子存在状态的影响:当溶液的pH较高时,许多高价金属离子(Fe^{3+}、Al^{3+}、Bi^{3+}等)可发生水解,产生碱式盐或氢氧化物沉淀,从而使金属离子的浓度降低,影响测定结果的准确性。

总之,控制溶液的酸度对显色反应十分重要。而适宜的酸度则是通过实验确定的。其方法是固定溶液中待测组分和显色剂的浓度,在不同的pH条件下进行显色,分别测定溶液的吸光度,绘制A-pH曲线,从中找出A较大时所对应的适宜pH范围。

(3)显色温度的选择:大多数显色反应在室温下就能迅速反应完全,但有的显色反应需要加热至一定的温度才能反应完全。合适的显色温度必须通过实验来确定。方法是配制一组溶液,分别在不同温度下显色后,测定各溶液的吸光度,绘制A-T(℃)曲线,选择A较大时所对应的温度进行显色。

(4)显色时间的选择:不同的显色反应其反应速度不同,显色溶液达到色调稳定、吸光度最大所需的时间不同。另外,有色化合物的稳定性也不同,许多有色溶液放置一定时间后,由于光的照射、空气的氧化、试剂的分解等原因则会褪色。因此,适宜的显色时间必须通过实验确定。其方法是配制一份显色溶液,从加入显色剂开始计时,每隔几分钟测定一次吸光度,然后绘制A-t曲线。应选择A最大时所对应的时间作为最适宜的显色时间,并在A保持较大的时间内完成测定。

(5)干扰离子消除方法的选择:样品溶液中的共存离子若本身有颜色,或能与显色剂生成有色化合物等,都将对测定带来干扰。检验离子干扰的方法一般是向待测组分的标准溶液中加入一定量的样品中可能存在的干扰离子,测定标准溶液和含有干扰离子的标准溶液的吸光度,计算分析结果的相对误差。通常找出相对误差为5%时所加入的干扰离子的量,这个量越小,表明此离子越易引起干扰。当有共存离子干扰时,必须采取措施加以消除。消除方法主要有:

1)加入掩蔽剂:掩蔽剂与干扰离子生成无色配合物以消除干扰。例如,用丁二酮肟测定镍时,铁离子会干扰测定,可用柠檬酸作掩蔽剂以消除铁离子的干扰。

2)加入氧化剂或还原剂:氧化剂或还原剂与干扰离子发生反应,从而改变干扰离子的价态以消除干扰。例如,用铬天青S测定铝时Fe^{3+}有干扰,加入抗坏血酸使Fe^{3+}还原为Fe^{2+},可消除干扰。

3)选择适宜的显色条件:如控制溶液的酸度,使干扰离子不与显色剂反应而消除干扰。例如,用磺基水杨酸测定Fe^{3+}时,Cu^{2+}能与试剂生成黄色配合物而干扰测定,若将溶液的pH控制在2.5左右,则Cu^{2+}不与试剂显色,从而消除了Cu^{2+}的干扰。

4)分离干扰离子:若采取上述几种方法不能消除干扰,可采用沉淀、离子交换或溶剂萃取等方法分离干扰离子以消除干扰。但应注意,这些分离方法的操作较烦琐,也易引起误差。

二、测量条件的选择

在进行紫外-可见分光光度法测定时,需要对测量波长、吸光度读数范围、参比溶液等测量条件加以选择,以获得高的测量灵敏度和准确度。

1. 测量波长的选择　一般根据绘制的待测组分的吸收光谱选择测量波长。在 λ_{max} 处待测组分的吸光系数最大,灵敏度最高,而且吸光度一般随波长的变化较小,可以得到最佳的测量精度,因此选择最大吸收波长 λ_{max} 作为测量波长。但若干扰组分在待测组分 λ_{max} 处也有吸收,则不宜选择 λ_{max} 作为测量波长,应根据"吸收大、干扰小"的原则选择测量波长。

2. 吸光度读数范围的选择　分光光度计的电路、检测器及工作环境条件等多方面具有一定程度的不确定性,会造成透光率的测定值有一定的误差 (ΔT)。仪器的性能不同,误差大小也不同。性能越好,误差越小。一般认为,大多数分光光度计的 ΔT 在 $\pm 0.002 \sim \pm 0.01$ 之间,且 ΔT 在透光率的整个读数范围内为定值。透光率标尺的刻度是等分的,但因吸光度 (A) 与透光率 (T) 是负对数关系,吸光度 (A) 标尺的刻度则是不等分的。结果在不同的透光率读数时,同样大小的 ΔT 所对应的 ΔA 不相同,浓度误差 Δc 也不相同。

根据朗伯-比尔定律,经数学处理得出 ΔT 引起的浓度相对误差 $\Delta c/c$ 的计算公式:

$$\frac{\Delta c}{c} = \frac{0.434 \Delta T}{T \lg T} \qquad \text{式(4-11)}$$

式(4-11)中,ΔT 为透光率读数误差。

若 $\Delta T = \pm 0.5\% = \pm 0.005$,根据式(4-11)可计算出不同 T(或 A)时的 $\Delta c/c$,见表4-2。

表4-2　不同 T 时的 $\Delta c/c$(%)[*](假定 $\Delta T = \pm 0.5\% = \pm 0.005$)

T	95%	90%	80%	70%	65%	60%	50%	40%	30%	20%	15%	10%
A	0.022	0.046	0.097	0.155	0.187	0.222	0.301	0.399	0.523	0.699	0.824	1.000
$\Delta c/c$	10.25	5.27	2.80	2.00	1.78	1.63	1.44	1.36	1.38	1.55	1.76	2.17

注:[*]$\Delta c/c$ 数值前的"±"号从略,当 ΔT 为"+"时,$\Delta c/c$(%)为"-",反之亦然。

由表4-2可以看出,T 在 15%~65% 或 A 在 0.2~0.8 范围内,浓度相对误差较小,不大于1.78%。为了得到较高的测量准确度,A 的读数一般应在 0.2~0.8 范围内。在实际分析时,可通过控制溶液的浓度及改变吸收池的厚度等使吸光度在 0.2~0.8 范围内。当然,分光光度计的精度不同,ΔT 大小也不一样。精度更高的仪器其 ΔT 会更小,由读数引起的浓度相对误差也会更小,此时吸光度的读数范围也可更宽。适宜的吸光度的读数范围与分析结果准确度的要求有关。

3. 参比溶液的选择　参比溶液(reference solution)也称空白溶液(blank solution)。测量试液的吸光度时,需先用参比溶液调节透光率 T 为100%,吸光度 $A=0$(双波长分光光度法除外),以消除溶液中其他成分及吸收池和溶剂等对入射光的反射、折射和吸收所带来的误差。

参比溶液有下列几种,应根据不同的情况合理选用。

(1)溶剂参比:当试液、显色剂及所用的其他试剂在测定波长处都无吸收,而待测组分在测定波长下有吸收时,可采用纯溶剂(如蒸馏水、有机溶剂)作为参比溶液,称为"溶剂参比"或"溶剂空白"。

(2)试剂参比:如果除了待测组分外,显色剂及其他试剂在测定条件下也有吸收,则按显色反应的条件,不加待测组分,取与测定试液所用相同的试剂来制备参比溶液,称为"试剂参比"或"试剂空白"。

（3）试样参比：如果试样溶液有吸收,而显色剂和其他试剂均无吸收,且不与试样基体发生反应,可按与显色反应相同的条件处理试样,只是不加显色剂,制备参比溶液,称为"试样参比"或"试样空白"。

（4）平行操作参比：为了抵消在分析过程中引入干扰物质的影响,可用不含待测组分的样品按照与试样完全相同的分析步骤进行平行操作,然后以所得的溶液作为参比溶液,该参比溶液被称为"平行操作参比"或"平行操作空白"。有时也以试剂空白溶液作为参比,测定出平行操作参比溶液的值,常称为空白值,根据此空白值可判断在分析测定过程中引入干扰组分的多少,在结果计算时从试液的测定值中再减去空白值。在实际分析工作中,由于不易找到不含待测组分的样品,因此常用溶剂或蒸馏水进行平行操作,制得平行操作参比。

第四节　定性和定量分析

一、定性分析

利用紫外 - 可见分光光度法对化合物进行定性分析时,需将待测试样和标准品用相同的溶剂配成浓度相近的溶液,以相同的条件测定并绘制吸收光谱,然后比较两者吸收光谱的特征,如吸收峰数目、最大吸收波长、吸收峰的形状、摩尔吸光系数等,若两者非常一致,就可以基本上认为它们是同一种物质。如果得不到标准品,也可以与文献上的标准图谱进行对照、比较,但要注意其测定条件必须一致。

利用紫外 - 可见分光光度法对化合物进行定性分析时有一定局限性。因为在成千上万种化合物中,有些不同的化合物其吸收光谱非常相似甚至相同,所以当吸收光谱相同时,也有可能不是同一种化合物。若两个化合物的吸收光谱不同,则可以肯定它们不是同一种化合物。鉴于上述原因,单独利用紫外 - 可见分光光度法对化合物进行定性分析的情况较少,需与其他方法配合使用以进行准确定性。

二、定量分析

紫外 - 可见分光光度法主要用于定量分析,定量的依据是朗伯 - 比尔定律,定量方法主要有：

1. 标准曲线法　配制一系列（一般 5～7 个）不同浓度的标准溶液,在待测物质的 λ_{max} 下,以适当的空白溶液作参比,逐一测定各溶液的吸光度（A）。然后以 A 为纵坐标,以浓度 c 为横坐标,绘制标准曲线。标准曲线法适合批量样品的分析测定。

用同样方法配制待测试样的溶液,在相同条件下测定其吸光度 A_x,然后从标准曲线上查出与吸光度 A_x 相对应的试样溶液的浓度 c_x。也可由测定数据求得直线回归方程和线性相关系数,根据直线回归方程求算未知试液的浓度,根据线性相关系数判断线性的优劣。

2. 直接比较法　当标准曲线过原点时,可用直接比较法定量。配制浓度为 c_s 的标准溶液及与其浓度相近的待测试样溶液（浓度为 c_x）,在相同条件下分别测定它们的吸光度 A_s 和 A_x。根据光吸收定律：

$$A_s = Kbc_s \qquad A_x = Kbc_x$$

因 K、b 相同,故由此可得式（4-12）：

$$c_x = \frac{A_x}{A_s} \times c_s \qquad\qquad 式（4-12）$$

此法比较简便，但误差相对较大。分析时使 c_s 与 c_x 尽可能接近，以提高测定结果的准确性。

三、应用示例

紫外-可见分光光度法在预防医学等专业中应用相当广泛，如用于水、空气、食品、药物、生物材料等样品的分析。

1. 生活饮用水中总氯和游离氯的测定 生活饮用水中的总氯是指生活饮用水中化合氯和游离氯的总和。游离氯一般是以 Cl_2、$HClO$、ClO^- 等形式存在的自由氯；化合氯是自由氯与铵类物质反应后生成的氯胺类物质（一氯胺、二氯胺等）。生活饮用水氯消毒大大降低了水致疾病的发病率，但是当余氯含量过高时，容易引起水质的二次污染，还会引发致癌物质的产生，对人类健康有害。

游离氯在水体中极不稳定，其存在形式容易受温度、光照等因素影响。所以总氯和游离氯检测一般建议在采样现场进行快速检测，以确保检测的准确性。其检测方法包括 N,N-二乙基对苯二胺分光光度法、电化学法、试纸法等，其中 N,N-二乙基对苯二胺分光光度法因其检测的准确性和操作的简便性被广泛应用于总氯和游离氯的现场快速检测。

根据国家标准《生活饮用水标准检验方法 第 11 部分：消毒剂指标》（GB/T 5750.11—2023）规定，采用 N,N-二乙基对苯二胺分光光度法对饮用水进行现场检测，其检测原理：N,N-二乙基对苯二胺与水中游离氯迅速反应产生红色。在一定范围内，游离氯浓度越高，反应产生的红色越深，于特定波长下比色定量。样品的测定：吸取 10ml 水样，加入 0.5ml 磷酸盐缓冲液和 0.5ml N,N-二乙基对苯二胺试剂，混匀，立即于 515nm 波长处，以纯水作为参比，测量吸光度，并记录数据。

2. 食品中二氧化硫的测定 二氧化硫是一种广泛使用的食品添加剂，具有护色、防腐、漂白和抗氧化的作用。但超量摄入则会对人体健康造成危害，为此 2022 年 6 月国家发布了《食品安全国家标准 食品中二氧化硫的测定》（GB 5009.34—2022），该标准规定了食品中二氧化硫的测定方法，适用于各类食品中二氧化硫的定量分析。该标准中第二法分光光度法是新增加的方法，其原理为：样品直接用甲醛缓冲吸收溶液浸泡或加酸充氮蒸馏，释放的二氧化硫被甲醛缓冲溶液吸收，生成稳定的羟基甲基磺酸生成物，加碱后，与盐酸副玫瑰苯胺反应生成蓝紫色化合物，采用分光光度法在波长 579nm 处测定吸光度。

（吴拥军）

思考题与习题

1. 什么是朗伯-比尔定律？影响朗伯-比尔定律成立的主要因素有哪些？
2. 什么是摩尔吸光系数？其值大小与哪些因素有关？
3. 简述紫外-可见分光光度计的主要部件及作用。
4. 在进行紫外-可见分光光度法测定时，主要选择哪些测量条件？
5. 某化合物的相对分子质量为 250，称取该化合物 0.060 0g 配制成 500ml 溶液，稀释 200 倍后放在厚度为 1.0cm 的吸收池中测得的吸光度为 0.600。计算该化合物的摩尔吸光系数。

第五章
分子荧光分析法

　　荧光（fluorescence）是物质吸收外界能量后，其电子能级由基态跃迁到激发态，激发态分子从激发态的最低振动能级去激发回到基态时所发出的光。根据物质所吸收的激发光波长的不同，可将荧光分为 X 射线荧光、红外荧光、紫外 - 可见荧光；根据产生荧光的粒子不同，可分为原子荧光、分子荧光。利用荧光物质的荧光谱线位置及其强度进行物质定性和定量分析的方法称为荧光分析法（fluorimetry）。荧光分析法的主要优点：①灵敏度高，最低检出浓度低至 $10^{-9} \sim 10^{-7}$g/ml，有时可达 10^{-12}g/ml；②选择性好，荧光物质的分子结构不同，其吸收激发光的波长和发射荧光的波长均不同。目前，随着电子技术和材料科学的引入，荧光分析法朝着高效、痕量、便携和自动化的方向发展，其应用范围不断扩展，广泛应用于医药卫生、食品科学、农业、环境科学等领域。

第一节　基本原理

一、分子荧光的产生

　　1. 分子能级与能级的多重性　物质的分子体系中存在着电子能级、振动能级和转动能级。大多数有机物分子均含有偶数个电子，室温时，分子中的电子成对地填充在能量最低的各轨道中。根据 Pauli 不相容原理，在给定轨道中的两个电子必须具有相反的自旋方向，即自旋量子数 S 分别为 $1/2$ 和 $-1/2$，其总自旋量子数 $S=0$，分子中电子能级的多重度 $M=2S+1=1$，此时分子所处的电子能级状态称为单重态或单线态。当物质被光照射，分子吸收能量后发生能级跃迁，若电子在跃迁中不发生自旋方向的改变，总自旋量子数 $S=0$，多重度为 1，则分子处于激发单重态；如果电子在跃迁的过程中还伴随有自旋方向的改变，即分子具有两个自旋平行的电子，其总自旋量子数 $S=1$，分子中电子能级的多重度 $M=2S+1=3$，此时分子所处的能级状态称为三重态或三线态。处于分立轨道上的非成对电子平行自旋比成对自旋更稳定，所以三重态能级总比相应的单重态能级能量略低。

　　2. 荧光的产生　常温下，大多数分子处于基态的最低振动能级。处于基态的分子吸收能量（电能、热能、化学能或光能等）后被激发至激发态。激发态是很不稳定的，分子通常以辐射跃迁和无辐射跃迁等方式释放多余的能量，又重新跃迁回基态，发射荧光只是其中的一种途径。分子由激发态以辐射跃迁或无辐射跃迁等方式释放多余的能量（去激发）回到基态的可能途径如图 5-1 所示。

　　（1）振动弛豫（vibrational relaxation，VR）：处于激发态各个振动能级的荧光物质分子与溶剂分子相碰撞，以热的形式将能量传递给其他分子，电子返回到同一电子激发态的最低振动能级。振动弛豫只能在同一电子能级内进行，属于非辐射跃迁。

　　（2）内转换（internal conversion，IC）：当两个电子能级非常接近时，常发生电子从较高电子能级以非辐射跃迁形式转移至较低电子能级，这个过程称为能量的内转换。

　　（3）荧光发射（fluorescence emission，FE）：当处于激发单重态的电子经过振动弛豫和能量内转换回到第一电子激发单重态（S_1）的最低振动能级（$\nu=0$）后，以辐射的形式跃迁回到基态（S_0）的各振动能级，这个过程称为荧光发射。

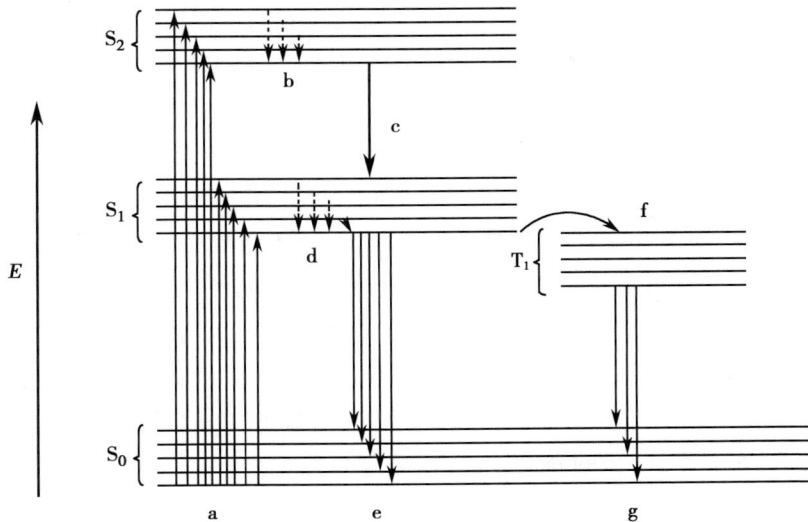

图 5-1 荧光和磷光产生示意图

a. 吸收光；b、d. 振动弛豫；c. 无辐射跃迁；e. 荧光发射；f. 系间跨越；g. 磷光发射。

（4）系间跨越（intersystem crossing, ISC）：受激发分子的电子在激发态发生自旋反转而使分子的多重态发生变化的过程。由第一激发单重态（S_1）跃迁至第一激发三重态（T_1），使原来两个自旋配对的电子不再配对。此过程为无辐射跃迁。

（5）磷光发射（phosphorescence emission, PE）：激发态的电子经系间跨越后到达激发三重态，经过迅速完成的振动弛豫而跃迁至激发三重态的最低振动能级，然后以辐射跃迁的形式回到基态的各振动能级，这个过程为磷光发射。

（6）能量外转换（external conversion, EC）：激发态分子与溶剂分子或其他溶质分子相互碰撞，使到达第一电子激发单重态（S_1）的最低振动能级的电子以无辐射跃迁方式回到基态（S_0）的各振动能级，这个过程称为能量外转换。它能使荧光或磷光的强度减弱甚至消失，这种现象称为荧光（磷光）猝灭或熄灭。

二、荧光物质的激发光谱和荧光光谱

荧光物质的分子具有两个特征光谱，即激发光谱和荧光光谱（或称发射光谱）。

1. 激发光谱 激发光谱（excitation spectrum）表示不同激发光波长引起物质发射某一波长荧光的相对强度。激发光谱的测绘方法：固定某一荧光波长，测定不同激发光波长时的荧光强度，记录荧光强度与激发光波长的关系曲线，即为激发光谱。

2. 荧光光谱 荧光光谱（fluorescence spectrum）表示荧光物质所发射的荧光中各波长的相对强度。荧光光谱的测绘方法：固定激发光波长，扫描发射荧光的波长，记录发射荧光强度与发射荧光波长的关系曲线，即为荧光（发射）光谱。

3. 荧光光谱的特征 激发光谱和荧光光谱是荧光物质的特征光谱，可用来鉴别荧光物质，而且是选择测定波长的依据。荧光光谱具有以下特征。

（1）荧光波长比激发光波长长：斯托克斯（Stokes）于 1852 年首次发现这种波长位移现象，故称斯托克斯位移。斯托克斯位移说明在激发光与发射光之间存在着一定的能量损失。激发态分子由于振动弛豫及能量内转换的无辐射跃迁而迅速衰变到 S_1 电子态的最低振动能级，再发射出荧光，所以荧光的能量比激发光能量小，即荧光的波长比激发光的波长长。

（2）荧光光谱的形状与激发光波长无关：由于荧光发射是激发态的分子由第一激发单重态的最低振动能级跃迁回到基态的各振动能级所产生的辐射，所以不管激发光的能量多大，其激发态的电子都将经过迅速的振动弛豫及能量内转换跃迁至第一激发单重态的最低振动能级，然后发射荧光。因此，荧光光谱只有一个发射带，并且荧光光谱的形状与激发光波长无关。

（3）荧光光谱与激发光谱的形状呈镜像对称：如果把某种物质的荧光光谱和激发光谱相比较，会发现两者之间存在着一种"镜像对称"关系（图5-2）。这是因为激发光谱中的第一吸收带（波长较长的吸收带）是基态分子吸收光能量被激发到第一电子激发态的各个振动能级上产生的，所以，其形状取决于第一电子激发态中各振动能级的分布情况（即能量间隔情况），而荧光光谱是激发态分子从第一电子激发单重态的最低振动能级跃迁回到基态的各个振动能级所致，所以荧光光谱的形状取决于基态中各振动能级的分布情况。一般情况下，基态和第一电子激发单重态中振动能级的分布是相似的，所以荧光发射光谱与激发光谱的形状呈镜像对称。

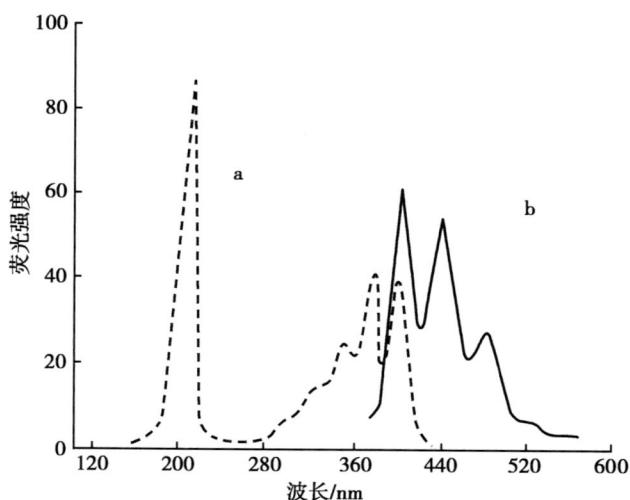

图 5-2　蒽在乙醇溶液中的激发光谱和荧光光谱
a. 激发光谱；b. 荧光光谱。

三、荧光与分子结构的关系

物质产生荧光必须具备两个条件：①物质的分子必须具有强的紫外-可见光的吸收；②荧光物质必须具有较高的荧光效率（fluorescence efficiency）。

1. 荧光效率　激发态分子的去激发包括两种过程：无辐射跃迁和辐射跃迁。辐射跃迁可发射荧光，有多少比例的激发态分子发射出荧光可以用荧光效率（Φ_F）表示。Φ_F 定义为：荧光物质吸光后所发射荧光的光量子数与所吸收光的光量子数（或分子数）之比，即

$$\Phi_F = \frac{发射荧光的光量子数}{吸收光的光量子数} \quad 或 \quad \Phi_F = \frac{发射荧光的分子数}{吸收光的分子数}$$

如果受激发分子在去激发回到基态的过程中没有无辐射跃迁过程，那么这一体系的荧光效率就等于1。实际上，无辐射跃迁是客观存在的，一般物质的荧光效率在0～1之间。许多吸光物质并不能发射荧光，这是因为激发态分子的去激发过程中，除发射荧光外，还有无辐射跃迁过程与之竞争。

2. 荧光与有机化合物分子结构的关系　在大量的有机化合物中,仅有一小部分能发射强的荧光,这与有机化合物的结构密切相关。能发射强荧光的有机化合物通常具有以下结构特征。

（1）$\pi \to \pi^*$ 电子跃迁类型结构:实验表明,大多数能发射荧光的化合物都是由 $\pi \to \pi^*$ 或 $n \to \pi^*$ 跃迁激发,然后经过振动弛豫等无辐射跃迁,再发生 $\pi^* \to \pi$ 或 $\pi^* \to n$ 跃迁而产生荧光。并且发射荧光的物质分子中都含有共轭双键（π 键）的结构体系,共轭体系越大,电子的离域性越大,越容易被激发,荧光越容易发生,荧光强度也较强,且荧光光谱向长波移动,见表5-1。

表5-1　苯、萘和蒽的荧光参数比较

参数	苯	萘	蒽
λ_{ex}/nm	205	286	356
λ_{em}/nm	278	321	404
Φ_F	0.11	0.29	0.36

注:λ_{ex} 为激发光波长,λ_{em} 为发射光波长。

（2）刚性平面结构:实验发现,多数具有刚性平面结构的有机化合物分子都具有较高的荧光效率。因为这种结构可以减少分子的振动,即减少能量外转换的损失,有利于荧光的发射。例如:

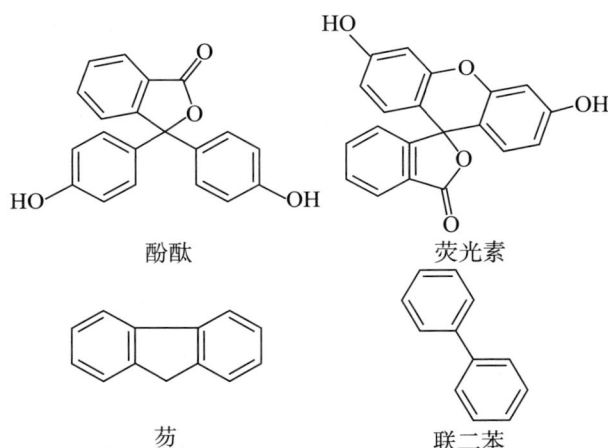

酚酞　　荧光素

芴　　联二苯

酚酞与荧光素（亦称荧光黄）的结构十分相近,只是由于荧光素分子中的氧桥使其具有刚性平面结构,因而在溶液中呈现较强的荧光,在 0.1mol/L 的 NaOH 溶液中,荧光效率可达 0.92,而酚酞却没有荧光。又如芴与联二苯,由于芴中的亚甲基使分子的刚性平面增加,两者在荧光性质上有显著差别。前者荧光效率接近 1,后者仅为 0.18。

（3）取代基的影响:取代基的性质（尤其是发色基团）对荧光物质的荧光特性和强度均有较强的影响。芳烃及杂环化合物的激发光谱、荧光光谱及荧光效率常随取代基的不同而不同。取代基的影响主要有以下几个方面:①给电子取代基使荧光加强。属于这类基团的有—NH_2、—NHR、—NR_2、—OH、—OR、—CN 等。由于这些基团上的 n 电子云与共 π 电子形成了 p-π 共轭,扩大了共轭体系。因此,这类化合物的荧光强度增大。②吸电子基团使荧光减弱。属于这类基团的有羰基（—COOH、—CHO、$-\overset{\text{O}}{\underset{\text{C}}{\|}}-$）、硝基（—$NO_2$）及重氮基等。③取代基对荧光的影响不明显,如—R、—SO_3H 等。

四、影响荧光强度的外部因素

影响荧光强度的因素除了荧光物质本身的结构及其浓度外,外部环境也是一个很重要的因素,主要有温度、溶剂、溶液酸度、散射光和荧光猝灭等。

1. 温度的影响 温度对于溶液的荧光强度有着显著的影响,一般情况下,荧光物质溶液的荧光效率及荧光强度随着温度的增高而降低。随着溶液温度的升高,介质黏度减小,分子运动速度加大,从而使荧光分子与溶剂分子或其他分子的碰撞概率增加,能量转移加剧。因此,降低温度有利于提高荧光效率及荧光强度。

2. 溶剂的影响 同一荧光物质在不同的溶剂中,其荧光光谱和荧光强度都可能会有显著的差别。溶剂的影响可以分为一般溶剂效应和特殊溶剂效应。一般溶剂效应是指溶剂极性的影响,通常情况下,对于荧光发射的主要电子跃迁类型 $\pi \rightarrow \pi^*$ 跃迁来说,电子激发态比基态具有更大的极性,所以随着溶剂极性的增大,激发态比基态能量降低程度更大,$\pi \rightarrow \pi^*$ 跃迁的能量降低,荧光光谱发生红移,此时辐射跃迁占主导,而非辐射跃迁减少,使荧光增强。特殊溶剂效应是指溶剂与荧光物质形成化合物,或溶剂使荧光物质的电离状态改变,使荧光峰的波长和荧光强度都发生较大变化。

3. 溶液酸度的影响 溶液酸度(pH)对荧光强度的影响主要表现在以下两个方面。

(1)影响荧光物质的存在形式:带有酸性基团或碱性基团的大多数芳香族化合物的荧光特性都与溶液的酸度有关。这是因为在不同酸度介质条件下,分子和离子间的平衡会改变,荧光物质会出现不同的存在形式,其荧光强度也不同。每一种荧光物质都有其最合适的发射荧光的型体,也就是有它最合适的 pH 范围。所以在荧光分析中一般都要较严格地控制溶液的 pH。pH 对苯胺的影响:

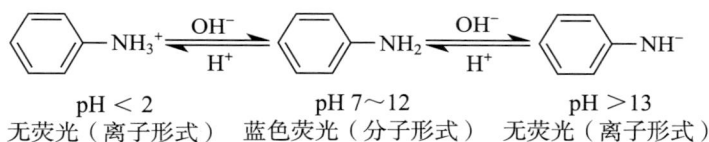

$$pH < 2 \qquad\qquad pH\ 7 \sim 12 \qquad\qquad pH > 13$$
无荧光(离子形式) 蓝色荧光(分子形式) 无荧光(离子形式)

(2)影响荧光配合物的组成:对于金属离子与有机试剂生成的荧光配合物,溶液 pH 的改变会影响配合物的组成和稳定性,从而影响它们的荧光性质。例如 Mg^{2+} 与 8-羟基喹啉-5-磺酸钠,pH>8 时能形成有荧光的配合物,而在 pH<5.7 时,配合物解离,荧光也因此而消失。

4. 散射光的影响 当平行单色光照射样品溶液时,小部分光子和物质分子相互碰撞,使光子的运动方向发生改变而向不同角度散射,这种光称为散射光。荧光分析中的散射光主要有两种。

(1)瑞利散射光:光子和物质分子发生弹性碰撞,不发生能量交换,只是光子运动的方向发生改变,其波长和激发光波长相同,这种散射光称为瑞利(Rayleigh)散射光。它的强度与波长的四次方成反比,即波长越短,瑞利散射光越强。因瑞利散射光波长与激发光波长相同,所以只要选择适当的荧光波长即可消除瑞利散射光对测定的影响。

(2)拉曼散射光:光子和溶剂分子发生非弹性碰撞,在运动方向发生改变的同时,光子与溶剂分子还发生能量交换,使光子能量减小或者增加,光的波长增长或变短,这类散射光均称为拉曼(Raman)散射光。其中波长较长的拉曼散射光因其波长与物质的荧光波长相接近,故对测定干扰比较大。由于拉曼散射光波长随激发光波长的改变而改变,而荧光物质的荧光波长与激发光波长无关,故通过选择适当的激发光波长,可将其消除。

5. 荧光猝灭 荧光物质分子与溶剂或其他溶质分子作用引起荧光强度下降或荧光强度与浓度

不呈线性的现象称荧光猝灭。引起荧光猝灭的物质称荧光猝灭剂,如卤素离子、氧分子、重金属离子、硝基化合物、重氮化合物等。引起荧光猝灭的机制复杂,主要原因有:①激发态分子与猝灭剂分子碰撞,发生能量转移;②荧光分子与猝灭剂分子作用,形成不发光配合物;③荧光分子中引入溴或碘,易转变为多重态;④当荧光物质的浓度较高时,产生自猝灭现象;⑤溶解氧使荧光物质氧化,引起荧光猝灭。

荧光猝灭是荧光分析的不利因素,但是如果一个荧光物质在加入某种猝灭剂后,荧光强度的减小和猝灭剂的浓度呈线性关系,则可以利用这一性质建立猝灭剂的荧光分析法,称为荧光猝灭法。该方法比直接荧光法更灵敏、更有选择性。例如,铝-桑色素配合物因微量氟离子的存在而发生荧光猝灭,利用这种性质可测定样品中微量氟离子的含量,这时溶液的荧光强度和氟离子浓度成反比。

第二节　定性和定量分析

一、定性分析

荧光物质的特征光谱包括激发光谱和荧光光谱,因此,用它鉴定物质比利用吸收光谱更可靠。紫外-可见分光光度法中的定性方法均可用于荧光分析法。除可根据荧光物质的两个特征光谱进行定性分析外,还可根据物质的荧光效率、荧光寿命、荧光偏振等参数进行定性分析。

二、定量分析

1. 荧光强度与荧光物质浓度关系　荧光是物质吸收了一定波长的光后所产生的发射光。因此,荧光物质溶液的荧光强度与该物质溶液吸收光的能力及物质的荧光效率有关。设入射光强度为 I_0,透射光强度为 I_t,荧光物质溶液浓度为 c,液层厚度为 b,物质的吸光系数为 a,则溶液吸收的光强度为 I_a,I_a 为入射光光强 I_0 与透射光光强 I_t 之差。

荧光强度 F 正比于吸收的光量(光强)I_a 及荧光效率 Φ_F,即

$$F = KI_a\Phi_F \qquad\qquad 式(5\text{-}1)$$

式中,K 为常数。根据朗伯-比尔定律:

$$I_t = I_0 \cdot 10^{-abc} \qquad\qquad 式(5\text{-}2)$$

将式(5-2)代入式(5-1),得:

$$F = kI_0(1-10^{-abc}) = kI_0(1-e^{-2.303abc}) \qquad\qquad 式(5\text{-}3)$$

而 $e^{-2.303abc}$ 的展开式为

$$e^{-2.303abc} = 1 - 2.303abc - \frac{(-2.303abc)^2}{2!} - \frac{(-2.303abc)^3}{3!} - \cdots\cdots \qquad\qquad 式(5\text{-}4)$$

当 $abc \leqslant 0.05$ 时,则展开式的高次项可忽略,即 $e^{-2.303abc} = 1 - 2.303abc$
所以:

$$F = 2.303k\Phi_F I_0 abc \qquad\qquad 式(5\text{-}5)$$

式（5-5）表明，在低浓度时，溶液的荧光强度与荧光物质的荧光效率、入射光强度、物质的吸光系数以及溶液浓度成正比。对于一定的荧光物质，当 I_0 及 b 固定时，式（5-5）可写为：

$$F = Kc \qquad\qquad 式（5-6）$$

这是荧光定量分析的依据。

2. 定量分析方法

（1）标准曲线法：以荧光强度为纵坐标、标准溶液的浓度为横坐标绘制标准曲线。然后在相同实验条件下测定试样溶液的荧光强度，由标准曲线求出试样中的荧光物质含量。测定中，与紫外-可见分光光度法不同的是，在绘制标准曲线时，可采用标准溶液系列中浓度最高者调节仪器的荧光强度范围高限，再分别测定其他浓度溶液的荧光强度，并减去空白溶液的荧光强度 F_0，然后绘制标准曲线。

（2）直接比较法：如果荧光分析的标准曲线通过零点，就可选择该线性范围，用直接比较法进行测定。配制一个浓度在线性范围内的标准溶液，测定其荧光强度。然后在相同条件下，测定试样的荧光强度，按比例关系计算试样中荧光物质的浓度。即根据式（5-6）得：

$$\frac{F_s - F_0}{F_x - F_0} = \frac{c_s}{c_x} \qquad c_x = \frac{F_x - F_0}{F_s - F_0} \times c_s$$

第三节　荧光分析仪器

荧光分析仪器主要有光源、单色器、样品池、检测器和记录显示装置五个部分（图5-3）。其单色器有两个，分别用于选择激发光波长和荧光波长。荧光的测量通常在与激发光垂直的方向上进行，以消除透射光和散射光对荧光测量的影响。

一、光源

荧光的激发光源应具有足够的强度、适用波长范围宽、稳定等特点。常用的光源有高压汞灯、氙灯、卤钨灯、激光器灯。高压汞灯是以汞蒸气放电发光的一种光源，主要有365nm、405nm、436nm 的三条谱线，以365nm 谱线最强，一般滤光片式的荧光分析仪器多采用它作为激发光源。氙灯也称氙弧灯，是目前荧光分光光度计中应用最广泛的一种光源。它是一种短弧气体放电灯，外套为石英，内充氙气，具有光强度大、在200～800nm 范围内发射连续光的特点。氙灯的灯内气压高，启动时的电压高（20～40kV），因此使用时一定要注意安全。汞灯、卤钨灯常用于荧光分析仪器，而氙灯常用于荧光分光光度计。可调谐染料激光器是发光分析中的理想光源，是用有机荧光染料溶液作为活性介质，用其他光源进行激发的激光器。它不仅功率强大，而且单色性好，热能低。

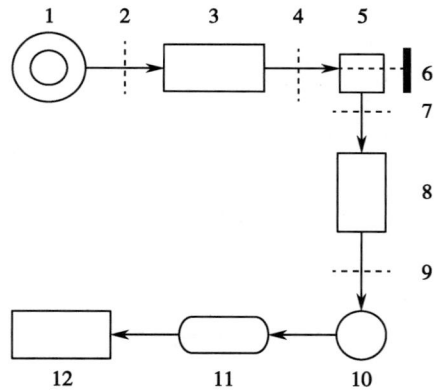

图5-3　荧光分析仪器的结构示意图
1. 光源；2、4、7、9. 狭缝；3. 第一单色器；
5. 样品池；6. 挡光板；8. 第二单色器；
10. 检测器；11. 放大器；12. 显示器。

二、分光系统

荧光分析仪器具有两个单色器，即第一单色器（激发单色器）和第二单色器（发射单色器）。第一单色器位于光源和样品池之间,用于选择激发光的波长;第二单色器位于样品池和检测器之间,通常位于与激发光源呈 90° 角的位置(消除光源透过光的影响),用于选择荧光发射波长。

三、样品池

普通玻璃会吸收波长小于 323nm 的紫外光,不适用于紫外光区激发的荧光分析,所以荧光分析仪器的样品池通常用石英材料制成,四面均为磨光透明面,厚度一般为 1cm。低温测定时,可在石英样品池外套一个盛放液氮的石英真空瓶来降低温度。

四、检测器

紫外-可见光作为激发光源时所产生的荧光多为可见光,强度较弱,因此要求检测器的灵敏度较高,通常采用光电倍增管作为检测器。简易型的荧光分析仪器可用目视检测,或用硒光电池、光电管检测,现在多采用光电倍增管进行检测。检测器的方向应与激发光的方向成直角,以消除样品池中透射光和杂散光的干扰。在现代的高级仪器中,光导摄像管用来作为光学多道分析器的检测器,它具有检测效率高、动态范围宽、线性响应好、坚固耐用和寿命长等优点。其检测灵敏度明显不如光电倍增管,但能同时接收荧光体的整个发射光谱。

五、记录与显示装置

荧光分析仪器的读出装置一般已经微机化,配有满足需要的工作站,可进行自动控制和显示荧光光谱及各种参数。

第四节　荧光分析法应用

由于荧光分析的高灵敏度、高选择性,它在医学检验、卫生检验、药物分析、环境检测及食品分析等方面有着广泛的应用。

一、无机化合物的分析

1. 直接荧光法　直接应用无机化合物自身荧光进行测定的物质并不多。无机化合物荧光测定主要依赖待测元素与有机试剂所形成的能发射荧光的配合物,通过检测配合物的荧光强度来测定该元素的含量。采用有机试剂进行荧光法测定的元素包括铍、铝、硼、镓、硒、镁、锌、镉及某些稀土元素等。

2. 荧光猝灭法　某些元素虽不与有机试剂形成会发光的配合物,但它们可以从其他会发射荧光的金属离子-有机试剂配合物中取代金属离子或有机试剂,组成更稳定的不发射荧光的配合物或难溶化合物而导致溶液荧光强度降低,通过荧光强度降低的程度来测定该元素含量,这种方法称为荧光猝灭法。某些情况下,金属离子与能发射荧光的配位体反应,生成不发射荧光的配位体,导致荧光配位体的荧光猝灭,同样可以用来测定金属离子的含量,这也属于荧光猝灭法。可以采用该法测定的有氟、硫、铁、银、钴、镍、铜、钨、钼、锑、钛等元素以及氰离子。

3. 间接荧光法　间接荧光法常用于某些阴离子如 F^-、CN^- 等的分析。它们可以从某些不发射荧光的金属离子-有机试剂配合物中夺取金属离子,释放出能发射荧光的配位体,从而测定这些阴离子的含量。

4. 催化荧光法　某些反应的产物虽能发射荧光,但反应速度很慢,荧光微弱,难以测定;而在某些金属离子的催化作用下,反应将加速进行。利用这些催化动力学的性质,可以测定金属离子的含量,如铜、铍、铁、钴、锇、银、金、锌、铅、钛、钒等都可采用这种方法测定。

二、有机化合物的分析

芳香族化合物具有共轭的不饱和结构,多数能发射荧光,可以直接进行荧光测定,如多环胺类、萘酚类、嘌呤类、吲哚类、多环芳烃类、具有芳环或芳杂环结构的氨基酸及蛋白质等。为了提高测定方法的灵敏度和选择性,常使某些弱荧光的芳香族化合物与某些有机试剂反应生成强荧光的产物进行测定。脂肪族化合物的分子结构较为简单,能产生荧光的为数不多,或者一般不能产生荧光,但也有一些脂肪族化合物与某些有机试剂反应后的产物具有荧光特性,可用于它们的测定。

生命科学和医药卫生工作的分析对象常常是分子庞大且结构复杂的有机化合物,如维生素、氨基酸和蛋白质、胺类和甾族化合物、酶和辅酶以及各种药物、毒物和农药等,这些复杂化合物大多数能发射荧光,可以用荧光分析法进行测定,或研究其结构或生理作用机制。

三、应用示例

1. 食品中维生素 B_2(核黄素)的测定　测定原理是维生素 B_2 在波长为 440~500nm 的光的照射下发出黄绿色荧光,在波长 525nm 下测定其荧光强度,在稀溶液中其荧光强度与维生素 B_2 的浓度成正比。为消除试液中共存荧光杂质的干扰,可在测定荧光强度的溶液中加入连二亚硫酸钠,将维生素 B_2 还原为无荧光的物质,然后测定试液中残余荧光杂质的荧光强度,两者之差即为食品中维生素 B_2 的荧光强度。该方法用作食品分析的国家标准方法。

2. 食品中抗坏血酸总量的测定　原理是试样中还原型抗坏血酸经活性炭氧化为脱氢抗坏血酸后,与邻苯二胺反应生成具有荧光的物质,激发波长为 350nm,发射波长为 430nm,其荧光强度与抗坏血酸的浓度在一定条件下成正比,以此测定试样中抗坏血酸和脱氢抗坏血酸的总量。脱氢抗坏血酸与硼砂可形成复合物而不与邻苯二胺反应,能够避免溶液中荧光杂质的干扰。

第五节　荧光分析法新技术简介

除了常规的荧光分析法,近几十年来,许多新的荧光分析技术和应用不断发展,在灵敏度、选择性、取样量、现场即时检验等方面性能突出,已成为多种研究领域中痕量和超痕量甚至分子水平分析的重要工具。现简要介绍如下。

1. 同步荧光法　常规的荧光激发光谱和发射光谱是在分别固定荧光发射光波长和激发光波长下,依次扫描荧光激发光波长和发射光波长得到的光谱。同步荧光法是同时扫描激发光和发射光波长下的光谱,由测定的荧光强度信号与对应的激发波长(或发射波长)组成光谱图,同步荧光测定法具有较高的灵敏度。

2. 三维荧光光谱测定法　普通荧光分析所得的光谱是二维光谱,即荧光强度随波长(激发波长或发射波长)的变化而变化的曲线。如果同时考虑激发光波长和发射光波长对荧光强度的影响,则荧光强度应该是激发光波长和发射光波长两个变数的函数。描述荧光强度同时随激发波长和发射波长变化的关系图谱,称为三维荧光光谱。

3. 荧光免疫分析　荧光免疫分析(fluorescence immunoassay)是在免疫学、生物化学和显微镜技术的基础上建立起来的一项技术,是根据免疫学中抗原-抗体反应的原理,先将已知的抗原或抗体标记上标记物,制成荧光抗体(或抗原),再用这种荧光抗体(或抗原)作为探针,检测组织或细胞内的相应抗原(或抗体),从而确定抗原或抗体的性质、定位以及利用定量技术测定含量。荧光免疫分析的标记物可以分为:有机荧光染料、酶、金属配合物以及以发光半导体量子点和荧光复合型纳米颗粒为代表的纳米荧光标记物。

4. 荧光共振能量转移技术(fluorescence resonance energy transfer,FRET) 一种荧光基团(供体)的发射光谱与另一基团(受体)的吸收光谱有一定的重叠,依赖二者分子间距离的光物理进程,荧光能量由供体向受体转移的现象,导致供体荧光猝灭和受体荧光发射增强,从而实现生物分子定量检测、结构表征以及相互作用研究等用途。

此外,还有均相时间分辨荧光法、荧光偏振测定法、低温荧光测定法、固体表面荧光分析法、单分子荧光检测及空间分辨荧光技术等。

(王曼曼)

思考题与习题

1. 名词解释:①荧光;②荧光效率;③荧光猝灭;④激发光谱;⑤荧光光谱。

2. 影响荧光强度的因素有哪些?

3. 何谓荧光效率?下列两组物质中,哪一个具有较高的荧光效率?

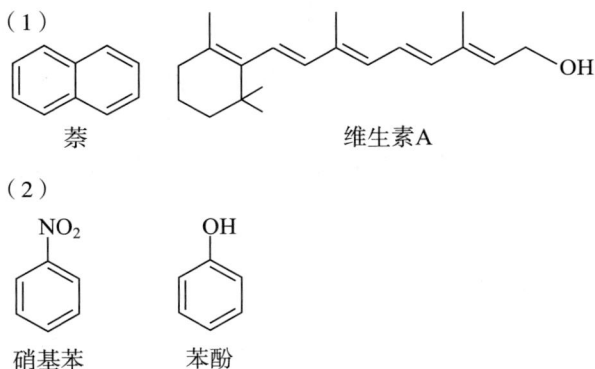

4. 试从仪器结构方面比较单光束单波长紫外-可见分光光度计与荧光分光光度计的异同点。

5. 精确称取 0.500g 奶粉,加入 HAc-NaAc 缓冲溶液(pH 4.6)沉淀蛋白质,移入 50ml 容量瓶中,加水至刻线,振摇,过滤,取滤液测得荧光强度为 28.5。取出比色皿,加入少量连二亚硫酸钠,迅速摇匀使维生素 B_2 荧光猝灭,立即再测定荧光强度 F_0 为 6.2。另取浓度为 0.25μg/ml 的维生素 B_2 标准液,测得 F_s=50,取出比色皿同法加入连二亚硫酸钠后测得 F_0 为 5.4。试计算奶粉中维生素 B_2 的含量(μg/g)。

第六章
原子吸收分光光度法

原子吸收分光光度法（atomic absorption spectrophotometry，AAS）又称原子吸收光谱法（atomic absorption spectrometry），是一种基于待测元素的基态原子蒸气对其特征光谱的吸收而建立起来的对元素进行定量的分析方法，已成为多数金属元素和类金属元素分析最为重要的方法之一。

原子吸收分光光度法具有灵敏度高、选择性好、检出限低、准确度高、分析速度快、自动化程度高和应用范围广等优点，在预防医学、卫生检验、医学检验、环境科学和生物医药等各个领域应用十分广泛。

第一节 基本原理

一、原子吸收光谱的产生

原子能级间的跃迁伴随着能量的吸收和发射。由基态原子对电磁辐射选择性吸收而跃迁至较高能级所产生的光谱，称为原子吸收光谱（atomic absorption spectrum）；激发态原子如以电磁辐射的形式释放能量并返回低能级，所产生的光谱称为原子发射光谱（atomic emission spectrum）。

原子外层电子由基态跃迁至第一电子激发态吸收的一定波长的电磁辐射线称为共振吸收线；由第一电子激发态返回基态产生的发射谱线称为共振发射线，两者统称为共振线（resonance line）。不同元素具有不同的共振线，所以共振线又称为元素的特征谱线（characteristic spectrum line）。由于基态与第一电子激发态之间的能级差最低，跃迁最易发生，大多数元素对这条谱线的吸收最强，因此共振线是元素的最灵敏谱线，常作为分析线。

二、谱线轮廓及谱线宽度

理论上原子光谱是线状光谱。但实际上，无论是原子吸收线还是原子发射线均不是严格的几何直线，而是具有一定的频率或波长范围和形状，称为谱线轮廓（line profile）。原子光谱的谱线轮廓有多种表示方法，图 6-1A、图 6-1B 和图 6-1C 分别为发射线轮廓、吸收线轮廓和以吸收系数表示的吸收线轮廓。谱线轮廓一般用中心频率（ν_0）或中心波长（λ_0）和谱线半宽度（$\Delta\nu$ 或 $\Delta\lambda$）来描述。中心频率（ν_0）或中心波长（λ_0）是指最大发射线强度（I_0）或最大吸收系数（K_0）处所对应的频率或波长，其中最大吸收系数（K_0）又称为峰值吸收系数；谱线半宽度（$\Delta\nu$ 或 $\Delta\lambda$）指最大发射线强度一半（$I_0/2$）或峰值吸收系数一半（$K_0/2$）处对应的谱线轮廓上两点之间的频率或波长范围。吸收线半宽度（$\Delta\lambda$）约为 0.001～0.01nm，发射线半宽度（$\Delta\lambda$）比吸收线半宽度（$\Delta\lambda$）小很多，一般为 0.000 5～0.002nm。

引起谱线变宽的原因主要有以下几种。

1. 自然宽度 在无任何外界因素影响时，谱线本身具有的宽度称为自然宽度（natural width），用 $\Delta\nu_N$ 表示。自然宽度约为 10^{-5}nm 数量级。

2. 多普勒变宽 由原子无规则热运动引起的谱线变宽称为多普勒变宽（Doppler broadening），又称热变宽，以 $\Delta\nu_D$ 表示。一般情况下，多普勒变宽约为 10^{-3}nm 数量级，是引起谱线变宽的主要因素。

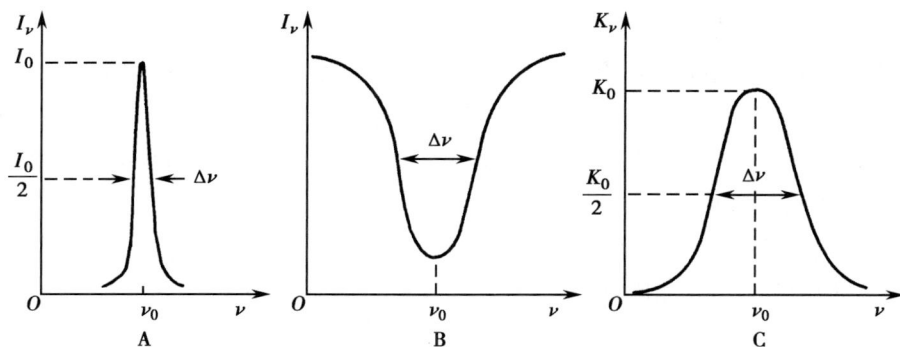

图 6-1　原子光谱谱线轮廓

A. 发射线轮廓；B. 吸收线轮廓；C. 以吸收系数表示的吸收线轮廓。

3. 碰撞变宽　包括以下两种。

（1）洛伦兹变宽（Lorentz broadening）：指待测元素的原子与蒸气中其他元素粒子相互碰撞而引起的谱线变宽，用 $\Delta\nu_L$ 表示。一般情况下，洛伦兹变宽约为 10^{-3}nm 数量级，是引起谱线变宽的又一主要因素。

（2）霍尔兹马克变宽（Holtsmark broadening）：由待测元素的激发态原子与其基态原子间发生相互碰撞引起光量子的频率改变而导致的谱线变宽，又称共振变宽，以 $\Delta\nu_H$ 表示。一般情况下，可以忽略不计。

此外，还有斯塔克变宽（Stark broadening）、塞曼变宽（Zeeman broadening）和自吸变宽等。一般情况下，影响谱线变宽的因素主要是多普勒变宽和洛伦兹变宽。谱线变宽往往会导致原子吸收分析的灵敏度下降。

三、原子吸收值与原子浓度的关系

在原子吸收分析中，原子吸收值是指原子蒸气所吸收的全部能量，即图 6-1C 中吸收线下方所包括的全部面积，称为积分吸收（integrated absorption）。对于半宽度仅为 10^{-3}nm 的原子吸收线的积分吸收，一般仪器无法准确测量。直到 1955 年 A. Walsh 提出了锐线光源，通过测量峰值吸收（peak absorption）的方法替代测量积分吸收，成功地解决原子吸收测量这一难题。锐线光源是指发射线的半宽度远远小于吸收线半宽度的光源，一般发射线的半宽度为吸收线半宽度的 1/10～1/5，且发射线与吸收线的中心频率完全一致。见图 6-2。

峰值吸收法是直接测量吸收线轮廓的中心频率或中心波长所对应的峰值吸收系数（K_0），从而确定蒸气中原子的浓度。当一束光通过原子蒸气吸收层时，峰值吸收系数与蒸气中吸收辐射的基态原子数（N_0）的关系可用式（6-1）表示：

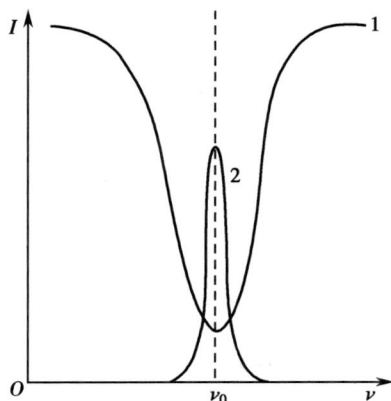

图 6-2　峰值吸收测量示意图

1. 吸收线；2. 发射线。

$$K_0 = b\frac{2}{\Delta\nu}aN_0 \qquad\qquad 式（6-1）$$

式（6-1）中，$\Delta\nu$ 为吸收线的半宽度，b 为与谱线变宽过程有关的常数，对一定元素 a 为常数。可见峰值吸收系数与吸收辐射的基态原子数成正比。

在原子吸收分析中,试液需在高温下挥发并解离成蒸气基态原子,其中一部分基态原子进一步吸收能量被激发为激发态原子(其总数为 N_j)。研究表明,在原子化温度低于 3 000K 的情况下,大多数元素的 N_j/N_0 值小于 1%,即蒸气中 N_j 远远小于 N_0,N_j 可以忽略不计,因此,原子蒸气中的基态原子总数可以代替吸收辐射的原子总数。

当一束频率为 ν、强度为 I_0 的共振辐射通过厚度为 l 的原子蒸气时,透射光强度为 I,吸收系数为 K_ν,则它们之间的关系符合朗伯-比尔定律:

$$I = I_0 e^{-K_\nu l}$$ 式(6-2)

在峰值处,$K_\nu = K_0$,所以吸光度 A 可根据式(6-3)计算:

$$A = \lg \frac{I_0}{I} = 0.434 K_0 l$$ 式(6-3)

由于 $K_0 \propto N_0$,$N_0 \propto c$,l 在一定仪器中是确定的,因此

$$A = K'c$$ 式(6-4)

式(6-4)表明,吸光度与待测元素的浓度呈线性关系,这是原子吸收分光光度法定量的基础。

第二节　原子吸收分光光度计

一、原子吸收分光光度计的基本结构

原子吸收分光光度计主要由光源、原子化器、分光系统、检测系统和显示系统五部分构成,其结构如图6-3所示。

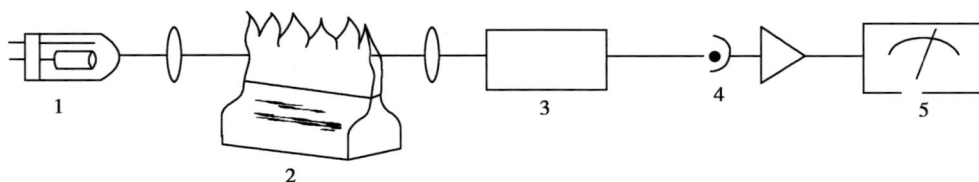

图6-3　原子吸收分光光度计结构示意图
1.光源;2.原子化器;3.分光系统;4.检测系统;5.显示系统。

（一）光源

光源的作用是辐射待测元素的特征谱线,基本要求是:①光源纯度好,只发射待测元素的共振线,必须是锐线;②辐射强度大,有较高的信噪比,稳定性好,背景信号低(低于共振强度的 1%)。

空心阴极灯(hollow cathode lamp,HCL)是一种应用最为广泛的锐线光源,其结构如图6-4所示。

空心阴极灯是一种低压气体放电管,阳极为同心圆环状,是在钨棒上镶钛丝或钽片制成。阴极为空心圆筒形,是由待测元素的金属或其合金制成。当在阴、阳两极间施加 300~500V 电压时,灯便辉光放电。阴极放出的电子在高速飞向阳极的途中与管壳内的低压惰性气体分子碰撞使之电离。

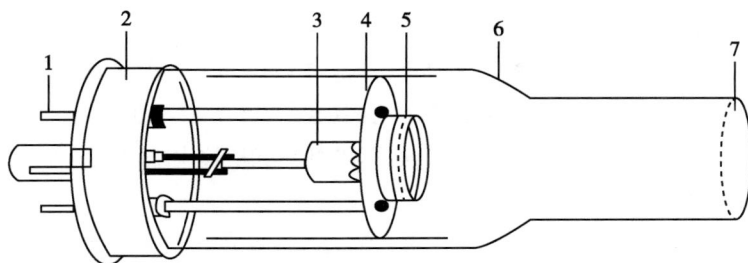

图 6-4 空心阴极灯结构示意图

1.灯脚；2.管座；3.阴极；4.云母片；5.阳极；6.玻璃泡壳；7.石英窗口。

在电场的作用下，带正电荷的离子高速撞向阴极内壁，使阴极表面的待测元素原子从晶格中溅射出来。溅射出来的待测元素原子大量聚集于空心阴极内，再次与飞行中的电子、惰性气体的分子或离子发生碰撞而被激发，在返回基态时发射出待测元素的特征谱线。

一般空心阴极灯为单元素灯，目前已研制出多元素（2～7 种）空心阴极灯，能同时辐射两种或多种元素的共振线，但其发射强度、灵敏度和使用寿命等都不如单元素灯。

此外，还有用 As、Cd、Pb、Se、Hg 等少数几种易挥发元素制成的无极放电灯（锐线光源）和高聚焦短弧氙灯（连续光源）等类型。

（二）原子化器

原子化器（atomizer）又称为原子化系统，其作用是提供一定的能量，使试样中待测元素转变为基态原子蒸气，并使其进入光源的辐射光程。原子化器的性能直接影响测定的灵敏度和重现性，因此要求其原子化效率高、记忆效应小、噪声低。常用的原子化器有火焰原子化器、石墨炉原子化器和氢化物发生原子化器三类。

1. 火焰原子化器 火焰原子化器（flame atomizer）是利用化学火焰的高温热能和氧化还原气氛使试样中待测元素原子化的一种装置，常用的预混合型原子化器由雾化器、雾化室和燃烧器三部分构成，其结构如图 6-5 所示。

（1）雾化器（nebulizer）：雾化器的作用是利用气体动力学原理使试液成为微米级的气溶胶并导入雾化室。要求雾化器喷雾稳定，产生的雾滴细而均匀，雾化效率高。目前应用最广泛的是同心双

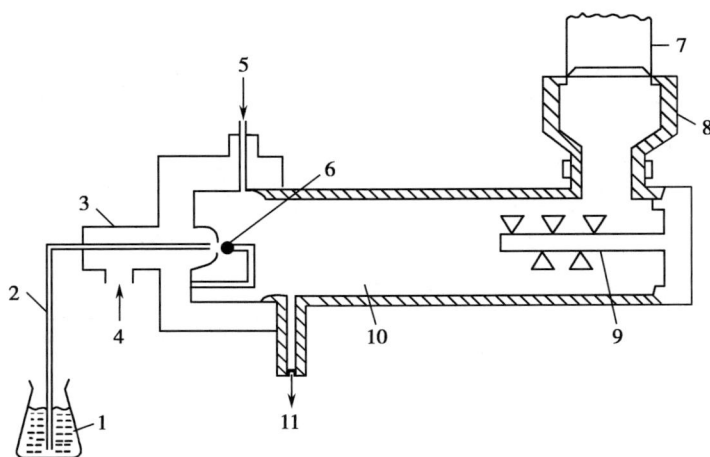

图 6-5 预混合式火焰原子化器示意图

1.样品溶液；2.毛细管；3.雾化器；4.助燃气入口；5.燃气入口；6.撞击球；7.火焰；
8.燃烧器；9.扰流器；10.雾化室；11.废液出口。

管型气体雾化器,由双层管道构成。

（2）雾化室(nebulization chamber)：又称混合室,其作用如下。①使微细的试样雾滴与燃气、助燃气充分混合均匀形成气溶胶后,平稳地输送到燃烧器。②使未被细化的雾滴试液在内壁快速沉降并凝结为液珠,通过回流废液管排出,避免试样或组分沉积挂水珠,降低"记忆"效应。③缓冲和稳定混合气气压,使燃烧器产生稳定的火焰。

（3）燃烧器(burner)：燃烧器的作用是形成火焰,使试样中待测元素在火焰中原子化。燃烧器一般用不锈钢或金属钛等耐腐蚀、耐高温材料制成,一般做成狭缝形,常用的单缝燃烧器为0.5mm × 100mm 型。

根据燃气与助燃气的比例(燃助比)不同,可将火焰分为化学计量性火焰、富燃性火焰和贫燃性火焰三种,其特点见表6-1。

表6-1 火焰原子化法的火焰类型及其特点

比较要点	化学计量性火焰	富燃性火焰	贫燃性火焰
燃助比	符合化学反应计量关系	大于化学计量性火焰	小于化学计量性火焰
火焰温度	较高	较低	高
氧化还原性	适中	还原性较强	氧化性较强
燃烧状态	火焰呈蓝色透明,层次分明,稳定性好,噪声小,背景低	火焰呈亮黄色,燃烧不充分,背景较强,干扰较多	火焰呈淡蓝色,燃烧充分,不稳定,重复性较差
适用范围	除碱金属和易形成难解离的氧化物的元素外,适用于大多数常见元素的原子化	适用于分析易形成难解离氧化物的元素(如 Al、Ti、Mo 等)的原子化	适用于分析不易氧化元素(如 Cu、Ag、Co 等)的原子化

火焰原子化法操作简便、快速、稳定性好、精密度高。其缺点是灵敏度相对较低,原因是：①原子化效率低,试液利用率低(约 10%)；②原子在光路中滞留时间短,以及燃烧气体的膨胀对基态原子的稀释等。

2.石墨炉原子化器 石墨炉原子化器(graphite furnace atomizer)又称电热原子化器,其原理是将石墨管作为一个电阻发热体,通电时,温度快速升高至 2 000～3 000℃,使待测元素原子化。石墨炉原子化器主要由炉体、石墨管和电、水、气供给系统组成,如图 6-6 所示。石墨管长 30～50mm,内径 5mm,管上方有直径约为 1～2mm 的进样小孔,管两端用铜电极夹住。使用时,石墨管内外都通有惰性保护气体(常用高纯氩气),一方面防止石墨管高温氧化燃烧,另一方面能及时除去实验过程中产生的溶剂蒸气和基体及残渣废气；另外在石墨炉原子化器中还设有冷却水循环系统,能迅速降低炉温并使石墨管表面温度低于60℃,便于新一轮进样分析。

石墨炉原子化过程需经过干燥、灰化、

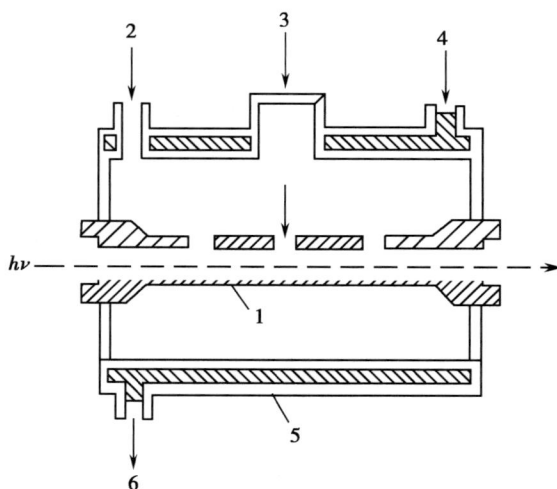

图6-6 石墨炉原子化器结构示意图
1.石墨管；2.惰性气体入口；3.进样窗；4.进水口；5.金属套管；6.出水口。

原子化和净化四个阶段,由仪器控制系统进行温度和持续时间等条件设置。干燥的目的是在低温(100℃左右)下蒸发掉样品中的溶剂;灰化的目的是在较高温度(350~1 200℃)下,除去样品中低沸点的无机物和有机物,减少基体干扰;原子化的目的是在待测元素的原子化温度(1 000~3 000℃)下,使待测元素原子化,同时记录待测元素对其特征谱线的吸光度值;净化的目的是在高于原子化温度100~200℃的条件下除去残留物,消除记忆效应。

相对于火焰原子化器,石墨炉原子化法具有原子化效率高、试样用量少、灵敏度高和化学干扰小等优点。其不足表现在:①重现性较差,在最佳分析条件下,其相对标准偏差为1.5%~5.0%,而火焰原子化法仅为0.5%~1.0%;②基体效应大,有较强的背景吸收和基体效应。

3. 氢化物发生原子化器　氢化物发生原子化器(hydride generation atomizer)属于化学还原原子化器,如图6-7所示。对于元素周期表中As、Sb、Bi、Ge、Sn、Pb、Se、Te和Cd等元素,其在酸性介质中能被强还原剂硼氢化钠(或硼氢化钾)还原为极易挥发的氢化物,反应式如下:

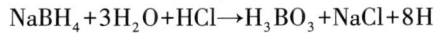

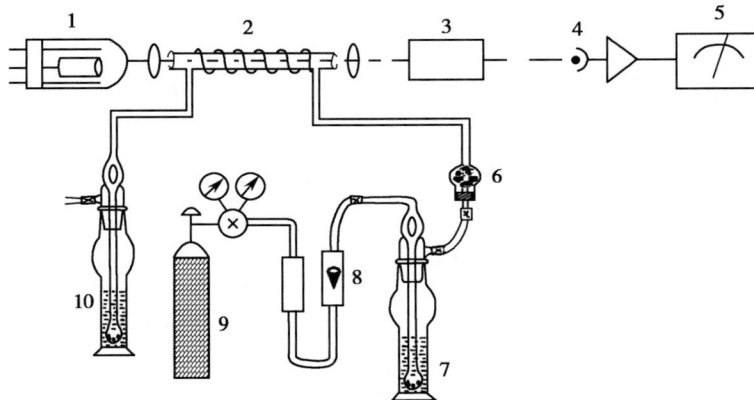

$$NaBH_4+3H_2O+HCl \rightarrow H_3BO_3+NaCl+8H$$

$$M^{n+}+nH \rightarrow MH_n$$

图6-7　氢化物发生原子化器结构示意图
1. 空心阴极灯;2. 石英加热管;3. 单色器;4. 检测器;5. 记录仪;6. 干燥器;7. 反应器;8. 转子流量计;9. 氮气钢瓶;10. 吸收瓶。

生成的气态氢化物(如AsH_3等)由载气(如氩气)将其导入电加热石英管中,在300~900℃温度范围内,立即完全分解成基态原子(如As等),通过测定其对特征谱线的吸收程度进行定量分析。氢化物发生原子化法灵敏度高(一般可达10^{-10}~10^{-9}g),选择性好,基体干扰和化学干扰较少。

氢化物发生原子化器用于测定汞时,称为冷原子发生原子化器,是用氯化亚锡($SnCl_2$)将样品中的化合态汞(Hg^{2+}或Hg_2^{2+})还原为金属汞蒸气进行测定。

（三）分光系统

分光系统又称单色器,置于原子化器后,用于将待测元素的特征谱线与邻近谱线分开,其装置主要由狭缝、色散元件、凹面镜等组成,一般将其密封在一个防潮、防尘的金属暗盒内。

（四）检测系统

检测系统由检测器(一般包括光电倍增管和负高压电源,工作波段一般为190~900nm)、同步检波放大器和对数变换器构成,其作用是接收来自分光系统的光信号并将其转变为电信号。

（五）显示系统

显示系统是将检测系统得到的吸光度和浓度等信号显示出来的装置。一般通过计算机和专门的工作软件进行参数设置、数据处理和结果显示。

二、原子吸收分光光度计的类型

常用的原子吸收分光光度计有单道单光束型、单道双光束型和双道(多道)双光束型原子吸收分光光度计三种。

(一)单道单光束原子吸收分光光度计

单道单光束原子吸收分光光度计只有一个单色器和一个检测器,外光路只有一束光,一次只能分析一种元素,基本结构类似紫外-可见分光光度计,见图6-3。此类仪器的光路系统结构较为简单,但不能消除光源波动引起的基线漂移,影响测定结果的精密度和准确度。

(二)单道双光束原子吸收分光光度计

单道双光束原子吸收分光光度计也只有一个单色器和一个检测器,外光路利用切光器将光源发射的分析线(常为共振线)分为强度完全一致的两束光(一束为样品光束S,另一束为参比光束R),消除了单光束型仪器因光源波动而引起的基线漂移。其工作原理类似单波长双光束紫外-可见分光光度计,如图6-8所示。

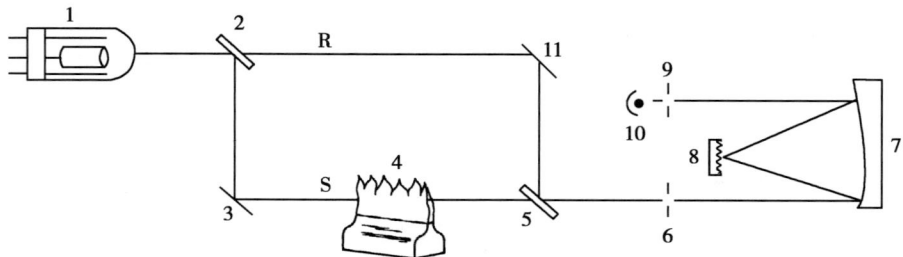

图6-8　单道双光束原子吸收分光光度计结构示意图

1.空心阴极灯;2、5.切光器;3、11.反射镜;4.原子化器;6、9.狭缝;7.准直镜;8.光栅;10.检测器。

(三)双道(多道)双光束原子吸收分光光度计

双道(多道)双光束原子吸收分光光度计有两个或两个以上光源、两个或两个以上单色器和检测器,可同时测定两种或多种元素,并可进行背景干扰的扣除,基本结构如图6-9所示。此类仪器结构复杂、价格较贵。另外,电感耦合等离子体原子发射光谱仪(ICP-AES)和电感耦合等离子体质谱仪(ICP-MS)的出现,也在一定程度上限制了它的推广使用。

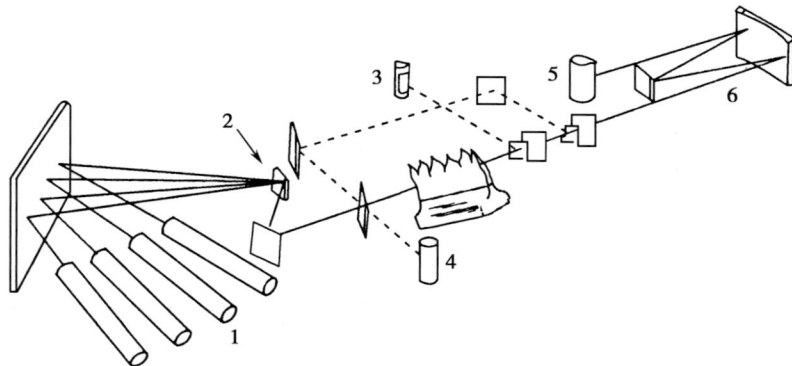

图6-9　双道(多道)双光束原子吸收分光光度计结构示意图

1.空心阴极灯;2.电流驱动反射镜(选择灯);3.汞灯;4.氘灯;5.检测器;6.电流驱动光栅(选择谱线)。

（四）连续光源原子吸收分光光度计

近年来，有厂家推出了连续光源进行多元素同时测定的原子吸收分光光度计。这种分光光度计采用特制的短弧氙灯作为连续光源（190～900nm），由于该光源辐射强度大，由石英棱镜和大面积中阶梯光栅组成的高分辨率双单色器进行色散处理获得单色光，可满足峰值吸收测量的要求。

第三节　原子吸收分光光度法实验技术

一、干扰及其消除

原子吸收分光光度法具有干扰小、选择性好等特点，但干扰问题仍不可忽视。因此，了解干扰的类型、产生原因及消除方法对保证分析结果的准确性至关重要。主要干扰有以下几种。

（一）光谱干扰

光谱干扰（spectral interference）是指在单色器的光谱通带内，除了有待测元素的分析线（一般为共振线），还存在与其相邻的其他谱线而引起的干扰。主要有吸收线重叠干扰和非吸收线干扰两类。

1. 吸收线重叠干扰　如果试样中干扰元素与待测元素的吸收线（共振线）发生部分重叠，色散原件又难以将它们分开，那么干扰元素就会对待测元素的特征谱线产生吸收，导致测量结果偏高，此类干扰称为吸收线重叠干扰。当两元素吸收线波长差小于0.03nm时会产生严重干扰。此类干扰可通过选择待测元素的其他分析线或采取化学分离法除去干扰元素加以消除。

2. 非吸收线干扰　部分元素的空心阴极灯除发射待测元素的特征谱线外，还发射邻近的非吸收谱线，它们一并进入检测器会导致测量结果偏小，此类干扰称为非吸收线干扰，可通过另外选取分析线避开干扰谱线，或减小狭缝宽度以滤去邻近的非吸收谱线加以消除。

（二）电离干扰

电离干扰（ionization interference）是指待测元素在高温原子化过程中发生电离，导致基态原子数减少、测量结果偏低的现象。电离干扰是一种选择性干扰，原子化温度越高，电离电位越低，电离干扰越严重。碱金属和碱土金属的电离电位低，易发生电离干扰。抑制或消除电离干扰的有效方法常为在标准溶液和样品溶液中加入较高浓度的消电离剂（比待测元素更易电离的元素，如Na、K、Cs等），进而抑制待测元素的电离。常用的消电离剂有NaCl、CsCl和KCl等。另外，降低火焰原子化温度也可抑制电离干扰。

（三）化学干扰

化学干扰（chemical interference）是指待测元素在溶液或气态中与其他组分发生化学反应，生成了高熔点、难挥发、难解离的更稳定化合物，从而降低了待测元素的原子化效率，使测定结果偏低的现象。化学干扰是原子吸收分光光度法干扰的主要来源，也属于选择性干扰。

抑制或消除化学干扰的主要方法有：①加入释放剂。释放剂与干扰组分形成更为稳定的化合物，使待测元素从其与干扰组分形成的化合物中释放出来。例如，加入镧盐或锶盐消除磷酸盐对钙测定的干扰。②加入保护剂。要求保护剂与待测元素能形成更稳定的化合物，阻止待测元素与干扰物质之间的结合；并且保护剂与待测元素的复合物在原子化温度下又容易分解，并使待测元素原子化。例如，加入EDTA消除磷酸根对钙测定的干扰。保护剂也可与干扰元素形成更稳定的化合物，从而消除干扰。例如，加入8-羟基喹啉消除铝对钙或镁测定的干扰。③加入缓冲剂。将过量的干扰元素（缓冲剂）加入试样溶液和标准溶液中，使干扰恒定下来，从而消除干扰。此外，还可通过提高火焰温度、化学分离等方式减小或消除化学干扰。

（四）物理干扰

物理干扰（physical interference）又称基体干扰（matrix interference），是指由于试样溶液和标准溶液的物理性质（黏度、相对密度、蒸气压、表面张力和温度等）的不同，溶液在蒸发和原子化过程中，引起进样速度、进样量、雾化效率和原子化效率等的变化而产生的干扰。

物理干扰是非选择性干扰，常用的消除方法有：①配制与试样溶液组成相似（物理性质相似）的标准溶液；②当试样基体性质不清楚或比较复杂时，通过标准加入法进行定量分析；③若试样中待测元素含量不太低，可适当稀释试样从而减小物理干扰。

（五）背景吸收干扰

背景吸收（background absorption）是一种来自原子化器的连续光谱干扰，属于非原子吸收干扰。

1. 背景吸收种类　背景吸收包括分子吸收、光的散射和折射等。

（1）分子吸收：是指原子化过程中生成的气体、氧化物、盐类和氢氧化物等分子对分析线的吸收以及火焰气体的吸收，是一种宽频带吸收。例如，NaCl、KCl 等在 300nm 以下的紫外区有很强的分子吸收带；$Ca(OH)_2$ 在 548～560nm 有吸收；H_2SO_4 和 H_3PO_4 在 250nm 以下有很强的吸收；火焰气体中许多未完全燃烧的分子或分子片段（如 N_2、CO_2、—CN 和—CH 等）对光源辐射的吸收等。

（2）光的散射和折射：原子化过程中产生的不挥发固体颗粒对光产生散射或折射，造成假吸收，使测量结果偏高。波长越短，基体物质浓度越高，此类干扰影响越大。

2. 背景吸收校正技术　现代原子吸收分光光度计均配有扣除背景吸收的专门装置以减小干扰，主要有氘灯背景校正技术、塞曼效应校正技术和自吸效应校正技术等。

（1）氘灯背景校正技术：用氘灯（D_2 灯）发射的连续光谱（190～360nm）和锐线光源发射的特征谱线交替通过原子化器来实现。

由于氘灯发射的连续光谱带宽远远大于待测元素的吸收线，所以待测元素对氘灯发射的连续光谱产生的吸收（A_{dD}）相对于整个波段范围的宽带吸收（背景吸光度 A_{bD}）可以忽略不计，此时的吸收为背景吸收（A_{bD}）。待测元素对特征谱线产生的吸收包括背景吸收（A_{bH}）和待测元素的吸收（A_{dH}）两部分。两者之差即为待测元素对特征谱线的吸收值，从而扣除了背景吸收。用公式表示为：

$$\Delta A = (A_{dH} + A_{bH}) - (A_{dD} + A_{bD}) \approx K \cdot c \qquad 式（6-5）$$

（2）塞曼效应校正技术：通过磁场将光源发射的共振发射线分裂成偏振方向不同而波长相近的两部分：π 和 $\sigma^{\pm}$（波长差仅 0.006nm）。π 成分既可被待测元素吸收，也可被背景吸收；$\sigma^{\pm}$ 成分只有背景吸收而待测元素不吸收。交替测量原子化蒸气中待测元素对 π 和 $\sigma^{\pm}$ 的吸光度值，两者之差即为待测元素对特征谱线的吸收值。塞曼效应背景校正技术可在 190～900nm 波段内有效扣除吸光度高达 1.7 的背景吸收。

（3）自吸效应校正技术：通过改变空心阴极灯的工作电流，测量待测元素对宽的发射谱线（强电流产生）和锐线（弱电流产生）的吸收值的差值来实现。

抑制或消除背景吸收干扰的主要方法还有：①通过高温火焰减少原子化过程中难熔化合物的形成，降低吸收；②样品处理时尽量用 HCl 或 HNO_3 代替 H_2SO_4 或 H_3PO_4；③通过改变火焰类型和燃助比来减小火焰气体的分子吸收，或采用零点扣除；④利用空白溶液进行校正。

二、分析条件的选择

原子吸收分光光度法测量的灵敏度和准确度在很大程度上依赖于分析条件的优化选择,主要包括分析线、狭缝宽度、灯电流以及原子化条件等。

1. 分析线　为确保分析灵敏度,通常选择待测元素的共振线作为分析线。但下列情况不宜选择共振线为分析线:①如发生吸收线重叠或产生非吸收线时,应另选分析线;②某些元素(如 As、Hg 和 Se 等)的共振线位于远紫外区,火焰气体对其有明显的吸收时,应另选分析线;③分析高浓度试样时,为了得到适当的吸光度值,同时避免稀释试样带来误差,应选择灵敏度较低的谱线作为分析线。

2. 狭缝宽度　狭缝宽度影响光谱通带宽度和透过光的强度。增大狭缝宽度有助于增大光强,提高信噪比,提高稳定性,降低检出限,但使得邻近谱线等其他辐射背景增强,进而导致工作曲线弯曲,线性范围变窄;减小狭缝能提高灵敏度,但谱线强度变弱,信噪比降低,稳定性下降。在实际工作中,应在能有效消除分析线邻近干扰谱线的前提下,适当选择较大的狭缝宽度。

3. 空心阴极灯的工作电流　空心阴极灯的工作电流决定谱线的发射强度、放电稳定性、谱线轮廓和使用寿命等。增大灯电流可以提高谱线强度,提高信噪比,但灯电流太大,放电不稳定,自吸收严重,谱线轮廓变宽,灵敏度下降,灯寿命缩短;灯电流太小,光强不足,信噪比下降,稳定性降低。实际使用时,在保证有足够光强和良好稳定性的前提下,尽量选择低的工作电流,以延长灯的寿命。另外,空心阴极灯在使用前应预热 10～30 分钟,使发射光强度达到稳定。

4. 原子化条件　待测元素的原子化是原子吸收分光光度法的关键所在,原子化效率的高低直接关系到分析结果的灵敏度和准确度。原子化方法不同,所选择的条件也不同。

(1)火焰原子化法:火焰原子化条件包括火焰类型和状态、燃烧器高度、雾化器的调节等。

1)火焰类型和状态的选择:火焰的类型和状态是影响原子化效率的关键。一般选择空气-乙炔火焰,或针对不同元素根据表 6-1 进行选择。

2)燃烧器高度:火焰自下而上分为干燥区、蒸发区、原子化区和电离化合区。应选择合适的燃烧器高度以保证分析线光束正好通过原子化区,提高分析灵敏度。

3)雾化器调节:调节雾化器使雾化效率达到最佳状态,可以提高原子化效率,改善灵敏度。此外,助燃气(如空气)流量在一定程度上决定了提液量多少,提液量多,雾化效率高,测定灵敏度提高。但喷入火焰中的试液量太大时,会导致雾滴密度增大,引起雾滴重新聚合或来不及原子化,反而使吸光度值下降;最佳进样量应进行实验条件优化,以达到最大吸光度值为判断依据,一般约为 4～8ml/min。

(2)石墨炉原子化法:石墨炉原子化过程包括干燥、灰化、原子化和净化四步,测量条件主要是程序升温的梯度、温度和保持时间以及进样量大小。

各阶段的温度和时间需通过实验来确定:①干燥应在稍低于溶剂沸点的温度下进行,防止试样飞溅损耗;灰化温度坚持"就高不就低"原则;原子化温度坚持"就低不就高"原则,另外在原子化阶段应停止载气吹扫,从而有利于提高分析灵敏度,改善检出限;净化温度应适当高于原子化温度,以有效除去残渣。②进样量一般为 10μl,个别情况需要提高进样量时,可适当增加干燥和灰化时间。③石墨管的选择对于确保分析结果的准确性非常重要,目前普遍使用的石墨管有三种,即高密石墨管、热解涂层石墨管和平台石墨管,应根据待分析元素特点选择合适的石墨管。

(3)氢化物发生原子化法:氢化物发生原子化法分氢化物发生和原子化两步进行。一般应从反应介质的类型和酸度、还原剂类型及其用量、辅助试剂及其用量、共存离子的干扰和消除、载气流量、反应温度和原子化温度等方面优化分析条件。

三、定量分析

1. **定量分析方法**　原子吸收分光光度法的定量分析方法有标准曲线法、标准比较法、标准加入法和内标法等,其中最常用的是标准曲线法和标准加入法。

（1）标准曲线法:用标准物质配制一系列不同浓度的待测元素标准溶液,在最佳分析条件下,从低浓度到高浓度依次测定各标准溶液的吸光度,绘制吸光度-浓度标准曲线或计算直线回归方程。在相同条件下测定样品溶液的吸光度(A_x),即可从标准曲线或回归方程中得到样品溶液中待测元素的浓度(c_x)。

（2）标准加入法:又称直线外推法或标准增量法。取相同体积的试样 n 份($n \geq 4$),除第一份外,其余各份依次加入不同体积(如 V、$2V$、$4V$……)的标准溶液,然后用相同溶剂稀释至相同体积,混匀。各份试样溶液中标准物质的浓度分别为 0、c_s、$2c_s$、$4c_s$……在相同条件下,依次测定各溶液的吸光度,以吸光度(A)对加入的标准物质的浓度(c)绘图得标准曲线,将该直线反向延长,与横轴(浓度轴)相交,交点与原点之间的距离对应于试样溶液中待测元素的浓度(c_x)。如图6-10所示。

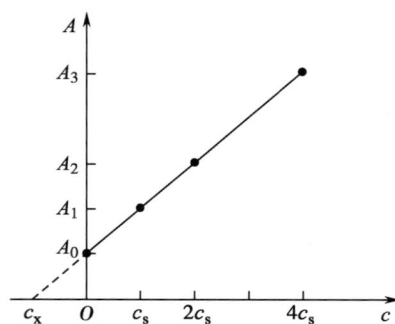

图 6-10　标准加入法图解

标准加入法适合分析试样组成复杂或组成不确定的样品,可消除试样基体干扰,但不能消除化学干扰、电离干扰和背景吸收。应用标准加入法时,应注意:①加入标准溶液的体积要小,以不改变试液基体物理性质为前提;②加入标准溶液的量要适当,一般所加第一份标准溶液的量要与试样中待测元素的含量接近;③吸光度值应在测定的线性范围内。

2. **灵敏度和检出限**　灵敏度和检出限是评价原子吸收分光光度法与仪器性能最为重要的两个指标。

（1）灵敏度:IUPAC 规定,某种分析方法在一定条件下的灵敏度是指被测物质的浓度或含量改变一个单位时所引起测量信号的变化。在原子吸收分光光度法中就是校正曲线的斜率,即 $S = dA/dc$ 或 $S = dA/dm$,它表示被测元素浓度或含量改变一个单位时吸光度的变化量。以浓度单位表示的灵敏度称为相对灵敏度,以质量单位表示的灵敏度称为绝对灵敏度。

习惯上用特征浓度(characteristic concentration)表示相对灵敏度,用特征质量(characteristic mass)表示绝对灵敏度。

1）特征浓度(S_c):指产生 1% 光吸收或 0.004 4 吸光度时所对应的被测元素的浓度,适用于火焰原子吸收分光光度法。此值越小,方法灵敏度越高。计算式为:

$$S_c = c_x \times 0.004 \ 4 / A \qquad \qquad 式(6-6)$$

式(6-6)中,c_x 为被测元素 x 的浓度(mg/ml 或 μg/ml 等);A 为多次测量所得吸光度的平均值。

2）特征质量(S_m):指产生 1% 光吸收或 0.004 4 吸光度时所对应的被测元素的质量,适用于石墨炉原子吸收分光光度法。同样此值越小,方法灵敏度越高。计算式为:

$$S_m = m_x \times 0.004 \ 4 / A = c_x \times V \times 0.004 \ 4 / A \qquad \qquad 式(6-7)$$

式（6-7）中，m_x 为被测元素 x 的质量（mg 或 μg 等）；c_x 为被测元素 x 的浓度（mg/ml 或 μg/ml 等）；V 为进样体积（ml 或 μl 等）；A 为多次测量所得吸光度的平均值。

在实际工作中注意优化实验条件，提高分析灵敏度。

（2）检出限：是指在给定的分析条件和一定的置信度下可检出待测元素的最小浓度（相对检出限）或最小质量（绝对检出限）。通常以给出信号为空白溶液信号标准偏差（σ）3 倍时所对应的待测元素的浓度（D_c，μg/ml 等）或质量（D_m，g 或 μg 等）来表示。计算式为：

$$D_c = c_x \times 3\sigma/A \qquad\qquad 式（6-8）$$

或

$$D_m = m_x \times 3\sigma/A = c_x \times V \times 3\sigma/A \qquad\qquad 式（6-9）$$

式（6-9）中，c_x、m_x、V 与灵敏度计算公式中相应符号的含义相同；A 为待测元素多次测量所得吸光度的平均值；σ 为样品空白溶液在与样品相同的条件下至少 10 次（一般 20 次）连续测量所得吸光度的标准偏差；3 为根据所需置信度选定的置信因子，当测量误差呈正态分布时，理论置信度为 99.6%。

检出限是原子吸收分光光度法中一个很重要的综合性技术指标，比灵敏度有更明确的意义，它既反映仪器的质量和稳定性（噪声等），也反映仪器对某一种元素在一定条件下的检出能力。

四、应用示例

原子吸收分光光度法应用广泛，在预防医学领域广泛应用于职业卫生、环境卫生、营养与食品卫生、儿童少年卫生等领域中金属和类金属元素的分析检测，举例如下。

1. 水体和土壤样品中重金属的测定　工业"三废"中的有毒重金属铅、砷、镉、汞等会污染土壤和水体，一些作物（如向日葵等）和水生生物（如鱼类等）对重金属的富集能力很强，这些有毒重金属可通过食物链进入人体，进而危害人类健康。20 世纪 50 年代初，发生在日本的"痛痛病"事件和"水俣病"事件分别由镉中毒和汞中毒引起。原子吸收分光光度法是重金属检测常用的分析方法之一，例如：石墨炉原子吸收分光光度法测定饮用水中的镉，石墨炉原子吸收分光光度法测定土壤中的铅、镉，冷原子吸收光谱法测定土壤中的总汞等。

2. 食品样品中金属元素的测定　食品中含有多种金属和类金属元素。在食品营养成分分析中，常用原子吸收分光光度法测定其中的营养元素，例如：火焰原子吸收分光光度法测定奶制品中的钙、铁和锌，氢化物发生原子吸收分光光度法测定食品中的硒等。另外，由于环境污染以及食品加工、贮存和运输过程中容器的污染，一些对人体危害较大的重金属（如砷、铅、汞和镉等）会迁移到食品中，在食品的卫生监督工作中，这些元素的测定非常重要，其中最常用的方法就是原子吸收分光光度法，例如：石墨炉原子吸收分光光度法测定食品中的铅、镉和铬，氯化亚锡还原-冷原子吸收光谱法测定食品中的汞等。

（孟佩俊）

思考题与习题

1. 简述共振线、特征谱线、最灵敏谱线和分析线的异同。
2. 原子吸收分光光度法定量的依据是什么？为什么元素的基态原子数可以代表其总原子数？
3. 石墨炉原子化过程有哪几个阶段？如何进行参数设置？

4. 原子吸收分光光度法中有哪些干扰？如何减小或消除这些干扰？

5. 用石墨炉原子吸收分光光度法测定某基体组成较复杂试样中的 Cd 含量。准确称取试样 1.537 0g，用酸湿法消解后，移入 250ml 容量瓶并定容。从中分别移取此溶液 5.00ml 至 5 支 10ml 具塞比色管中，分别加入一定体积 10μg/ml 的 Cd 标准溶液，用去离子水定容至刻度，测其吸光度值，详见下表。

序号	试样体积/ml	加入 Cd 标准溶液的体积/ml	吸光度
1	5.00	0.00	0.043
2	5.00	1.00	0.089
3	5.00	2.00	0.131
4	5.00	3.00	0.176
5	5.00	4.00	0.221

（1）根据题意，本题对试样中 Cd 含量分析运用的是哪一种定量分析方法？

（2）计算试样中 Cd 的含量，以 μg/g 表示。

第七章

原子荧光光谱法

原子荧光光谱法（atomic fluorescence spectrometry，AFS）是一种通过测量基态原子吸收辐射被激发后，在去激发过程中发射的特征谱线的强度，从而对元素进行定量分析的方法。原子荧光光谱法是原子光谱法的一个重要分支，具有灵敏度高、检出限低、谱线简单、选择性好、线性范围宽以及可实现多元素同时测定等特点。

1902 年，Wood 等在丙烷-空气火焰中观察到钠的原子荧光，随后有多位研究者相继得到了许多元素的原子荧光。20 世纪 60 年代，Winefordner 提出并论证了原子荧光光谱法可作为痕量元素的分析技术。虽然国外学者对仪器装置进行了较多研究，但商品化的原子荧光光谱仪的发展较为缓慢。20 世纪 70 年代末，我国的科技工作者首次实现了原子荧光光谱仪的商品化，原子荧光光谱仪成为具有自主知识产权的国产分析仪器。经过数十年的不懈努力，原子荧光光谱仪的性能得到很大改善，由初始的手动操作发展到智能化全自动测定。目前，原子荧光光谱法在食品安全、环境与职业卫生和生命科学等领域发挥着重要作用。

第一节　基本原理

一、原子荧光光谱的产生

气态自由原子吸收特征波长的辐射后，原子的外层电子从基态或低能态跃迁到高能态，高能态不稳定，约经过 10^{-8}s，又跃迁回基态或低能态，同时发射出与原激发波长相同或不同的辐射，这种现象称为原子荧光，此特征光谱即为原子荧光光谱。因此，原子荧光光谱的本质是以光辐射激发的原子发射光谱。

原子荧光的产生过程可用下列方程式表示：

$$M+h\nu \rightarrow M^*$$
$$M^* \rightarrow M+h\nu$$

二、原子荧光光谱的类型

根据激发与发射的机制，原子荧光可分为共振荧光、非共振荧光和敏化荧光三种类型，在分析中应用最多的是共振荧光和非共振荧光。

1. 共振荧光　基态原子吸收特征辐射被激发后再跃迁返回基态，当发射出的辐射波长与激发波长相同时，该辐射称为共振荧光（resonance fluorescence）（图 7-1a），处于基态和激发态之间的跃迁称为共振跃迁。与其他跃迁相比，共振跃迁的概率要大得多，所以共振跃迁所产生的谱线是最有用的分析谱线。例如元素锌、镍、铅分别在 213.86nm、232.00nm 和 283.31nm 的共振线就是典型的共振荧光。

当基态原子吸收热能被激发后产生较基态稍高的低能态，通过吸收激发光源中适宜的非共振线,被激发至较高能级,再发射出相同波长的共振荧光返回低能态,这种荧光称为热助共振荧光,也叫作激发态共振荧光(图7-1b)。

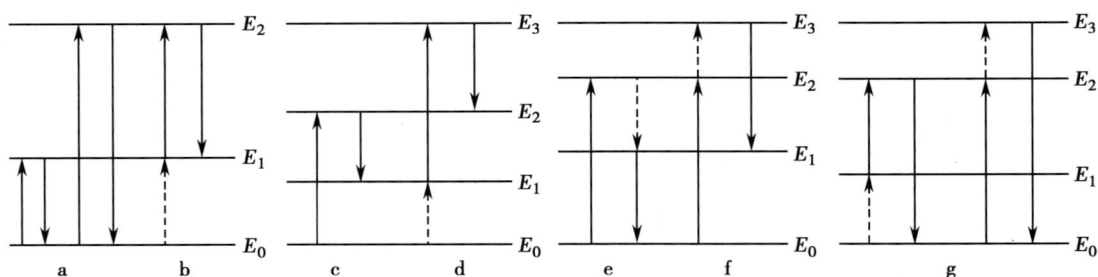

图7-1 原子荧光光谱的类型

a. 共振荧光;b. 热助共振荧光;c. 直跃线荧光;d. 热助直跃线荧光;e. 阶跃线荧光;f. 热助阶跃线荧光;g. 反斯托克斯荧光。

处于基态的共振荧光的强度一般较热助共振荧光强,这主要是由处在不同状态的原子数目决定的。

2. 非共振荧光 非共振荧光(nonresonance fluorescence)是指激发波长和发射波长不相同的荧光,包括斯托克斯荧光(Stokes fluorescence)和反斯托克斯荧光(anti-Stokes fluorescence)。当发射的荧光波长比激发光波长长时,为斯托克斯荧光。根据斯托克斯荧光产生的机制不同又分为直跃线荧光(direct-line fluorescence)和阶跃线荧光(stepwise-line fluorescence)两类。

(1)直跃线荧光:当基态原子吸收辐射被激发至较高能级,再辐射跃迁回能量高于基态的低能态,发射光波长大于激发光波长的原子荧光,称为直跃线荧光,如图7-1c所示。直跃线荧光辐射一般发生在两个激发态之间。例如基态铅原子吸收283.31nm的谱线,然后发射405.78nm和722.90nm的荧光谱线等。除正常直跃线荧光外,还有通过热助起源于低能态的直跃线荧光,称为热助直跃线荧光(图7-1d)。

(2)阶跃线荧光:激发谱线和发射谱线的高能级不同时所产生的荧光称为阶跃线荧光,又分为正常阶跃线荧光和热助阶跃线荧光两种。①正常阶跃线荧光是指基态原子受到光辐射跃迁至高能态后,分两步去激发,首先由碰撞引起无辐射跃迁至较低激发态,再以辐射跃迁至更低能态(通常为基态)所产生的荧光(图7-1e)。如钠原子吸收330.30nm波长的辐射光后,发射出589.00nm的荧光线,就属于正常阶跃线荧光。②热助阶跃线荧光是指被光辐射激发的原子可以进一步热激发到较高的激发态,再辐射跃迁到低能态所发射的荧光(图7-1f)。产生热助阶跃线荧光的条件是两个或两个以上的能级能量相差很小,足以吸收热能而产生由低能级向高能级的跃迁。

(3)反斯托克斯荧光:荧光波长比激发波长短的荧光称为反斯托克斯荧光。即基态自由原子吸收热能跃迁至比基态稍高的能级上,再吸收激发光的能量而跃迁至更高能级的激发态,然后以辐射跃迁返回基态时所产生的荧光,也称为热助荧光(图7-1g)。反斯托克斯荧光是直跃线荧光或阶跃线荧光的特殊情况。例如基态铟原子吸收热能后可跃迁至低能态,再吸收451.13nm的辐射被激发,最后产生410.18nm的反斯托克斯荧光。

3. 敏化荧光 被外部光源激发的原子或分子(给予体)通过碰撞将激发能量转移给待测原子(接受体),处于激发态的待测原子(接受体)去活化回到基态而发射的荧光,称为敏化荧光(sensitized fluorescence)。给予体主要通过碰撞去激发接受体,所以给予体的浓度要很高。而在火焰原子化器中,原子浓度较低,很难观察到敏化荧光。只有在某些非火焰原子化器中,且给予体浓度很高时才可观察到敏化荧光。

三、荧光量子效率及荧光猝灭

荧光量子效率 ϕ 定义为单位时间内发射的荧光光子能量 ϕ_F 与单位时间内吸收的光子能量 ϕ_A 之比，即

$$\phi = \frac{\phi_F}{\phi_A} \qquad\qquad 式（7-1）$$

由式（7-1）可知，当荧光量子效率等于 1 时，原子荧光强度最大。但是，荧光量子效率通常小于 1。这是因为受激发原子除了以辐射形式跃迁返回低能级发射荧光外，还可能与其他粒子（如原子、分子、离子或电子等）发生碰撞，以热能或其他形式释放能量，以无辐射形式跃迁返回低能级，这种现象被称为荧光猝灭（fluorescence quenching）。CO_2 和 O_2 是典型的荧光猝灭剂。荧光猝灭降低了荧光量子效率，当荧光猝灭现象严重时，可导致荧光熄灭，对原子荧光分析极为不利。因此，在实际分析中应尽可能优化实验条件以减少荧光猝灭。

四、原子荧光强度与待测物浓度的关系

原子荧光的发射强度与待测元素的浓度、激发光源发光强度等参数之间存在着一定的函数关系。在实验条件一定时，荧光强度与被测元素浓度成正比。

$$I_F = Kc \qquad\qquad 式（7-2）$$

式中，I_F 为荧光辐射强度；c 为被测元素浓度。

式（7-2）为原子荧光定量分析的基本关系式，适用于低浓度的原子荧光分析。在实际工作中，随着原子浓度的增加，由于原子化器中原子蒸气对荧光自吸等因素的影响，工作曲线将会出现一定的弯曲。

第二节　原子荧光光谱仪

一、仪器的基本结构

原子荧光光谱仪主要由激发光源、原子化器、分光系统、检测系统和数据处理系统五部分构成。由于原子荧光辐射强度在各个方向上几乎是均匀分布的，所以可从原子化器的任意角度来测量原子荧光信号。但在多数情况下，检测器与激发光束成直角。原子荧光光谱仪的基本结构见图7-2。

（一）激发光源

激发光源是原子荧光光谱仪的重要组成部分，在一定条件下，荧光强度与光源的发射强度成正比。因此，理想光源应具备以下条件：①发射强度高、无自吸；②稳定性好、噪声小；③发射光谱谱线窄、纯度高；④适用于大多数元素；⑤价格便宜、寿命长；⑥操作简单、无需复杂电源。原子荧光分析中常用的光源有高性能空心阴极灯、连续光源、激光光源和无极放电灯等。无极放电灯的种类较少，且其释放的微波辐射对操作人员健康有一定影响，现在商品化仪器中已不再使用。下面主要介绍其余几种光源。

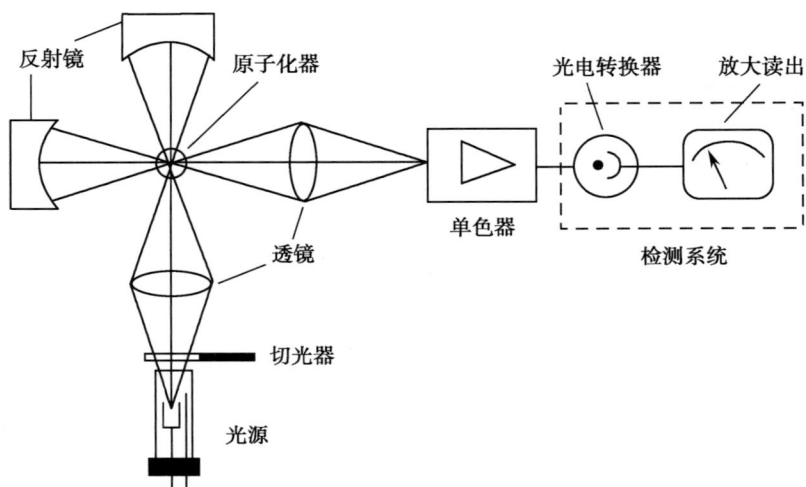

图 7-2 原子荧光光谱仪的结构示意图

1. 高性能空心阴极灯 普通空心阴极灯发射强度低,在原子荧光分析仪器中已经很少应用。高性能空心阴极灯是在普通空心阴极灯中加了一对辅助电极(图 7-3),因而不需要设置加热电源。主阴极和辅助阴极分别单独供电,既能够分别控制激发电流,又可避免主阴极与辅助阴极放电不稳定而引起的相互影响。调节最佳放电参数,使阴极溅射效应相对减少,激发效应增加,减小了自吸、变宽和离子谱线,从而获得高质量的强光谱谱线。与普通(单阴极)空心阴极灯相比,在总电流相同的条件下,由于有两个阴极来分担总电流,分流到每个阴极中的电流显著减小,因此可大大延长灯的使用寿命。

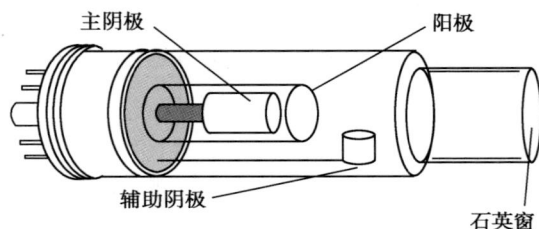

图 7-3 高性能空心阴极灯

2. 连续光源 由于不同元素的原子具有不同的能级结构,单元素空心阴极灯只发出特定元素的特征谱线,不利于多元素测定。而稳定、高辐射密度的连续光源是原子荧光分析的理想光源,可满足多元素同时分析的需要,弥补单元素空心阴极灯的不足。目前使用较多的连续光源是高压氙灯,此外还有碘钨灯和氘灯。

3. 激光光源 激光具有单色性好、相干性强、方向集中和功率密度高等优点,是原子荧光光谱仪的极好光源。到目前为止,用激光原子荧光光谱法可检测的元素已达 40 多种。激光与其他光源激发的原子荧光相比具有很多优点,如输出信号与光源稳定性无关(饱和激发)、动态范围宽(5~7个数量级)、检出限很低,甚至具备检出单个原子的能力等。但这种激光器价格昂贵、操作烦琐,并且不能同时测定多元素,因此在分析应用中存在一定的局限性。

(二)原子化器

原子化器是原子荧光光谱仪中的关键部件,直接影响元素分析的灵敏度和检测限,其主要作用是将被测元素原子化,形成基态原子蒸气。理想的原子化器应具备以下特点:①原子化效率高、被测原子密度大;②原子在光路中的停留时间长;③在测量波长处背景值低;④均匀性及稳定性良好;⑤荧光量子效率高,荧光猝灭少;⑥控制简单,操作简便等。

1. 氢化物发生原子化器 氢化物发生原子化器也称为石英管原子化器,由一个开口的石英管制成,连接在燃烧气体混合室和氢化物发生器上,并把易挥发的氢化物引入火焰中进行原子化。其工作的基本原理是：在强还原剂作用下，待测元素被还原为具有挥发性的共价氢化物，借助载气导入氩-氢焰进行原子化而成为基态原子蒸气。氢化物发生原子化器的氩-氢火焰温度在650～700℃之间，纯净的氩-氢火焰无色透明，背景辐射很低。氢化物发生原子化器的另一个特点是利用氢化反应可产生氢气，不需要外加可燃气体，结构简单，操作安全方便，具有原子化效率高、紫外区背景辐射低、物理和化学干扰小、重现性好等特点。

2. 等离子体原子化器　作为原子化器的等离子体包括电感耦合等离子体（inductively coupled plasma，ICP）、微波诱导等离子体（microwave induced plasma，MIP）和微波等离子体炬（microwave plasma torch，MPT）。电感耦合等离子体因为具有更好的蒸发和原子化效率，可大大减少化学干扰、电离干扰和散射干扰，所以电感耦合等离子体是应用较多的原子化器。另外，电感耦合等离子体具有很强的激发能力，可以观察到多数元素的离子荧光，因此也可以进行离子荧光的测定。与火焰原子化器相比，电感耦合等离子体原子化器更适合复杂试样的多元素分析。

3. 电热原子化器　电热原子化器主要有石墨炉、杯、棒，以及由钽、铂、钨等金属材料制成的金属炉、丝、舟等。其特点与原子吸收分析相似，具有样品用量少、原子化效率高、绝对检出限低、猝灭效应小等优点，但有一定的背景吸收和散射干扰。电热原子化器中应用最成熟的是石墨炉原子化器。

（三）分光系统

原子荧光是待测元素吸收激发光之后产生的，因此原子荧光的谱线仅限于那些强度较大的共振线，谱线数目相对原子吸收线较少。原子荧光光谱相对简单，光强较弱，对单色器分辨率的要求不高。单色器设计的重点是提高集光效果，增大原子荧光辐射强度，获得较大的信噪比。一般通过缩短单色器焦距、增大色散元件的通光孔径来提高集光能力。色散型分光系统用光栅分光，非色散型分光系统可通过滤光片来消除干扰。

（四）检测及数据处理系统

原子荧光光谱仪的检测系统主要由光电转换和信号放大两部分组成。光电转换应用最多的是光电倍增管。无色散型光谱仪必须采用日盲光电倍增管，光电转换所得信号经放大后显示。信号放大部分主要包括前置放大、主放大、同步解调和放大器等部件。通过放大部分处理的电信号由记录元件记录原子荧光强度，现在多与计算机联用，由计算机来记录、处理荧光强度等数据，使得检测更加便捷。

二、仪器类型

原子荧光光谱仪根据有无色散系统，可分为色散型和非色散型两类。根据波道数，又可分为单道仪器和多道仪器。

1. 色散原子荧光光谱仪　色散原子荧光光谱仪主要由激发光源、原子化器、单色系统、放大检测系统等四部分组成（图7-4A）。由于原子荧光强度低，要求单色器具有较强的聚光性。

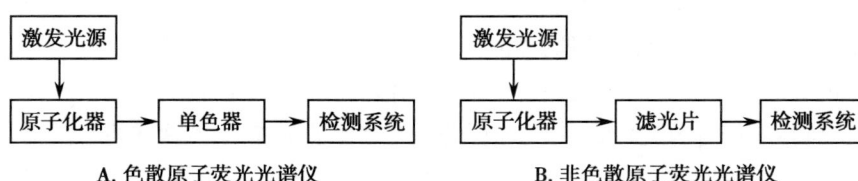

A. 色散原子荧光光谱仪　　　　　　　　B. 非色散原子荧光光谱仪

图7-4　色散、非色散原子荧光光谱仪的组成

2. 非色散原子荧光光谱仪　非色散原子荧光光谱仪与色散原子荧光光谱仪的区别是使用滤光片而不是单色器，如图 7-4B 所示。非色散原子荧光光谱仪通常采用滤光片消除光谱干扰，包括普通滤光片、干涉滤光片、液体滤光片和气体滤光片。该仪器的特点是结构简单、操作方便、价格低廉。

3. 多道原子荧光光谱仪　多道原子荧光光谱仪可实现多元素同时测定，光谱通带宽，荧光信号强，检出限较低，不存在波长漂移现象，自动化程度高，分析速度快。例如六道原子荧光光谱仪由激发光源（空心阴极灯）、原子化器、光学系统（反射镜系统、滤光片转轮）、检测系统（光电倍增管、放大器、积分器）和数据记录系统组成（图 7-5）。

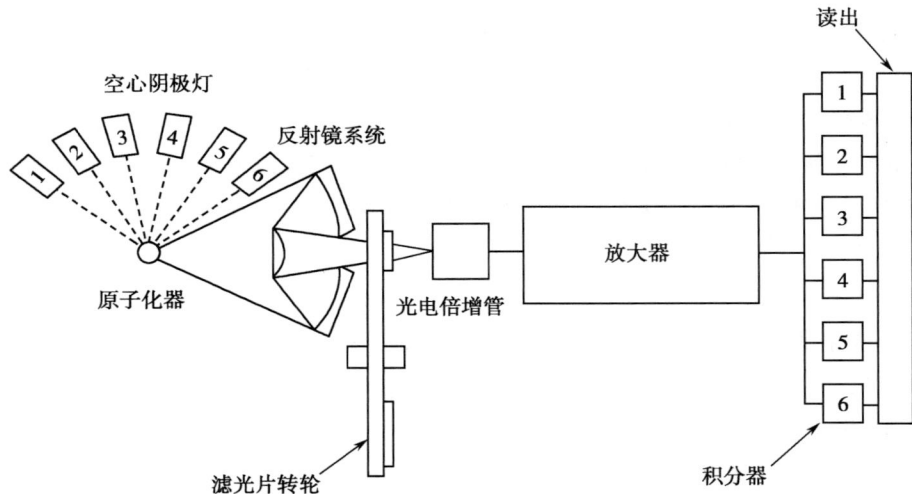

图 7-5　六道原子荧光光谱仪结构示意图

第三节　原子荧光光谱法实验技术

原子荧光光谱法与原子吸收分光光度法的分析方法类似，可根据荧光强度与待测元素浓度的关系曲线求得该元素的含量。定量方法有标准曲线法、标准加入法等。本节主要介绍氢化物发生-原子荧光光谱法以及原子荧光分析与其他技术的联用。

一、氢化物发生-原子荧光光谱法

氢化物发生-原子荧光光谱法（hydride generation atomic fluorescence spectrometry，HG-AFS）是利用还原剂将样品溶液中的待测元素还原为挥发性的氢化物蒸气，借助载气流将其导入原子光谱仪进行定量分析的一种方法。它是原子荧光光谱分析的一个重要分支，也是目前商品化最成功、发展最快、应用最为广泛的原子荧光分析方法。在卫生检验、药物分析、环境监测中，常常涉及 As、Sb、Bi、Ge、Sn、Pb、Se、Te、Hg、Zn、Cd 等元素的测定，这些元素的共振线大多在紫外区间，用常规原子光谱分析方法测定这些元素，灵敏度低，背景干扰大，检出限不能满足实际需求。但上述元素主要荧光谱线所在的 200～290nm 区间，正好是日盲光电倍增管灵敏度最好的波段。另外，这些元素所形成的气态氢化物，不但可与大量的基体分离，降低了基体的干扰，还提高了进样效率。用 HG-AFS 测定上述元素，具有灵敏度高、干扰小、简便易行等优点。

氢化物发生体系主要有金属-酸还原体系、硼氢化物-酸还原体系、电化学还原体系和紫外光化学蒸气发生体系，应用最广的是硼氢化物 - 酸还原体系。硼氢化物 - 酸还原体系因其反应可在室温条件下进行，具有干扰少、速度快、氢化物生成效率高等优点，适用于 As、Bi、Ge、Sn、Pb、Se、Te、Hg、Zn、Cd 等多元素的分析。该体系的应用为原子荧光分析的自动化提供了可能，是氢化物发生体系发展中的重要阶段。

氢化物的发生方法有直接传输法和流动注射法，图 7-6 所示为流动注射 - 氢化物发生 - 原子荧光光谱法的原理。

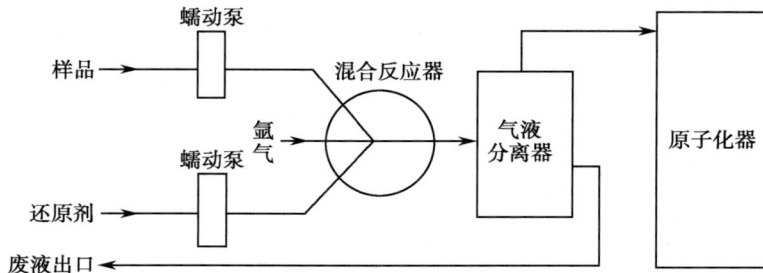

图 7-6　流动注射 - 氢化物发生 - 原子荧光光谱法原理图

酸化后的样品和还原剂经蠕动泵以不同的速度进入反应器，载气为氩气。样品与还原剂发生化学反应，生成新生态氢，并进一步反应生成氢化物和氢气，经气液分离器分离，水分从废液口排出。去水后的氢化物和氢气由氩气导入原子荧光光谱仪的原子化器，燃烧产生氩 - 氢焰，使待测元素原子化并进行测定。

影响氢化物发生 - 原子荧光光谱法测定的因素很多，主要有：①水分。水对测量结果影响很大，会引起严重的荧光猝灭；水分子在原子化器中可生成 OH 自由基，而 OH 自由基在日盲区段存在发射谱带，会干扰测定；另外光路中的小水滴也会造成入射光的散射，提高测量背景。②氮氧化物和有机分子。氮氧化物和一些挥发性有机物分子会引起荧光猝灭，造成测量灵敏度下降。③过渡元素和贵金属元素。这类元素会对氢化物发生反应造成干扰，但这种干扰可在高酸度、低 BH_4^- 浓度条件下得到缓解。除此之外，HG-AFS 测量不同元素时还有一些特异性的影响因素，如 As 在样品中存在多种价态，不同价态的氢化物发生能力差异很大，因此通常将样品中不同价态 As 转化成氢化物发生率较高的 As（Ⅲ），再进行总 As 的测定。又如 Pb 的氢化物发生反应，在没有其他辅助剂存在时，Pb 和硼氢化钠的反应非常微弱。在反应体系中加入少量氧化剂或络合剂后（如过氧化氢、酒石酸等），Pb 的氢化物发生能力大大增加，检测限可达到每毫升数十微克。

氢化物发生 - 原子荧光光谱法作为一些特定元素的检测手段，灵敏度高，已得到广泛认可，特别是在国内很多领域已经建立了基于此技术的国家标准，应用非常广泛。

二、原子荧光光谱的联用技术

不同元素形态具有不同的物理化学性质和生物活性，例如砷、汞、硒不同化合物之间的毒性表现出巨大差异。人们逐渐意识到，今天的分析化学已经不仅是元素分析的水平，而要对元素的不同价态、形态给出一个全面的分析结果。虽然原子荧光光谱分析具有高度的元素专一性和出色的灵敏度，但没有价态和形态的分辨能力。这就要求将 AFS 与各种分离技术联用来实现。近年来色谱分离因其使用灵活、多变，分离能力强而得到了广泛的重视，成为当前与 AFS 联用的主流分离技术。目前，与 AFS 成功联用的方法有气相色谱（gas chromatography，GC）、高效液相色谱（high performance liquid chromatography，HPLC）和毛细管电泳（capillary electrophoresis，CE）。

气相色谱法分离能力强，进样量少，分析速度快，其气态流出物能直接进入 AFS 光谱仪，原子化器将其原子化后即可测得到原子荧光信号。GC-AFS 联用技术在有机汞的测定中表现出较大优势，不仅灵敏度高、选择性好，而且检测成本更低。根据待测物沸点、极性的差别，GC-AFS 还常被用于分离检测具有挥发性的有机硒、有机铅等；对于某些非挥发性或难挥发的有机金属化合物，也可通过相应的衍生化方法，用 GC-AFS 对其进行分离检测。

与 GC-AFS 联用不同，液相色谱（LC）的流出物不能直接用于 AFS 分析。早期的 LC-AFS 联用中大多使用喷雾进样的方法，将 LC 流出的待测物通过雾化器转化为气溶胶，之后带入火焰中检测。这种技术虽然能实现多元素检测，但由于严重的基体干扰，所以并未得到任何实际应用。而将液体基体中的待分析物通过化学反应转化为气相的蒸气发生（vapor generation，VG）进样技术，可以基本上消除基体干扰，显著提高 AFS 的分析性能。目前实际应用中占主导地位的是 HG-AFS 联用系统。基于此，HG-AFS 作为联用系统的检测器具有很好的应用前景。HPLC 与 AFS 联用是目前形态分析中最常使用的分析手段之一。图 7-7 为高效液相色谱和氢化物发生原子荧光光谱法联用的分析系统。

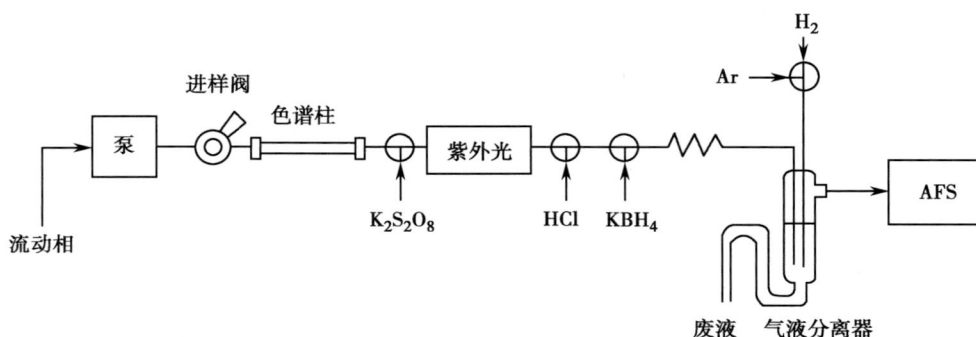

图 7-7　HPLC-HG-AFS 联用系统装置示意图

CE 分离技术分辨率高，速度快，试剂消耗少，对不同物种之间平衡扰动小；与 AFS 联用系统选择性好，灵敏度高。但 CE 流量远小于 AFS，对 CE-AFS 接口要求较高。

对于某些不能产生氢化物的有机形态金属，可通过氧化降解手段将这些有机金属化合物转化为可以产生气态氢化物的简单金属形态。氧化降解可用于柱前，也可采用柱后在线降解的形式。

三、原子荧光光谱中的干扰和消除

在分析过程中，原子荧光的干扰一般可分为荧光猝灭、光谱干扰、物理干扰和化学干扰。物理干扰和化学干扰的产生原因及消除方法与其他原子光谱分析法相同，下面主要介绍荧光猝灭和光谱干扰及相应消除方法。

1. 荧光猝灭及其消除　荧光猝灭是指激发态原子与气体分子等发生碰撞所引起的荧光强度降低的现象，是原子荧光分析中不同于原子发射和原子吸收分光光度法的一种特殊干扰效应。火焰中许多气体分子如 CO_2、N_2、H_2O、O_2、CO 等都是猝灭剂，这些分子具有很多相近的振动能级，其中一些与待测元素激发态原子的能级接近。激发态原子与这些分子碰撞时，可将它的激发能转移到分子能级中去，导致荧光猝灭。分子的猝灭能力一般按下列顺序递减：$CO_2 > O_2 > CO > N_2 > H_2 > Ar$。实验表明，惰性气体原子或分子具有原子荧光保护作用，可减少荧光的猝灭。

2. 光谱干扰及其消除　在原子荧光光谱法中,光谱干扰主要包括由分子荧光、谱线重叠和散射光等引起的干扰。前两种与原子吸收分光光度法相似,可用类似的方法加以消除。散射光干扰对原子荧光分析的影响显著,需要其他方法来消除。

散射光干扰是原子化过程中由未挥发的固体微粒对光源辐射的散射而产生的光谱干扰,是原子荧光光谱法中最常见的一类干扰。由于光源的辐射强度比荧光的强度高几个量级,因散射而进入检测系统的光辐射会对荧光信号产生严重的正干扰。

消除散射光干扰的主要方法有:①测量非共振荧光谱线。由于非共振荧光的激发波长与荧光波长不同,通过色散系统可以很方便地将其分离,因此测量直跃线或阶跃线荧光等非共振荧光谱线,是消除散射光干扰最有效的方法。②选择合适的原子化器及实验条件。可采用预混合火焰、增加火焰观测高度、提高火焰温度或使用挥发性强的溶剂来减少或消除散射光干扰。③进行背景校正。当存在散射光或分子荧光引起的背景干扰时,必须进行背景校正。校正方法与原子发射和原子吸收分光光度法相似。

四、应用示例

原子荧光光谱分析技术自建立以来,经历了近 60 年的不断发展和完善,目前可进行十多种元素及其形态的精准分析,其中大部分元素与人体健康关系密切。原子荧光光谱技术因其超高的灵敏度、出色的选择性和可以进行多元素测定等优点,现已广泛应用于环境监测、食品卫生、生物与医药检测等多个方面。例如我国颁布了《再生水水质　总砷的测定　原子荧光光谱法》(GB/T 39306—2020)和《水处理剂　砷和汞含量的测定　原子荧光光谱法》(GB/T 33086—2016),显示出原子荧光光谱法在环境保护和水质保障方面发挥了重要的作用。

1. 食品安全中的应用　食品按照原料种类可分为米面制品、果蔬制品、肉制品、蛋制品、乳制品、水产品和调味品等,含有 50 多种元素,其中具有潜在毒性的元素有近十种。有毒元素在体内蓄积到一定程度时会使机体出现各种中毒反应,因此,食品安全直接关系到人们的生活质量,特别是有毒、有害元素的含量必须符合我国食品卫生标准中的限量。例如,氢化物发生 - 原子荧光光谱法测定食品中微量硒的方法如下:准确称取一定量的食品样品(大米、茶叶、奶粉、食盐、方便面等),经硝酸 - 高氯酸微波消解,在盐酸介质中将六价硒还原为四价硒,用硼氢化钠做还原剂,生成硒化氢(SeH_4),由氩气带入原子化器,在硒空心阴极灯照射下,基态硒原子被激发至高能态,在去活化回到基态时发射出特征波长的荧光,其荧光强度在一定的范围内与硒含量成正比。需要注意的是,该方法中盐酸和还原剂硼氢化钠的浓度应适当,否则会影响测定结果。氢化物发生 - 原子荧光光谱法显示出良好的选择性,十倍于 Se 的共存离子如 K^+、Na^+、Ca^{2+}、Mg^{2+} 等不干扰测定;如 Pd^{2+}、Cu^{2+}、Ag^+ 等产生严重干扰,可用铁氰化钾做掩蔽剂加以消除。用该方法测定食品中的 Se,准确度、精密度、回收率均能达到满意结果。

2. 环境与职业卫生中的应用　环境样品种类繁多,可分为固体、液体和气体三类。固体包含土壤、沉积物、灰尘、颗粒物、矿石、岩石和动植物残骸等。液体包括地表水、地下水、海水、废水、污水、雨水、雪水、大气降水等。气体则包括大气环境中的空气、废气、工业排放气体等。环境样品的特征通常反映了环境的质量状况、污染程度或特定元素的分布等信息。蒸气发生 - 原子荧光光谱法常被用来检测环境水体中 As、Se、Cd、Pb、Sb 等元素。例如检测排污河水中的砷时,由于样品中所含有机物杂质较多,可以先加入 HNO_3+HClO_4,加热消解,在电热板上将酸赶尽,再加入硫脲 - 抗坏血酸将 As(Ⅴ) 还原为 As(Ⅲ),加入盐酸溶液($V_{HCl}:V_{水}=1:1$),定容。此溶液体系中砷与还原剂

NaBH₄ 生成挥发性砷的氢化物（AsH₃），以氩气为载体，将生成的氢化物导入原子化器进行原子化，在特制的砷空心阴极灯的照射下进行荧光光谱测定。

酸度对原子荧光光谱法测砷影响较大，因此绘制校准曲线时，标准系列的酸度必须与样品的酸度保持一致，样品处理时赶酸操作要严格控制。另外，为确保样品处理时五价砷完全转化成三价砷，定容后要放置半小时以上。

3. 生命科学中的应用　对生物样品与医药样品中微量元素的分析是近年来新兴的一门学科，与生物学、营养学、毒理学及临床医学关系密切。生物样品中有毒有害元素的含量通常为 mg/L 级甚至 µg/L 级。例如，锑及化合物具有基因毒性和致癌性，锑急性中毒时可出现呕吐、腹痛、腹泻、血尿、肝肿大、痉挛及心律失常等症状。长期低剂量接触锑化合物可引起肺功能改变、慢性支气管炎、肺气肿、早期肺结核、胸膜粘连和尘肺病等。此外，心血管系统和肾脏也会受到损害。人体中血液、唾液、尿液、指甲、头发等的锑含量可以用来有效评估人体在一段时期内对该金属的暴露水平。采用氢化物发生-原子荧光光谱法可对全血、尿液、头发等生物样本中的锑含量进行测定研究。方法：移取一定量的全血和尿液，称取一定量清洗过的头发并分别置于聚四氟乙烯消解罐中，加入硝酸和过氧化氢进行梯度升温以消解。待冷却后，加入硫脲+抗坏血酸混合溶液进行还原，用水定容，摇匀，放置30分钟充分反应，以 HCl 作为载流上机测定其荧光值，同时作试剂空白。

该实验中介质酸的种类影响较大。如果用硝酸，硝酸是强氧化性酸，遇硼氢化钾易还原成亚硝酸。亚硝酸易分解为氧化氮，随载气进入原子化器，会导致信号值降低。硫酸则具有强腐蚀性。因此，硝酸、硫酸均不适宜作载流，选择盐酸作为载流较为合适。此外，硼氢化钠的浓度对测定灵敏度也有一定影响。浓度过大，产生氢气过多，会引起荧光猝灭；浓度过低，还原高价锑的能力弱，灵敏度降低。因此，要严格控制实验条件以获得更好的灵敏度。

（牛凌梅）

思考题与习题

1. 简述原子荧光光谱法的基本原理。与原子吸收分光光度法相比，原子荧光光谱法有哪些优点？
2. 简述原子荧光定量分析的依据和方法。
3. 什么是荧光猝灭？在测定过程中如何避免荧光猝灭？
4. 用氢化物发生-原子荧光光谱法测定废水中砷含量，量取水样 10.00ml，加入 5.00ml HCl（$V/V=1:1$）、5.00ml 硫脲，定容至 25.00ml，使之与硼氢化钾反应。砷标准溶液浓度为 40.00µmol/ml，测得空白溶液、标准溶液和样品溶液的荧光强度分别为 $F_0=32$，$F_s=5\,630$，$F_x=1\,240$，求该水样中的砷含量。

第八章
原子发射光谱法

原子发射光谱法（atomic emission spectrometry，AES）是将试样用热能或电能激发，测量被激发元素所发射的光辐射，根据处于激发态的待测元素原子回到基态时发射的特征谱线的波长和强度进行分析的方法。20 世纪 50 年代，原子发射光谱法曾是测定微量元素和痕量元素的主要手段，原子发射光谱法由于存在基体效应、检测限高以及精密度差等原因，在接下来的 20 年中几乎处于停滞状态。原子发射光谱法的发展在很大程度上依赖于激发光源的改进，电感耦合高频等离子体（炬）的出现给原子发射光谱法带来了新的生机。采用电感耦合高频等离子炬作为激发光源的发射光谱法称为电感耦合等离子体发射光谱法（inductively coupled plasma optical emission spectrometry，ICP-OES），简称为 ICP 光谱法。ICP-OES 的主要特点是：①应用范围广，可对 70 多种元素进行分析，并且可进行多元素同时分析；②线性范围宽，可达 1～100ng/ml；③灵敏度高，精密度好，检出限可达 0.1～1.0ng/ml；④选择性好，基体效应较低，易建立分析方法；⑤分析速度快，用样量小。目前，ICP-OES 已成为元素分析最常用的手段之一，在环境、食品、卫生、冶金、地质、生物、农业和石油等领域被广泛应用，在卫生检验领域中常用于水质、大气、食品、生物材料等样品中的元素分析，已成为国际公认的标准分析方法。

第一节　基本原理

一、原子发射光谱的产生

原子是由原子核与绕核运动的电子组成。在正常情况下，原子均处于最低的能量状态，即基态。当原子吸收一定频率的辐射（如热能、电能、光能等）时，其最外层电子将从基态跃迁到更高能级状态的激发态。处于激发态的原子十分不稳定，在极短的时间内（10^{-8}～10^{-7}s）跃迁回到基态或能量较低的激发态，并释放出能量，同时发射出特征谱线。由 Planck 公式［见第四章式（4-1）］可知，发射谱线的波长取决于电子跃迁前后两个能级之差。由于不同元素的原子结构和外层电子排布不同，原子在被激发后，其外层电子不同的跃迁产生一系列不同波长的特征光谱线（或光谱线组），这些特征光谱线按一定顺序排列，并具有一定的强度比例。原子发射光谱是原子的电子在原子内能级之间跃迁产生的线状光谱。根据选择规则和可能的激发态，元素周期表内的每个元素都能显示出一系列的线光谱，这些线光谱对元素具有特征性和专一性，因此，可将光谱中各谱线的波长特征作为元素定性分析的依据；而这些特征光谱线的强度又与试样中该元素的含量有关，因此可以作为元素定量分析的依据。

二、原子谱线强度与待测物浓度的关系

原子谱线强度是单位体积的辐射功率或单位时间内在单位体积中发射某辐射线的总能量。在激发光源作用下，原子的外层电子在 i、j 两个能级之间跃迁，辐射的光子频率 ν 或谱线波长 λ 与两个能级的能量差 ΔE 有关，即

$$\Delta E = E_j - E_i = h\nu = hc/\lambda \qquad\qquad \text{式（8-1）}$$

式（8-1）中，E_j 和 E_i 分别是高能级 j 和低能级 i 的激发能；c 是光速；h 是普朗克常数。

$h\nu$ 反映单个光子的能量，而谱线强度 I_E 代表光谱线组的总能量。若单位体积内激发态原子数为 N_j，每个原子的跃迁概率为 A_{ij}，则测得的谱线强度为：

$$I_E = N_j A_{ij} h\nu \qquad\qquad \text{式（8-2）}$$

在一定温度下，当处于热力学平衡状态时，单位体积的基态原子数 N_0 和激发态原子数 N_j 之间遵守玻尔兹曼分布定律（Boltzmann distribution law）：

$$N_j = N_0 \frac{g_j}{g_0} e^{-\frac{E_j}{kT}} \qquad\qquad \text{式（8-3）}$$

式（8-3）中，g_j 和 g_0 分别为激发态和基态的统计权重；E_j 为激发能（J）；k 为玻尔兹曼常数，其值为 1.38×10^{-23} J/K；T 为热力学温度（K）。

将式（8-3）带入式（8-2）得：

$$I_E = A_{ij} h\nu N_0 \frac{g_j}{g_0} e^{-\frac{E_j}{kT}} \qquad\qquad \text{式（8-4）}$$

当固定实验条件时，待测元素的原子化效率 ε_a 一定，在一定浓度范围内基态原子数 N_0 与试样中待测元素的浓度 c 成正比，即有 $N_0 = \varepsilon_a c$，则：

$$I_E = A_{ij} h\nu \frac{g_j}{g_0} e^{-\frac{E_j}{kT}} \varepsilon_a c \qquad\qquad \text{式（8-5）}$$

在实验条件一定时，A_{ij}、h、ν、g_j、g_0、E_j、T、ε_a 均可视为常数，则式（8-5）可简化为：

$$I_E = Kc \qquad\qquad \text{式（8-6）}$$

式（8-6）表明，原子谱线强度与试样中被测元素浓度呈线性关系，这是原子发射光谱定量分析的基础。

第二节 电感耦合等离子体发射光谱仪

一、仪器的基本结构

电感耦合等离子体发射光谱仪由激发光源、进样系统、分光系统、检测系统和显示系统组成。

（一）激发光源

光源的作用是提供使试样中被测元素原子化和原子激发发光所需的能量，是决定光谱分析灵敏度和准确度的重要因素之一。电感耦合等离子体（ICP）光源具有温度高、能量高、试样解离效率高、单电荷离子产率高、谱线简单、成本低等特点，其在试样检测过程中具有较高的灵敏度和稳定性以及较低的背景，因而受到极大的重视。它由高频发生器和感应线圈、等离子体炬管和供气系统组成，如图8-1所示。

1. ICP 的形成　ICP 是将射频发生器提供的高频能量加到感应耦合线圈上，并将等离子炬管置于该线圈中心，因而在炬管中产生高频电磁场；用微电火花引燃，使通入炬管中的氩气电离，产生电子和离子而导电；导电的气体受高频电磁场作用，形成与耦合线圈同心的涡流区，强大的电流产生高热，从而形成火炬状等离子体。

试样由载气带入雾化系统后，以气溶胶形式进入等离子体的轴向通道，在高温和惰性气氛中被充分蒸发、电离和激发，发射出所含元素的特征谱线。

2. 等离子体炬管　炬管由三个同心的石英管（也有由其他材料做成的）组成：外层管内通入冷却气以避免等离子体炬烧坏石英管；中层管出口做成喇叭形状，通入辅助气以维持等离子体；内层管的内径为 1～2mm，由载气将试样气溶胶从内管引入等离子体。为使喷雾效果好，内管常采用锥形结构。

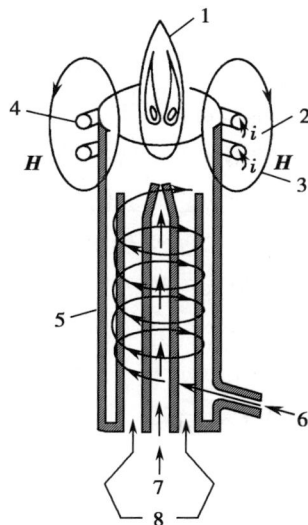

图 8-1　ICP 光源的结构示意图
1. 炬焰；2. 电流；3. 磁场；4. 感应线圈；5. 石英管；6. 冷却气；7. 载气 + 试样气溶胶；8. 辅助气；H. 磁场。

ICP 炬焰明显分为三个区域：焰心区、内焰区和尾焰区。焰心区在火焰的底部，呈白色，不透明，该区温度高达 10 000K。试样气溶胶通过这一区域时被预热，挥发溶剂和蒸发溶质，所以又称预热区。内焰区在焰心区的上方，略带淡蓝色，呈半透明，该区的温度约 6 000～8 000K。该区是被分析物质原子化、激发、电离与辐射的主要区域，所以又称测定区。尾焰区在内焰区上方，无色透明，温度较低，在 6 000K 以下，只能激发低能级的谱线。试样的气溶胶在焰心区经过约 2ms 的加热，在测定区平均停留时间约 1ms。

3. 供气系统　气流共分三路：冷却气、辅助气和载气，统称为工作气，也称等离子气。冷却气的流量为 10～20L/min，是三路气流中的主要气流，其主要作用是冷却焰炬管壁（因炬管内最大涡流处的温度可达 10 000K），将等离子体与外石英管内壁隔离，防止石英管烧融。辅助气的流量为 0.5～2L/min，其作用是把点燃的等离子焰稍向上托起，保护内管。载气又称为喷雾气，流量为 0.2～2L/min，其作用有：①使溶液提升，并通过雾化产生细的气溶胶；②使形成的气溶胶进入 ICP 而经历蒸发-原子化-激发或电离的过程。三路气体的流量是 ICP 主要参数，一般使用氩气，其主要原因是单原子惰性气体氩气的性质稳定，不与试样组分形成难解离的化合物，有良好的激发性能，而且它本身的光谱简单。

4. ICP 的特性　以 ICP 作为光源的发射光谱法（ICP-OES）具有以下特性：①ICP 的工作温度较高（6 000～8 000K），又在惰性气氛条件下，因此原子化条件较好，易于难熔化合物的分解和元素的激发，具有很高的分析灵敏度。②ICP 在形成过程中呈涡流态，当高频发生器频率较高时，等离子体因趋肤效应而呈环状。所谓趋肤效应是指高频电流密度在导体截面呈不均匀分布，即电流不是集中在导体内部而是集中在导体表层的现象。此时等离子体外层电流密度最大，对应的温度最高，中心轴线电流密度最小，对应的温度最低，有利于从中央通道进样而不影响等离子体的稳定性，避免形成能产生自吸的冷蒸气，扩大了测定的线性范围（可达 4～5 个数量级）。③ICP 通过感应线圈以耦合的方式从高频发生器获得能量，不存在电极污染。④以氩气作为载气，光谱背景干扰少，载气流速低，易于试样充分激发，并且耗样量少。

（二）进样系统

ICP 的进样方式有三种，即液体进样、氢化物进样和固体进样。液体进样方式中应用最广泛的是溶液气溶胶进样系统，即将液体转换为气溶胶后进入 ICP 中。这种进样系统由雾化器和去溶剂装置组成，常用的雾化器主要分气动式和超声波式两种。气动式雾化器与火焰原子吸收光谱仪所用的雾化器类似，它的雾化效率较低。为了提高试样的利用率，推出了超声波雾化器，用这种方式产生的雾滴比气动式要细得多，因而使引入等离子体中的样品提取率得到很大改善，一般可提高 1～2个数量级，但这种仪器价格较贵。

目前，氢化物进样方式，即生成挥发性氢化物的进样技术，在 ICP 光谱分析中的应用日益增多，并有商品化仪器出售。固体进样方式有直接粉尘进样、气化进样和悬浮物进样等方式，应用较少。

（三）分光系统

分光（色散）系统的作用是将光源产生的复合光转变为单色光。ICP-OES 的分光系统主要有固定通道（多道）型、顺序（扫描）型和全谱直读型三种。全谱直读型采用中阶梯光栅分光系统，具有色散率及分辨率高、集光本领强、结构紧凑的特点。入射光由准直镜定向到阶梯光栅上，衍射后的光经菱形透镜聚焦及分级，把不同级次互相重叠的光谱分成二维光谱并成像在阵列式检测器（如电荷耦合器件、电荷注入检测器等）上，构成全谱直读 ICP 光谱仪。所谓二维光谱，是在二维空间的横轴方向上各级光谱按波长顺序排列，在纵轴方向上按不同光谱级数顺序排列，这样可以在较小的焦面内得到较宽的波长范围，而各级光谱互不干扰的"光谱面"。全谱直读型既有多道型快速、准确的特点，又有扫描型的灵活功能。

对分光系统的要求：①ICP 光源具有很高的温度和多元素同时激发的能力，要求其分光系统具有较宽的工作波长范围，常用的波长范围是 190～780nm；②由于光谱谱线复杂，ICP 分光系统应具有较高的色散能力和分辨能力，以减少各元素间谱线重叠或光谱干扰；③具备低杂散光及高信噪比，可有效降低检出限，适于痕量及低含量元素分析；④具有良好的热稳定性，不易受温度变化的影响；⑤各种元素谱线宽度不同，要求分光系统有良好的波长定位精度（不超过 ±1pm）。

（四）检测系统

检测系统将辐射能转换为电信号进行检测，并记录光谱。主要由光电转换元件和放大读数器两部分组成。光电转换元件有光电倍增管和电荷转移器件（charge transfer device，CTD）两种。

光电倍增管作为 ICP 光谱仪的检测器每次测量只能测定一条谱线强度（或一个波长的背景强度），不能同时测量多条谱线强度及背景强度，必须进行分时测量，既费时又增加了误差。而 CTD 克服了光电倍增管的缺点，具有同时多谱线检测能力和借助计算机系统快速处理光谱信息的能力，极大地提高了发射光谱分析速度。CTD 有电荷耦合器件（charge coupled device，CCD）和电荷注入器件（charge injection device，CID）两种。与 CID 相比，CCD 由光敏单元、转移单元和电荷输出单元三部分组成，结构较简单，尺寸可变度大，易于商品化，目前应用比较广泛。

二、仪器类型

ICP 光谱仪为光电直读光谱仪。它是利用光电测量方法直接测定光谱线强度的仪器，光电直读光谱仪有多道直读光谱仪、单道扫描光谱仪和全谱直读光谱仪三种。前两种仪器以光电倍增管作为检测器，后一种采用电荷耦合器件检测器。

（一）多道直读电感耦合等离子体发射光谱仪

在光谱仪中，一个出射狭缝与一个光电倍增管构成一个光的通道，每个通道可接受一条特征谱线。多道仪器安装了多个(可达 70 个)固定的出射狭缝和光电倍增管,可接受多种元素的谱线,如图 8-2 所示。这种仪器的优点是分析速度快,准确度高,线性范围宽,可同时分析含量差别较大的不同元素,适用于较宽的波长范围,适用于固定元素(如 C、S、P 等)的快速定性、半定量和定量分析。其缺点有:由于仪器出射狭缝固定,出射狭缝间存在一定距离,使利用波长相近的谱线有困难;受环境影响较大,如温度变化时谱线易漂移;价格昂贵。

（二）单道扫描电感耦合等离子体发射光谱仪

单道扫描式光谱仪只有一个通道,这个通道可以移动,相当于出射狭缝在光谱仪的焦面上扫描移动(多由转动光栅来实现),在不同的时间检测不同波长的谱线。如图 8-3 所示,光源发出的光穿过入射狭缝后,反射到一个转动光栅上,光栅将光色散后,经反射使某一特定波长的光通过出射狭缝投射到光电倍增管上进行检测。光栅转动至某一固定角度时只允许一条特定波长的光通过出射狭缝,随光栅角度的变化,谱线从狭缝中依次通过并进入检测器,完成一次全谱扫描。与多道直读光谱仪相比,单道扫描光谱仪对波长的选择更为灵活方便,分析样品的范围更广,适用于较宽的波长范围。但由于完成一次扫描需要较长时间,因此分析速度受到一定限制。

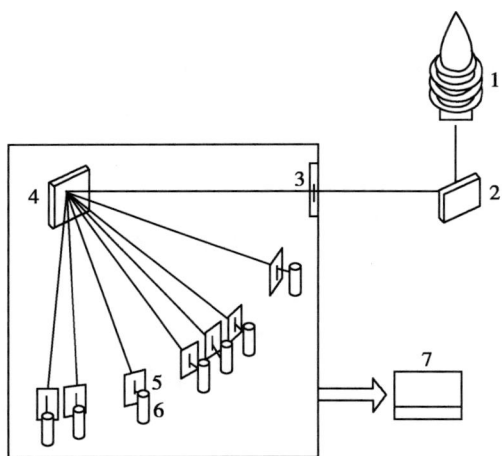

图 8-2 多道直读光谱仪示意图

1. ICP 光源；2. 反射镜；3. 入射狭缝；4. 光栅；
5. 出射狭缝；6. 光电倍增管；7. 工作站。

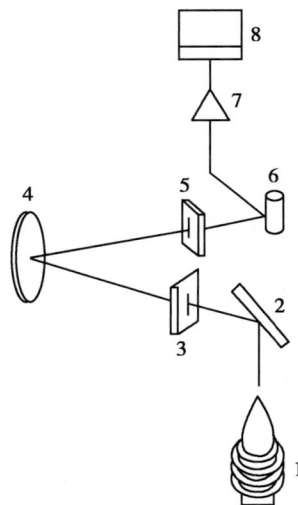

图 8-3 单道扫描光谱仪示意图

1. ICP 光源；2. 反射镜；3. 入射狭缝；4. 光栅；5. 出射狭缝；6. 光电倍增管；7. 放大器；8. 积分与读数系统。

（三）全谱直读等离子体发射光谱仪

全谱直读等离子体发射光谱仪采用中阶梯光栅分光系统和阵列检测器(常用电荷转移器件),可以检测波长在 165～800nm 范围内出现的全部谱线,在 1 分钟内完成试样中多达 70 种元素的测定。如图 8-4 所示,这类仪器具有 2 个光栅、2 个检测器。由于 CCD 是紫外型检测器,对可见光区的光谱不敏感,需部分光线穿过 Schmidt 光栅中央的空洞,在 Y 方向上进行二次色散,然后进入另一个 CCD 检测器对可见光区的光谱(400～800mm)进行检测。与前两类仪器相比,这类仪器在结构上更加紧凑、灵活,兼有多元素同时测定和任意选择分析谱线的特点,还具有自动背景校正功能,无任何活动的光学器件,因此具有较好的波长稳定性,克服了多道直读光谱仪谱线少和单道扫描光谱仪速度慢的缺点。

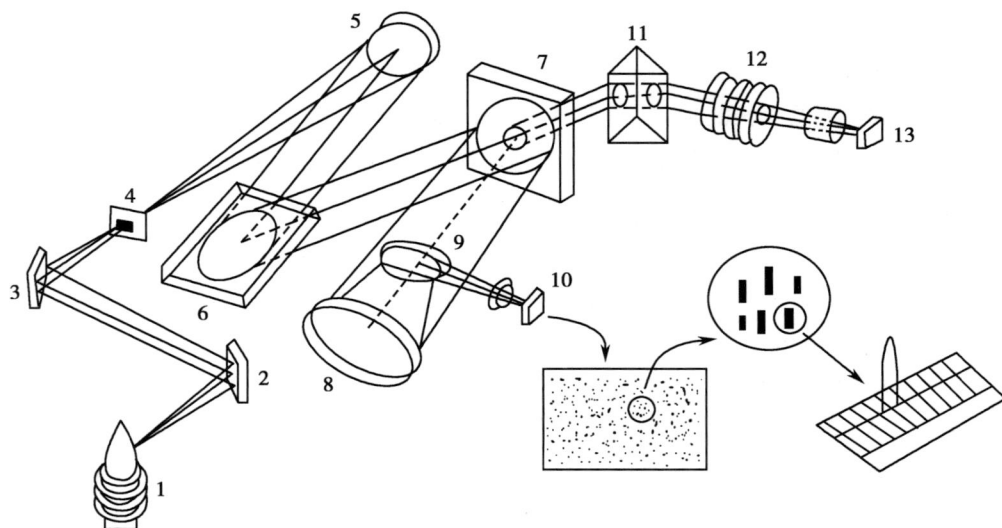

图 8-4　全谱直读等离子体发射光谱仪示意图

1. ICP 光源；2、3. 反射镜；4. 入射狭缝；5. 准直镜；6. 中阶梯光栅；7. Schmidt 光栅；8、9. 反射镜；
10. 紫外区 CCD 检测器；11. 棱镜；12. 透镜；13. 可见光区 CCD 检测器。

第三节　原子发射光谱法实验技术及应用

一、ICP 光谱法分析条件选择

在 ICP 光谱分析中，需要选择的工作条件很多，其中分析线、载气流量和观测方式是影响方法灵敏度和准确度的主要因素。

1. 分析线　分析线与背景线强度均随功率的增大而增强。增大功率有利于降低化学干扰的影响，但当高频功率增大到某一数值后，背景的增长超过谱线的增强。因此要选择一个合适的高频功率，使分析线强度最大，背景低，干扰少。

2. 载气流量　在一定范围内，增大载气流量可以使进入 ICP 的样品量增大，谱线强度随之增强。但载气流量增大会造成炬管内温度降低以及待测元素在 ICP 内停留时间缩短，使谱线强度减弱。因此载气流量应通过实验进行选择，以寻找最佳值。一般选择氩气作为载气，氩气的性质稳定，不与试样形成难解离的化合物，而且它本身的光谱简单。

3. 观测方式　包括观测的高度和方向。等离子体的温度呈梯度变化，即火焰尖部温度最低，火焰根部温度最高。测定不同元素时，要考虑加热时间和测定高度（火焰尖部和根部之间的最佳区域）。易电离、易激发的元素需选择较高的测定高度，因测定高度越高，越接近火焰尖部，温度就越低。不易挥发、难激发的元素在激发时需要较高的温度，测定高度以较低为宜。

ICP-OES 中等离子体观测方向包括垂直观测、水平观测和双向观测。垂直观测也称径向观测，是光学系统从等离子体的侧面观测，具有仪器设计简单、散热性能好及易于排除废气的优点。在进行单元素分析时，可以调整观测的最佳位置以获得最大灵敏度，避免背景干扰，更适合复杂基体的样品分析，矩管寿命较长；当同时分析多元素时，只能取一个固定的最佳测定高度，此位置由操作者根据实际需要调整。水平观测也称轴向观测，是从等离子体的尾端观测，可观测到试样元素在整个中央通道所发射出的谱线，仪器的信噪比更高、检出限更低。双向观测具有同时进行垂直与水平观测的能力,可同时分析试样中痕量、微量及常量元素,扩展了测定的动态范围。

观测方式的选择取决于试样的浓度和基体。对于微量、痕量元素的分析及简单的基体试样,宜采用水平观测方式;对于一些基体较复杂的有机试样、高盐试样等,宜采用垂直观测方式。

4. 标准溶液与试样配制 应考虑多元素检测时的混合标准溶液和溶液的酸度等问题。原子吸收分光光度法配制的是单元素标准溶液,而ICP发射光谱法则是将待测定元素按规定分成数组,配制混合标准溶液,而不是随意将几种元素混合配制成标准溶液。因此在多元素同时分析时要具备除空白溶液外的2~3种混合标准溶液。采用各种消化法制成溶液后,均需作试剂空白,标准溶液的介质和酸度应与试样溶液一致,特别是在低浓度测定时尤其要注意。当标准溶液和试样溶液的酸度与基体不同时,应采用内标法(以钇为内标物较好,因为在一般试样中不存在钇)和标准加入法测定。

二、应用示例

ICP-OES具有快速、灵敏、用样量小、同时进行不同浓度级的多种元素检测等特点,已广泛应用于环境、食品、化工、冶金、地矿、医药卫生等领域。

1.《食品安全国家标准 婴幼儿食品和乳品中钙、铁、锌、钠、钾、镁、铜和锰的测定》(GB 5413.21—2010)中规定,使用电感耦合等离子体原子发射光谱法(ICP-OES)测定,推荐使用的分析谱线见表8-1。

表8-1 推荐使用的分析谱线

元素	分析谱线波长/nm
Ca	315.887, 317.933
Mg	279.553, 280.270
Fe	234.350, 238.204, 259.940
Mn	257.610
Cu	324.754, 327.395
Zn	202.548, 206.200
K	766.491
Na	588.995, 589.592

2. 环境中金属元素的测定 人类社会的发展离不开环境,环境的质量直接影响到人类的生存和健康。环境污染、生态破坏和资源枯竭已经影响到了全球范围内的人们,人体健康也受到了极大的影响。因此,环境保护对于地球的可持续发展、人类的健康和福祉都具有非常重要的意义。习近平总书记指出,"历史地看,生态兴则文明兴,生态衰则文明衰",道出了生态环境状况与文明发展兴衰的直接关系。所以说,生态环境保护是功在当代、利在千秋的事业,建设生态文明是中华民族永续发展的千年大计。在国家市场监督管理总局和国家标准化管理委员会发布的国家标准《镍铁 碳、硫、硅、磷、镍、钴、铬和铜含量的测定 火花源原子发射光谱法》(GB/T 42794—2023)中,将火花源原子发射光谱法应用于镍铁合金化学检验领域,实现了镍铁中碳、硫、硅、磷、镍、钴、铬和铜多元素的同时、快速、准确检测。

(姜 泓)

思考题与习题

1. 简述电感耦合等离子体发射光谱法的定性、定量分析依据。

2. 简述 ICP 光源的工作原理及性能特点。

3. 如何选择 ICP-OES 的分析条件？

4. 精密量取某含 Pb 血液样品 0.5ml，以酸消解处理后，赶酸，移入 5ml 容量瓶中，用纯水稀释至刻度。进样 1ml，信号响应值为 466.8。以对照品溶液浓度（μg/L）为横坐标（x），信号响应值为纵坐标（y），得到 Pb 的线性方程为 $y = 3.56 + 10.78x$（$R^2 = 0.999\ 1$）。试计算血液样品中 Pb 的含量（μg/L）。

第九章
电位分析法

电位分析法是电化学分析法的一种。电化学分析法（electroanalytical chemistry）是将电极插入被测溶液中，组成一个化学电池，通过测量该电池的电学参数或参数的变化，确定被测组分的浓度。

测量的电学参数主要有：电位（电动势）、电导、电量及电流-电压曲线等。依据测量的电学参数不同，电化学分析法可分为以下几种。

电位分析法（potentiometry）是通过测量被测溶液组成的化学电池的电池电动势（电位）来求得被测组分的浓度，分为直接电位法和电位滴定法。依据电位与被测组分浓度的关系直接进行测定的方法称为直接电位法（direct potentiometry）。通过测量电位的变化来确定滴定终点的方法称为电位滴定法（potentiometric titration）。电位滴定法不用指示剂确定终点，不受溶液颜色、浑浊度等的影响，适合有色溶液或浑浊溶液中某些物质的测定，以及无合适指示剂时的滴定。电导分析法（conductometric analysis）是以被测溶液的电导为测量参数的方法。伏安分析法（voltammetry）是通过测量电解过程中所得电流-电压曲线来确定溶液中被测组分浓度。库仑分析法（coulometry）是以测量通过电解池的电量求得被测组分含量的方法。在上述电化学分析法中，电位分析法在卫生分析中应用得最多。

电化学分析法除具有快速、灵敏、准确的特点外，与其他方法相比，它还可以测定元素的价态，并且给出元素的活度（a），而不像其他方法测定的是浓度（c），这对于生命科学研究具有特别重要的意义。同时该方法还具有仪器简单、价格低廉、线性范围宽、易于实现自动化等优点，在卫生检验、医药分析、环境监测等领域得到广泛应用，在自动监测、在线分析和活体分析中发挥着重要作用。

第一节　电位分析法基础

一、化学电池

实现化学能和电能相互转化的装置称为化学电池（electrochemical cell）。化学电池分原电池（galvanic cell）和电解池（electrolytic cell）两种。能自发地将化学能转变为电能的装置称为原电池；与此相反，需要消耗外电源电能，将其转变为化学能的装置称为电解池。

1. **原电池的构成**　丹聂尔电池是典型的原电池，如图 9-1 所示。它是将一块 Zn 板插入 $ZnSO_4$ 溶液中，一块 Cu 板插入 $CuSO_4$ 溶液中，两溶液间由饱和 KCl 盐桥相连通。当外电路用导线接通时，就会有电流产生，并在两个电极上发生氧化还原反应。

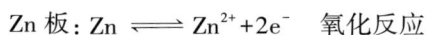

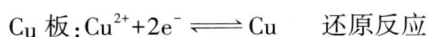

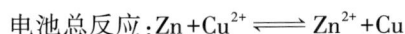

$$Zn \text{ 板}: Zn \rightleftharpoons Zn^{2+} + 2e^- \quad \text{氧化反应}$$

$$Cu \text{ 板}: Cu^{2+} + 2e^- \rightleftharpoons Cu \quad \text{还原反应}$$

$$\text{电池总反应}: Zn + Cu^{2+} \rightleftharpoons Zn^{2+} + Cu$$

由于金属 Zn 比 Cu 活泼,所以 Zn 板失去电子成为 Zn^{2+} 进入溶液,发生氧化反应。Cu^{2+} 得到电子在 Cu 板上析出金属 Cu,发生还原反应。

通常把电池中的两个电极按其电位高低分为正极和负极,电位高的为正极(丹聂尔电池中的 Cu 极),电位低的为负极(丹聂尔电池中的 Zn 极)。而不论是原电池还是电解池,IUPAC 规定发生还原反应的电极为阴极(cathode),发生氧化反应的电极为阳极(anode)。要注意:在原电池中,因正极上发生的是还原反应,所以是阴极;而负极上发生氧化反应,则是阳极。

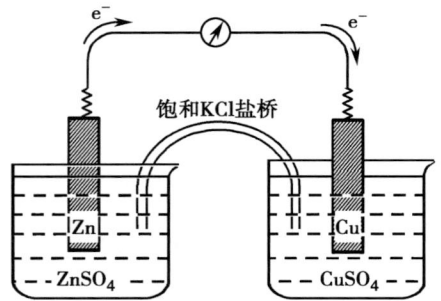

图 9-1 丹聂尔电池示意图

电位分析法利用的是原电池的原理,而其他几种电化学分析法则利用的是电解池的原理(关于电解池将在第十章中介绍)。

2. 原电池的表示 为了便于描述,常用符号来表示原电池,并有如下规定:

(1)将负极(即发生氧化反应的电极)写在左边,正极(即发生还原反应的电极)写在右边。

(2)用化学式表示电池中各物质的组成,并在括号中注明其状态。气体注明压力(p),溶液给出活度或浓度(a/c),固相注明(s),纯液体注明(l)。

(3)用单线"|"表示能产生电位差的两相界面,用双线"‖"表示盐桥。

图 9-1 所示的丹聂尔电池可以表示为:

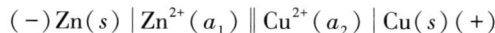

$$(-)Zn(s) \mid Zn^{2+}(a_1) \parallel Cu^{2+}(a_2) \mid Cu(s)(+)$$

一个原电池可以看作是由两个半电池组合而成,如 $Zn \mid Zn^{2+}(a)$ 称作一个半电池。习惯上,把一个半电池又称作一个电极,如 Zn 电极应指 Zn 板及相应的 Zn^{2+} 溶液,而不单指 Zn 板。

二、电池电动势和电极电位

1. 电池电动势 当把原电池两极用导线连通时,便有电流通过。若通过的电流无限小时,电池两极的端电压即是该电池的电动势(cell potential)。电池电动势实质上就是原电池内各个相界面上相间电位的代数和。如丹聂尔电池主要存在以下几个相间电位:

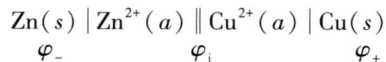

$$\underset{\varphi_-}{Zn(s) \mid Zn^{2+}(a)} \underset{\varphi_j}{\parallel} \underset{\varphi_+}{Cu^{2+}(a) \mid Cu(s)}$$

(1)金属 Zn 与 Zn^{2+} 溶液之间的相间电位,称为负极电位 φ_-。

(2)金属 Cu 与 Cu^{2+} 溶液之间的相间电位,称为正极电位 φ_+。

(3)两种不同溶液($ZnSO_4$ 与 $CuSO_4$)接界面上的电位,称为液体接界电位,简称液接电位 φ_j。

(4)两金属板(Zn 与 Cu)之间用导线相连,其电位称为接触电位 $\varphi_{接}$。

其中,液接电位 φ_j 可以通过使用盐桥将其降至很小。接触电位 $\varphi_{接}$ 一般很小,常可忽略不计。所以电池电动势($E_{电池}$)主要由正、负两个电极的电极电位决定,即

$$E_{电池} = \varphi_+ - \varphi_-$$

2. 电极电位的形成 金属晶体中都含有金属离子和自由电子,将金属插入含该金属离子的溶液时,金属相中的离子可以自金属相转入溶液,而将电子留在金属上,使金属带负电。溶液中由于

有了多余的金属离子而带正电,在两相的界面上形成双电层,产生电位差。相反,金属离子也可以自溶液进入金属相中,使金属上有多余的正电荷。两种倾向同时存在,只是在不同的条件下,两者进行的程度不同。究竟是以哪一种倾向为主,取决于金属的性质,或者说是金属离子在溶液相中的稳定性。

以 Cu 电极为例,Cu^{2+} 在金属相中的稳定性大于溶液相,这时溶液中的 Cu^{2+} 进入金属相中,使金属相带正电。溶液中由于少了正离子而显示出带负电,在金属与溶液的界面上形成了双电层,如图9-2所示。

由于双电层的建立,溶液中的 Cu^{2+} 进入金属相的速度减慢,同时使金属相中的 Cu^{2+} 进入溶液相的速度加快,最后达到一个动态平衡状态,在金属与溶液界面上形成一个稳定的电位差即电极电位。

对于 Zn 电极,由于 Zn^{2+} 在溶液相中稳定,则金属中的 Zn^{2+} 进入溶液相中,使金属相带负电,溶液相带正电。同样,达到平衡时,形成稳定的电极电位。

3. 电极电位的测量　电极电位的绝对值是无法测量的。因为当电位差计的一端与待测电极相连时,另一端必须经过另一个导体才能与电解质溶液接触,因此必然形成一个固-液界面,构成第二个电极,此时测得的便是这个电池的电动势,即两电极的电位差值。

通常,不必知道电极电位的绝对值,而是通过确定一个共同的标准电极,其他电极都与之进行比较,得到其相对电位值即可。

IUPAC 规定在任何温度下标准氢电极(standard hydrogen electrode,SHE)的电极电位都为"零",并以此作为测量标准。标准氢电极的电极组成为:

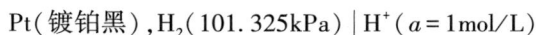

$$Pt(镀铂黑),H_2(101.325kPa)\,|\,H^+(a=1mol/L)$$

它是将镀铂黑的铂片插入含有氢离子的溶液中,并不断通氢气。H_2 的压力为 101.325kPa,H^+ 的活度为 1mol/L。如图9-3所示。

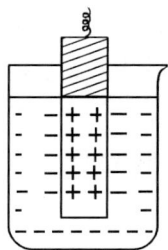

图9-2　电极电位形成示意图　　　　图9-3　标准氢电极示意图
　　　　　　　　　　　　　　　　　　　1. 铂黑电极;2. H_2。

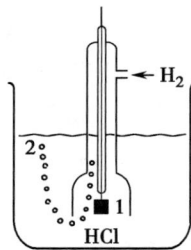

电极反应为:$2H^+ + 2e^- \rightleftharpoons H_2\uparrow$(铂片只起导体的作用,不参与电极反应)。

对任一给定电极,将其与标准氢电极组成原电池,测定电池的电动势。在已消除液接电位的前提下,测得的电动势即是该电极的电极电位。

例如,将铜电极与氢电极组成的原电池:

$$(-)标准氢电极\,\|\,铜电极(+)$$

测量该电池的电池电动势,测得值就是铜电极的电极电位。

$$E_{电池} = \varphi_{铜} - \varphi_{氢} = \varphi_{铜} - 0 = \varphi_{铜}$$

关于电极电位的正负,IUPAC 规定:电子从外电路由标准氢电极流向该电极的,电极电位定为正值,如上述铜电极。反之,电子通过外电路由该电极流向标准氢电极的,电极电位为负值。

由于很难准确控制氢离子的活度为 1mol/L,氢电极的装置和氢气的纯化比较复杂,而且对外界条件十分敏感,使用很不方便,所以在实际工作中,并不采用 SHE 作为标准电极测量其他电极的电极电位,而是采用结构比较简单、电位值稳定的电极来代替。首先,将这种电极与标准氢电极组成电池,准确测定其电极电位值。然后用它作为标准电极去测量其他电极的电极电位值。此类电极称为参比电极,属于二次标准电极。

需要说明的是,在电动势测量时,只允许有很微弱的电流通过,即在准平衡状态下进行,否则测量结果会产生误差。其原因有两个:一是当通过电池的电流较大时,由于电极反应,电极附近相应的离子浓度会发生变化,使电极电位改变;二是由于电池存在较大内阻,电流通过会产生电压降,使电动势测量产生误差。

三、液接电位和盐桥

1. 液接电位 φ_j 的产生　在组成不同或组成相同但浓度不同的两种溶液的界面上,离子将由于浓度差的作用在两溶液的接界面相互扩散。正、负离子的扩散速率不等,会引起电荷分离,在两溶液的界面上形成一定的电位差,称为液接电位(liquid-junction potential)。液接电位的大小主要受两溶液的 pH 之差、离子种类和浓度之差的影响。

以两个浓度不同的盐酸溶液 HCl(c_I=0.01mol/L) | HCl(c_{II}=1mol/L)的接界面为例,如图 9-4A 所示,由于 $c_I < c_{II}$,在溶液的界面处存在浓度差,H^+ 和 Cl^- 将由浓度较大的 II 相向浓度较小的 I 相扩散。由于两种离子的性质及体积不同,H^+ 的扩散速率比 Cl^- 快几倍。在一定时间内,通过界面的 H^+ 比 Cl^- 要多,因而破坏了两溶液的电中性,使 I 相带正电,II 相带负电,两相之间形成了双电层。双电层

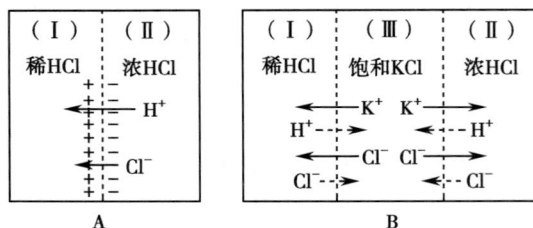

图 9-4　液接电位的形成及消除示意图
A. 液接电位的形成; B. 液接电位的消除。

的产生反过来使 H^+ 的扩散减慢,Cl^- 的扩散加快,最后达到动态平衡,形成电位差 φ_j。

若相互接界的两溶液不仅浓度不同,而且所含离子种类也不相同,界面上的扩散更为复杂,但最终都会形成一定的液接电位。液接电位可高达 30~40mV,往往难以准确计算和测量。在实际工作中要设法将液接电位减小到可以忽略的程度,最常用的方法就是在两个溶液之间连接一个"盐桥"。

2. 盐桥　盐桥(salt bridge)是在 U 形的细玻璃管中装入用琼脂固定的饱和 KCl 溶液,然后与两溶液相连。这样就由原来的 I/II 界面变成了 I/III 和 III/II 两个接界面,如图 9-4B 所示。由于 KCl 的浓度很高(>4mol/L),液接处的扩散主要是 KCl 向两边溶液的扩散,而 K^+ 和 Cl^- 的扩散速率几乎相等,所以在 I/III 和 III/II 两个界面处形成的液接电位都很小(如 0.1mol/L HCl | 3.5mol/L KCl 界面的液接电位只有 3.1mV),且大小相近、符号相反,这两者又可以相互抵消一部分,以致液接电位可减小至约 ±1mV。

盐桥内充的电解质多为饱和 KCl 溶液,当不宜采用 KCl 时,也可采用 KNO_3。

盐桥有各种构型,如图9-5A为U形盐桥,图9-5B为参比电极自身溶液作为盐桥的形式,图9-5C为双盐桥形式。

四、能斯特方程

电极电位的大小不仅与组成电极的物质本质有关,还与其活度(浓度)以及温度等因素有关。能斯特方程(Nernst equation)表示电极电位与组成电极的物质及其活度、温度之间的关系。

图9-5 常见的几种盐桥形式

对任意一个给定电极,其电极反应可写为如下通式:

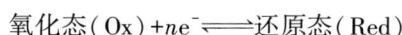

$$氧化态(Ox) + ne^- \rightleftharpoons 还原态(Red)$$

其能斯特方程为:

$$\varphi = \varphi^0 + \frac{RT}{nF} \ln \frac{a_{Ox}}{a_{Red}} \qquad 式(9\text{-}1)$$

式(9-1)中,φ为(还原)电极电位(V);φ^0为电极的标准电极电位,指25℃时参与反应的所有物质(反应物和产物)的活度都等于1mol/L时的电极电位,各电极的φ^0值可从有关的手册中查到;R为气体常数,数值为8.314J/(mol·K);T为绝对温度(K);n为反应中的电子转移数;F为法拉第常数,数值为96 485C/mol;a_{Ox}为氧化态物质的活度(mol/L);a_{Red}为还原态物质的活度(mol/L)。

若将自然对数换算成常用对数,则式(9-1)可表示为:

$$\varphi = \varphi^0 + \frac{2.303RT}{nF} \lg \frac{a_{Ox}}{a_{Red}} \qquad 式(9\text{-}2)$$

通常,工作温度为25℃(T=298K),将所有的常数代入公式,则:

$$\varphi = \varphi^0 + \frac{0.059\,2}{n} \lg \frac{a_{Ox}}{a_{Red}} \qquad 式(9\text{-}3)$$

由式(9-3)可以看出,电极电位的大小由电极的本质φ^0及参与电极反应的物质的氧化态和还原态的活度决定。

例如,铜电极的电极反应为:$Cu^{2+} + 2e^- \rightleftharpoons Cu$

电极电位:$\varphi = \varphi^0 + \frac{0.059\,2}{2} \lg \frac{a_{Cu^{2+}}}{a_{Cu}}$ (25℃)

还原态是纯金属铜,其活度a_{Cu}规定为1。电极电位公式可简化为:

$$\varphi = \varphi^0 + \frac{0.059\,2}{2} \lg a_{Cu^{2+}}$$

即φ随$a_{Cu^{2+}}$的变化而改变,与$\lg a_{Cu^{2+}}$呈线性关系,斜率为0.059 2/2(V)或59.2/2(mV)。

因此,能斯特方程通式可写为:

$$\varphi = \varphi^0 + \frac{0.059\,2}{n} \lg a_{i^{n+}}$$

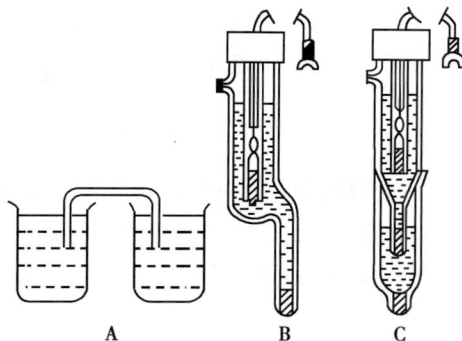

在能斯特方程中，a_i 是离子活度，指离子作为完全独立的运动单位时所表现出来的浓度，即离子的有效浓度。活度 a_i 与浓度 c_i 的关系为：

$$a_i = \gamma_i \cdot c_i (\gamma_i \text{ 为活度系数})$$

稀溶液（$a_i < 10^{-3}$mol/L）时，$\gamma_i \approx 1$，则 $a_i \approx c_i$。浓溶液时 $\gamma_i < 1$，则 $a_i < c_i$。

活度系数 γ_i 的大小与溶液中的离子强度 I 呈一定的关系。离子强度 I 与溶液中所有离子的浓度与其各自所带电荷数（Z）平方的乘积的总和成正比，即

$$I = \frac{1}{2}(c_1 Z_1^2 + c_2 Z_2^2 + c_3 Z_3^2 + \cdots)$$

活度系数与离子强度的计算公式较复杂，可用德拜-尤格尔公式表示为：

$$\lg\gamma_i = 0.512 Z_i^2 \frac{\sqrt{I}}{1 + 0.328\alpha_i\sqrt{I}}$$

式中，α_i 是与水化离子有效直径有关的常数（单位为 10^{-10}m）。由公式可以看出，当离子强度 I 固定时，则 γ_i 也相应地固定。

第二节　电位分析法原理和离子选择电极

一、电位分析法原理

将两支电极插入待测溶液，组成一个原电池，两支电极分别与酸度计两极相连，测量该电池的电动势，如图9-6所示。其中一支电极是参比电极，其电极电位恒定、已知。另一支电极是指示电极，其电极电位随溶液中待测离子浓度的变化而变化。

$$\varphi_{指} = \varphi^0 + \frac{2.303RT}{nF}\lg a_i (\text{当 } a_i \text{ 为正离子活度时})$$

我国生产的酸度计（或毫伏计）通常将连接参比电极的一端设置为正极，连接指示电极的一端为负极，由此得出：

$$E_{电池} = \varphi_+ - \varphi_- = \varphi_参 - \varphi_指 = K - \frac{2.303RT}{nF}\lg a_i \qquad \text{式（9-4）}$$

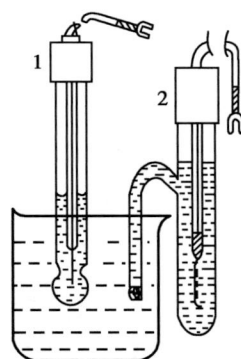

图9-6　参比电极与指示电极组成原电池示意图
1.指示电极；2.参比电极。

式中，K 为 φ^0 和 $\varphi_参$ 合并后的常数。如果电极实际的正负极性恰好相反，则采用"–mV"档测量，或显示测量值为负值。

电池电动势（$E_{电池}$）的变化反映了指示电极的电极电位（$\varphi_指$）变化，即反映了待测离子活度（a_i）的变化。$E_{电池}$ 与待测离子活度的对数（$\lg a_i$）呈线性关系，这就是电位分析法定量测定的依据。

下面分别介绍电位分析法中常用的参比电极和指示电极。

（一）参比电极

参比电极（reference electrode）是指在温度、压力一定的条件下，其电极电位准确已知，且不随待

测溶液组成的变化而改变的电极。要求参比电极结构简单,使用方便,电极电位的重现性和稳定性好。常用的参比电极是甘汞电极和银/氯化银电极。

1. 甘汞电极 甘汞电极(calomel electrode)的电极电位通过与标准氢电极相比较测量而准确已知,其结构如图9-7所示。

电极由两个玻璃管组成,内管盛汞和甘汞的糊状混合物,浸在饱和 KCl 溶液中,用脱脂棉塞紧下端,其中封一段铂丝作为连接导线。外管内充 KCl 溶液,下端用多孔陶瓷封接,使电极内充溶液不至流出,而又能与被测溶液相互连通。

电极表示式为:$Hg \mid Hg_2Cl_2(s), Cl^-(a) \parallel$

电极反应为:$Hg_2Cl_2(s) + 2e^- \rightleftharpoons 2Hg(l) + 2Cl^-$

电极电位为:$\varphi = \varphi^0 + \dfrac{2.303RT}{nF} \lg \dfrac{a_{Hg_2Cl_2}}{a_{Hg}^2 \cdot a_{Cl^-}^2}$

$$\varphi = \varphi^0 - 0.0592 \lg a_{Cl^-} \quad (25℃) \qquad 式(9\text{-}5)$$

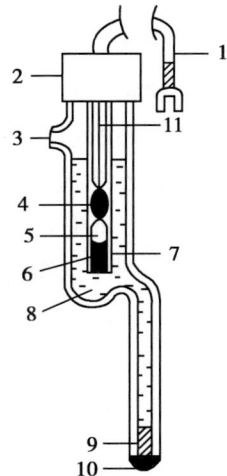

图 9-7 甘汞电极示意图

1.电极引线;2.绝缘体;3.侧管;4.汞;5.甘汞糊;6.石棉或纸浆;7.玻璃管;8.饱和 KCl 溶液;9.素烧瓷片;10.橡皮帽;11.铂丝。

由式(9-5)可见,温度一定时,电极电位的大小取决于 Cl^- 的浓度。当电极内充 KCl 溶液的浓度固定时,电极电位的大小也就确定了。按 KCl 溶液浓度不同,甘汞电极分为三种,其25℃时的电极电位见表9-1。

表 9-1 三种甘汞电极的电极电位值(25℃)

KCl 浓度	φ/V
0.1mol/L	0.336 5
1.0mol/L	0.282 8
饱和	0.243 8

其中,饱和甘汞电极(saturated calomel electrode, SCE)最常用,它属于电极内充溶液自身作为盐桥的形式。

饱和甘汞电极使用时应注意以下事项:①若电极内充液 KCl 对待测溶液有影响,如测定 Cl^- 或 Ag^+ 时,KCl 的扩散会影响待测离子浓度,这时应使用双盐桥甘汞电极。第二盐桥内充溶液可为 KNO_3 或 NH_4NO_3 溶液。②KCl 溶液要能浸没甘汞糊体,且液面要高于试液的液面,以免污染电极本身。③电极内要保持有一定量的 KCl 晶体,以确保溶液为饱和,使电极电位稳定。④使用时要打开加液孔塞,电极下端的多孔陶瓷不能阻塞,电极内液体中不能有气泡阻断,以保证电极接触良好。⑤电极的使用温度范围为0~70℃。

2. 银/氯化银电极 银/氯化银电极(silver-silver chloride electrode)是在银丝上镀一层氯化银,然后浸入 KCl 溶液中组成,见图9-6中的参比电极。

电极表示式为:$Ag \mid AgCl(s), Cl^-(a)$

电极反应为:$AgCl(s) + e^- \rightleftharpoons Ag(s) + Cl^-$

电极电位为:$\varphi = \varphi^0 - 0.0592 \lg a_{Cl^-} \quad (25℃)$

由式可见,温度一定时,电极电位的大小取决于 Cl^- 的活度,当电极内充 KCl 溶液浓度固定时,电极电位的大小也就确定了。

　　KCl 溶液浓度分别为 0.1mol/L、1mol/L 及饱和时，银 / 氯化银电极 25℃时的电极电位分别为 0.288 0V、0.235 5V 和 0.200 0V。

　　银 / 氯化银电极的特点是结构更为简单、性能可靠、使用方便，该电极可制成很小的体积，可在高于 60℃时使用，多用作离子选择电极的内参比电极。

　　（二）指示电极

　　指示电极（indicator electrode）的电极电位随待测离子活度（浓度）的变化而变化，并且二者之间的关系符合能斯特方程。这一特性也称为电极对待测离子呈能斯特响应。

　　按电极电位产生机理的不同，指示电极分为两大类：基于电子转移的氧化还原电极和基于离子交换的离子选择电极。

　　基于电子转移的氧化还原电极如前面介绍的铜电极和锌电极等都属此类。它们的电极电位随溶液中响应离子活度的改变而改变。但这类电极作为指示电极却不常用，原因是此类电极容易受溶液中共存的氧化、还原物质的干扰，电位值不稳定，重现性差。

　　具有普遍实用价值的指示电极是离子选择电极。离子选择电极的特点是都有一个敏感膜，故也称（薄）膜电极（membrane electrode）。不同电活性物质组成的敏感膜对不同的离子产生选择性响应，其电极电位的形成是基于电极膜上的离子交换。

　　随着离子选择电极的研制与发展，电位分析法得到了广泛的应用。目前商品化离子选择电极已有几十种，可直接或间接测定 50 多种离子，如 H^+、K^+、Na^+、Ca^{2+}、F^- 等。特别是气敏电极、生物敏感膜和化学修饰电极的出现，使电位分析法不仅能够用于测定 CO_2、NH_3、HCN、SO_2 等多种气体，还可用于测定许多有机化合物和生物组分，如尿素、葡萄糖、胰岛素、多巴胺等。离子选择电极在医学、生物、卫生及环境等领域有很好的应用前景。

二、离子选择电极

　　1. 离子选择电极的结构　　离子选择电极（ion-selective electrode，ISE）的结构如图 9-8 所示。它是将敏感膜用粘接剂封装在电极管的一端，管内装有电极内充液和内参比电极。

　　对于不同的待测离子，离子选择电极敏感膜的组成和性质不同。对构成膜的电活性物质的要求是：①在水中的溶解度足够小，如玻璃、聚合树脂、难溶无机化合物；②电极膜上含有待测离子或与溶液中待测离子有适当结合，如离子交换或结晶化；③具有离子导电性和不易被损坏，有良好的化学稳定性，耐酸碱，抗氧化还原干扰。

　　内参比电极多为银 / 氯化银电极。电极内充液一般至少含有两种成分，一种是电极膜敏感离子即待测离子，另一种是内参比电极所需的 Cl^-。

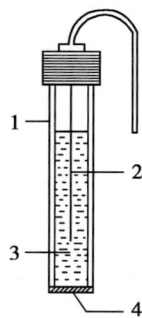

图 9-8　离子选择电极的结构

1. 电极外套管；2. 内参比电极；3. 内充液；4. 敏感膜。

　　也有些离子选择电极不用内参比电极和内参比溶液，而是在晶体膜上压一层银粉，把导线直接焊在上面，制成全固态电极。或者是将电极膜敏感物质涂在金属丝、金属片上或者碳棒上，制成涂层电极。

　　2. 离子选择电极的电极电位　　离子选择电极的电极电位（φ_{ISE}）主要由两部分组成：内参比电极电位和膜电位：

$$\varphi_{ISE} = \varphi_{内参} + \varphi_{膜} \qquad 式（9-6）$$

内参比电极的作用是将膜电位导出。当电极内充液固定时,内参比电极的电极电位即确定,这时离子选择电极电位的变化主要由膜电位的变化引起。

膜电位的产生机制一般倾向于离子交换学说。当离子选择电极插入待测溶液中时,电极膜与溶液就产生两个界面,一个是敏感膜与内充液间的界面,一个是敏感膜与待测溶液间的界面。由于膜及内充液、待测溶液中都含有待测离子,在两个界面上因待测离子的浓度不同,所以会产生离子扩散或交换,即溶液相与膜相间的相互扩散。而在不同相中的离子,其扩散速率不同,经过一定时间后达到平衡,在两个界面上形成两个相间电位$\varphi_{内}$和$\varphi_{外}$,其差值即是膜电位$\varphi_{膜}$。

$$\varphi_{膜} = \varphi_{外} - \varphi_{内} = \frac{2.303RT}{nF}\lg a_{i外} - \frac{2.303RT}{nF}\lg a_{i内}$$

代入式（9-6）,则

$$\varphi_{ISE} = \varphi_{内参} + \varphi_{膜} = \varphi_{内参} + \frac{2.303RT}{nF}\lg a_{i外} - \frac{2.303RT}{nF}\lg a_{i内}$$

由于电极内充液一定,所以$\frac{2.303RT}{nF}\lg a_{i内}$和$\varphi_{内参}$都是确定的,可以合并为一个常数$\varphi_{ISE}^0$,则

$$\varphi_{ISE} = \varphi_{ISE}^0 \pm \frac{2.303RT}{nF}\lg a_i \qquad 式（9-7）$$

即离子选择电极的电极电位与待测离子的活度呈能斯特响应。式（9-7）中,"$\pm$"是指当待测离子为阳离子时用正号"$+$",为阴离子时用负号"$-$";n指离子价态数。

3. 离子选择电极的分类及常用类型　离子选择电极的种类很多,根据膜的组成和性质,IUPAC建议对离子选择电极作如下分类。

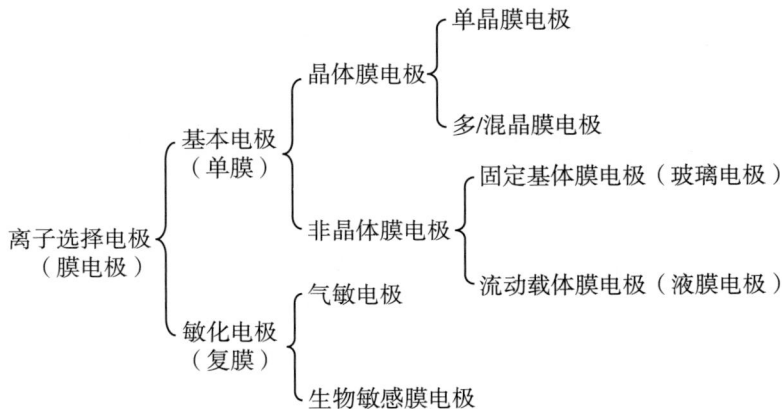

```
                                     ┌ 单晶膜电极
                        ┌ 晶体膜电极 ┤
            ┌ 基本电极  │           └ 多/混晶膜电极
            │ (单膜)   │           ┌ 固定基体膜电极（玻璃电极）
离子选择电极┤          └ 非晶体膜电极┤
（膜电极）  │                       └ 流动载体膜电极（液膜电极）
            │          ┌ 气敏电极
            └ 敏化电极  ┤
              (复膜)   └ 生物敏感膜电极
```

只有一个膜的电极称单膜电极或原电极。下面分别介绍各种类型的电极。

（1）pH 玻璃（膜）电极:pH 玻璃电极（pH glass electrode）是研究最早、应用最广泛的离子选择电极。它对溶液中的H^+有选择性响应,能指示溶液中的氢离子活度,是单膜电极,属于非晶体膜电极中的固定基体膜电极。

1）pH 玻璃电极（pH glass electrode）的结构:见图9-9。

它的敏感膜是由特殊玻璃制成薄膜状球泡,玻璃泡壁厚约$50\mu m$,将其封接在对离子不响应的

玻璃电极管的一端。电极管内充入内充液，再插入银/氯化银内参比电极。电极内充液一般为 0.1mol/L HCl 溶液，这样 H^+ 满足了膜的要求，而 Cl^- 满足了内参比电极的要求。

2）pH 玻璃电极膜电位的产生：玻璃膜的成分主要是 SiO_2（72%）及 Na_2O（22%）、CaO（6%）。SiO_2 形成立体网状结构，Na^+ 占据其空隙，可在其间自由移动。玻璃电极在使用前必须先在蒸馏水或 pH 4 的缓冲溶液中浸泡活化，形成水化层。此时玻璃水化层（Gl）中的 Na^+ 与水中的 H^+ 发生交换，使水化后的玻璃膜表面上的 Na^+ 几乎全被 H^+ 所代替。离子交换反应如下：

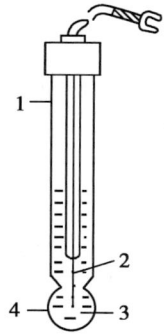

图 9-9 pH 玻璃电极
1. 高阻玻璃；2. Ag/AgCl 内参比电极；3. 内充液；4. pH 敏感玻璃膜。

$$H^+ + Na^+Gl^- \rightleftharpoons Na^+ + H^+Gl^-$$

这样按前述膜电位产生的机理，玻璃电极插入待测溶液后，由于玻璃膜相和待测溶液相中 H^+ 浓度不同，产生离子扩散交换，形成膜电位，也即对溶液中的 H^+ 产生响应，电极电位 φ_{ISE} 的大小随溶液中 H^+ 活度的变化而变化。

3）pH 玻璃电极的选择性：任何一种离子选择电极都不是只对一种离子有响应的专属电极，pH 玻璃电极也是如此。它不仅能响应 H^+，还能对 Na^+、K^+、NH_4^+ 等离子有响应，只是响应的程度不同而已。pH 玻璃电极对各种阳离子的响应顺序是：$H^+ \gg Na^+ > K^+ > NH_4^+$。pH 玻璃电极对 H^+ 的响应约为对 Na^+ 的 10^9 倍或更大。

通常情况下 Na^+、K^+ 等离子对 H^+ 测定产生的干扰不明显，但当待测溶液的 pH 较大（如 pH>9）时，H^+ 活度很低，溶液中若有 Na^+、K^+ 共存，尤其是 Na^+ 浓度较大时，就会对 H^+ 的测定产生误差。即电极除对 H^+ 有响应外，对 Na^+ 也有响应，致使测定的结果比实际的 pH 偏低，也就是产生所谓的"钠差"或"碱差"。

pH 玻璃电极在测定 pH<1 的试液时，测定值比实际 pH 偏高，称为"酸差"。因此一般的 pH 玻璃电极的测定范围是 pH 1~9。使用性能改进的锂玻璃膜时，可使 pH 玻璃电极的测定范围扩大至 pH 1~14。

若改变玻璃膜的组成，加入并调整 Al_2O_3 和 B_2O_3 的比例，可制成分别对 Na^+、K^+、Li^+、Ag^+ 等离子响应的电极。

4）pH 玻璃电极使用时的注意事项：①使用前 pH 玻璃电极需在蒸馏水或 pH 为 4 的缓冲溶液中浸泡 8~24 小时或更长，以使玻璃膜表面活化。暂时不用时可浸泡于蒸馏水中。②一般 pH 玻璃电极的使用范围是 pH 1~9，锂玻璃膜 pH 玻璃电极的测定范围扩大为 pH 1~14。③电极膜特别薄，使用、存放时要十分小心。安装时电极底部要比参比电极略高一些，以免碰碎或擦伤。④不能测定含 F^- 的溶液和具有脱水性的溶液。⑤电极使用时，膜表面不能有气泡，更换溶液冲洗电极后，要用滤纸吸干水分，不要擦拭，以免改变电极表面状态。⑥对于将 pH 电极与参比电极组合在一起制成的复合 pH 电极（结构见图 9-10），须将其浸泡在含 KCl 的 pH 为 4 的缓冲溶液中。⑦不对称电位：如果 pH 玻璃电极内部和外部溶液的 H^+ 浓度相同，内、外参比电极也相同，那么测得的电池电动势按理应该为零，但实际上总有一个较小的电位值存在，称之为不对称电位。其产生的原因不是十分清楚，目前认为可能与玻璃膜内、外两个表面上的张力不同有关，用已知 pH 的标准缓冲溶液进行定位校正，可消除其影响。

（2）氟离子选择性电极：氟电极（fluoride electrode）是对
F^-呈能斯特响应的电极，电极结构见图9-8。它的电极膜由难
溶的氟化镧（LaF_3）单晶制成，属于晶体膜电极。在其中掺杂
少量EuF_2，以增大膜的导电性。内参比电极是银/氯化银电
极。电极内充液为0.1mol/L NaF和0.1mol/L NaCl，以分别满
足膜和内参比电极的要求。氟电极是目前性能好、应用广的
商品化离子选择电极，用于饮用水、含氟牙膏等样品中氟离子
的测定。

与其他离子选择电极一样，它的电极电位也是包括膜电位和
内参比电极电位两部分。电极电位表示式为：

$$\varphi = \varphi^0 - 0.059\,2\lg a_{F^-} \quad （25℃）$$

图 9-10　复合 pH 玻璃电极示意图
1. 玻璃膜；2. 多孔陶瓷；3. Ag/AgCl
电极；4. 外参比电极；5. pH 玻璃电
极；6. 可移动胶套；7. 加电极液孔；
8. 饱和 KCl 溶液；9. 保护支架。

氟离子选择性电极的选择性较高，如1 000倍的其他卤素离
子X^-、NO_3^-、PO_4^{3-}、HCO_3^-等离子都不干扰F^-的测定。但由于一些
化学反应的影响，F^-电极在使用时要注意控制实验条件，如测定
要求在pH 5~7的酸度范围内进行，因为溶液pH太低时，F^-与H^+间有如下反应：

$$H^+ + 2F^- \rightleftharpoons HF + F^- \rightleftharpoons HF_2^-$$

形成的HF和HF_2^-不能被电极响应，影响F^-的浓度，使测定结果偏低；溶液pH太高时，OH^-又
与LaF_3发生如下反应：

$$LaF_3 + 3OH^- \rightleftharpoons La(OH)_3 + 3F^-$$

该反应的发生使电极膜表面形成$La(OH)_3$层，对电极性能产生影响，并且释放出的F^-会使测
定结果偏高。故分析测定时需加入pH缓冲剂，调节并控制溶液的pH。

此外，若溶液中共存有Al^{3+}、Fe^{3+}等离子时，又会与F^-发生配位反应，使F^-的浓度降低，干扰F^-
的测定。所以，测定时需加入配位剂如柠檬酸钠，以掩蔽上述金属离子，将F^-释放出来。

除F^-电极外，常用的晶体膜电极还有Cl^-电极。Cl^-电极的敏感膜是由AgCl和Ag_2S难溶盐混
合压制而成，属混晶膜电极，它对Cl^-呈能斯特响应。

另外，还有一类非均相膜电极，该电极的敏感膜是将难溶盐均匀分散到一种憎水的惰性材
料如硅橡胶、聚乙烯或石蜡中，经加热后压制而成。如碘电极是将AgI分散于硅橡胶中压制而
成。此类电极主要用于测定I^-、Br^-、Cl^-等阴离子，其特点是膜的机械性能好，但所需响应时间
稍长。

以上电极在使用前，需在约10^{-3}~10^{-2}mol/L待测离子的溶液中浸泡1~2小时。测定标准溶液
前，应首先在蒸馏水中清洗电极，使空白电位值达到规定数值。

（3）流动载体膜电极：流动载体膜电极也称液膜电极（liquid membrane electrode），该类电极的
敏感膜是将待测离子的盐或螯合物等溶于有机溶剂中形成液态离子交换剂，将其渗透到一种憎水
惰性材料如聚氯乙烯（PVC）、素陶瓷、乙酸纤维素等多孔材料中制成的液态膜。如Ca电极就是将
双对异辛基苯基磷酸钙渗透到PVC中制成的，其电极的结构见图9-11。其电位产生原理、性能等与
晶体膜电极基本相似。

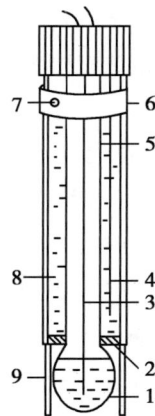

改进的流动载体膜电极的敏感膜是将待测离子的螯合物或离子缔合物等直接溶于聚氯乙烯中。聚氯乙烯用有机溶剂如四氢呋喃溶解，再向其中加入少量增塑剂（如邻苯二甲酸二丁酯等），待溶剂挥发后即成。与待测离子相结合的电活性载体物质包括阴离子、阳离子和中性大环类化合物。各种季铵盐、碱性染料等为带正或负电荷的电活性载体。作为载体的中性有机大分子包括天然抗生素、大环化合物、非离子表面活性剂等。如测定 K^+ 的电极就是以缬氨霉素为电活性载体物质（中性）制成的电极，而且该电极已商品化，用于钾钠自动分析仪中。这类膜电极的主要特点是膜柔软、有弹性、机械性能好。

图 9-11　流动载体膜电极
1. 浸有液态离子交换剂的多孔液膜；2. Ag/AgCl 内参比电极；3. 玻璃或塑料管；4. 液态离子交换剂；5. 电极内充液。

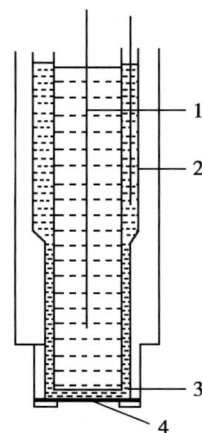

还可将含有相应电活性物质的 PVC 膜溶液直接涂在金属丝或石墨棒上制成涂丝或涂棒电极（也称涂碳电极）。这种电极结构简单、便于微型化，可用于活体分析。

（4）气敏电极：气敏电极（gas sensing electrode）是一类对气体分子敏感的电极，属于分子选择性电极。它将指示电极与参比电极组合为一体，成为复合电极，也称作探头。其结构见图 9-12。

把参比电极和指示电极共同置于一个气敏电极的外套管中，在管的一端封装透气膜，常用聚四氟乙烯薄膜。因电极包含透气膜和指示电极敏感膜两种膜，故称为复膜电极。透气膜的作用一是将内电解质溶液与待测溶液隔开，二是只允许气体通过，溶液及离子均不能通过。管内装有内电解质溶液，它是待测气体参加反应的介质，随测定的气体不同，其组成也不相同。

图 9-12　气敏电极示意图
1. 指示电极内充液；2. Ag/AgCl 参比电极；3. 电解质溶液；4. 气体渗透膜。

分析测定时，将复合气敏电极插入试液中，试液中的气体通过透气膜扩散进入电极管内，与电极管内的内电解质溶液发生化学反应，使内电解质溶液的组成和性质发生变化。如果是使得 H^+ 浓度发生改变，可选用 pH 玻璃电极作指示电极。H^+ 浓度的改变与电极插入试液中达到平衡后，通过透气膜进入电极内的气体量有关，因而电极电位的改变反映了待测试液中气体的浓度。

如 SO_2 气敏电极是以 pH 玻璃电极为指示电极，电极内电解质溶液为 $NaHSO_3$ 水溶液。把 SO_2 气敏电极插入试液中，试液中的 SO_2 通过透气膜扩散进入电极内部，并与 H_2O 发生反应：

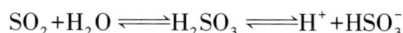

$$SO_2 + H_2O \rightleftharpoons H_2SO_3 \rightleftharpoons H^+ + HSO_3^-$$

反应生成的 H^+、HSO_3^- 与 SO_2 的解离常数 K_a 为：

$$K_a = \frac{[H^+][HSO_3^-]}{[SO_2]}$$

因内电解质溶液中已有浓度较大的 $NaHSO_3$，由 SO_2 反应产生的 HSO_3^- 对于 HSO_3^- 的浓度影响很小，其浓度可认为是恒定的，则：

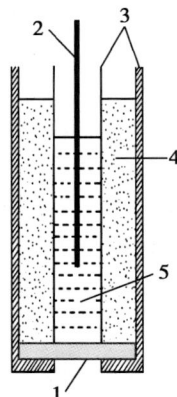

$$[\mathrm{H^+}] = K_a \frac{[\mathrm{SO_2}]}{[\mathrm{HSO_3^-}]} = K[\mathrm{SO_2}]$$

式中，

$$K = \frac{K_a}{[\mathrm{HSO_3^-}]}$$

生成的 $\mathrm{H^+}$ 使溶液的 pH 发生改变，由 pH 玻璃指示电极产生响应。由于 pH 的变化与试样溶液中 $\mathrm{SO_2}$ 的浓度成比例，故可指示出试液中 $\mathrm{SO_2}$ 的含量。

常用的气敏电极还有 $\mathrm{CO_2}$、$\mathrm{NH_3}$、HCN 及 $\mathrm{NO_2}$ 等气敏电极。

（5）电化学生物传感器：又称为生物敏感膜电极，是将生物体内某些具有选择性识别功能的物质做成电极膜，用来测定生物体内某些成分，特别是有机成分的一类电极。这类电极在医药、卫生领域得到深入研究与应用（详见第十一章第四节）。

4．离子选择电极的性能　为了正确使用离子选择电极，使测定结果准确可靠，必须了解离子选择电极的性能。评价离子选择电极的性能主要从以下几个方面：线性范围、检出限、电极斜率、选择性、响应时间、电极稳定性、重现性和电极寿命等。

（1）线性范围：理论上离子选择电极的电极电位随待测离子活度的变化而变化，并且符合能斯特方程，即 $\varphi_{\mathrm{ISE}} = \varphi_{\mathrm{ISE}}^0 \pm \dfrac{2.303RT}{nF} \lg a_i$。以 $E_{电池}$ 对 $\lg a_i$ 作图，得到响应曲线（图 9-13）。

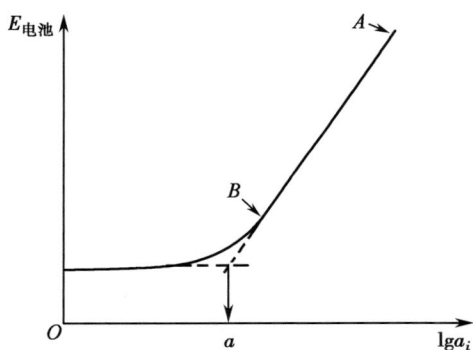

图 9-13 电极响应曲线

a. 检出限。

从能斯特方程看，任何活度下 $E_{电池}$ 与 $\lg a_i$ 都应该呈直线关系。但在实际测定过程中，随着离子活度的改变，电极电位的变化只在一定活度范围内符合能斯特方程，即 $E_{电池}$-$\lg a_i$ 曲线为直线。当活度降低到一定数值后，电极电位的变化率变小，直至电极电位基本不变，$E_{电池}$ 与 $\lg a_i$ 不再符合能斯特方程。把符合能斯特方程的活度（浓度）范围称作电极的线性范围，即曲线上 AB 段。

电极只能在此活度范围内进行定量测定。一般离子选择电极的线性范围为 $10^{-5} \sim 10^{-1}\mathrm{mol/L}$，有的电极的线性范围下限可低至 $10^{-6}\mathrm{mol/L}$ 或 $10^{-7}\mathrm{mol/L}$。电极的线性范围越宽，可适用的试样浓度范围也相应越宽。

（2）检出限：从响应曲线上看，当溶液离子活度低于线性范围下限时，电极电位的变化率减小。浓度再减小时，$E_{电池}$ 几乎不再改变，曲线变平坦，也就是说电极响应值不再改变。电极能够定性检测出的最小浓度称为电极的检出限。IUPAC 推荐检出限的测定方法是：将响应曲线的直线部分延长，与 $E_{电池}$ 不再改变的曲线平坦部分所作切线的交点所对应的活度 a（或浓度）即为检出限（见图 9-13 中横轴上的 a 点）。

影响检出限的因素较多，其中最主要的是电极膜的性质，如膜的溶解度。以 $\mathrm{Cl^-}$ 电极为例，电极膜由 AgCl 和 $\mathrm{Ag_2S}$ 沉淀混合压制而成，AgCl 解离出的 $\mathrm{Cl^-}$ 浓度根据沉淀溶度积计算，约为 $10^{-5}\mathrm{mol/L}$。当试液中 $\mathrm{Cl^-}$ 浓度低于这一浓度（如为 $10^{-6}\mathrm{mol/L}$ 或 $10^{-7}\mathrm{mol/L}$）时，膜溶解产生的 $\mathrm{Cl^-}$ 就不容忽视，这时电极响应产生的电位值就主要由膜溶解的 $\mathrm{Cl^-}$ 浓度决定，是一个基本不变的值。响应曲线的过渡段则由膜溶解的 $\mathrm{Cl^-}$ 与试液中原有的 $\mathrm{Cl^-}$ 的浓度共同决定。此外，电极膜的制备以及膜的预处理、溶液的组成、温度以及测定过程中的搅拌速度等都对检出限有影响。

离子选择电极通常也有检测上限，一般为 $1\mathrm{mol/L}$ 或 $0.1\mathrm{mol/L}$。虽然该浓度以上电极也有响应，但浓溶液会腐蚀电极膜,缩短电极寿命,而且液接电位也不稳定,影响测定结果的准确度。

（3）电极斜率：电极斜率是指在响应曲线的线性范围内,待测离子浓度每变化 10 倍所引起的电极电位的变化值,用 s 表示。由能斯特方程可知,电极斜率的理论值为 $2.303RT/nF$（V）,25℃时一价离子为 59.2mV,二价离子为 29.6mV。实际电极的斜率常有偏离,一般电极实际斜率达到理论值的90% 以上时,认为电极性能较好,如一价离子在 54～61mV 时即可。

（4）选择性：理想的电极应是只对指定的一种离子产生响应,但实际上任何一种离子选择电极都不是只对特定离子才响应的专属电极,它除了对待测离子 i 有响应外,对其他离子也会有响应,只是程度不同而已。用选择性系数（selectivity coefficient, $K_{i,j}$）来表示其他共存离子 j 对响应离子 i 的干扰程度,即

$$K_{i,j} = \frac{a_i}{a_j^{Z_i/Z_j}}$$

式中,a_i 表示待测离子的活度；a_j 表示干扰离子的活度；Z_i、Z_j 分别表示 i、j 离子的电荷数；$K_{i,j}$ 表示产生相同电位时,待测离子 i 与干扰离子 j 的活度比。

例如 $K_{i,j}=0.01$,若 $Z_i/Z_j=1$,表明当 j 离子活度是 i 离子的 100 倍时,二者产生的响应相同。反过来说,i、j 两种离子共存时,若 $a_i=a_j$,则 j 离子产生的响应只是 i 离子的 1/100,即响应信号的大小主要由 i 离子决定,j 离子的干扰较小。显然 $K_{i,j}$ 越小,表示 j 离子的干扰越小,电极对 i 离子的选择性越高。

需要说明的是,一种离子选择电极对不同的共存离子的响应程度是不同的。不同的离子有不同的 $K_{i,j}$,需要分别测定。因此,普遍适用的离子选择电极能斯特方程应写为：

$$\varphi_{ISE} = \varphi_{ISE}^0 \pm \frac{2.303RT}{nF}\lg\left(a_i + \sum_j K_{i,j} a_j^{Z_i/Z_j}\right) \tag{式（9-8）}$$

显然,电极电位是由试液中共存的各种离子共同决定的,$K_{i,j}$ 小或 a_j 小,则后一项可以忽略。一般认为 $K_{i,j} < 10^{-2}$ 时,干扰可忽略。由于 $K_{i,j}$ 是反映离子选择电极的重要性能指标之一,商品化电极都提供不同干扰离子的选择性系数。

选择性系数 $K_{i,j}$ 的实用意义：①作为选择适当的离子强度调节剂的参考；②作为试样预处理时选用试剂的参考；③可以用来估计干扰离子带来的误差。

（5）响应时间：响应时间是指从离子选择电极和参比电极共同插入待测试液起到电极电位值稳定时所需要的时间。影响电极响应时间的因素主要有：①膜的性质：膜的结构、组成不同,膜的厚度及光洁度不同,响应时间也就不同。②溶液的性质：包括待测离子浓度、离子强度、共存干扰离子等。③测试液温度：试液的温度升高,响应时间可缩短。

（6）电极稳定性和重现性：电极稳定性是指电极电位随时间的变化情况。电极电位单方向的变化称为漂移,一般认为漂移≤2mV/8h 为合格。通常盐桥液接部位堵塞是造成电位测量时不稳定的主要原因。电极重现性是指电极多次重复测定时,电位值之间的吻合程度。

（7）电极寿命：电极寿命是指保持能斯特响应功能的时间。它与电极的种类、结构、使用以及保管等有关。一般电极可使用一年或几年,而有些电化学生物传感器的寿命只有几天或几小时。

第三节　直接电位法分析技术

一、定量分析方法

直接电位分析法就是将参比电极和离子选择电极插入待测溶液中,测定该电池的电动势。电

池电动势随溶液中待测离子活度的变化而变化，并且符合能斯特方程。

$$E_{电池} = \varphi_参 - \varphi_指 = K \pm \frac{0.059\,2}{n} \lg a_i \quad （25℃）$$

由于 K 包含了 $\varphi_{内参}$、$\varphi_{外参}$ 以及液接电位等，所以无法计算出它的数值；也无法根据 $E_{电池}$ 直接计算出离子的活度 a_i。当测定离子为正离子时，式中的"±"符号为"-"；当测定离子为负离子时，符号为"+"。实际工作中定量分析常采用以下方法。

1. 标准曲线法　配制待测离子的标准溶液系列，按由稀至浓的顺序依次测定其电池电动势，绘制 $E_{电池}$-$\lg c$ 标准曲线。在完全相同的条件下，测定试样溶液的 E_x，由标准曲线查找对应的 $\lg c_x$，然后计算出它的浓度。准确计算可采用回归方程。

由于标准溶液系列是按浓度进行配制的，并且实际工作中常要求测定的也是试液中待测离子的浓度，而能斯特方程是电池电动势 $E_{电池}$ 与离子活度 a_i 的关系，因此需要将活度转变成浓度。

已知活度与浓度的关系为：

$$a_i = \gamma \cdot c_i$$

式中，γ 是活度系数，它与溶液的离子强度 I 有关，当 I 一定时，γ 也确定。当在标准溶液系列和试样溶液中都加入一定量浓度较大、但不干扰测定的惰性电解质溶液时，两者的离子强度都大大增加，而且主要由加入的电解质溶液来决定，则两者的活度系数 γ 也一定且相等。能斯特方程可进一步改写为：

$$E_{电池} = K \pm \frac{2.303RT}{nF} \lg a_i$$
$$= K \pm \frac{2.303RT}{nF} \lg \gamma \cdot c_i$$
$$= K \pm \frac{2.303RT}{nF} \lg \gamma \pm \frac{2.303RT}{nF} \lg c_i$$

由于 γ 一定，将 $\frac{2.303RT}{nF} \lg \gamma$ 合并到常数 K 中，用 K' 表示。电池电动势 $E_{电池}$ 与溶液中待测离子的浓度关系即符合能斯特方程。

$$E_{电池} = K' \pm \frac{2.303RT}{nF} \lg c_i \qquad\qquad 式（9-9）$$

把这种浓度较大、但不干扰测定的惰性电解质溶液叫作离子强度调节剂。如测定 Cl^- 时，常在试样和标准溶液中都加入 0.1mol/L KNO_3 溶液。有时除了需要加入离子强度调节剂外，还需要加入 pH 缓冲剂和掩蔽剂。如测定 F^- 时，加入的成分包括 NaCl、HAc-NaAc 和柠檬酸钠，这三种成分总称为总离子强度调节缓冲剂（total ion strength adjusting buffer, TISAB）。其作用是：①NaCl 用来调节和控制溶液的离子强度；②HAc-NaAc 用以调节并控制溶液的 pH；③柠檬酸钠与溶液中共存的 Fe^{3+}、Al^{3+} 等离子配合，掩蔽其干扰；④可使液接电位稳定，电极响应时间缩短。

使用标准曲线法要求试样溶液与标准溶液的测定条件完全相同，以使常数 K' 值相同，这样测定结果才能准确。如应使用同一台仪器、同一对电极及相同的温度等，而且绘制标准曲线应与测定试样在同一次实验中进行。标准曲线法特别适用于大批量试样的测定。

2. 标准比较法　当分析的试样数量不多时，为避免绘制标准曲线的麻烦，可采用标准比较法。具体方法是：测量一个已知浓度为 c_s 的标准溶液的电池电动势 E_s，再测量试样溶液（浓度为 c_x）的电池电动势 E_x。

$$E_s = K + s\lg\gamma_s c_s \qquad\qquad 式（9\text{-}10）$$

$$E_x = K + s\lg\gamma_x c_x \qquad\qquad 式（9\text{-}11）$$

式中，s 为电极实际斜率，并且已知。由于在两溶液中都分别加入离子强度调节剂，则 $\gamma_s = \gamma_x$。将以上两式相减即可求出 c_x。

$$\Delta E = E_x - E_s = s\lg\frac{c_x}{c_s}$$

$$\frac{\Delta E}{s} = \lg\frac{c_x}{c_s}$$

$$c_x = c_s 10^{\Delta E/s} \qquad\qquad 式（9\text{-}12）$$

若待测离子为阴离子，则令 $\Delta E = E_s - E_x$；电极斜率未知时，可先测量两个标准溶液的电池电动势，求出电极斜率 s。

例如：测定溶液的 pH 时使用比较法。式（9-10）和式（9-11）可改写为：

$$E_s = K - s\lg a_s = K + s\mathrm{pH_s}$$

$$E_x = K - s\lg a_x = K + s\mathrm{pH_x}$$

$$E_x - E_s = s(\mathrm{pH_x} - \mathrm{pH_s})$$

$$\mathrm{pH_x} = \mathrm{pH_s} + \frac{(E_x - E_s)}{s} \qquad\qquad 式（9\text{-}13）$$

实际上，测定 pH 时，无须按上式进行计算。测定时，首先将电极插入标准缓冲溶液中，用仪器上的"定位"旋钮将读数调节至其所对应的 $\mathrm{pH_s}$，然后测定未知试样，仪器给出的即是试样溶液的 $\mathrm{pH_x}$。这种方法叫作单点校正法。

电极的斜率 $s = 2.303RT/nF$，随溶液温度而改变。测定 pH 时，先要测定溶液的温度，再调节仪器上的"温度补偿"。

为了使测定更准确，现有仪器采用两点法进行校正。即在前述"定位"校正的基础上，再将电极插入另一 pH 标准缓冲溶液中，用仪器上的"斜率"旋钮将读数调节至其所对应的 $\mathrm{pH_s}$，进行二次校正，然后测定未知试样的 $\mathrm{pH_x}$。为减小误差，校正仪器用的 pH 标准缓冲溶液与试样溶液的 pH 应尽量接近，即测定不同 pH 范围的试样溶液，选用不同的 pH 标准缓冲溶液给仪器"定位"和调节"斜率"。

最常使用的几种标准缓冲溶液在不同温度下的 pH 见表9-2。

表9-2　标准缓冲溶液在不同温度下的 pH

温度/℃	0.05mol/L 邻苯二甲酸氢钾	0.025mol/L KH_2PO_4 和 Na_2HPO_4	0.01mol/L $Na_2B_4O_7$
10	3.998	6.923	9.332
15	3.999	6.900	9.276
20	4.002	6.881	9.225
25	4.008	6.865	9.180
30	4.015	6.853	9.139
35	4.024	6.844	9.102
40	4.035	6.838	9.068

3. 标准加入法 标准曲线法要求标准溶液和试样溶液具有相近的离子强度和组成,否则会引起测量误差。当待测试样溶液成分比较复杂、离子强度较大时,无法采用加入某些试剂的方法来使标准溶液和待测溶液的离子强度和组成一致或相近。为避免由此产生的误差,可采用标准加入法,即将标准溶液加入试样溶液中进行测定。依据加入标准溶液的次数可分为一次和多次(连续)标准加入法,方法如下。

首先,测得体积为 V_x、浓度为 c_x 的试样溶液的电位值为 E_1,然后在试样溶液中加入体积为 V_s、浓度为 c_s 的标准溶液,测得电位值为 E_2。由能斯特方程可得:

$$E_1 = K + s\lg\gamma' c_x \qquad\qquad 式(9\text{-}14)$$

$$E_2 = K + s\lg\gamma'' \frac{V_s c_s + V_x c_x}{V_s + V_x} \qquad\qquad 式(9\text{-}15)$$

将以上两式相减:

$$\Delta E = E_2 - E_1 = s\lg \frac{\gamma''(V_s c_s + V_x c_x)}{\gamma'(V_s + V_x)c_x}\ (若\ E_2 > E_1) \qquad\qquad 式(9\text{-}16)$$

设加入标准溶液后试样溶液的成分变化较小,加入的标准溶液对试样溶液的离子强度影响不大,则可认为:$\gamma' = \gamma''$,并且加入的标准溶液的体积 V_s 远小于试液的体积 V_x 时,式(9-16)可写为:

$$\Delta E = s\lg \frac{(V_s c_s + V_x c_x)}{V_x c_x}$$

将上式整理后取反对数得:

$$10^{\frac{\Delta E}{s}} = \frac{V_s c_s}{V_x c_x} + 1$$
$$c_x = \frac{V_s c_s}{V_x} \times (10^{\frac{\Delta E}{s}} - 1)^{-1} \qquad\qquad 式(9\text{-}17)$$
$$= \Delta c(10^{\frac{\Delta E}{s}} - 1)^{-1}$$

式(9-17)中,$\Delta c = \dfrac{V_s c_s}{V_x}$。

根据测得的 E_1 和 E_2 值,即可求得待测物质的含量。用标准加入法分析时,通常要求:电极的斜率 s 已知,并且加入标准溶液的体积比试样溶液的体积小 100 倍,浓度大 100 倍,使标准溶液加入后的电位变化达 15～40mV。

二、直接电位法的准确度

直接电位法的误差是由电池电动势测量误差所致。影响电动势准确测量的因素很多,如测量仪器(电位差计或酸度计)本身的测量精度、液接电位的影响、电极的响应特性、响应时间、溶液的温度和组成变化等。

电动势测量误差引起的浓度测定误差可通过对能斯特方程微分求得:

$$dE = \frac{RT}{nF} \cdot \frac{1}{c} dc$$

$$\Delta E = \frac{RT}{nF} \cdot \frac{\Delta c}{c}$$

$$\frac{\Delta c}{c} = \frac{nF}{RT} \cdot \Delta E \approx 39n \cdot \Delta E \qquad\qquad 式(9-18)$$

由式(9-18)可以看出,电动势测量误差的大小直接影响浓度测定结果的相对误差。若电动势测量误差为 ±1mV(±0.001V),对测量一价离子浓度的相对误差为 3.9%,二价离子为 7.8%。可见减小电动势测量误差即可提高测量准确度。

三、电位分析仪器

电位分析法所用仪器包括测量电池电动势的仪器即电位差计,也叫毫伏计或酸度计,还包括两类电极,即指示电极(离子选择电极)和参比电极。为缩短电极响应时间,测定离子浓度时常用电磁搅拌器搅拌溶液,但测定 pH 时通常不进行搅拌。

由于离子选择电极的内阻通常很高(可达 $10^8 \sim 10^{13}\,\Omega$),所以要求测量仪器的输入阻抗应大于电极内阻的 1 000 倍以上,才能使测量误差小到约 0.1% 的程度。

第四节　电位滴定法

电位滴定法是借助滴定过程中指示电极电位的突跃来确定化学计量点,由此计算出被测组分的含量,又称为间接电位法。

电位滴定法特别适合有色溶液、浑浊溶液以及无合适指示剂时某些物质的滴定。只要有合适的指示电极,电位滴定法就可用于各种类型的滴定反应,采用各种滴定方式。

一、电位滴定法的基本原理

电位滴定时,随着滴定剂的加入,滴定剂与待测组分发生化学反应,使待测组分或与待测组分有化学计量关系的组分的浓度不断变化,指示电极的电位也随之发生相应的改变,在化学计量点附近产生电位突跃。依据滴定突跃发生时所用滴定剂的体积及其浓度,可计算出待测组分的含量。

电位滴定法的具体操作方法是:量取一定体积的待测溶液,插入选择好的指示电极和参比电极,向内滴加滴定剂。每加入一定量的滴定剂,待反应达到平衡时,测量并记录电池电动势 E。通常,滴定开始时,每加入滴定剂 5.00ml,记录一次数据。以后逐渐减少每次的加入量,在化学计量点附近,每加入 0.10ml 或 0.20ml,记录一次数据,以便准确地确定化学计量点。

二、确定化学计量点的方法

有如下三种确定化学计量点的方法。以 0.100 0mol/L $AgNO_3$ 标准溶液滴定 Cl^- 的电位滴定数据为例,见表 9-3。

表中第一列为 $AgNO_3$ 滴定剂的加入体积(V),第二列为平衡时相应的电动势(E)测得值,第三、四列为相邻电动势之差(ΔE)和相邻体积之差(ΔV),第五列为电动势差除以体积差,即一次微商值($\Delta E/\Delta V$),第六列为相邻一次微商之差除以相邻平均体积之差,即二次微商值($\Delta^2 E/\Delta V^2$)。

表9-3 0.100 0mol/L AgNO₃ 标准溶液滴定 Cl⁻ 的电位滴定数据

V_{AgNO_3}/ml	E/mV	ΔE/mV	ΔV/ml	$\Delta E/\Delta V$/(mV/ml)	$\Delta^2 E/\Delta V^2$
0.10	114	16	4.90	3.3	
5.00	130	15	3.00	5.0	
8.00	145	23	2.00	11.5	
10.00	168	34	1.00	34	
11.00	202	8	0.10	80	
11.10	210	14	0.10	140	600
11.20	224	26	0.10	260	1 200
11.30	250	53	0.10	530	2 700
11.40	303	25	0.10	250	−2 800
11.50	328	36	0.50	72	−1 780
12.00	364				

1. 滴定曲线法 以 AgNO₃ 标准溶液滴入体积 V 为横坐标，测得的电池电动势 E 为纵坐标绘制 E-V 曲线，如图 9-14A 所示。曲线上突跃部分的中点即斜率最大处所对应的体积即为化学计量点。若滴定突跃较小，用此法求得的计量点不够准确。

2. 一次微商法 用一次微商值为纵坐标，以相邻两体积的平均值为横坐标，绘制 $\Delta E/\Delta V$-V 曲线，如图 9-14B 所示。一次微商的极大值即曲线尖峰所对应的体积即为计量点。用此法确定的化学计量点较准确，但方法较烦琐，而且要求计量点附近的电位值测量要准确，否则会引起误差。

3. 二次微商法 以二次微商法 $\Delta^2 E/\Delta V^2$ 值对体积 V 作图，得 $\Delta^2 E/\Delta V^2$-V 曲线，见图 9-14C。二次微商值为零的点即是化学计量点。此法求得的结果比较准确，但作图法费时费力。

实际工作中常利用二次微商法的数据计算出计量点。如上例中当加入 AgNO₃ 标准溶液的体积为 11.30ml 时：

$$\Delta^2 E/\Delta V^2 = \frac{\left[(\Delta E/\Delta V)_{11.35} - (\Delta E/\Delta V)_{11.25}\right]}{11.35-11.25}$$
$$= \frac{530-260}{0.10}$$
$$= 2\ 700$$

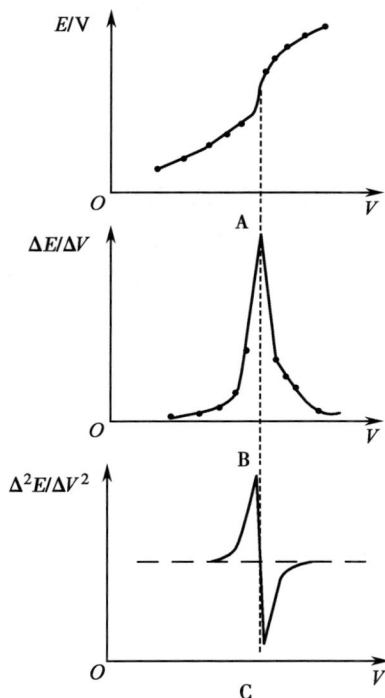

图 9-14 电位滴定曲线

同样，加入 11.40ml 时，$\Delta^2 E/\Delta V^2 = -2\ 800$，化学计量点应在 11.30 至 11.40 之间。$\Delta^2 E/\Delta V^2$ 的变化为：2 700+2 800=5 500。

在计量点时 $\Delta^2 E/\Delta V^2 = 0$，设计量点在（11.30+$x$）ml 处，可得：

$$\frac{(11.40-11.30)}{5\ 500} = \frac{x}{2\ 700}$$

$$x=0.05$$

所以化学计量点时 $AgNO_3$ 滴定剂的体积应为：

$$11.30+0.05=11.35(\text{ml})$$

在电位滴定过程中，要随时测量电池电动势，然后绘制滴定曲线，求出化学计量点。该工作费时费力，随着电子技术的发展和微机的应用，目前已有自动电位滴定计可替代。

三、电位滴定法的应用

电位滴定法与直接电位法不同，它是测量电位的变化，而不是以某一确定的电位值为计量依据。因此，在一定条件下，许多因素对电位测量的影响可以互相抵消，对电极的斜率和电极电位的稳定性要求没有直接电位法那么严格。测定含量较高的试样（$c > 10^{-3}\text{mol/L}$）时，准确度较高，与一般滴定分析相当。

电位滴定法可用于各种水样，包括地表水、生活污水、工业废水的测定，如：采用 pH 玻璃电极为指示电极测定水的碱度；采用氯电极作指示电极测定水样中的氯离子；还可用 Ag 电极指示、利用沉淀反应测定 Cl^- 和 Br^- 等离子；使用氟电极，利用配位反应来测定 Al^{3+} 离子等。

（齐燕飞）

思考题与习题

1. 直接电位分析法的测定依据是什么？
2. 选择性系数 $K_{i,j}$ 的定义及其实用意义是什么？
3. 测定 F^- 时加入的总离子强度调节缓冲剂（TISAB）的组成及作用有哪些？
4. 离子选择电极的性能指标主要有哪些？
5. 浓度和活度的关系如何？电位分析法中如何将浓度与活度进行代换？

第十章
极谱与伏安分析法

伏安分析法（voltammetry），简称伏安，是以微电极作工作电极，根据电解时得到的电流-电压曲线进行定性、定量分析的一类电化学分析方法。使用的微电极有铂电极、玻碳电极、汞膜电极、滴汞电极等，以表面周期性更新的滴汞电极作工作电极的伏安法通常称为极谱法（polarography）。

1922 年，捷克斯洛伐克化学家 J. Heyrovský 创立极谱法，也称经典极谱法，随后伏安法在理论研究和实际应用方面都得到了很大的发展。在经典极谱法的基础上出现了单扫描极谱、交流极谱、方波极谱、脉冲极谱、溶出伏安法和极谱催化波等高灵敏度、高选择性的新技术和新方法，伏安法已成为一种常用的分析方法和研究手段。

伏安法具有设备简单、分析速度快、灵敏度高、成本低、应用范围广等特点，适于现场实时测定。由于将待测物从稀试液中浓集到微小体积的电极中或表面上，其浓度得到极大增加，所以灵敏度极高，可与无火焰原子吸收分光光度法相媲美，测定范围一般在 $10^{-11} \sim 10^{-6}$ mol/L，如条件适宜，对一些物质的最低检出限可达 10^{-12} mol/L。现在可用伏安法测定的元素已达几十种，还可同时测定多种元素，不必预先分离，在环境分析、食品检验、检验检疫等部门都有广泛的应用。

第一节　伏安法电化学基础

一、电解池

电解池是借助氧化还原反应，将电能转化为化学能的装置。利用电解池使电流通过电解质溶液，使不能自发的氧化还原反应得以进行。电解池的基本构成条件是：①外加直流电源。②与电源相连的两个电极。其中，与外电源正极相连的为阳极，发生氧化反应；与外电源负极相连的为阴极，发生还原反应。③电解质溶液或熔融的电解质。在电解池中电子从外加电源的负极流出，流到电解池的阴极，再从阳极流回电源正极。图 10-1 是一个简单的电解池示意图，将两支铂电极插在电解质溶液（0.1mol/L CuSO$_4$+0.5mol/L H$_2$SO$_4$ 溶液）中，两支电极连接于外加电源。

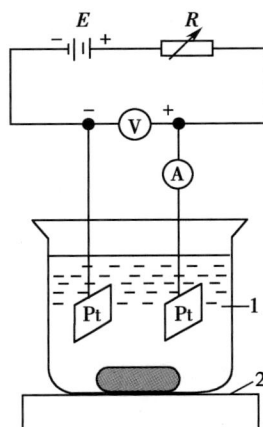

图 10-1　电解池
1. 0.1mol/L CuSO$_4$+0.5mol/L H$_2$SO$_4$ 溶液；
2. 电磁搅拌器。

二、电解和极化

1. 电解和分解电压　在图 10-1 中 E 为外加电源，接通电源后，调节电阻 R 使加在两电极上的电压逐渐增加。如图 10-2 所示，最初电路中流过的电流很小，当外加电压增大至某一值时，电流便随外加电压的增加急剧增大，同时分别在阳极和阴极上发生氧化反应和还原反应：

$$阴极：Cu^{2+}+2e^- \rightarrow Cu \downarrow$$

$$阳极:2H_2O \rightarrow O_2 \uparrow + 4H^+ + 4e^-$$

即硫酸铜发生了电解,总反应为:

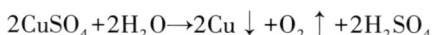

$$2CuSO_4 + 2H_2O \rightarrow 2Cu \downarrow + O_2 \uparrow + 2H_2SO_4$$

将电流通过电解质溶液或熔融态电解质,在阳极和阴极上引起氧化还原反应的过程称为电解(electrolysis)。外加电压需要达到一定值,电解反应才能发生,使电解质继续不断地电解所需施加的最低外加电压称为该电解质的分解电压(decomposition voltage)。电解过程电路中电流值与外加电压的关系如图 10-2 所示。其中 D' 点的电压为该电解质的理论分解电压,外加电压必须达到或大于此电压,电解过程才能进行。理论分解电压根据能斯特方程计算得到,其数值相当于两个电极上的电解产物所构成的原电池的电动势。在图 10-1 的电解池中,阴极反应生成 Cu 之后与溶液中的 Cu^{2+} 形成了一个氧化还原电对,构成铜电极;而阳极反应生成 O_2 之后与溶液中

图 10-2　电解硫酸铜溶液的电流 - 电压曲线

的 H_2O 形成一个氧化还原电对,构成氧电极,这两支电极浸在同一溶液中组成了原电池。根据能斯特方程可计算出在 25℃时,图 10-1 电解液(0.1mol/L $CuSO_4$+0.5mol/L H_2SO_4 溶液)组成的原电池的电动势为

$$E_{电池} = \varphi_{O_2/H_2O} - \varphi_{Cu^{2+}/Cu} = 1.212 - 0.308 = 0.904V$$

由于原电池两极的氧化还原反应与其在电解池中的反应相反,因此将此原电池的电动势称为反电动势(back electromotive force)。外加电压必须大于反电动势,电解反应才可能发生,即

$$V_{外加} > V_{理论} + iR$$

式中,i 和 R 分别为流过电路的电流和电路中的电阻,iR 称为电位降,代表电流在电池内电路上消耗的能量(做的功)。从理论上讲,当外加电压等于该原电池的电动势时,电极反应处于平衡状态,只要外加电压略超过该电动势时,电解反应就能够进行。但实际上,电解反应能够发生所需要的外加电压与理论计算值有较大差距。

由于不同电对的电极电位不同,所以不同电解质的分解电压也不同,故可通过调节电压而对不同元素进行电解分离。

2. 极化和超电压　由图 10-2 可知,实际所需的分解电压(D 点对应的电压)比理论分解电压大,只有外加电压达到了实际需要的分解电压时,电解反应才能发生。实测分解电压和理论分解电压之间的差值称为超电压。在本例中,当电解电流为 0.1A 时,实测分解电压为 1.68V,比理论分解电压高 0.776V,即超电压为 0.776V。产生超电压的原因是电池的极化(polarization)效应,而电池的极化现象来源于电极的极化。当电极上没有电流流过时,电极处于平衡状态,与之相应的电极电位称为平衡电位。当有电流流过电极时,电极偏离平衡状态,电极电位偏离平衡电位,这种现象称为电极的极化,实际电位与平衡电位产生了差值,即称为超电位(overpotential)。电极极化作用的结果是使阴极电位更负,阳极电位更正,产生的超电位导致电解池中电解质电解需要的外加电压大于电

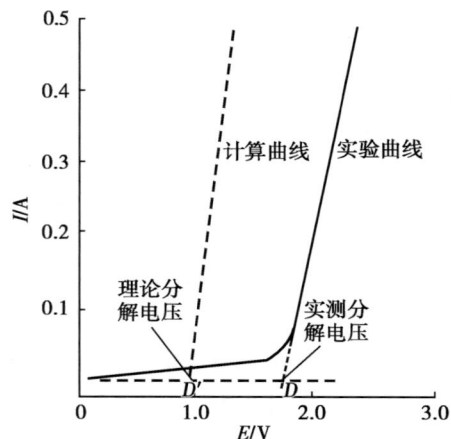

极在平衡电位时电解质的理论分解电压。达到分解电压后电解质开始分解并产生分解电流,分解电流随外加电压增大而增大。当外加电压增加到一定数值时,电流达到极限值,不再随外加电压的增加而增加,此时的电流称为极限电流(limiting current)。

电极的极化可分为两大类,浓差极化(concentration polarization)和电化学极化(electrochemical polarization)。一般电极极化同时包括上述两种情况,有时其中一种情况起主导作用。

(1)浓差极化:是指当电流通过电极时,电极反应使电极表面液层中电极反应离子的浓度与本体溶液中离子浓度有差别而引起的极化。如图10-1中的电解池,电解开始后,阴极反应为:$Cu^{2+}+2e^-\rightarrow Cu\downarrow$。阴极附近溶液中的 Cu^{2+} 不断沉积到电极上,使电极表面液层中 Cu^{2+} 浓度不断减小,于是 Cu^{2+} 将从主体溶液向电极表面扩散以便补充。由于 Cu^{2+} 扩散速度跟不上电极反应速度,电极表面液层中的 Cu^{2+} 浓度小于主体溶液浓度。依据能斯特方程,Cu^{2+} 浓度减小,阴极电位降低,偏离了平衡电位,比平衡电位更负;而在阳极上,电极表面液层积聚过剩的电极反应产物,使其浓度大于主体溶液的浓度,导致阳极电位升高,向正方向偏离平衡电位。这种极化现象来源于电极表面液层和主体溶液离子浓度的不同,故称为浓差极化。

(2)电化学极化:是指由于电极反应速度慢,电极电位偏离平衡电位而引起的极化。电解过程中,外加电源不断向阴极输送电子,由于阴极电极反应过程需要较大的活化能,阴极电活性物质接受电子被还原的速度较慢,不能及时消耗掉外电源输送的电子,致使电极表面积累了比平衡状态更多的电子,这就相当于电极电位向负方向移动。对于阳极,则需要更正的电位才能实现电极反应。

第二节 极谱分析法

经典极谱法又称直流极谱法,是伏安法的早期形式,在1922年 J. Heyrovský 创立极谱分析法后,1934年,Ilkovič 提出扩散电流理论,推导出扩散电流方程。1935年,J. Heyrovský 提出半波电位,推导出极谱波方程,这些工作奠定了极谱分析的理论基础。1959年,J. Heyrovský 因其对极谱分析的突出贡献获得诺贝尔化学奖。

一、经典极谱分析装置与基本原理

(一)极谱分析基本装置

极谱分析是一种特殊形式的电解分析,经典极谱法的基本装置如图10-3所示,主要部件有控制电压装置、检流计和电解池三部分。控制电压装置包括直流电源 E、可调电阻 R、滑线电阻 AD 及伏特计 V。通过调节滑线电阻 AD 上的接触点 C 可改变加在两电极上的电压,用来提供连续可变的直流电压。A 为检流计。B 为电解池,其中盛有电解液和两支电极(一支面积特别小的滴汞电极 F 和一支面积比较大的甘汞电极 G)。滴汞电极是待测物起反应的电极,称为指示电极或工作电极,位于电解池内。甘汞电极作参比电极,位于电解池外,通过盐桥与电解池相连。滴汞电极的上部为贮汞瓶,下接一厚壁塑料管,塑料管的下端接一毛细管,其内径约为 0.05mm,汞通过毛细管以一定速度滴入电解液中。通常滴汞电极和外电源的负极相连,饱和甘汞电极与外电源的正极相连。由于滴汞电极面积很小,电解时电流密度很大,容易发生极化,所以为极化电极。甘汞电极面积比滴汞电极大得多,电解时电流密度很小,不会发生极化,在一定条件下其电极电位不变,为去极化电极。极谱波的产生是由极化电极上出现的浓差极化现象引起的,所以其电流-电位曲线称为极化曲线,极谱的名称也由此而来。

（二）极谱分析法的基本原理

1. 极谱分析过程　以测量 Cd^{2+} 离子含量为例，说明极谱分析过程。在电解池中加入 $1.00 \times 10^{-3} mol/L$ 的 $CdCl_2$ 溶液，再加入比待测离子含量高 $50 \sim 100$ 倍的另一电解质（如 KCl），此电解质称为支持电解质（supporting electrolyte），然后再加入 1 滴动物胶（称为极大抑制剂），放入两支电极，按图 10-3 的装置将滴汞电极与滑线电阻负的一端相连，将甘汞电极与滑线电阻正的一端相连。通入氮气，以除去溶液中的溶解氧。调节贮汞瓶高度，使汞滴以每 $3 \sim 5$ 秒一滴的速度滴下。在电解液保持静止的条件下进行电解。移动 AD 滑线电阻上的接触点 C，使 C 由 A 点逐渐向 D 点移动，逐渐增加加在两电极上的电压，同时记录通过电解池的电流。以所得的电流 i 对电压 V 作图，得 i-V 曲线，称为极谱图（polarogram）或极谱波（图 10-4）。由图 10-4 可知，极谱图分为以下三部分：

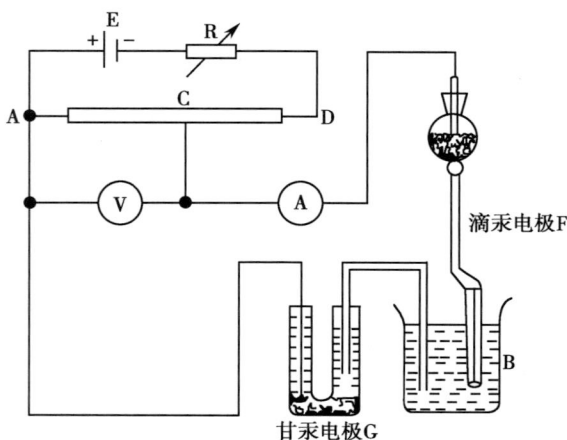

图 10-3　经典极谱法的基本装置

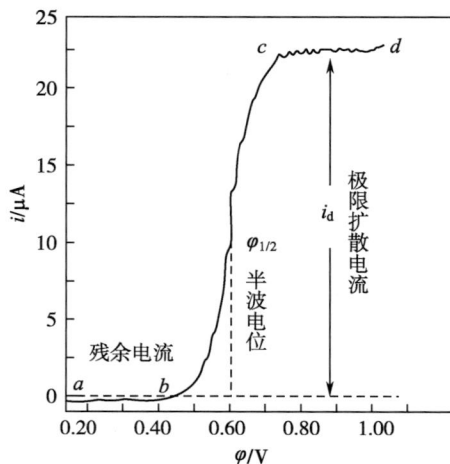

图 10-4　镉离子的极谱图

（1）图中 ab 段：阴极电位尚未达到 Cd^{2+} 的析出电位，电解还没有发生，溶液中只有微小的电流流过电解池，此电流称为残余电流（residual current）。

（2）图中 bc 段：当外加电压继续增加，使阴极电位达到 Cd^{2+} 的析出电位（$-0.6 \sim -0.5V$）时，Cd^{2+} 开始在滴汞电极上还原析出金属镉，并与汞生成汞齐。电极反应如下：

$$Cd^{2+} + 2e^- + Hg \rightarrow Cd(Hg)$$

阳极上的反应是 Hg 被氧化为 Hg_2^{2+}，与溶液中的 Cl^- 生成甘汞（Hg_2Cl_2）。此时外加电压稍有增加，Cd^{2+} 就迅速被还原，电流急剧上升。

（3）图中的 cd 段：当外加电压增加到一定数值时，电流达到一极限值，不再随外加电压的增加而增加，该电流称为极限电流（limiting current）。极限电流和残余电流之差，称为极限扩散电流，简称扩散电流（diffusion current），用 i_d 表示，其大小与 Cd^{2+} 浓度成正比。极限扩散电流一半时对应的滴汞电极电位称为半波电位，以 $\varphi_{1/2}$ 表示。当溶液的组成和温度一定时，$\varphi_{1/2}$ 为定值，与待测物质的本性有关，而与浓度无关，可作为定性分析的依据。

2. 扩散电流的形成　扩散电流是极谱法的定量基础。仍以测定 Cd^{2+} 离子为例，说明扩散电流的形成。

极谱电解过程是一个控制电位的电解过程，电解时滴汞电极电位完全受外加电压控制，工作电极电位与外加电压数值相等，符号相反。即

$$V = -\varphi_{de}(vs.\ SCE) \qquad\qquad 式（10-1）$$

如上例中，当外加电压从零逐渐增加达到 Cd^{2+} 的析出电位时，便开始有还原电流流过电解池，滴汞电极的电位与电极表面 Cd^{2+} 浓度的关系仍符合能斯特方程：

$$\varphi_{de} = \varphi^0 + \frac{RT}{2F}\ln\frac{c^0}{c_a^0} \qquad\qquad 式（10-2）$$

式（10-2）中，c^0 为电极表面溶液中的 Cd^{2+} 浓度；c_a^0 为电极表面镉汞齐中 Cd 的浓度。由式（10-2）可知，电极表面 Cd^{2+} 的浓度取决于电极电位。外加电压增大，阴极电位（φ_{de}）更负，更多的 Cd^{2+} 将还原为镉汞齐，c^0 变得愈来愈小。电极表面的溶液薄层中如果没有 Cd^{2+} 补充，Cd^{2+} 浓度不断降低，最终电解电流将减小到零。而实际上随着电解进行，本体溶液中的 Cd^{2+} 会因产生浓度差而向电极表面扩散，并在电极表面被还原，形成持续不断的电流，该电流称为扩散电流。由于扩散，电极表面形成很薄的扩散层溶液（厚度约 0.05mm），包围在电极表面。在扩散层内，Cd^{2+} 浓度 c^0 决定于滴汞电极电位；在扩散层外，Cd^{2+} 浓度与溶液本体中 Cd^{2+} 浓度 c 相等；在扩散层中由内向外，Cd^{2+} 浓度由小到大形成浓度梯度，扩散电流的大小决定于电极表面 Cd^{2+} 的扩散速度，而扩散速度取决于扩散层中的浓度梯度，因此扩散电流 i_d 的大小与扩散层内 Cd^{2+} 离子的浓度梯度成正比。即

$$i_d = \frac{c-c^0}{\delta} \qquad\qquad 式（10-3）$$

式（10-3）中，δ 为扩散层厚度。

对于滴汞电极来说，在一定电位下，某一时刻扩散层的厚度 δ 是一定的，所以某一时刻的扩散电流可表示为：

$$i_d = K(c-c^0) \qquad\qquad 式（10-4）$$

随着滴汞电极电位不断变负，电极表面处 Cd^{2+} 的浓度不断变小，扩散电流不断增大。最后可认为电极表面溶液中的 Cd^{2+} 浓度 c^0 趋近于零，扩散电流达到最大值，不再随电极电位变负而增加，即达到了极限扩散电流值，式（10-4）可写成：

$$i_d = Kc \qquad\qquad 式（10-5）$$

此时电极亦达到完全浓差极化，极限扩散电流与被测离子的浓度成正比，这是极谱定量分析的基础。

（三）伊尔科维奇方程（Ilkovič 方程）及影响因素

1. Ilkovič 方程　1934 年，Ilkovič 根据对称圆球模型的扩散理论推导出滴汞电极上扩散电流的近似公式，即 Ilkovič 方程式：

$$i_t = 708nD^{1/2}m^{2/3}t^{1/6}c \qquad\qquad 式（10-6）$$

式（10-6）中，i_t 为任一瞬间的扩散电流，μA；n 为电极反应的电子转移数；D 为电极反应物在溶液中的扩散系数，cm^2/s；m 为汞在毛细管中的流速，mg/s；t 为时间，s；c 为电极反应物在溶液中的浓度，$mmol/L$。

在极谱分析中，测量的是整个汞滴生命周期的平均扩散电流 $\bar{i}_d$，即

$$\bar{i}_d = 607nD^{1/2}m^{2/3}t^{1/6}c \qquad\qquad 式（10-7）$$

由式（10-7）可见，当其他各项因素不变时，平均扩散电流与待测物质的浓度成正比，即 $\bar{i}_d = Kc$，这是极谱定量分析的基本关系式。

2. 影响扩散电流的因素　从 Ilkovič 方程中可以看出，影响扩散电流的主要因素有毛细管特性、溶液物理性质和温度。①毛细管特性由毛细管的长度、内径和汞柱高度等决定，主要影响毛细管常数（$m^{2/3}t^{1/6}$）；②溶液的温度直接影响扩散系数 D；③溶液的物理特性包含离子强度、溶液的黏度、介电常数等，影响扩散系数 D，进而影响 m 和 t，最终影响到扩散电流 $\bar{i}_d$。因此，在测定标准溶液和样品溶液时，必须使用同一支毛细管，在相同的汞柱高度和温度下记录极谱图。

二、极谱分析中干扰电流及其消除

极谱分析中，会产生一些不受扩散控制的电流，这些电流与被测物质的浓度无定量关系，干扰扩散电流的准确测量，因此将其统称为干扰电流，主要包括残余电流、迁移电流、极谱极大、氧波、叠波、前波和氢波等。

1. 残余电流　在外加电压尚未达到被测离子的析出电位之前就有微小电流通过电解池，称为残余电流（residual current）。残余电流由充电电流（charging current）和电解电流（electrolytic current）组成。

（1）充电电流：又称电容电流，是由汞滴不断增长和下落，不断改变其表面积而引起的。接通电源后，滴汞电极表面带有电荷，吸引溶液中带相反电荷的离子，在汞滴表面形成一个双电层，相当于一个电容器。汞滴增大时，其表面积相应增大，电容器容量随之增大，需要外加电源连续对其充电，于是产生充电电流。充电电流不服从法拉第定律，约为 10^{-7}A，相当于 10^{-5}mol/L 物质产生的扩散电流。因此，待测物质浓度低于 10^{-5}mol/L 时无法准确测定。充电电流是残余电流的主要部分，在很大程度上限制了经典极谱法灵敏度的提高。

（2）电解电流：由于溶液中往往含有易被还原的微量杂质，如金属离子或未除尽的微量氧等，在滴汞电极上可被还原产生电流，称为电解电流。所含杂质越多，电解电流越大。这种电流占残余电流的少部分。预先纯化试剂、除去微量溶解氧等，可有效消除电解电流。

2. 迁移电流　极谱分析过程中，溶液中的待测离子可通过三种运动方式到达电极表面：扩散运动、对流运动和迁移运动。大部分待测离子经扩散运动到达电极表面而产生扩散电流，这是极谱分析的基础。极谱分析在溶液静止状态下进行，对流运动基本可以忽略。还有一部分待测离子由于电场引力作用产生的迁移运动到达电极表面，在电极上还原产生电流，称为迁移电流（migration current）。

迁移电流与待测物质浓度之间无定量关系，必须加以消除。一般是在电解液中加入大量支持电解质（supporting electrolyte），即在待测离子还原（或氧化）的电位范围内不起电极反应的电解质。支持电解质在溶液中电离产生大量阴、阳离子，和阴极产生静电引力，使得阴极作用于待测离子的静电引力大为减弱，从而达到消除迁移电流的目的。支持电解质还能增加溶液的导电程度，减少电流流经溶液时产生的电位降，对获得良好的极谱波形具有重要作用。常用的支持电解质有 KCl、HCl、NaOH、NaAc-HAc 等，用量通常为待测离子浓度的 50～100 倍。

3. 极谱极大　极谱分析中常出现一种异常现象，即电解开始后，随着外加电压的增大，电流迅速上升到一个极大值，然后下降到扩散电流区域，电流恢复正常，这种异常电流峰称为极谱极大

（polarographic maximum）。极大现象影响扩散电流和半波电位的准确测量，必须予以消除。消除极谱极大的方法是在电解液中加入少量表面活性物质，称为极大抑制剂（maximum suppressor）。常用的极大抑制剂有动物胶、甲基红、聚乙烯醇、Triton-X100 等。极大抑制剂不仅可以抑制极大的产生，还可以压制峰高，使波峰降低，有时还会使波发生分裂。所以其用量要少并且一致，最佳用量要通过实验来确定。

4. 氧波　室温下溶液中能溶解少量的氧，很容易在滴汞电极上还原产生两个极谱波：

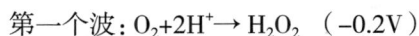

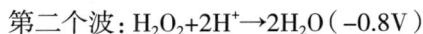

$$第一个波：O_2+2H^+\rightarrow H_2O_2 \quad （-0.2V）$$
$$第二个波：H_2O_2+2H^+\rightarrow 2H_2O（-0.8V）$$

这两个氧波延伸的电位范围比较宽，影响很多物质的测定，需设法消除。常用的除氧方法：一是在中性或碱性溶液中加入 Na_2SO_3，在酸性溶液中加入 Na_2CO_3、Fe 粉或抗坏血酸；二是通入惰性气体，如通入 N_2、CO_2（酸性溶液）等。

三、极谱定性定量方法

1. 定性分析　利用 i-φ 曲线中的半波电位可以进行定性分析。不过由于许多物质的氧化还原电位相差不大，所以分辨率不高，定性结果不准确。

2. 定量分析　极谱分析中扩散电流 i_d 和待测离子浓度成正比，实际工作中常用极谱波高（h）代替 i_d，即

$$h = Kc \qquad\qquad 式（10-8）$$

常用的定量方法有标准曲线法、直接比较法和标准加入法。

（1）标准曲线法：配制一系列不同浓度的待测离子标准溶液，在相同实验条件下作极谱图，测得波高。以波高为纵坐标、浓度为横坐标作图，可得一直线。然后在相同条件下测定未知溶液的波高，从标准曲线上查得溶液的浓度。分析同一类的批量试样时，常用此方法。

（2）直接比较法：将浓度为 c_s 的标准溶液及浓度为 c_x 的未知溶液在相同的实验条件下分别作出极谱图，测得其波高。直接比较即可求得待测离子浓度。直接比较法是标准曲线法的简化，要求标准溶液的浓度与未知溶液的浓度尽量接近。

（3）标准加入法：取一定体积为 V_x（ml）的未知溶液，设其浓度为 c_x，作出极谱图。然后加入浓度为 c_s 的标准溶液，加入量为 V_s（ml），在相同条件下作极谱图。分别测量加入前、后的波高为 h、H。则有

$$h = Kc_x \qquad\qquad 式（10-9）$$

$$H = K\left(\frac{V_x c_x + c_s V_s}{V_x + V_s}\right) \qquad\qquad 式（10-10）$$

解联立方程并整理得

$$c_x = \frac{V_s c_s h}{(V_s + V_x)H - V_x h} \qquad\qquad 式（10-11）$$

标准加入法一般适用于单个试样的分析。由于加入标准溶液前后试液的组成基本保持一致，通常可消除由底液不同所引起的误差。

四、经典极谱法的特点和应用

1. 极谱过程的特殊性　极谱过程是一种特殊条件下的电解过程，即溶液处于静止状态进行电解，主要表现在电极的特殊性。极谱分析中使用的两个电极都是汞电极，面积很小的滴汞电极为工作电极，电解时表面电流密度较大，其电位随外加电压变化而变化，称为极化电极；面积较大的甘汞电极为参比电极，其表面电流密度较小，电位不随外加电压的变化而变化，也称为去极化电极，这是极谱过程与一般电解过程的本质区别之一。

2. 极谱分析的三电极系统　根据式（10-1）可知，在电解电流比较小，电池内阻比较低时，电池的 iR 降可忽略不计。当饱和甘汞电极为去极化电极，即 φ_{SCE} 保持不变时，滴汞电极的电位完全随外加电压的变化而变化，极谱过程成为一个通过外加电压完全控制工作电极的电解过程。当产生的电流较大时，电池内阻上产生的 iR 降不可忽略，滴汞电极的电位就不能简单地用外加电压来表示，这时就需要采用三电极系统：①工作电极，通常为滴汞电极或其他种类的微电极；②参比电极，通常为饱和甘汞电极；③辅助电极（也称对电极），一般为铂电极。参比电极与工作电极组成一个电位监测回路，此回路的阻抗很高，实际上无明显的电流通过，回路中的电压降可以忽略，监测回路随时显示电解过程中工作电极相对于参比电极的电位。三电极系统特别适用于电流较大或在非水介质中进行的极谱测定。

3. 应用　极谱分析法由于具有灵敏、准确、快速、分辨能力高等优点而被广泛应用于化学化工、环境监测、生物化学、食品分析、医药卫生、卫生检验、地质冶金等多个领域。只要能在电极上发生氧化还原的物质，均可采用极谱法直接测定，有些不起氧化还原反应的物质还可间接测定。

五、现代极谱分析法

经典极谱法存在较大局限：①待测离子利用率低，仅少量在电极上反应，相应降低了方法的灵敏度；②较大的充电电流限制了灵敏度的提高；③分辨率较低，两组分的半波电位差值小于200mV时无法分辨；④电位不能高于+0.4V，否则汞将被氧化为汞离子；⑤由于汞的特性，会产生一些干扰现象，如充电电流、极大峰；⑥汞蒸气有毒。为克服以上不足，极谱工作者在经典极谱法的基础上不断改进，使极谱分析法得到了很大发展，出现了各种极谱新技术，现代极谱分析法已成为电化学分析的一个重要分支。

（一）单扫描极谱法

单扫描极谱法（single sweep polarography）也称示波极谱法，广泛应用于生物材料、环境、食品等样品中铅、镉、铜、锌、硒等元素的测定。其特点是：在一滴汞的生长周期内完成一个极谱波的测定，在汞滴的生长后期施加线性扫描电压进行快速扫描，采用长余辉阴极射线示波器或数字显示仪记录电流-电位曲线。

单扫描极谱法的装置如图 10-5 所示。采用滴汞电极（工作电极）、甘汞电极（参比电极）和铂电极（对电极）组成三电极系统，与电解液构成电解池。单扫描极谱法汞滴滴落周期长至 7 秒，电压扫描速度快，一般为 0.25V/s，在一滴汞上获得完整的极谱波，故称之为"单扫描"。由于扫描速度特别快，瞬时产生很大的极谱电流，电极周围的离子来不及扩散到电极

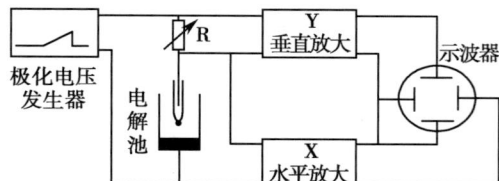

图 10-5　单扫描极谱法装置

表面,导致极谱电流又迅速下降,所以记录的i-φ曲线呈峰形。单扫描极谱法每个汞滴扫描一次,前5秒保持起始电压不变,后2秒内才加扫描电压,此时汞滴面积基本不变,从而大大减小了因汞滴面积变化而产生的充电电流的影响。扫描完毕,若汞滴还未落下,定时线路的继电器会敲击电极强制滴落,然后形成新的汞滴。

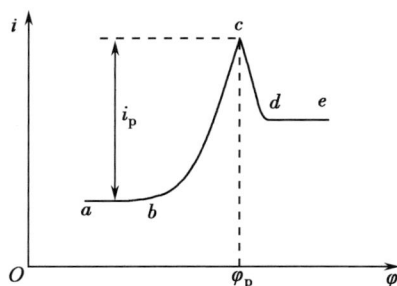

图10-6 单扫描极谱图

单扫描极谱波的电流随电压变化的曲线如图10-6所示。极谱波是不对称的峰形波。ab段为电极电位尚未达到被测物质析出电位时产生的电流,称为基线。达到析出电位后,开始快速扫描,汞滴附近的外加电压迅速改变,待测离子很快被还原,产生较大电流,曲线急剧上升(图10-6中的bc段),c称为波峰。电压继续增大,电极附近的离子已被还原,外层的离子还来不及扩散补充,形成一个贫乏层,扩散层厚度增大,电流因此迅速下降(cd段)。当电极反应与离子扩散建立平衡时,电流稳定在一定水平(de段),称为波尾。

曲线中从波峰到基线的垂直距离代表峰电流,以i_p表示,峰电流与被测物质浓度的关系为:

$$i_p = Kn^{3/2}D^{1/2}Au^{1/2}c \qquad \text{式(10-12)}$$

式(10-12)中,A为电极面积;u为电压改变速率;其他符号的意义同Ilkovič方程。当底液及其他条件一定时,式(10-12)可简化为:

$$i_p = Kc \qquad \text{式(10-13)}$$

即峰电流与被测物质的浓度成正比,此式为定量分析的依据。波峰对应的电位称为峰电位,以φ_p表示,可作为定性的依据。

单扫描极谱法有以下优点:①分析速度快,只需几秒就能完成极谱图扫描,适用于批量试样的常规分析。②灵敏度高,检出限可达10^{-7}mol/L,比经典极谱法低两个数量级。若与富集法等结合,灵敏度可达10^{-9}mol/L。③分辨率高,能分辨出半波电位相差50mV的两个峰。④氧的干扰可忽略。

(二)方波极谱法

方波极谱法(square wave polarography)是从普通极谱法发展起来的一类极谱分析法。向电解池均匀而缓慢地加入直流电压的同时叠加一个小振幅的交流电压,通过测量不同外加直流电压时交流电流的大小,得到i-φ曲线进行定量分析。如果叠加的是正弦波电压,则称为交流极谱法;如果叠加的是方形波电压,则称为方波极谱法。

方波极谱图呈峰形,以峰电位定性,以峰电流定量。方波极谱法既保留了交流极谱法分辨率高的优点,又通过电压的改变消除了充电电流的干扰,提高了检测的灵敏度。其灵敏度比普通极谱法高数百倍,能分析低至$5×10^{-8}$mol/L的浓度,常用于食品分析、环境保护、冶金、肥料等领域,在金属及矿石分析,稀有元素特别是超纯物质中痕量杂质测定方面具有广泛应用。

方波极谱法是将一个电压振幅为$10\sim30$mV、频率为$225\sim250$Hz的方波电压叠加在线性慢变化的直流电压上作为极化电压,在方波电压改变方向前的特定时间内,记录通过电解池的交流电流成分。在不断改变直流电压的情况下,可得到一条呈峰状的i-φ曲线,根据这条曲线,可进行定性和定量分析。其基本装置如图10-7所示。

加到电解池两电极间的电压(极化电压)如图10-8所示。通过电解池的电流有直流电解电流、

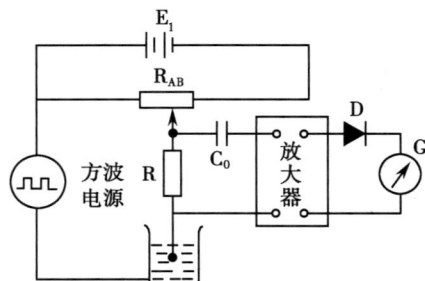

图 10-7 方波极谱法装置图

E_1. 直流电解源；R_{AB}. 分压轮位器；C_0. 隔直电容器；D. 整流器；G. 检流计或记录器。

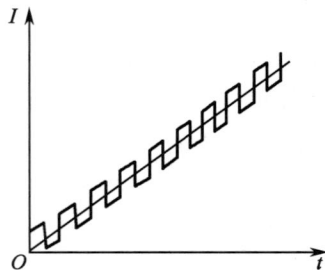

图 10-8 极化电压示意图

交流的电解电流和充电电流，直流成分被电容器 C_0 隔离，只有交流的电解电流和充电电流才能通过电容器。由于充电电流比电解电流衰减得快，在方波极谱仪中设置了一个电门路，在方波电压改变方向前的特定时间内，让充电电流衰减完毕后，才让其电流通过检流计或记录器，于是记录的就只有交流电解电流而无充电电流，从而消除了充电电流的干扰。

（三）循环伏安法

循环伏安法（cyclic voltammetry，CV）是使用悬汞、汞膜或其他固体电极作为工作电极，以每秒几百毫伏的电压扫描速率向一个方向扫描后又立即对称地反向回扫，记录电流 - 电压曲线的分析方法。其电位 - 时间曲线如同一个三角形，故又称三角波电位扫描。得到的电流 - 电压曲线包括两个分支，如果前半部分电位向阴极方向扫描，电活性物质在电极上被还原，产生还原波，那么后半部分电位向阳极方向扫描时，还原产物又会重新在电极上被氧化，产生氧化波。因此一次三角波扫描完成一个还原和氧化过程的循环，故

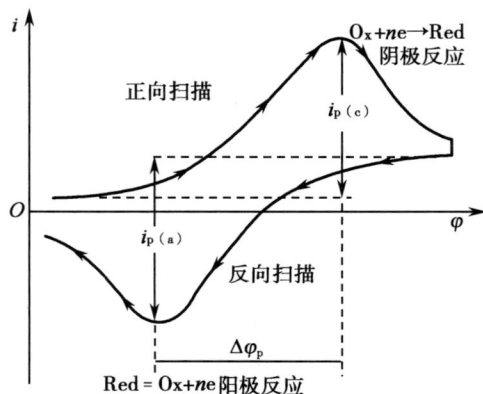

图 10-9 循环伏安图

$i_{p(a)}$. 阳极峰值电流；$i_{p(c)}$. 阴极峰值电流；$\Delta\varphi_p$. 阴、阳极峰值电势差。

该法称为循环伏安法，其电流 - 电压曲线称为循环伏安图，如图 10-9 所示。如果电活性物质可逆性差，则氧化波与还原波的高度就不同，对称性也较差。

循环伏安法可研究电极吸附现象、电化学反应产物、电化学 - 化学偶联反应等，对有机物，尤其是金属有机化合物及生物物质的氧化还原机理研究很有用，还可以用于研究无机化合物电极过程机理，研究双电层、吸附现象和电极反应动力学，计算电极面积、扩散系数、可逆过程标准电极电位等电化学参数。循环伏安法已成为最有用的电化学方法之一，但很少用于定量分析。

（四）脉冲极谱法

脉冲极谱法（pulse polarography）是在研究消除充电电流方法的基础上发展起来的一种极谱分析法，具有灵敏度高、分辨力强等特点。脉冲极谱法是在汞滴生长后期即将滴下之前的很短的时间间隔中，施加一个矩形的脉冲电压，在脉冲结束前的一定时间内测量通过电解池的脉冲电流，从而进行定性和定量分析的方法。根据所加脉冲电压的方式不同，脉冲极谱法可分为常规脉冲极谱法（NPP）和示差脉冲极谱法（DPP）两种。

脉冲极谱法是在每个汞滴生长后期只记录一个方波脉冲的脉冲电流,因此可以减少汞滴面积变化引起的各种影响。该方法具有较高的灵敏度和分辨能力,检出限可达到 $10^{-9} \sim 10^{-8}$ mol/L,最低可达到 10^{-11} mol/L,可分辨半波电位或峰电位相差 25mV 的两相邻极谱波,广泛应用于痕量物质的分析,还可以测定低浓度金属离子与无机或有机配位体所形成的配位离子状态及其生成常数。

第三节　溶出伏安法

溶出伏安法(stripping voltammetry)是在经典极谱分析法的基础上发展起来的一种将富集和测定有效地结合在一起的电化学分析方法,又称反向溶出极谱法。它首先使待测离子以某种方式富集在电极表面,然后改变电极的电位,使富集在电极上的物质重新溶出,根据电解溶出过程中所得到的 i-φ 曲线来进行定量。这种方法实际上是把恒电位电解和伏安法结合起来,它的突出优点是灵敏度极高。溶出伏安法在富集过程中,将被测物由稀溶液中富集到微小体积的电极中或表面,极大地增加了被测物的浓度,因而使溶出时的电流大大增加,灵敏度得到很大提高。测定范围一般在 $10^{-11} \sim 10^{-6}$ mol/L,适宜条件下最低检出限可以达到 10^{-12} mol/L,可与无火焰原子吸收分光光度法媲美,在痕量分析中具有重要意义。溶出伏安法具有仪器结构简单、价格便宜、应用范围广等优点,已有 50 余种元素可用溶出伏安法测定,还可以同时测定多种元素而不必预先分离。其主要缺点是重现性较差,对实验操作条件要求严格,只有在严格的实验条件下,才能得到可靠的测定结果。

根据预富集方式的不同,溶出伏安法可分为一般溶出伏安法和吸附溶出伏安法(adsorptive stripping voltammetry)。一般溶出伏安法采用电解方式进行预富集,通过电解使待测离子以金属或汞齐的形式沉积在电极上;吸附溶出伏安法的预富集是通过吸附作用实现的,利用某些物质于特定电位下在电极上发生特异性吸附来完成预富集,一般都是有机物或配位离子。

根据溶出时工作电极上发生反应的不同,溶出伏安法又分为阳极溶出伏安法和阴极溶出伏安法。如果富集在电极上的物质在溶出过程中发生的是氧化反应,则称为阳极溶出伏安法(anodic stripping voltammetry,ASV);如果富集在电极上的物质在溶出过程中发生的是还原反应,则称为阴极溶出伏安法(cathodic stripping voltammetry,CSV)。

一、阳极溶出伏安法

在卫生分析中最常用的是阳极溶出伏安法,主要用于测定金属离子。在分析过程中,使溶液中的金属离子还原为金属,一般以形成汞齐的方式沉积在电极表面,这个过程为富集;使电极上被富集的金属氧化转入溶液,这个过程为溶出。通过记录溶出过程中的伏安曲线对物质进行定量分析。阳极溶出伏安法的富集过程是还原反应,溶出过程是氧化反应。

(一)基本原理

1. 分析步骤

(1)电解富集:由于富集过程在工作电极上发生还原反应,所以在这个过程中工作电极是阴极。将阴极电位控制在比被测离子的半波电位负 0.3~0.4V,于一定搅拌速度下进行恒电位电解,溶液中的金属离子 M^{n+} 被还原沉积在电极上。如果采用汞电极,多数离子能生成汞齐。电极反应为:

$$M^{n+} + ne^- + Hg \rightarrow M(Hg)$$

富集方式有全部电积和部分电积两种。全部电积是将溶液中的待测物质 100% 地沉积到电极上,它具有较高的灵敏度,但分析速度太慢,实际工作中很少采用。部分电积是每次电积一定百分比的待测物,虽然灵敏度稍低,但可缩短分析时间,实际工作中大多采用部分电积的方法。部分电积时,为了确保沉积在电极上的被测物的质量与溶液中的总量有恒定的比例关系,必须严格控制电解富集的各项条件(如电积时间、预电解电压、搅拌速度等)。

当进行一定时间的电解富集之后,根据法拉第定律,能够计算出被测金属离子在电极(汞)中的浓度。

$$c_{M(Hg)} = \frac{it_d}{nFV_{Hg}}$$

式(10-14)

式中,$c_{M(Hg)}$ 为金属在汞中的浓度;t_d 为电积时间;V_{Hg} 为汞膜(滴)的体积;F 为法拉第常数;n 为离子价态。

(2)溶出测定:完成电解富集之后,在对电极继续施加电压的情况下,停止搅拌,静止约 1 分钟,使沉积在电极表面的待测金属原子在汞内分布达到均匀一致,然后进行溶出测定。溶出过程可以采用线性扫描伏安法,也可采用方波、脉冲和交流伏安法。比较经典的方法是线性扫描伏安法,即在溶出过程中工作电极的电位以等速由负向电位更正的方向变化。当电极电位达到比平衡电位稍正时,沉积在电极上的金属 M(通常为汞齐)便开始氧化溶出,电极反应如下:

$$M(Hg) - ne^- \rightarrow M^{n+} + Hg$$

随着电位的继续变正,溶出速度加快,溶出电流不断增大。在半波电位附近达到最大值。电位再继续变正时,由于电极中的金属浓度逐渐下降,溶出电流也逐渐变小,直到金属完全溶出为止,得到峰形溶出伏安曲线。伏安法习惯以还原电流为正,氧化电流为负,所以阳极溶出伏安法的峰形曲线为倒峰,见图 10-10。溶出伏安曲线中峰尖对应的电位称峰电位(φ_p),是定性分析的依据;峰尖对应的电流称峰电流(i_p),是定量分析的依据。

2. 溶出峰电流公式　溶出过程的峰电流相关因素与采用的电极类型有关,溶出峰电流公式随电极的不同而各不相同。式(10-15)为玻碳汞膜电极的阳极溶出峰电流公式:

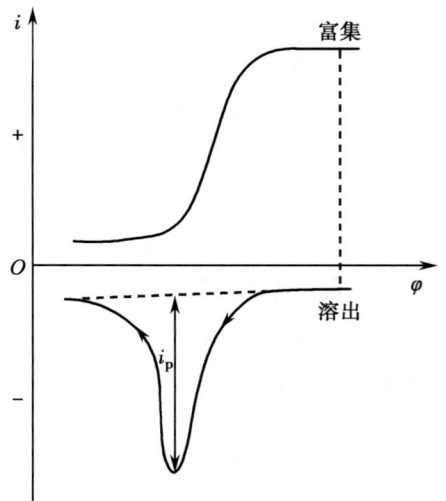

图 10-10　阳极溶出伏安法示意图

$$i_p = K'n^2AD^{2/3}\omega^{1/2}u^{-1/6}tvc$$

式(10-15)

式中,i_p 为溶出峰电流;n 为电子转移数;A 为玻碳电极面积;D 为金属在汞齐中的扩散系数;ω 为富集时搅拌的圆频率(或电极转动角速度);u 为溶液的动力黏度;t 为电积时间;v 为电位扫描速度;c 为待测离子浓度。若控制实验条件恒定,式(10-15)可简化为:

$$i_p = Kc$$

式(10-16)

式(10-16)表明,实验条件一定时,溶出峰电流与溶液中待测离子浓度成正比,此式为溶出伏安法的定量分析依据。

（二）影响溶出峰电流的因素

溶出峰电流与富集和溶出两个过程有关,影响这两个过程的因素都将影响溶出峰电流,主要有:

1. 富集时间　预电解时间越长,富集量越大,灵敏度越高。为节省时间,通常采用部分电沉积。由于富集时间短,可以认为被测离子在本体溶液中的浓度保持不变。此时,峰电流与富集时间呈线性关系。为保证测定的重现性和较高的灵敏度,必须选择适当的富集时间并对其严格控制。富集时间可以根据待测离子浓度实验确定。

2. 富集电位　一般控制在比待测离子峰电位负 0.2～0.4V。富集电位离峰电位太近,电积电位不稳定,影响溶出峰电流的重现性。富集电位太负,则后放电物质(尤其是氢)可能放电析出,对测定产生干扰。若同时测定几种离子,富集电位应以峰电位最负的元素为准。

3. 电位扫描速度　悬汞电极为工作电极时,i_p 与 $v^{1/2}$ 成正比;用汞膜电极时,则 i_p 与 v 成正比,因此提高扫描速度可以增加灵敏度。但扫描速度加快,充电电流也加大,扫描速度快到一定程度后,灵敏度不会再提高。一般线性扫描伏安法的扫描速度为 100～200mV/s。

4. 支持电解质　支持电解质的组成和浓度对各种金属离子的峰电位(φ_p)都有影响。对支持电解质的基本要求是:①有足够的导电能力,以减小 iR 降;②纯度足够高;③离子强度适宜,因为离子强度对电流和峰电位都有一定影响;④测定选择性尽可能高,如加入某种配位剂能使测定选择性进行;⑤表面活性物质可以用于抑制干扰反应或掩蔽干扰离子,但其浓度高会影响灵敏度。实际工作中适宜的支持电解质需经过实验验证。

5. 溶液搅拌速度(或电极旋转速度)　搅拌可加速离子向电极表面的运动,使离子得以补充,因此搅拌影响离子沉积量。搅拌时应控制搅拌速度在一定范围内且均匀,以保证悬汞不变形、不脱落,镀汞表面不被破坏。

旋转电极适用于汞膜电极,电极旋转速度快,溶液流动速度快,有利于高效富集。

二、阴极溶出伏安法

阴极溶出伏安法是继阳极溶出伏安法之后发展起来的一种测定不能生成汞齐的金属离子、阴离子和有机大分子的灵敏而有效的方法。与阳极溶出伏安法的电积过程相反,阴极溶出伏安法的电解富集过程是氧化反应,溶出测定时工作电极起还原反应,故称为阴极溶出伏安法。它可以分为以下两种类型。

1. 电极材料与待测阴离子形成难溶膜　在恒电位下,工作电极材料本身发生氧化反应,产生的金属阳离子与待测阴离子发生化学反应,形成难溶性化合物富集在电极上。如:

$$Ag \rightarrow Ag^+ + e^- \quad 电极反应$$

$$Ag^+ + X^- \rightarrow AgX \downarrow \quad 化学反应$$

式中,X^- 为待测阴离子,如 Cl^-、Br^-、I^-、CN^- 或 SCN^-。总电解富集过程为:

$$Ag + X^- \rightarrow AgX \downarrow + e^-$$

经一定时间富集后,电位向较负方向扫描,当达到 AgX 的还原电位时,富集在电极上的难溶化合物被还原:

$$AgX + e^- \rightarrow Ag + X^-$$

生成的 X^- 扩散到溶液中,此即阴极溶出测定过程。常见的能够发生此类反应的还有汞电极,电极材料本身发生电化学氧化产生阳离子 Hg^{2+},与溶液中某些待测的阴离子(如 X^-、SCN^- 等)在电极表面生成难溶化合物而富集,然后电位向负方向扫描溶出。

不同阴离子形成难溶膜的溶出峰电位不同,可作为定性的依据。在一定的实验条件下,溶出峰电流正比于被测阴离子的浓度,是定量的依据。

方法的灵敏度主要取决于电极上形成的难溶化合物的溶解度。溶解度越小,灵敏度越高。因此,应选择适当的电极材料,使其与被测离子生成溶解度尽可能小的化合物。通常的测定可达到 10^{-9}mol/L 数量级。

2. 待测变价金属离子与试剂形成难溶膜 在溶液中加入某种无机或有机试剂,加入的试剂能与待测金属离子的某一价态结合,在电极上形成难溶膜。与试剂结合的金属离子往往是电极反应的产物。可表示如下:

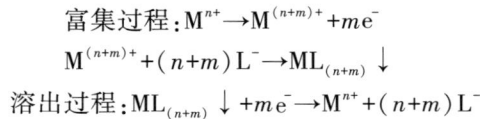

$$富集过程:M^{n+} \rightarrow M^{(n+m)+} + me^-$$
$$M^{(n+m)+} + (n+m)L^- \rightarrow ML_{(n+m)} \downarrow$$
$$溶出过程:ML_{(n+m)} \downarrow + me^- \rightarrow M^{n+} + (n+m)L^-$$

例如:在 pH=8 的硼酸盐缓冲液中测定 Fe^{2+} 离子。Fe^{2+} 离子经电极反应后,在电极表面生成 $Fe(OH)_3$ 难溶膜而被富集。

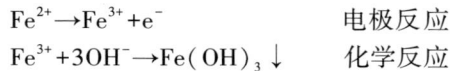

$$Fe^{2+} \rightarrow Fe^{3+} + e^- \qquad 电极反应$$
$$Fe^{3+} + 3OH^- \rightarrow Fe(OH)_3 \downarrow \qquad 化学反应$$

经过一定时间的电解富集后,反向扫描,其溶出测定过程为:

$$Fe(OH)_3 + e^- \rightarrow Fe^{2+} + 3OH^-$$

当其他条件恒定时,溶出峰电流与溶液中待测物质的浓度成正比。图 10-11 为峰电流与 Fe^{2+} 离子浓度的关系。

对于阴极溶出伏安法的沉积过程,要求电极反应产生的 $M^{(n+m)+}$ 和电极周围溶液中 L^- 的反应是快速、瞬间完成的,即难溶化合物 $ML_{(n+m)}$ 在电极表面形成的速度一定要比电极反应产生的 $M^{(n+m)+}$ 从电极表面向溶液本体转移的速度快。只有满足这个条件,在电极表面产生的沉积物的量才能和溶液中待测物浓度成正比。这种方法有很好的选择性,在试液中凡是不与所用无机或有机试剂形成难溶盐的化合物,或虽与试剂反应,但在所用电势范围内为非电活性离子的物质,都不干扰测定。

图 10-11 Fe^{2+} 的阴极溶出峰电流与 Fe^{2+} 浓度的关系

三、仪器装置

溶出伏安法测量时可采用电化学分析仪,测量电极需要工作电极、参比电极和辅助电极,其中工作电极的种类和性质是测量的关键,这里着重介绍工作电极。

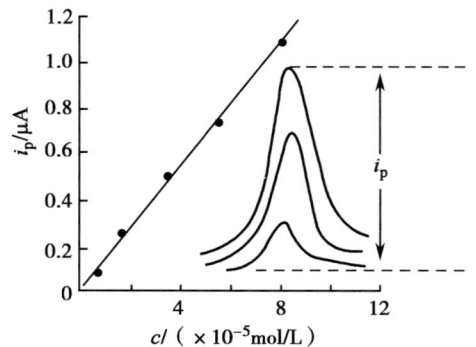

（一）工作电极

溶出伏安法的工作电极是极化电极。它的种类很多，有汞电极、金属电极和碳电极。

1. 汞电极　常用的汞电极有悬汞电极和汞膜电极。

（1）悬汞电极：悬汞电极有机械挤压式和挂汞式两种。机械挤压式是把玻璃毛细管（内径为 $0.15\sim0.5mm$ ）上端连接于密封的贮汞器中，借旋转顶针挤压出恒定体积的汞，汞滴的大小由旋转顶针的圈数控制。毛细管内壁先用甲基氯硅烷处理，以防止汞滴脱落。挂汞式是将直径 $0.1\sim0.2mm$ 的铂丝（或银丝）封于玻璃管的一端，露出长度约 $0.1mm$ ，另一端用导线引出。将此微铂电极浸入饱和硝酸亚汞的硝酸溶液中，在 $25\sim30mA$ 电流下电解 3 分钟，可制得直径 $1.0\sim1.5mm$ 的汞滴。

悬汞电极的优点是容易制备，可应用的电位范围宽，在酸性介质中为 $-1.8\sim+0.25V$ （ $vs.$ SCE ），在碱性介质中为 $-2.3\sim+0.25V$ （ $vs.$ SCE ），分析结果重现性好。缺点是电极表面积与体积比小，电积效率低，影响灵敏度和选择性，搅拌速度不能太快，否则汞滴易脱落或变形。

（2）汞膜电极：在固体电极（玻碳、银或铂电极）表面镀一厚度为 $1\sim100\mu m$ 的汞膜制成。由于汞膜薄，电积时金属能很快均匀分布在汞膜内，其分辨率和灵敏度比悬汞电极好，但重现性不如悬汞电极。制备电极时必须清洁固体电极表面。电镀汞膜的方式有：①在 $-0.2V$ （ $vs.$ SCE ）电压下将汞电镀到电极上成为汞膜；②同位镀汞法：把硝酸汞或氯化汞加到待测溶液中，在电解富集过程中汞与待测金属同时电积在电极上，形成汞膜和汞齐。

2. 金属电极　测定 Au、Ag 等很容易与汞生成金属互化物的元素时常用的电极多为贵金属材料和各种碳电极，如铂、铋、金、银、玻碳、石墨等。铂是优良的惰性金属材料，在较正的电位范围下工作，性能稳定。与铂电极相比较，金电极适合在更负的电位范围下工作。

3. 碳电极　碳电极是目前使用最广泛的固体电极，包括玻碳电极、石墨电极和碳糊电极等。碳电极具有电位窗口宽、耐腐蚀、使用方便等特点，价格一般也比贵金属便宜，并能得到较好的分析结果。

这些固体电极的共同缺点是电极面积和电沉积金属活度可能发生连续变化。为获得重现性好的结果，固体电极表面参数必须维持不变，因此固体电极的表面处理，如清洗、抛光、预极化等都十分重要。

（二）分析仪器

溶出伏安法所用的分析仪器一般采用三电极系统，即工作电极、参比电极和辅助电极。仪器上带有一个能够对测量池中电极施加可变电压的装置。目前电化学分析仪大多为多功能分析仪器，能进行极谱、溶出伏安、循环伏安、电位溶出等多种测定，并且仪器都配有微机操作平台，可以很方便地选择实验条件和进行数据处理。

四、定量方法

溶出伏安法常用标准曲线法和标准加入法定量。

1. 标准曲线法　与其他分析方法相同，在使用标准曲线法定量时应注意待测样品与标准溶液的组成应相同或基本一致，实验条件也要尽可能一致。

2. 标准加入法　先测定体积为 V_x 的待测液的溶出峰高 h_x ，然后加入体积为 V_s 、浓度为 c_s 的标准溶液，于相同条件下测得其峰高 h_s ，根据式（10-11）可计算出待测物质的浓度。

本法适用于小批量样品或本底组成未知或复杂的样品，测定时标准溶液的浓度应为试液浓度的 100 倍，标准溶液的体积为试液体积的 1%～2%。

（潘洪志）

思考题与习题

1. 极谱法的基本原理是什么？它是如何实现物质定量分析的？
2. 极谱法中为什么常使用滴汞电极？
3. 试说明阳极溶出伏安法的原理。
4. 溶出伏安法使用的工作电极有几类？各举一例简述其用途和优缺点。
5. 用溶出伏安法测定某金属离子，在一定条件下，富集时间为 4 分钟时，溶出峰电流为 $6.0\mu A$。若富集时间增加到 8 分钟，其他条件不变，溶出峰电流变为多少？假设溶出电流与富集时间成正比。

第十一章
其他电分析法

其他电分析法包括电导分析法、库仑分析法、电位溶出分析法和电化学生物传感器四部分。电导分析法是测量电解质溶液电导的分析方法,当温度一定时,溶液的电导与溶液中离子的种类和浓度有关,若离子种类一定,则溶液的电导与离子浓度成比例。库仑分析法是在电解分析法的基础上发展起来的一种电化学分析法,是利用电流通过待测溶液,使待测物质发生电解反应,根据消耗的电量与待测物质的化学计量关系计算被测物质的含量。电位溶出分析法是在溶出伏安法的基础上发展起来的一种电化学分析法。电位溶出分析法的操作分两步:第一步与溶出伏安法相同,在恒定电位下对被测定元素进行电解富集;第二步是断开加在工作电极上的恒定电位,靠化学试剂的氧化还原反应将被测元素溶出,并记录电位随时间变化的 φ-t 曲线,根据曲线的特征进行定性定量分析。电化学生物传感器也称为生物敏感膜电极,是将生物体内具有选择性识别功能的物质做成电极膜,用来测定生物体内某些成分,不仅具有高度的选择性,还具有成本低、便于普及推广的优点。

第一节　电导分析法

电导分析法是测量电解质溶液电导的分析方法,分为直接电导法(direct conductometry)和电导滴定法(conductometric titration)。溶液的导电能力称为电导(conductance)。当温度一定时,溶液的电导与溶液中离子的种类和浓度有关,若离子种类一定,则溶液的电导与离子浓度成比例。直接电导法是根据溶液的电导测定离子浓度的方法;电导滴定法是根据滴定过程中溶液电导的变化来确定滴定终点的方法。

溶液的电导具有加和性,它与溶液中存在的所有离子有关,因此电导分析法是非特征性的。正是这种非特征性,使该分析技术的应用受到一定限制,但由于电导分析法的灵敏度较高,在某些综合项目的连续监测方面仍有广泛的应用,主要用于测定水质纯度、海水或土壤盐度、大气中 CO_2 含量及某些物理化学常数等,另一个主要应用是作为离子色谱仪的检测器。

一、基本原理

1. 电导和电导率　电阻率在 $10^2 \sim 10^6 \, \Omega/cm$ 的物体称为导体,电阻率在 $10^8 \sim 10^{20} \, \Omega/cm$ 的物体为绝缘体,而电阻率介于二者之间的称为半导体。根据导电机理不同,导体可以分为固体导体(如金属和碳)和液体导体(如酸、碱、盐的溶液)两类。

固体导电是由于导体上的自由电子在电场作用下向电场方向反向移动。液体导电则是溶液中的正、负离子在电场作用下分别向两个电极移动的结果。液体导电的能力可以用电阻的倒数来表示,即

$$G = \frac{1}{R} \qquad\qquad 式(11\text{-}1)$$

式(11-1)中,G 为电导,单位为西门子(siemens),简称"西",用 S 或 Ω^{-1} 表示;R 为溶液的电阻。

电解质溶液可视为一均匀的导体,其电阻服从欧姆定律,即在一定温度时溶液的电阻与电极间距离 L 成正比,与电极的截面积 A 成反比:

$$R = \rho \frac{L}{A} \qquad \text{式（11-2）}$$

式（11-2）中, ρ 为比电阻(specific resistance),也称为电阻率(resistivity),单位为欧·厘米($\Omega \cdot cm$)。因此,电导为:

$$G = \frac{1}{R} = \frac{1}{\rho} \cdot \frac{1}{L/A} \qquad \text{式（11-3）}$$

式（11-3）中, $\frac{1}{\rho}$ 为比电导(specific conductance),也称为电导率(conductivity),用 κ 表示,单位为西/厘米(S/cm),其物理意义是在两个面积均为 $1cm^2$ 、相距 $1cm$ 的电极之间包含的电解质溶液,即 $1cm^3$ 溶液的电导。电导率与电解质溶液的组成和浓度有关,当电导池装置一定时, L/A 为常数,称为电导池常数(conductance cell constant),用 θ 表示,因此电导可写成:

$$G = \kappa \frac{1}{\theta} \qquad \text{式（11-4）}$$

由于电极间的距离和电极的面积不容易测准,所以常用 KCl 标准溶液来测定电导池常数 θ 。各温度下 KCl 标准溶液的电导率 κ 已知(表 11-1),测定其电导 G ,根据式（11-4）就可以求出电导池常数 θ 。已知 θ 后,测未知溶液 G ,用式（11-4）又可求得未知溶液电导率 κ 。

表 11-1　不同浓度的 KCl 标准溶液在不同温度下的电导率值

c/(mol/L)	κ/(S/cm)				
	15℃	18℃	20℃	25℃	35℃
1.000	0.092 12	0.097 80	0.101 7	0.111 3	0.131 1
0.100 0	0.010 45	0.011 16	0.011 64	0.012 85	0.015 35
0.010 00	0.001 141	0.001 220	0.001 274	0.001 408	0.001 688
0.001 000	0.000 118 5	0.000 127 0	0.000 132 2	0.000 146 6	0.000 176 5

2. 摩尔电导率　为了比较不同类型电解质溶液的导电能力,引入摩尔电导率(molar conductivity)的概念。在相距 $1cm$ 的两平行电极间含有 $1mol$ 电解质溶液的电导称为摩尔电导率,用 λ 表示。若在 $1\,000ml$ 溶液中含有 $C\,mol$ 电解质,则每摩尔电解质的溶液体积为

$$V = \frac{1\,000}{c} \text{(ml)} \qquad \text{式（11-5）}$$

电导率是每立方厘米溶液,即每毫升溶液的电导,因此摩尔电导率应当等于电导率乘以电解质溶液的体积:

$$\text{摩尔电导率}: \lambda = \kappa \frac{1\,000}{c} \qquad \text{式（11-6）}$$

所以,

$$\kappa = \frac{\lambda c}{1\,000} \qquad\qquad \text{式（11-7）}$$

$$G = \kappa\,\frac{1}{\theta} = \frac{\lambda c}{1\,000\theta} \qquad\qquad \text{式（11-8）}$$

溶液的电导不仅与电解质种类和浓度有关，还与电解质的解离度有关。溶液中离子存在相互作用，迁移受到彼此牵制，这种作用力在浓度高时尤为明显。由于电解质离子间的相互影响，摩尔电导率随溶液浓度的改变而改变，溶液越稀，离子彼此间的影响越小，在无限稀释时摩尔电导率达到最大值（表 11-2）。溶液的电导是离子迁移的结果，在无限稀释时，离子的迁移不会产生相互影响。

表 11-2　无限稀释时离子的摩尔电导率（25℃）　　　　　　　　　　单位：$s \cdot m^2/mol$

阳离子	λ_+^0	阴离子	λ_-^0
H^+	349.8	OH^-	198
Na^+	50.1	Cl^-	76.3
K^+	73.5	Br^-	78.1
NH_4^+	73.4	I^-	76.8
Ag^+	61.9	NO_3^-	71.4
Fe^{3+}	204	CO_3^{2-}	138.6

因此，在无限稀释时，电解质的摩尔电导率最大，此时，电解质溶液的电导率等于各种离子摩尔电导率之和：

$$\kappa = \frac{\sum \lambda_i c_i}{1\,000} \qquad\qquad \text{式（11-9）}$$

例：试求纯水的电导率。

解：25℃时，绝对纯水的离子积 $K_w = 10^{-14}$，H^+、OH^- 的浓度均为 $10^{-7} mol/L$。

$$\kappa = \frac{\sum \lambda_i c_i}{1\,000} = \frac{349.8 \times 10^{-7}}{1\,000} + \frac{198 \times 10^{-7}}{1\,000} = 5.5 \times 10^{-8}\,(\text{S／cm})$$

通常供精密分析用的超纯水要求其 κ 小于 1×10^{-7} S/cm。

二、电导的测量

通过测量溶液的电阻可以得到溶液的电导。电导测量系统由电导池和电导仪组成。

1. 电导池

（1）电导池结构：电导池的盛样容器一般为硬质玻璃，测量电导率很低的超纯水时，则用石英电导池。在电导池中插入一对面积和位置都固定的平行片的电极，电极材料一般采用金属铂，也可采用镍、石墨等材料（图 11-1）。在盛样容器中加入待测溶液即可测定电导。

（2）电极：主要有铂光亮电极、铂黑电极和 U 形电极，根据测量电导的大小

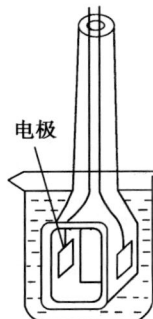

电极

图 11-1　电导池

选用不同的电极。浓度大的溶液选用电导池常数小的电极,浓度低的溶液则选择电导池常数大的电极,这样可以控制读数在仪器灵敏度最高的范围内。电导池常数以能控制测量溶液的电导率值在 $10^{-5} \sim 10^{-3}$ S/cm 为宜,太小则测定不准确,太大时仪器的平衡点难以确定。

铂光亮电极适用于电解质浓度低,即电导小的溶液。由于铂黑可从溶液中吸附溶质,电导小的溶液本身浓度很低,吸附溶质后将造成电导的较大变化,使测量结果不准确,故电导小的溶液不能用铂黑电极。

铂黑电极是在铂光亮电极上涂上很细密的铂黑颗粒,适用于测定电导较大的溶液。因为电解质浓度大时,用光亮电极易产生极化,即电解质的阴离子在阳极被氧化,阳离子在阴极被还原,从而使电解质浓度发生改变,电极表面也发生改变而无法测定。涂上铂黑,电极表面积增大,电流密度减小,可避免极化现象,得到稳定的电导值。

U 形电极其电极常数大,适用于电导大的溶液的测定。电极常数大,相当于增加溶液电阻值,相应减小电导,从而可测量电导大的溶液。

2. 电导仪的测量电源和电路

(1)电源:溶液电导的测量实际上是测量溶液的电阻,但是测量溶液的电阻不能采用万用表测电阻那样简单的方法,因为当电流通过电极时,在电极表面发生极化反应,使电极表面溶液组成发生改变,电解质浓度改变,因此无法测定电导。电流密度越大,离子浓度越高,极化越严重。同时,两极上的电极反应还会产生反电动势影响测定。所以测量溶液电导不能用直流电而要用交流电,交流电可以减小或消除极化现象,因为此时在电极上交替进行氧化和还原反应,净结果可认为没有发生氧化或还原反应。若交流电的频率小,即两极交替改变的间隔时间长,则还是会有电解质析出,所以必须使用高频交流电,才可测得稳定的电导值。频率有 50Hz 和 100Hz 两种,电导小的使用50Hz,电导大的使用 100Hz。

(2)电路:电导仪的测量电路常见的有电桥平衡式和分压式两种。

目前多使用的是根据分压原理设计的直读式电导仪,工作原理如图 11-2 所示。

由振荡器产生交流电压 E,施加到被测量电阻 R_x 和分压电阻 R_m 的串联电路中,E_m 为 R_m 两端的分压。根据分压原理,

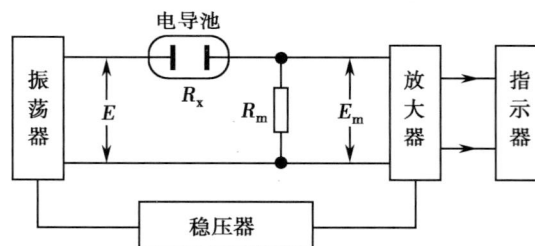

图 11-2 分压式电导测量电路原理图

$$E_m = \frac{R_m}{R_m + R_x} \cdot E = \frac{R_m}{R_m + 1/G_x} \cdot E \qquad \text{式(11-10)}$$

测量时,只要把分压电阻 R_m 控制到足够小,使得 $R_m \ll R_x$,式(11-10)就可简化成:

$$E_m = R_m G_x E \qquad \text{式(11-11)}$$

电源电压 E 及 R_m 是定值,则分压 E_m 与溶液电导 G_x 呈线性关系。E_m 经交流放大器放大之后经过信号整流,就可由直流电表直接指示电导值。利用运算放大器使 E_m 与 G 呈线性关系,还可以制成数显式或记录式电导仪。

电桥平衡式电导仪采用惠斯通电桥(Wheatstone bridge),主要由电导池、振荡器和交流放大器三部分组成,测量电路见图 11-3。

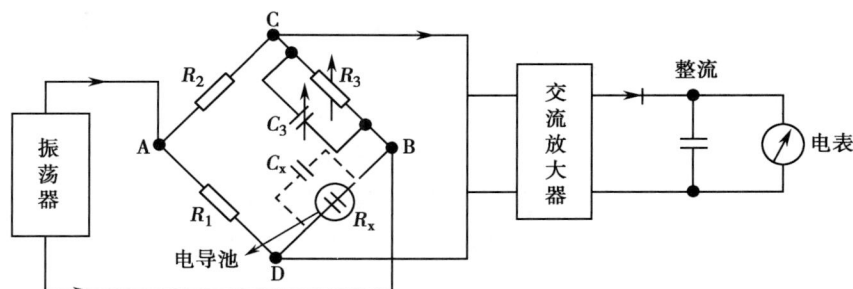

图 11-3　电桥平衡式电导测量电路原理图

图 11-3 中，R_1 和 R_2 是标准可调电阻，R_3 是精密可变电阻，R_x 为电导池电阻。由于电导池存在极间电容 C_x，故在 R_3 上加一个可变电容 C_3 来平衡。调节 R_3 使电桥平衡时，电表指零，则：

$$R_x = \frac{R_1}{R_2} \cdot R_3 \qquad\qquad 式（11-12）$$

从 R_1/R_2 的比值及 R_3 读数，即可求得待测溶液电阻 R_x，进而测定出 G 或 κ。

3. **影响电导率测定的因素**　电解质溶液的电导率与溶液中电解质本身性质有关：离子迁移速率越大，电导率越大；离子价态越高，携带的电荷越多，导电能力越强，电导率也越大。

电导率还与溶液的浓度有关。在一定浓度范围内，离子的浓度越大，单位体积内离子的数目就越多，导电能力也越强，电导率就越大。图 11-4 显示了几种电解质溶液的电导率与浓度的关系。

但是随着溶液浓度的增大，单位体积内离子数目增多，离子间的相互作用力也增大，电解质的解离度降低，电导率反而会下降。因此，在图 11-4 上可以看到溶液的电导率曲线都有一个极大点。

对浓度相同而组成不同的电解质溶液来说，不同离子的电导率差别很大。因此在电导分析中，利用化学反应前后电解质组成的改变引起溶液电导的变化对物质含量进行测定或判断反应终点。如把 CO_2 通入一定浓度的 NaOH 溶液中：

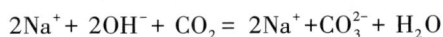

图 11-4　电解质溶液的电导率与浓度关系

$$2Na^+ + 2OH^- + CO_2 = 2Na^+ + CO_3^{2-} + H_2O$$

反应前有 2mol OH^-，反应后有 1mol CO_3^{2-} 生成，而 OH^- 的摩尔电导率大，CO_3^{2-} 的摩尔电导率小，因此溶液的电导随 CO_2 的通入而减小，故可通过测定电导的变化测定 CO_2 的量。

应该指出，电导还受外界条件的影响。如温度发生改变，电导也会改变。一般而言，温度升高，离子移动速度增大，电导也随之增加。通常温度每升高 1℃，电导约增加 2.0%～2.5%。因此，在测

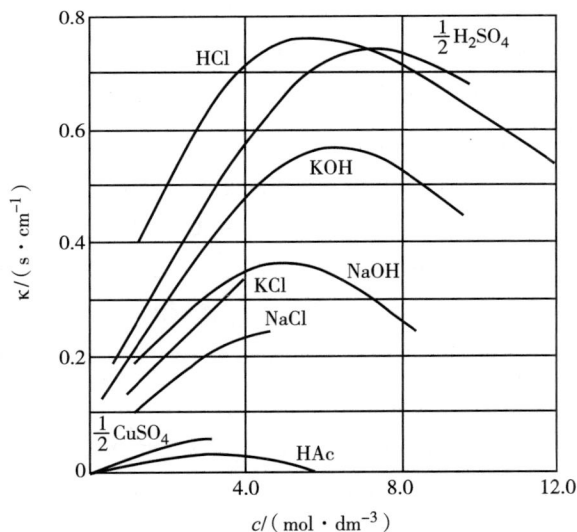

定溶液电导时需恒温。此外,空气中存在的杂质,如 CO_2、NH_3 等溶于溶液后,也影响溶液的电导。测定时应尽可能隔绝空气中的杂质,以减少测定误差。

三、电导分析法应用

1. 直接电导法　直接电导法是通过测量溶液的电导值直接测定组分含量的方法。需要强调的是,溶液的电导不是某一离子的特性,而是试液中所有离子作用的加和,因此,直接电导法只能用来测定离子的总量或用于分析单纯物质。

（1）水质纯度的测定:直接电导法是测定水质纯度的一种十分重要的方法,尤其是高纯度水的检验,应用此法最为理想。在 25℃时,超纯水的电导率理论值为 $5.5×10^{-8}S/cm$,原子反应堆、半导体工业用水的电导率约为 $1×10^{-7}～3×10^{-7}S/cm$,实验室新鲜蒸馏水的电导率约为 $6×10^{-7}S/cm$,与空气中二氧化碳相平衡的蒸馏水的电导率约为 $1×10^{-6}S/cm$,清洁淡水（如河水等）的电导率约为 $1×10^{-4}S/cm$,海水的电导率一般大于 $1×10^{-2}S/cm$。故通过测定电导率可以对水的纯度作出初步判定。锅炉用水、工业用水及江河湖水等都要求连续监测水的纯度。水的电导率越低,表示其中的离子越少,即水的纯度越高。值得注意的是,水的电导率高低仅能反映出水中导电物质含量的多少,非导电性物质,如水中的细菌、藻类、悬浮杂质及非离子状态的杂质对水质纯度的影响无法用直接电导法测量出来。

（2）水中溶解氧的测定:非导电的元素或化合物与水中的溶解氧反应,生成能导电的离子而使电导增大,根据电导增加的程度可以对水中溶解氧（DO）的含量进行定量。

（3）大气中有害气体的监测:大气中含有 SO_2、SO_3、H_2S、CO_2、NH_3 等气体,可利用吸收液进行吸收,例如,NH_3 吸收在 HCl 溶液中,H_2S 吸收在 $CuSO_4$ 溶液中,SO_2、CO_2 吸收在 $Ba(OH)_2$ 溶液中。根据通入气体前后的电导差值求得气体的含量。

2. 电导滴定法　电导滴定法是根据滴定过程中溶液电导的变化来确定滴定终点。在滴定过程中,滴定剂与溶液中被测离子生成水、沉淀或难解离的化合物,使溶液的电导发生变化,而在化学计量点时滴定曲线上出现转折点,指示滴定终点。转折点夹角愈尖锐,终点的判断愈准确。当采用指示剂或电位滴定不能准确指示滴定终点时,可采用电导滴定。在电导滴定过程中只需要测量电导的相对变化,无须知道电导的绝对值,因此操作方便。

（1）普通电导滴定法:普通电导滴定法一般用于酸碱滴定和沉淀滴定,但不适用于氧化还原滴定和配位滴定,因为在氧化还原或配位滴定中,往往需要加入大量其他试剂以维持和控制酸度,所以在滴定过程中溶液电导的变化不太显著,不易确定滴定终点。酸碱电导滴定的主要特点是能用于滴定极弱的酸或碱,如硼酸、苯酚、对苯二酚等,并能用于滴定弱酸盐或弱碱盐以及强、弱混合酸。这些在普通滴定分析或电位滴定中都无法进行。

电导滴定应注意下列条件:①保持温度恒定;②为避免由于滴定稀释而产生的误差,滴定剂的浓度最好为被滴定溶液浓度的 100 倍,至少大 10～20 倍;③分析体系中应避免无关离子存在,因为溶液中存在的各种离子不论其参加滴定反应与否,均可参与溶液的导电作用;④试液的浓度不能太稀。图 11-5 为几种类型的电导滴定分析的滴定曲线。

实际绘制电导滴定曲线时,只要在终点前和终点后各读 2～3 个数据连成两条直线,其交点即为终点（见图 11-5）。因此,在滴定终点附近的读数,对确定终点无太大意义（这与电位滴定法不同）。由于电导滴定中所生成的沉淀的溶解、弱酸的解离或盐类的水解等,在终点附近的读数并不可靠,因此绘制滴定曲线时,反而应选取远离终点的数据。因此,对于滴定过程中生成沉淀溶解,

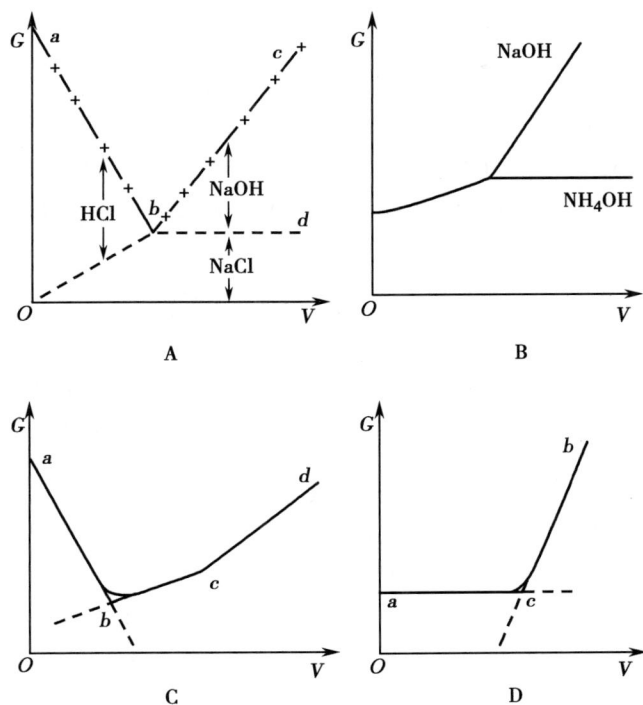

图 11-5　电导滴定曲线

A. 强碱滴定强酸；B. 强碱（弱碱）滴定弱酸；C. 强碱滴定混合酸；
D. 沉淀滴定。

或生成弱酸、弱碱的电离以及生成盐类水解，在终点附近得不到可靠读数的滴定反应来说，只要通过终点前、后的数据作图就能得出较准确的推算终点。这就是电导滴定法的突出优点。在化学指示剂滴定法或电位分析法难以找到适当指示剂或指示电极的情况下，用电导滴定法则可能求得相当准确的结果。但因不参加反应的离子将降低电导滴定的准确度，此法应用范围较窄，准确度在0.5%～1%之间。

（2）高频电导滴定法：高频电导滴定法是利用几兆赫至几百兆赫高频电流进行电导滴定的电化学分析法，与普通的低频电流电导滴定法的主要区别在于滴定池中没有电极，而是把滴定池放在一个高频调谐电路的线圈里或电容器的电极之间。

当在电导池的两极加上高频外电场时，溶液中的正、负离子按照外加电压的极性在溶液中来回运动。当外电场频率超过 1MHz 时，溶液中正、负离子来不及跟随电压的快速变化而移动，只能以中心离子和其周围离子氛相对运动的形式振动，形成正、负电荷重心相互交变，在分子内部产生电子趋向于正电极，原子核趋向于负电极的运动，这种运动引起的分子变形称为极化。电偶分子在高频外电场作用下也要快速趋向和变形，正、负电荷的中心也发生位移，这种运动称为偶极分子的定向。分子的定向和极化均产生瞬间电流（亦称极化电流），当外电场的频率高于 1MHz 时，瞬间电流和电导电流的数量级相同。

滴定过程中，电极不与溶液接触，盛有待测溶液的电导池处于高频电场中，成为振荡电路的一部分。外加电场施加在溶液上的能量一部分使得溶液中分子产生极化和偶极分子定向，导致溶液介电常数（或电容）改变，另外一部分能量则使离子产生电迁移，转变为热能。溶液介电常数的改变很小，溶液的磁导率几乎不变，所观察到的是溶液电导的改变。滴定池放在线圈内，称为电感式滴定池；放在金属电极间，称为电容式滴定池。滴定过程中测定待测溶液的电导、电容变化以及电路中高频电流的变化,然后对加入滴定剂的量作图,确定滴定终点。确定终点的方法主要有总阻抗法、损耗法和频拍法。

高频电导滴定法尤其适用于高介电常数、低电导率的稀溶液、弱酸、弱碱、非水溶液、有色或混浊溶液的滴定;由于电极不放在溶液中,强腐蚀性溶液、污染电极表面的溶液亦可测定;电极不放在溶液中也避免了吸附、电解和极化等作用的发生,适用于沉淀滴定和一般离子的配位滴定。

第二节　库仑分析法

库仑分析法(coulometry)是在电解分析法的基础上发展起来的一种电化学分析法,利用电流通过待测溶液,使待测物质发生电解反应,根据消耗的电量与待测物质的化学计量关系,通过法拉第定律计算被测物质的含量。根据电解进行的方式不同,库仑分析法可分为控制电位库仑法(controlled potential coulometry)和控制电流库仑法(controlled current coulometry),后者也称为恒电流库仑滴定法(coulometric titration)、库仑滴定法。控制电位库仑法是控制电位在某一恒定值,使电位有一定差值的几种离子能够分别进行测定,因而选择性较好,但分析时间较长;控制电流库仑法是控制通过电解池的电流进行电解,电解速度快,分析时间短,但选择性较差,需要有适当的指示电解完全或电流效率达到100%的方法。

一、基本原理

库仑分析法以电解过程中通过电极上的电量与电极反应物的质量之间的定量关系,即法拉第定律为基础。法拉第定律包括以下内容:①电解质在电极上析出物质的质量(m)与通过该体系的电量(Q)成正比;②相同电量通过不同电解质溶液时,在电极上发生变化的物质的质量与它们的摩尔质量成正比,与其反应的电子数成反比。

法拉第定律的数学表达式为:

$$m = \frac{MQ}{nF} = \frac{M}{nF}it \qquad\qquad 式(11\text{-}13)$$

式中,m 为电极上析出物质的质量,g;Q 为电量,C;n 为反应电子数;M 是物质的摩尔质量,g/mol;F 是法拉第常数,其值为 96 485C/mol;i 为电流,A;t 为时间,s。

由法拉第定律可知,对于某一特定物质,如果测量出电解时通过电解池的电量,则可计算出参与电解反应的物质质量,这就是库仑分析法的定量依据。因电解过程中电量的测量是库仑分析法的基础,故要求工作电极上只有被测物质的单纯的电极反应,即电流效率应接近100%。所以应尽可能避免其他副反应的发生,如杂质在工作电极上的还原、电极本身被溶解的反应、电解产物再次反应以及溶剂的电极反应等均需避免。为使电流效率接近100%,可通过提纯试剂或选择合适的工作电极电位避免溶剂和支持电解质离子发生电极反应。另外,降低电流密度也可提高库仑分析法的电流效率。

二、控制电位库仑法

在电位保持恒定的条件下,对电活性物质进行完全电解的方法称为控制电位库仑法。被测物质在工作电极上进行定量电解,直到电解电流降为零,由库仑计记录电解过程所消耗的电量(Q),若电流效率大于 99.9%,则根据消耗的电量就可以计算出被测物质的质量(m)。

$$m = \frac{MQ}{nF} = \frac{M}{nF}\int_0^t i\, dt \qquad 式(11\text{-}14)$$

控制电位库仑法的装置如图 11-6 所示,主要由三部分组成,即电解池、控制电位的恒定电位器和电量测量装置。

电解池中有 3 个电极,即工作电极、辅助电极和参比电极。工作电极一般是汞电极或铂电极。要求工作电极面积大、表面电流密度均匀,参比电极电位稳定,保证工作电极表面不同区域和溶液间的电位差相等,以避免副反应的发生。一般将辅助电极和工作电极用垂熔玻璃砂盘或离子交换膜隔离,以防止工作电极上的产物在辅助电极上发生逆反应而重新进入溶液中。

控制电位库仑法的分析过程中,因电解电流的产生,会出现电压降,一部分外加电压降将消耗在 iR 上,为恒定工作电极电位,须随时调节外加电压。现常用自动控制电位仪控制电压恒定。电量测量装置有两种:化学库仑计和电流积分仪。化学库仑计本身也是一个电解池,该装置结构简单,电量测量准确。化学库仑计由不同的电极反应构成不同的类型。图 11-7 是一种气体式库仑计。其工作原理是在一个恒温的电解管中,充 0.5mol/L 的 K_2SO_4 电解液,其中的两个电极均为铂片,当有电流通过时,在管中产生氢气和氧气。电极反应为:

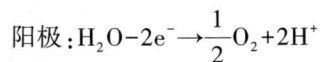

图 11-6　控制电位库仑法的装置示意图
1.参比电极;2.库仑计;3.电位计。

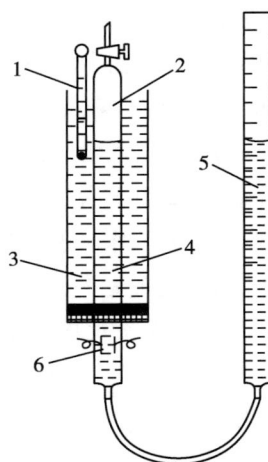

图 11-7　气体库仑计
1.温度计;2.气体;3.恒温水夹套;4.电解液;5.计量管;6.电极。

$$阳极:H_2O - 2e^- \rightarrow \frac{1}{2}O_2 + 2H^+$$
$$阴极:2H_2O + 2e^- \rightarrow H_2 + 2OH^-$$

由电极反应可见,在电解池中每通过 $2\times96\,485C$ 的电量将产生 1.5mol/L 混合气体,换算成标准状况下的体积为 33 621ml,即产生 1ml 气体需通过 $2\times96\,485/33\,621C$ 的电量。所以通过对电解过程中库仑计产生的气体量来计算电量。较新的电量测量装置采用电子积分器的原理制成,电量可通过数字显示器直接显示出来,此类电量测量装置的准确度和精密度均较化学库仑计好,且使用方便。

控制电位库仑法的分析操作需要通入氮气以除去溶液中的氧,因溶解氧可将电解产物氧化而不能保证 100% 的电流效率。在加入试样前,应先在比测定时的阴极电位负 0.30~0.40V 的条件下进行预电解,以除去电解液中可能存在的电活性杂质。直到电解电流降至本底电流后,再将阴极电位升至被测物的析出电位。在不切断电流的情况下,加入一定体积的试液,连接库仑计,然后电解至本底电流,同时通过库仑计测量电解过程中的电量。

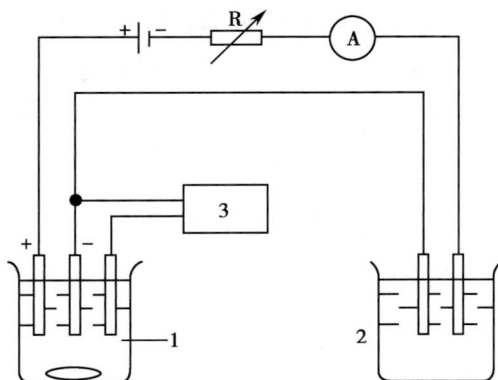

控制电位库仑法的优点是准确、灵敏、选择性好,在控制电位的条件下,不经分离即可分别测定多种离子,所以有较广的应用范围。至今,该法可用于 50 多种元素及其化合物的测定,其中包括氧、卤素等非金属元素,锂、钠、钙、镁、铜、铅、铬、镉等金属元素。控制电位库仑法在有机物和生化物质的分析方面也有广泛的应用,如三氯乙酸、维生素 C 和血清中尿酸的测定等。

三、控制电流库仑法

1. 基本原理　控制电流库仑法即恒电流库仑滴定法,也称为库仑滴定法。它采用的化学反应与一般滴定分析法相似,主要不同点在于滴定剂不是由滴定管向待测试液中滴加,而是用恒定电流通过电解在试液中产生的电生滴定剂。电生滴定剂的量与电解过程所消耗的电量成正比。所以通过测定滴定过程中的电量,由法拉第定律即可计算出被测物质的含量。

图 11-8 是常用库仑滴定法的装置示意图,它包括电解系统和指示系统两部分。电解系统由 45~90V 串联高电阻的恒电流电源提供1~100mA 的电流,由秒表或精密计时仪记录电解时间。滴定池(电解池)的电解液中插入4 支电极,电极 1、2 用于指示系统;电极 3 为辅助电极;电极 4 为工作电极,其作用是产生电生滴定剂。应注意的是,辅助电极的电解产物常与电生滴定剂发生反应而影响测定,所以将辅助电极装于套管中,下端用砂芯玻璃套将电极隔开。电生滴定剂既可以在阳极产生,也可以在阴极产生,视具体情况而定。如阴极可将水分子还原成 OH^- 而作为碱滴定剂

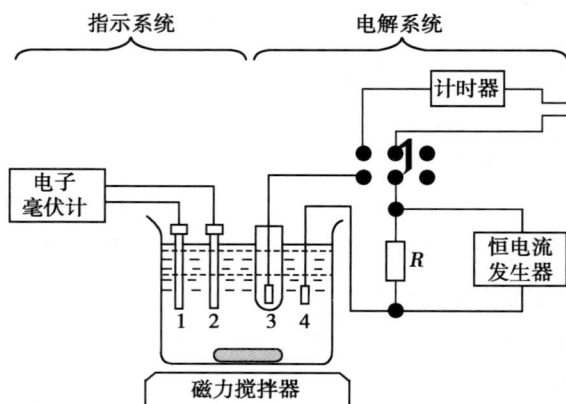

图 11-8　库仑滴定法装置示意图
1. 玻璃电极;2. 饱和甘汞电极;3. Pt 电极(放于保护套管中);4. Pt 电极。

$(H_2O+e^-\to\frac{1}{2}H_2+OH^-)$,阳极可氧化水分子为 H^+ 而作为酸滴定剂$(H_2O\to\frac{1}{2}O_2\uparrow+2H^++2e^-)$。前者阴极为工作电极,阳极为辅助电极,而后者恰恰相反。

库仑滴定法的终点指示方法是影响测定结果准确度的重要因素。现在常用的终点指示方法有:①指示剂法:简单,但灵敏度较低,可用于酸碱、氧化还原、配合和沉淀滴定反应。如以溴甲酚绿为指示剂,用电解产生的 OH^- 离子滴定硫酸或盐酸。应注意的是所用指示剂不能在电极上发生反应,且指示剂与电生滴定剂的反应应在被测物质与电生滴定剂之后。②电流法:其指示终点的原理是被测物质或滴定剂在指示电极上进行反应所产生的电流与电活性物质的浓度成正比,终点可从指示电极电流的变化来确定。电流法可分为单指示电极电流法(也称极谱滴定法)和双指示电极电流法(也称永停终点法)。③电位法:该法指示终点的原理类似于普通电位滴定法,即在库仑滴定法过程中,每隔一定时间停止通电,记下电位读数和电生滴定剂的时间,作出二者的关系曲线,从曲线上找出化学计量点。

除以上常用终点指示方法以外,还有光度法、电导法等。

为使库仑滴定过程中达到 100% 的电流效率,一般在电解液中加入大量辅助电解质,以稳定工作电极电位。如在恒定电流条件下电解 Fe^{2+} 溶液产生电生滴定剂 Fe^{3+} 时,如果不加入辅助电解质,开始电解时电极反应为:

$$Fe^{2+} \rightarrow Fe^{3+} + e^{-} \qquad \varphi^{0}_{Fe^{3+}/Fe^{2+}} = 0.77\ V$$

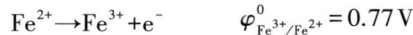

随着电解的进行，电极表面的 Fe^{3+} 浓度不断增加，而 Fe^{2+} 浓度不断下降，因此阳极电极电位不断发生正移（25℃时）：

$$\varphi^{0}_{Fe^{3+}/Fe^{2+}} = 0.77 + 0.059 \lg \frac{\alpha_{Fe^{3+}}}{\alpha_{Fe^{2+}}}$$

电解至一定时间后，溶液中的 Fe^{2+} 尚未全部氧化成 Fe^{3+} 时，阳极电位已达水的分解电位而在电极上发生水的电解反应：

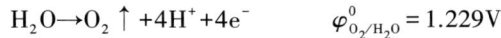

$$H_2O \rightarrow O_2 \uparrow + 4H^+ + 4e^{-} \qquad \varphi^{0}_{O_2/H_2O} = 1.229V$$

由于副反应的发生，电极上的氧化反应的电流效率低于 100%。但是如在溶液中加入过量的辅助电解质 Ce^{3+}，则 Fe^{2+} 可在恒电流下电解完全。开始阳极上的主要反应为 Fe^{2+} 氧化为 Fe^{3+}。当阳极电位正移至一定数值，但小于水的电解电位时，Ce^{3+} 开始被氧化为 Ce^{4+}，所产生的 Ce^{4+} 立即按计量关系定量氧化溶液中的 Fe^{2+}。Ce^{3+} 过量稳定了电极电位，防止了水的电解。

$$\varphi_{Ce^{4+}/Ce^{3+}} = 1.448 + \frac{RT}{nF} \lg \frac{\alpha_{Ce^{4+}}}{\alpha_{Ce^{3+}}} \qquad \varphi^{0}_{Ce^{4+}/Ce^{3+}} = 1.448V$$

$$Ce^{4+} + Fe^{2+} = Fe^{3+} + Ce^{3+}$$

由以上反应可知，阳极上虽发生 Ce^{3+} 的氧化反应，但其所产生的 Ce^{4+} 又将 Fe^{2+} 定量地氧化为 Fe^{3+}。因此，电解所消耗的总电量与单纯 Fe^{2+} 完全氧化为 Fe^{3+} 的电量是相当的。可见，用这种间接库仑分析方法，既可稳定工作电极的电位，防止发生副反应，保证 100% 的电流效率，还可使用较大的电流密度，以缩短滴定的时间。

2. 库仑滴定法的应用　库仑滴定法的应用较为广泛，凡是能以 100% 电流效率电解生成试剂并迅速与被测定物质定量反应的都可以用此方法进行测定，如酸碱中和反应、氧化还原反应、沉淀滴定、配位滴定等。至今已报道的能用于测定无机物的库仑滴定剂就有 60 余种，测定的有机物有 20 余种。在卫生化学方面应用较多的有空气中二氧化硫、氮氧化物、硫化氢、臭氧以及水中酚和耗氧量的测定等。我国环境监测中，对大气中的二氧化硫、二氧化氮、臭氧和总氧化剂进行检测所用的自动监测仪就是根据库仑分析原理设计的。

3. 库仑滴定法的特点

（1）灵敏准确：在库仑滴定时不需要标准溶液作比较，因此避免了使用基准物质及标定标准溶液所引起的误差。此外，测量的物理量是电解电流和时间，既不受化学物质的影响，又可以准确测定，所以即使测量微量组分，相对误差也只有千分之几，一般可控制在 0.2%～0.5%，而分析常量组分时，相对误差更小。

（2）适应范围广：库仑滴定法被测组分不直接参加电极反应，因此，该方法可用来测定不起电极反应的物质。另外，因不稳定而难以配制准确浓度的试剂如氯和溴等，可用电解产生的电生滴定剂作标准，并用于库仑分析，从而扩大了分析应用范围。

（3）易于自动化：滴定剂的产生及终点的指示，完全可以由电信号控制来实现自动化，进行程序控制的自动分析。仪器操作简单，测量结果可数字直读。此外，本法也便于进行遥测及屏蔽装置下的测定，因此，对放射性元素的测定较为适用。

第三节　电位溶出分析法

电位溶出分析法（potentiometric stripping analysis）是在溶出伏安法基础上发展起来的又一种新的电化学分析法，正日益受到人们的重视。经过三十多年的发展，已由经典电位溶出分析法发展出微分电位溶出分析法。电位溶出分析法方法简单，适用于卫生检验，甚至可直接用于生物样品（血、尿）的测定。

一、基本原理

电位溶出分析法的操作分两步：第一步与溶出伏安法相同，在恒定电位下对被测定元素进行电解富集；第二步是断开加在工作电极上的恒电位，靠化学试剂的氧化还原反应将被测元素溶出，并记录电位随时间变化的 φ-t 曲线。根据 φ-t 曲线的特征进行定性定量分析。微分电位溶出分析法记录 $\dfrac{\mathrm{d}\varphi}{\mathrm{d}t}$-$t$ 曲线或 $\dfrac{\mathrm{d}t}{\mathrm{d}\varphi}$-$\varphi$ 曲线。

根据化学反应性质，电位溶出分析法分为氧化电位溶出分析法（oxidative PSA）和还原电位溶出分析法（reductive PSA）。氧化电位溶出分析法是利用氧化剂的氧化作用，将沉积在电极上的金属或汞齐化金属氧化溶出，主要用于分析金属离子。常用的氧化剂有溶解氧、Hg^{2+}、MnO_4^- 和 $Cr_2O_7^{2-}$ 等。还原电位溶出分析法是利用还原剂的还原作用，将电沉积的难溶化合物还原。常用的还原剂有 Mn^{2+}、$Na(Hg)$ 和氢醌等。氧化溶出的两个过程表示如下。

富集过程：选择合适的阴极电位，在恒电位下，首先将被测物质电解富集在悬汞、汞膜或其他电极上，反应为：

$$M^{n+}+ne^-+Hg\rightarrow M(Hg)$$

溶出过程：电解富集完成后，断开电源，试液中的氧化剂将富集在电极上的待测物氧化，反应如下：

$$M(Hg)+mOx\rightarrow M^{n+}+mRed$$

式中，Ox 代表氧化剂；Red 代表还原产物。若将工作电极和参比电极连接到高输入阻抗伏特计上，可得到 φ-t 曲线，见图 11-9。在 φ-t 曲线上溶出时间（τ）与汞齐中待测金属的量成正比，据此进行定性定量分析。

氧化电位溶出的时间方程为

$$\tau=\frac{c_R}{c_{Ox}}\left(\frac{D_R}{D_{Ox}}\right)^{2/3}\tau_d \qquad 式（11-15）$$

式中，τ 为电位溶出时间，s；τ_d 为预电解富集时间，s；D_R 为被测离子的扩散系数；D_{Ox} 为所加氧化剂的扩散系数；c_{Ox} 为溶液中氧化剂的浓度；c_R 为溶液中被测金属离子的浓度。

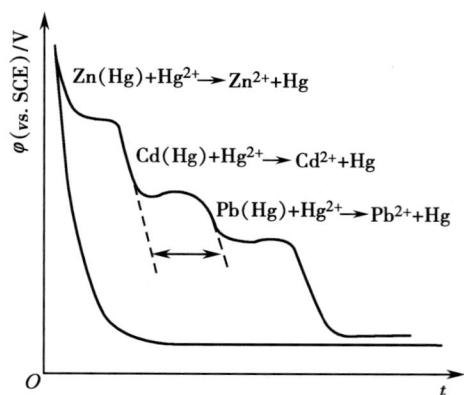

图 11-9　在 0.5mol/L Hg^{2+} 溶液中 Zn^{2+}、Cd^{2+} 和 Pb^{2+} 的电位溶出曲线

从式（11-15）可看出：电位溶出时间与溶液中被测离子浓度和预电解时间 τ_d 成正比，与氧化剂在溶液中的浓度成反比，式中除 c_R 外，其他因素在恒定实验条件下都是定值，故式（11-15）可简化为

$$\tau = Kc_R \qquad\qquad 式（11-16）$$

式（11-16）表明，在恒定的实验条件下，电位溶出时间 τ 只与被测离子浓度成正比，此为定量分析的依据。

二、仪器装置和实验技术

1. 仪器装置　目前采用的电化学分析仪大多具有多项功能，能用于循环伏安、计时电流、电流-时间曲线、电位溶出分析等多项检测。在多数情况下，电位溶出分析和溶出伏安法可以采用同一仪器，操作时根据需要选择功能。电位溶出分析采用三电极系统，常用的工作电极有玻碳电极、铂电极、汞电极、金电极等。参比电极为饱和甘汞电极或银/氯化银电极。辅助电极（对电极）为铂电极或金电极。

2. 分析条件的选择

（1）介质的选择：很多氧化剂包括常用的溶解氧，都需要适当的酸性介质。体系的酸度应当保证氧化剂有效，但同时也要保证在富集电位下不使 H_2 逸出。对于溶出电位较正的元素，为了提高溶出速度，可以考虑加入适当的配合剂。在体系中加入配合剂可使被测元素的溶出电位向负方向移动，因为配合剂与具有空原子轨道的离子形成配合物后，降低了其氧化态的浓度，从而改变了电对的电位。

（2）氧化剂的选择：电位溶出分析法的溶出过程靠的是氧化剂与被测离子的氧化反应，因此选择合适的氧化剂是分析的关键。对氧化剂总的要求是：氧化能力适中；还原后生成的产物不干扰测定；产生的背景较小。常用的氧化剂有溶解氧、Hg^{2+}、$Cr_2O_7^{2-}$、MnO_4^- 等。

3. 常规电位溶出分析法和微分电位溶出分析法　电位溶出分析法中，必须准确测定溶出时间 τ。常规电位溶出分析记录的是 φ-t 曲线，呈平台形状，准确测量溶出时间的方法如图 11-10 所示。即通过曲线 b 上 K、M 两点分别作背景曲线 a 的平行线 AM、BK，再于曲线 b 平坦部分的中点 C 作切线，与 AM、BK 两线交于 e、f 两点，两点之间的距离即溶出时间 τ。

微分电位溶出分析法记录的是 $\dfrac{d\varphi}{dt}$-t 曲线或 $\dfrac{dt}{d\varphi}$-φ 曲线。曲线呈峰形，如图 11-11 所示，为准确测量提供了极大方便。图 11-11 中 Pb^{2+} 的溶出峰电位为 –0.42V，Cd^{2+} 的溶出峰电位为 –0.58V，Zn^{2+} 的溶出峰电位为 –0.95V，此为待测物质定性的依据。峰高与待测物质浓度成正比，是定量依据。

4. 电位溶出分析法的特点　①电位溶出分析在溶出时没有电流流过工作电极，因此对试样中电活性物质的干扰不敏感，在测定前不需要除去电活性物质，故电位溶出分析法试样的前处理更简单。如对地表水、饮用水和体液（血、尿）等样品中微量元素的含量，只要加酸酸化即可直接测定。②可同时分析浓度范围相差很大的多个组分。当两种共存离子浓度相差较大时，工作电极电位将停留在先氧化元素的电位区，直到该元素完全溶出后，才开始氧化另一元素，分辨率不受影响，特别适用于混合物的分析测定。③精密度高，重现性较好。

三、电位溶出分析法的应用

电位溶出分析法可以用于痕量分析，也可以用于其他理论研究，尤其在卫生监测中应用较多。利用电位溶出分析法已成功地测定了海水、地表水、饮料、粮食、蔬菜、水果、酱油、醋、生物组织、血清、尿等样品，测定的元素包括 Hg、Bi、Cr、Cu、Zn、Pb、Cd、Sn、Sb、Tl、Ni、Co、Au、As、Ag、In、Mn、Te 等。

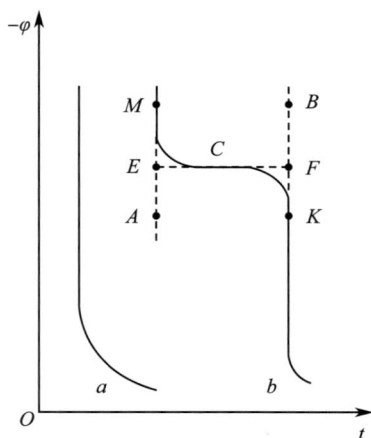

图 11-10　电位溶出时间的测量
a. 背景 φ - t 曲线；b. 经过电沉积后的溶出
φ - t 曲线。

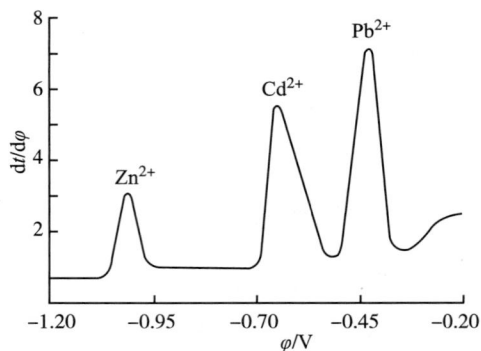

图 11-11　Pb^{2+}、Cd^{2+} 和 Zn^{2+} 的微分电位溶出曲线

第四节　电化学生物传感器

电化学生物传感器（electrochemical biosensor）也称为生物敏感膜电极，是将生物体内具有选择性识别功能的物质做成电极膜，用来测定生物体内某些成分特别是有机成分的一类电极，可用来测定葡萄糖、胆固醇、激素、蛋白质（如抗原、抗体、酶）乃至 DNA 等物质。电化学生物传感器的特点是具有高度的选择性，甚至可以说是专一电极。酶等生物催化剂的使用，使得一些反应在低浓度以及温度、酸度温和的条件下就可以发生。对于复杂的生物有机物，无须对试样进行预处理即可进行简便、快速测定。与其他分析方法相比较，它还具有分析成本低、便于普及推广的优点。一些电极已经实现了微型化，可以实时、连续、在体及无损监测。但一些电化学生物传感器的寿命较短（如酶电极易失活）是它存在的主要问题。随着对电化学生物传感器研究的不断深入以及各种新技术的开发与应用，电极的性能也在进一步改善，电化学生物传感器将在生物学、医药、卫生检验等方面发挥更重要的作用。

一、电化学生物传感器的组成和工作原理

1. 电化学生物传感器的组成　电化学生物传感器由生物敏感膜和信号转换器组成。

（1）生物敏感膜：生物体内有许多物质具有很强的选择性识别其他物质的能力，如生物体内的酶能选择性地催化特定底物、辅酶和抑制剂的反应。生物体内抗原和抗体、激素和受体之间的反应也具有很强的特异性，抗原和抗体之间、激素和受体之间可以相互识别。把具有生物活性的物质或生物体本身，如酶、抗原或抗体、动植物组织、微生物、细胞、细胞器等固定在惰性疏水基质或多孔膜上就构成了敏感膜。固定的方法可以是物理包埋在聚合物内，或物理吸附在多孔无机物上，或化学键合在玻璃珠或聚合物等固体表面，还可将酶与适当的单体共聚合在一起。

（2）信号转换器：用作信号转换器的主要有氧电极、离子选择性电极（如 pH 玻璃电极）、H_2O_2 电极、NH_3 气敏电极、CO_2 气敏电极和离子敏场效应晶体管。

2. 电化学生物传感器的工作原理　将生物材料固定在惰性的疏水基质膜或多孔粒子上制成敏感元件。当被测物质与其接触时，敏感元件中具有分子识别作用的生物物质与待测组分发生特异

性反应(如酶催化反应、免疫反应等),产生可被电极检测的如 H^+、NH_3、CO_2、H_2O_2 等化学物质,引起电极电位或电流的变化,由此检测出该反应中反应物或反应产物的浓度。

以最先研制成功的葡萄糖电极为例来说明生物电极的工作原理。葡萄糖电极属于酶电极,它的敏感元件是固定有葡萄糖氧化酶(GOD)的酶膜,信号转化器是 Clark 氧电极。GOD 膜紧密附着在氧电极的透氧膜上。当将电极浸入含葡萄糖的溶液后,葡萄糖分子扩散进入酶膜,在 GOD 的催化作用下,发生如下反应:

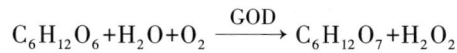

$$C_6H_{12}O_6+H_2O+O_2 \xrightarrow{\text{GOD}} C_6H_{12}O_7+H_2O_2$$

以上反应导致溶液中溶解氧含量降低,因此氧电极的输出电流迅速下降。当溶液中的溶解氧向电极表面的扩散速度与电极上因酶反应而消耗氧的速度相等时,电极表面处溶解氧的量不再变化,氧电极的输出电流亦达恒定值。反应前后氧电流的改变值与试液中葡萄糖的浓度在一定范围内呈线性关系,因此可根据电极输出电流的改变值求出试样中葡萄糖的浓度。

二、电化学生物传感器的分类

电化学生物传感器的种类很多,按转换器电极测量的电信号不同分为电位型电极和电流型电极;也可根据敏感膜和转换器的不同进行分类。按敏感膜的不同可分为酶传感器、微生物传感器、组织传感器、免疫传感器、DNA 传感器、细胞传感器等。

1. 酶传感器 酶传感器又称酶电极,是将具有选择性催化作用的酶固定在敏感膜上,并覆盖在一原电极上组成。它利用膜上的酶对特定的底物进行识别,用来测定待测物质,还可以用来测定酶的活性。酶电极是研究最早、最成熟的一种生物传感器。目前已有几十种酶电极,可以测定尿素、葡萄糖、氨基酸、胆固醇、青霉素、苦杏仁苷等一些生化体系的物质。

由于酶反应的专一性强,酶电极的选择性高,是一种极有发展前途的电极。特别是它能测定生物体液的组分。酶电极的缺点是稳定性差,寿命较短,容易失活。现已研制出多种酶电极,如葡萄糖氧化酶电极可测定血清或血浆中葡萄糖,青霉素酶电极可测定发酵液中的青霉素,乙酰胆碱酶电极可测定乙酰胆碱等。

2. 微生物传感器 微生物传感器也称微生物电极,它是将活的微生物固定在膜上制成敏感膜,直接利用生物体内的酶。根据工作原理不同,微生物传感器可分为呼吸活性测定型和代谢产物测定型两种。前者使用需氧微生物,它在与底物作用(同化有机物)的同时,其细胞的呼吸活性增强,通过测定氧电流的降低测定被测物浓度。后者利用厌氧微生物,在同化有机物的过程中生成各种电极敏感的代谢产物,通过测定代谢产物的量对被测物进行定量分析。现已研制成功的有:用于测定废水中生化耗氧量(BOD)、NH_3、CH_4 等电极;用固定化酵母作敏感膜的电极,用于测定血中肌苷酸及微量氨基酸;用毛孢子菌测定乙醇的电极;用粪链球菌测定丙酮酸盐的电极;以及用大肠埃希菌测定 L-谷氨酸等的电极。

与酶电极相比,微生物传感器中的酶仍然存在于原来的自然环境中,不易失活,使用寿命延长,还可以避免提取和纯化酶的复杂过程。利用微生物传感器进行测定时,由于待测底物必须扩散到微生物中,然后通过酶促反应转换为电极可响应产物,最后产物再扩散到电极表面,因而响应时间稍长。

3. 组织传感器 组织传感器又称组织电极,以动植物组织切片为敏感膜制成。它是直接利用动植物组织中的酶,具有酶活性高、稳定性好及易于获得的优点。已研制成功的动植物组织电极有猪肾-谷酰胺电极、牛肝-H_2O_2电极、兔胸腺-腺苷电极、大豆粉-尿素电极和香蕉-多巴胺电极等。

微生物电极和组织电极均可看作是酶电极的衍生电极，因为这些电极的敏感识别作用均来自其中所含的酶。

4. 免疫传感器　免疫传感器也称免疫电极，将抗原或抗体、激素或受体固定在膜上，制成免疫电极。被固定在膜上的抗原或抗体、激素或受体对待测溶液中的对应物有特异识别功能或结合功能，使膜电位或电流发生变化。已报道的免疫电极可用于测定胰岛素、茶碱、甲状腺素等物质。还有将酶电极与免疫电极的优点相结合而研制出的酶免疫电极，用于各种生物毒素如肠毒素、肉毒毒素、黄曲霉毒素等的测定。

5. DNA 传感器　DNA 传感器也称为基因生物传感器或基因探针生物传感器，是将一段特定序列的单链 DNA 片段修饰在电极表面，通过杂交反应识别互补序列。用 DNA 传感器研究的内容包括：特定序列 DNA（目的基因等）的检测；DNA 非特异性检测，如某 DNA 存在与否、含量及片段大小；DNA 分子的理化性质；某些药物（如抗肿瘤药或致癌剂）与 DNA 的相互作用等。应用 DNA 传感器可对转基因食品、病毒、细菌中的特异基因序列进行检测。

对特定序列 DNA 进行检测时，需选择一种适当的电化学活性物质作杂交指示剂，当探针与靶基因 DNA 序列发生杂交反应时，杂交指示剂的电活性发生变化，产生变化的电流信号，该信号大小与靶基因含量成正比。而探针序列在电极表面的固定化技术和高灵敏杂交指示剂的选择与合成是 DNA 传感器研究的热点之一。

三、电化学生物传感器的应用特点

电化学生物传感器与传统的分析方法相比，具有如下应用特点：①分子识别元件的选择性好，一般无须对样品进行预处理；②固定化的生物材料在测定中几乎没有消耗，因此一支电极可反复测定多次；③响应快，样品用量少；④检测设备简单、成本低，便于推广普及。

目前，已研究的电化学生物传感器约百种。随着微电子技术的发展，电化学生物传感器凭借其高灵敏度和特异性优势，在医疗保健、食品安全控制及环境监测等多个领域展现出广阔的应用前景，为满足复杂基质中多样化分析物的检测需求提供了潜在的可能性。

（于春梅）

思考题与习题

1. 什么是电导池常数？如何通过实验测定电导池常数？
2. 测定溶液电导时电源为什么必须采用交流电？
3. 简述电位溶出分析法的基本原理以及与溶出伏安法的不同之处。
4. 简述库仑滴定法的原理和特点。
5. 什么是微生物传感器？其原理是什么？一般应用于哪些领域？

第十二章
色谱分析法概论

色谱分析法（chromatographic analysis），简称色谱法（chromatography），是基于分离技术结合检测技术建立起来的一种对混合物进行分离分析的方法。色谱法因其独特的分离分析技术，已成为检测多组分混合物的重要方法，并广泛应用于医药卫生、食品、环境、材料、化工、农业及生命科学等领域。

第一节 概 述

一、色谱法的发展

色谱法创始于 20 世纪初。1906 年，俄国植物学家 M. Tswett 在研究植物色素时，将植物色素的石油醚提取液倒入装有碳酸钙固体小颗粒的玻璃管顶端，再用石油醚缓慢淋洗，各种植物色素即在此过程中逐渐互相分离，于柱管的不同部位形成了不同颜色的色带，在管柱尾端分别收集各色带，并对各色带成分进行分析。Tswett 将这种分离方法命名为色谱法。在色谱法中相对固定的相，如上述实验中填充在玻璃管内的碳酸钙固体颗粒，被称为固定相（stationary phase）；而携带样品通过此固定相的流体，如上述实验中淋洗用的石油醚，被称为流动相（mobile phase）；装有固定相的柱子称为色谱柱（chromatographic column）。

利用色谱分离技术，再结合适当的检测手段，对多组分混合物进行分析测定的方法称为色谱法。随着色谱技术的不断发展，色谱法逐渐应用于无色物质的分离，但"色谱"一词仍沿用至今。

自从 Tswett 建立色谱法以后，20 世纪 30—40 年代相继出现了薄层色谱法与离子交换色谱法。1941 年，英国科学家 Martin 和 Synge 研究了液-液分配色谱法，从热力学角度提出了色谱分离的塔板理论，并论证了气体作为流动相的可行性，将色谱法提高到分离与"在线"分析的新水平，他们因对色谱法发展的巨大贡献而获得了 1952 年诺贝尔化学奖。1948 年，瑞典科学家 Tiselius 等人在分配液相色谱、吸附液相色谱等方面做了大量研究工作并因电泳和吸附分析的研究而获得诺贝尔化学奖。1956 年，van Deemter 从动力学方面提出关于色谱柱效率的速率理论，并应用于气相色谱法中。此后，色谱技术不断创新：1956 年，Golay 提出了开管柱色谱理论；1958 年，高分离效率的毛细管色谱法诞生；20 世纪 60 年代，气相色谱-质谱联用技术（GC-MS）的推出有效地克服了色谱法定性能力差的弱点；1963 年，Giddings 对范第姆特方程作了进一步改进，并提出了折合参数的概念；60 年代中期尺寸排阻色谱法兴起，60 年代后期离子色谱法和高效液相色谱法创立，弥补了气相色谱法不能直接分析难挥发、热不稳定及高分子化合物的缺陷；70 年代，薄层扫描仪的应用提高了薄层色谱法分析结果的精密度和准确度；80 年代创建的超临界流体色谱法和毛细管电泳法又为复杂混合物和生物大分子的分离与检测提供了新的手段；90 年代，具有小颗粒填料、低系统体积及快速检测手段等全新技术的超高效液相色谱法（ultra performance liquid chromatography，UPLC）问世。所有这些均扩大了色谱法的应用范围。近年来，新型的色谱固定相和各种特殊用途的固定相被不断研制，新型的检测器，如蒸发光散射检测器、半导体激光荧光检测器等，以其高灵敏度的检测分析而优于传统检测器。以毛细管电泳为基础,具有集成化、小型化、自动化等特点的微流控芯片分析系统是20世纪90年代末期发展起来的分析技术。目前色谱法的发展趋势集中在色谱仪器,特别是联用技术的研究和应用上,色谱法正在向智能化、自动化、微型化的多维色谱法进一步发展,已成为环境科学、生命科学、材料科学及其他许多研究领域必不可少的重要分离分析方法。

二、色谱法的分类

色谱法的分类有多种不同的方法。依据不同的分类原则,色谱法一般可以分为以下几类。

1. **按流动相与固定相的物理状态分类** 根据流动相的物理状态可分为气相色谱法(gas chromatography, GC)、液相色谱法(liquid chromatography, LC)和超临界流体色谱法(supercritical fluid chromatography, SFC)。在气相色谱法中,固定相为固体吸附剂的称为气-固色谱法(gas-solid chromatography, GSC),固定相为液体的称为气-液色谱法(gas-liquid chromatography, GLC);在液相色谱法中,固定相为固体吸附剂的称为液-固色谱法(liquid-solid chromatography, LSC),固定相为液体的称为液-液色谱法(liquid-liquid chromatography, LLC)。

2. **按固定相的使用形式分类** 可分为柱色谱法和平面色谱法。柱色谱法(column chromatography)是将固定相装在柱管内构成色谱柱,色谱过程在色谱柱内进行。按照色谱柱的内径大小,柱色谱法又分为填充柱色谱法(packed column chromatography)和毛细管柱色谱法(capillary column chromatography)。气相色谱法、高效液相色谱法、毛细管电泳法及超临界流体色谱法等属于柱色谱法。平面色谱法(planar chromatography)是将固定相涂铺或吸附在平面载体上,呈平面状,色谱过程在固定相构成的平面内进行。按材料不同,平面色谱法又可分为薄层色谱法(thin layer chromatography, TLC)和纸色谱法(paper chromatography)。

3. **按分离原理分类** 可分为吸附色谱法(adsorption chromatography)、分配色谱法(partition chromatography)、离子交换色谱法(ion exchange chromatography, IEC)、尺寸排阻色谱法(size exclusion chromatography, SEC)、亲和色谱法(affinity chromatography)等类型。尺寸排阻色谱法又称为空间排阻色谱法或凝胶色谱法(gel chromatography)。

第二节 色谱过程与术语

一、色谱过程

色谱分离过程实际上是样品组分在相对运动的两相之间多次分配平衡的过程。在此分离过程中,当流动相携带试样对固定相作相对运动时,由于试样中各组分在结构和性质上的差异,与固定相和流动相之间相互作用的类型、强弱也有差异,使得各组分随流动相迁移的速度不同,产生差速迁移(differential migration),致使不同组分被分离。图12-1为A、B两混合组分的色谱分离过程示意图。

把含有A、B两组分的样品加到色谱柱顶端,样品组分在固定相和流动相之间达到分配平衡,色谱柱上呈现A+B混合组分的色带。然后向色谱柱中不断加入流动相,当流动相流经固定相时,已被固定相保留的试样组分又溶于流动相,并随流动相向下移动,当遇到新的固定相时,又被保留,达到新的分配平衡。如此,在色谱柱上进行反复多次的分配平衡。由于各组分结构和性质的不同,固定相对它们的保留能力的大小不同,在柱内的移动速度也就不同。A组分与固定相的作用力较弱,移动速度快,先从色谱柱中流出;B组分与固定相作用力较强,移动速度慢,后流出色谱柱,两组分

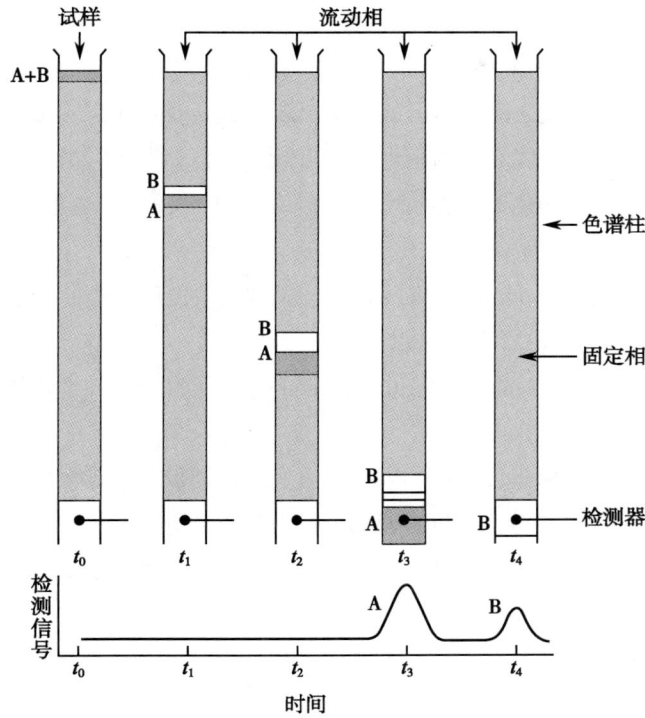

图 12-1 色谱分离过程示意图

得到分离。同一组分在色谱分离过程中也会发生沿色谱柱轴向的扩散分布，使色带由窄变宽，这一现象称为谱带展宽。

组分间的差速迁移是色谱分离的基础，两组分如果没有差速迁移就不存在分离的可能性；组分的谱带展宽影响色谱分离，色带扩展得越宽，越容易与相邻组分的色带发生重叠而不易分离。因此，差速迁移和谱带展宽是影响色谱分离的两个重要因素。

二、基本术语

色谱分离过程中样品中各组分经色谱柱流出后进入检测器，检测器将各组分浓度（或质量）的变化转换为电压（或电流）信号，再由记录仪记录下来，电信号随时间或流动相流出体积变化的曲线，称为色谱流出曲线，又称色谱图（chromatogram），曲线上突起的部分称为色谱峰（chromatographic peak）。正常色谱峰为对称的正态分布曲线，如图 12-2 所示。以此图例说明色谱法的基本术语。

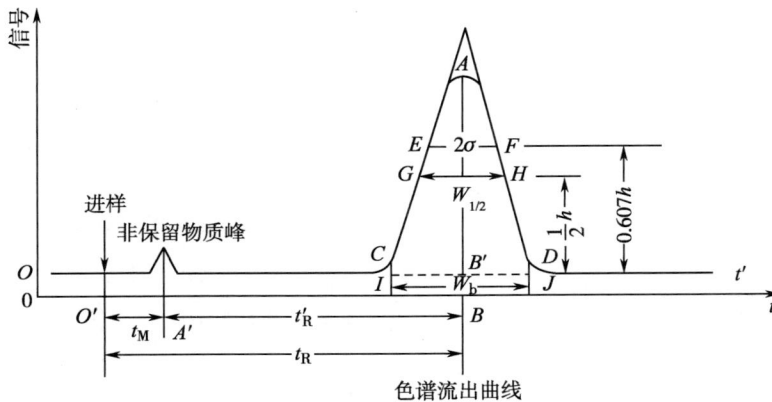

图 12-2 色谱流出曲线示意图

1. 基线　在一定色谱条件下,仅有流动相进入检测系统时产生的信号曲线称为基线(base line),如图 12-2 中的 Ot'。它反映检测系统的噪声随时间变化的情况。

2. 峰面积　色谱峰与基线之间所包围的面积,用 A 表示,如图 12-2 中的 CAD 所包围的面积。

3. 峰高　色谱峰顶点与基线之间的垂直距离,以 h 表示,如图 12-2 中的 AB'。

4. 峰宽　色谱峰的宽度和色谱分离效率直接相关,以 W 表示,描述色谱峰宽(peak width)有如下三种表示方法。

(1)基线宽度:基线宽度(peak width at base,W_b)又称峰底宽度,通过色谱峰两侧的拐点作切线,切线与基线交点间的距离,如图 12-2 中的 IJ。

(2)半高峰宽:半高峰宽(peak width at half-height,$W_{1/2}$)为峰高一半处作基线的平行线与峰两侧交点间的距离,如图 12-2 中的 GH。

(3)标准偏差:标准偏差(standard deviation,σ)为呈正态分布的色谱峰上两侧拐点间距离的一半。σ 的大小表示组分流出色谱柱的分散程度,σ 越大,组分流出越分散,分离效果越差;反之流出组分集中,分离效果较好。对于正态分布的色谱峰,σ 为 0.607 倍高处的峰宽(如图 12-2 中的 EF)的一半。

色谱峰宽三种表示值之间的关系如式(12-1)所示:

$$W_b = 4\sigma \qquad W_{1/2} = 2.354\sigma \qquad\qquad 式(12\text{-}1)$$

色谱峰的宽度是色谱流出曲线的重要参数之一,用于衡量柱效及反映色谱操作条件的动力学因素。宽度越小,表明流出组分越集中,柱效越高。

5. 保留值　表示试样中各组分在色谱固定相中的滞留情况,通常用组分流出色谱柱所需的时间,或将组分带出色谱柱所需的流动相体积来表示,分别称为保留时间和保留体积。保留值是主要的色谱定性参数,其数值通常通过实验测定。

(1)保留时间(retention time,t_R):是某组分从进样开始到色谱峰顶点的时间间隔,如图 12-2 中的 $O'B$。它是组分流经色谱柱时被固定相和流动相保留时间总和。t_R 与组分的性质有关,不同组分性质不同,t_R 不同,是色谱定性参数。

(2)死时间(dead time,t_M):是不被固定相保留的组分的保留时间,如图 12-2 中的 $O'A'$。t_M 相当于各组分在流动相中停留的时间,实际上就是流动相流经色谱柱所需的时间,即在一定的色谱条件下,试样中各组分的死时间都相同。

(3)调整保留时间(adjusted retention time,t_R'):是扣除死时间后的保留时间,如图 12-2 中的 $A'B$,它是某组分被固定相滞留的时间。

$$t_R' = t_R - t_M \qquad\qquad 式(12\text{-}2)$$

(4)保留体积(retention volume,V_R):是组分从进样开始到色谱峰最大值出现所流过的流动相体积即 $V_R = ut_R$,式中 u 为流动相平均线速度。

(5)死体积(dead volume,V_M):是不被固定相保留的组分通过色谱柱所需要的流动相体积,是指色谱柱中未被固定相占据的空隙体积,也即色谱柱内流动相的体积,即 $V_M = ut_M$。

(6)调整保留体积(adjusted retention volume,V_R'):是保留体积中减去死体积的部分。

V_R、V_M 和 V_R' 分别为对应于 t_R、t_M 和 t_R' 流过的流动相体积,它们之间的关系如式(12-3)所示:

$$V_R' = V_R - V_M = t_R'u \qquad\qquad 式(12\text{-}3)$$

（7）相对保留值（relative retention value，r_{21}）：在相同操作条件下，某组分（2）与组分（1）的调整保留值之比称为相对保留值。

$$r_{21} = \frac{t'_{R_2}}{t'_{R_1}} = \frac{V'_{R_2}}{V'_{R_1}}$$ 式（12-4）

r_{21} 的大小反映了所采用的固定相对两组分的选择性，故又称选择性因子或分离因子。$r_{21} \neq 1$，表明色谱柱对两个组分具有选择性，两个组分的峰位不同，在色谱图上形成的两个峰的峰顶已经分开。r_{21} 只与柱温和固定相的性质有关，与其他色谱操作条件无关。因此 r_{21} 是色谱法中常使用的定性参数。

6. 分配系数与分配比

（1）分配系数：也称平衡常数（partition coefficient，K），是指在一定的温度和压力下，组分在两相间分配达到平衡时，组分在固定相中的浓度 c_s 与在流动相中的浓度 c_m 之比。

$$K = \frac{c_s}{c_m}$$ 式（12-5）

在不同分离机制的色谱法中，K 都可用式（12-5）表示，但名称有所不同。在吸附色谱中 K 称为吸附系数（adsorption coefficient，K_a），在离子交换色谱中称为选择性系数（selectivity coefficient，K_s），凝胶色谱中称为渗透系数（permeation coefficient，K_p），其物理意义都表示在平衡状态下，组分在固定相和流动相中的浓度比。

（2）分配比（k）：又称容量因子（capacity factor）或容量比，是指一定温度、压力下，组分在两相间达到分配平衡时，组分在固定相与流动相中的质量之比。

$$k = \frac{m_s}{m_m}$$ 式（12-6）

式中，m_s 代表组分在固定相中的质量；m_m 代表组分在流动相中的质量。它与分配系数 K 的关系为：

$$K = \frac{c_s}{c_m} = \frac{m_s/V_s}{m_m/V_m} = k\frac{V_m}{V_s} = k \cdot \beta$$ 式（12-7）

式（12-7）中，V_m 为色谱柱中流动相体积，即柱内固定相颗粒间的空隙体积；V_s 为色谱柱中固定相体积，对于不同类型色谱分析，V_s 有不同含义，例如，在气-液色谱法中它为固定液体积，在气-固色谱法中则为吸附剂表面容量。V_m 与 V_s 之比称为相比（phase ratio），以 β 表示，它反映了各种色谱柱柱型及其结构的重要特性。

由式（12-7）可得出如下结论：①分配系数是组分在两相中浓度之比，分配比则是组分在两相中质量之比。它们都与组分及固定相的热力学性质有关，并随柱温、柱压的变化而变化。②分配系数只取决于组分和两相性质，与两相体积无关。分配比不仅取决于组分和两相性质，还与相比有关，亦即组分的分配比随固定相的量而改变。③对于给定的色谱体系（分配体系），组分的分离最终取决于组分在每相中的相对量，因此分配比是衡量色谱柱对组分保留能力的重要参数。k 值越大，保留时间越长；k 值为零的组分，其保留时间即为死时间 t_M。

7. 分配系数与保留值的关系　若流动相在柱内的线速度为 u，即单位时间内流动相在柱中流动的距离（单位为 cm/s），由于固定相对组分有保留作用，所以组分在柱内的线速度 u_s 将小于 u，则

两速度之比称为滞留因子（retardation factor, R_s），即

$$R_s = \frac{u_s}{u}$$ 式（12-8）

若组分全部滞留在固定相中，其线速度 u_s 为零，$R_s=0$；而当组分全部分配在流动相中时，其线速度 $u_s=u$，$R_s=1$。若某组分的 $R_s=1/3$，表明该组分在柱内的迁移速度只有流动相速度的 1/3，即组分有 1/3 的概率出现在流动相中。显然 R_s 也可用质量分数 ω（对同一组分即为摩尔分数）表示，即

$$R_s = \omega = \frac{m_m}{m_s+m_m} = \frac{1}{1+\frac{m_s}{m_m}} = \frac{1}{1+k}$$ 式（12-9）

组分和流动相通过长度为 L 的色谱柱，所需时间为：

$$t_R = \frac{L}{u_s}$$ 式（12-10）

$$t_M = \frac{L}{u}$$ 式（12-11）

由式（12-8）、式（12-9）、式（12-10）及式（12-11）可得：

$$t_R = t_M(1+k)$$ 式（12-12）

$$k = \frac{t_R-t_M}{t_M} = \frac{t_R'}{t_M}$$ 式（12-13）

可见，k 值可根据式（12-13）由实验测得。

8. 等温线 在一定温度下，组分在固定相和流动相间分配达到平衡时，在两相中浓度 c_s 和 c_m 的比值 K 为常数，由此绘制出的 c_s 和 c_m 之间的关系曲线称为等温线。等温线通常有直线形、凸形和凹形三种（图 12-3 的 a、b、c）。

（1）直线形等温线：当组分浓度较低或实验条件控制适当时，组分在固定相中的浓度 c_s 随组分在流动相中的浓度 c_m 呈线性变化，K 为常数。直线形等温线为理想等温线，对应的色谱峰为完全对称的色谱峰（见图 12-3a），实际工作中较少见。

（2）凸形等温线：组分在固定相中的浓度 c_s 随组分在流动相中的浓度 c_m 的增加呈非线性关系，曲

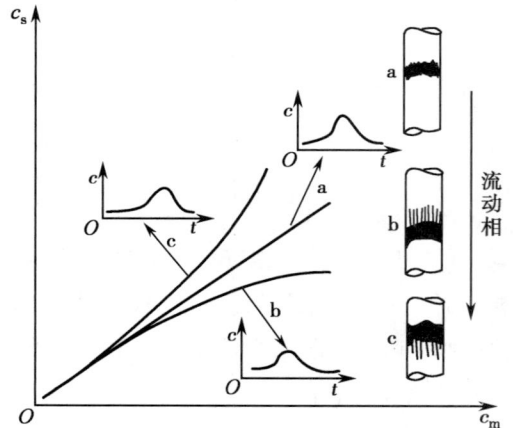

图 12-3 等温线与色谱峰形的关系
a. 直线形等温线；b. 凸形等温线；c. 凹形等温线。

线向横轴弯曲。凸形等温线形成原因是：固定相表面常有多种吸附能力不同的吸附活性中心，组分在其表面上的 K 也不同。吸附能力较强的活性中心，组分在其表面上的 K 较大，组分分子将优先占据，然后再占据较弱的、弱的和最弱的。因此，K 随组分在吸附剂表面浓度的增加而逐渐减小，吸附等温线呈凸形。由于强吸附中心较少，较多的是弱的和较弱的吸附中心，吸附在强吸附中心上的组分难洗脱，吸附在弱吸附中心的组分易洗脱，以致组分集中区域的迁移速度比组分稀疏区域迁移速

度快,在色谱柱中形成前密后疏的谱带,产生前沿陡峭、后沿拖尾的拖尾峰(见图 12-3b)。当组分浓度较高时,出现凸形等温线的情况较多。

(3)凹形等温线:组分在固定相中的浓度 c_s 随组分在流动相中的浓度 c_m 的增加呈非线性关系,K 随组分在固定相中浓度的增加而逐渐增加,曲线向纵轴弯曲,等温线呈凹形。凹形等温线的形成原因是:组分在固定相分配过程中发生了另外的反应。例如,已被固定相吸附的组分分子会通过氢键作用而吸附更多的组分分子,使得固定相对组分的吸附能力相对增强,组分在流动相中分布减少,致使组分密集区域的迁移速度比稀疏区域的迁移速度慢,在色谱柱中形成前疏后密的谱带,产生前沿平坦、后沿陡峭的前延峰(见图 12-3c)。吸附色谱中出现凹形等温线的情况较少。

9. 分离度 又称分辨率(resolution,R),为相邻两色谱峰保留值之差与两峰宽平均值的比值,是衡量色谱柱总分离效能的指标。

$$R = \frac{t_{R_2} - t_{R_1}}{\frac{1}{2}(W_1 + W_2)} \qquad \text{式(12-14)}$$

当峰形不对称或两峰有重叠时,峰宽难以测定,可用半高峰宽代替峰宽,由下面近似式计算:

$$R' = \frac{t_{R_2} - t_{R_1}}{\frac{1}{2}(W_{1/2(1)} + W_{1/2(2)})} \qquad \text{式(12-15)}$$

R' 与 R 的物理意义一致,但数值不同,$R=0.59R'$,应用时注意所采用的分离度计算方法。

两组分的保留值相差越大,峰越窄,R 越大,分离效果越好。若相邻两色谱峰符合正态分布,为了获得较好的分离度,一般规定定量分析时色谱条件满足两相邻峰的 $R \geqslant 1.5$。

第三节 色谱分离的基本理论

一、塔板理论

为了解释色谱分离过程,Martin 和 Synge 于 1941 年提出了塔板理论,这个半经验理论把色谱柱比作一个分馏塔,色谱柱可由许多假想的塔板组成(即色谱柱可分成许多个小段),在每一小段(塔板)内,一部分空间被涂在载体上的液体占据,另一部分空间充满着载气(气相),载气占据的空间称为板体积 ΔV。当欲分离的组分随载气进入色谱柱后,就在两相间进行分配。由于载气不停地移动,组分在这些塔板间隔的气-液两相间不断达到分配平衡。

塔板理论的基本假设:①在这样一小段(塔板)间隔内,气相平均组成与液相平均组成可以很快地达到分配平衡。这样达到分配平衡的一小段柱长称为理论塔板高度(H)。②载气进入色谱柱,不是连续地而是脉动式地,每次进气为一个板体积。③试样开始时都加在第 0 号塔板上,且试样沿色谱柱方向的扩散(纵向扩散)可忽略不计。④分配系数在各塔板上是常数。如果色谱柱的长度为 L,则组分在通过色谱柱的过程中平衡的次数为:

$$n = \frac{L}{H} \qquad \text{式(12-16)}$$

式(12-16)中,n 称为理论塔板数(theoretic plate number,n)。

色谱柱的柱效随 n 的增加而增加,随 H 的增大而减小。塔板理论指出:①当组分在色谱柱中的平衡次数即 n 大于 50 时,可得到基本对称的峰形流出曲线。在色谱柱中, n 值一般是很大的,如气相色谱柱中 n 值约为 $10^3 \sim 10^6$,因此,色谱流出曲线趋近于正态分布曲线。②样品进入色谱柱后,只要各组分在两相间的分配系数或分配比有微小差异,经过反复多次分配平衡后,即可获得完全分离。

根据塔板理论可以推导出 n 与半峰宽、峰宽及保留时间的关系式为

$$n = 16\left(\frac{t_R}{W_b}\right)^2 = 5.54\left(\frac{t_R}{W_{1/2}}\right)^2 \qquad 式(12\text{-}17)$$

由式(12-16)和式(12-17)可知,当色谱柱长度 L 固定时,塔板数 n 越多,理论塔板高度就越小,色谱峰越窄,柱效就越高,分离能力就越强。因此, n 或 H 可作为描述柱效的指标。

在实际工作中,按式(12-16)和式(12-17)计算出来的 n 值和 H 值有时并不能充分反映色谱柱的柱效, n 值尽管很大,但表现出来的实际柱效并不好,这是因为计算时 t_R 包含了死时间(t_M),将式(12-17)中 t_R 替换为调整保留时间(t_R')则得到有效塔板数(n_{eff})和有效塔板高度(H_{eff}):

$$n_{eff} = 16\left(\frac{t_R'}{W_b}\right)^2 = 5.54\left(\frac{t_R'}{W_{1/2}}\right)^2 \qquad 式(12\text{-}18)$$

$$H_{eff} = \frac{L}{n_{eff}} \qquad 式(12\text{-}19)$$

在实际工作中通常用 n_{eff} 和 H_{eff} 评价柱效。值得注意的是:①同一色谱柱对不同物质的柱效是不一样的,因此,当用 n_{eff} 或 H_{eff} 表示柱效时,除应注明色谱条件外,必须说明是对什么物质而言;而在相同色谱条件下,用不同组分测出的柱效也是不同的。②对某一组分来说,当峰位一定,即 t_R 或 t_R' 值一定时, W_b 越小,色谱峰越窄,则 n 或 n_{eff} 值越大,说明组分的柱效越高,与其他峰相互重叠的可能性越小,色谱柱对各样品组分的分离效果越好。

塔板理论较好地解释了色谱峰形的正态分布规律,提出了柱效评价指标,对色谱分析作出了很大贡献。但塔板理论是半经验理论,由于它的某些基本假设不符合色谱过程的实际情况,如它把组分在两相间的连续转移过程分解为间歇地在单个塔板中的分配过程,没有考虑动力学因素对色谱过程的影响,因而无法解释载气流速(u)对 n 的影响,无法解释造成谱带展宽的原因以及影响板高的各种因素。其根本原因是色谱过程不仅受热力学因素的影响,而且与分子的扩散、传质等动力学因素有关。

二、速率理论

1956 年, van Deemter 等人在研究气 - 液色谱时,提出了速率理论(velocity theory)。他们吸收了塔板理论中塔板高度(简称板高)的概念,并充分考虑组分在两相间的扩散和传质过程,较好地解释了影响板高的各因素。范第姆特方程的数学简化式为:

$$H = A + B/u + Cu \qquad 式(12\text{-}20)$$

式(12-20)中, H 为板高; u 为流动相的平均线速度(cm/s); A 、 B 、 C 是常数,代表影响 H 的三个动力学因素, A 为涡流扩散项, B 为分子扩散系数, C 为传质阻力系数。由式(12-20)可知,在 u 一定时,

只有 A、B 和 C 较小时，H 才能较小，柱效才较高。反之，柱效则降低，色谱峰展宽。下面分别讨论各项的物理意义。

1. 涡流扩散项　在色谱柱内，当组分分子随流动相向前移动时，受固定相颗粒的阻碍，不断改变运动方向，从而形成紊乱的类似涡流的流动。由于固定相颗粒大小、形状各异，加之其填充得不均匀，同组分分子通过色谱柱所经过的路径长短不同，到达色谱柱出口的时间不同，有些分子早到，有些分子迟到，多数分子居中，从而引起峰形扩展。A 与固定相颗粒的平均直径（d_p）以及填充不均匀因子（λ）有关，即

$$A = 2\lambda d_p \qquad\qquad 式（12-21）$$

使用粒度细和均匀的固定相，并尽量填充均匀，可以减少涡流扩散，提高柱效。

2. 分子扩散项　又称纵向扩散项。样品组分在色谱柱内迁移时，由于移动着的组分群体前后存在浓度梯度，使组分沿着柱轴方向（纵向）扩散，导致色谱峰变宽。分子扩散系数 B 的计算式为：

$$B = 2\gamma D_g \qquad\qquad 式（12-22）$$

式（12-22）中，D_g 为组分在气相中的扩散系数（cm^2/s）；γ 为路径弯曲因子，表示分子在柱内扩散路径弯曲的程度。

降低 D_g 有利于减少分子扩散，提高柱效。D_g 除与组分性质有关外，还与载气的性质、柱温、柱压等因素有关。D_g 随柱温升高而增大，随柱压增加而减少。D_g 与载气分子量的平方根成反比。因此降低柱温、加大柱压、使用分子量大的载气（如 N_2）均可减小 D_g，提高柱效。

分子扩散项的大小还与载气的流速有关，载气流速小，组分在柱内的停留时间长，分子扩散就显著。因此，采用较高的载气流速，也可减少分子扩散，提高柱效。

3. 传质阻力　组分分子在两相中溶解、扩散和分配的过程称为传质。影响传质速度的阻力称为传质阻力。由于传质阻力的存在，组分在气相和液相中的分配不能瞬间达到平衡，有些组分分子还来不及进入液相就被载气带走，较早流出色谱柱，出现超前现象；而有些组分分子则进入液相并渗入固定液深浅不同的孔隙，延迟返回气相，较迟流出色谱柱，出现滞后现象，从而造成色谱峰扩展。

传质阻力可用传质阻力系数 C 来描述，它包括气相传质阻力系数 C_g 和液相传质阻力系数 C_l，即 $C=C_g+C_l$。

气相传质阻力是组分分子在气相和液相界面进行浓度分配时产生的，从气相到液相界面所需时间越长，则传质阻力越大，引起的峰展宽也越大。对于填充柱，气相传质阻力系数 C_g 为：

$$C_g = \frac{0.01k^2}{(1+k)^2} \cdot \frac{d_p^{\,2}}{D_g} \qquad\qquad 式（12-23）$$

式（12-23）中，k 为分配比。从上式可知，气相传质阻力与填充物颗粒的平均直径 d_p 的平方成正比，与组分在气相中的扩散系数 D_g 成反比。因而采用小的固定相颗粒和分子量小的载气（如 H_2），可减小 C_g，提高柱效。

液相传质阻力是组分分子从气-液两相界面扩散至固定液内，达到平衡后再返回两相界面的传质过程所形成的，即在气-液界面和液相的传质过程中所产生的阻力。

$$C_l = \frac{2}{3} \cdot \frac{k}{(1+k)^2} \cdot \frac{d_f^{\,2}}{D_l} \qquad\qquad 式（12-24）$$

式中，d_f为固定液液膜厚度；D_1为组分在液相中的扩散系数。减少固定液用量，d_f变小，D_1增大，可使C_1减小，但减少固定液用量在降低d_f的同时，k亦会随之减小，又会使C_1增大。当固定液用量一定时，d_f随载体比表面积增加而降低。因此，一般采用比表面积较大的载体来降低液膜厚度。提高柱温虽然可增大D_1，但也会使k减小，所以为了保持适当的C_1值，应控制适当的柱温。

当固定液含量较高，液膜较厚，载气为中等线速时，C_g很小，可以忽略，板高主要受液相传质阻力C_1控制。然而，随着快速色谱的发展，当采用低固定液含量柱和高载气流速进行分析时，C_g就成为影响板高的主要因素。

综上所述，气相色谱范第姆特方程揭示了色谱柱的填充均匀程度、载体的性质与粒度、载气种类和流速、固定液液膜厚度及柱温等对柱效的影响。许多影响柱效的因素是相互制约的，如载气流速加大时，分子扩散项减小，但传质阻力项增大；柱温升高利于传质，但加剧了分子扩散。因此，选择色谱分离条件时，要综合考虑各影响因素。

第四节　经典液相柱色谱法

按照分离机制不同，经典液相柱色谱法主要分为吸附柱色谱法、分配柱色谱法、离子交换柱色谱法和尺寸排阻色谱法等。

一、吸附柱色谱法

吸附柱色谱法是以固体吸附剂为固定相的液相色谱法，它是建立最早的色谱方法。

1. 分离原理　吸附（adsorption）是指溶质分子在吸附剂表面集中浓缩的现象。吸附剂是有较大比表面积的多孔性固体颗粒物质，在其表面存在着许多吸附活性中心（位点）。吸附色谱法（adsorption chromatography）就是根据吸附剂对样品中各组分吸附能力的不同而进行分离的方法。

吸附过程是样品中各组分分子（X）与流动相分子（M）争夺吸附剂表面活性中心的过程。当试样中的组分分子（X）被流动相带入色谱柱后，在吸附剂表面的吸附活性中心将发生组分分子取代已吸附的流动相分子（M）的反应，即竞争吸附。

$$X_m + nM_s \rightleftharpoons X_s + nM_m$$

式中，n为X被吸附而从吸附剂表面取代的溶剂分子数。吸附平衡时：

$$K_a = \frac{[X_s][M_m]^n}{[X_m][M_s]^n} \qquad 式（12\text{-}25）$$

式（12-25）中，$[X_s]$、$[M_s]$分别为组分分子和流动相分子在吸附剂表面的平衡浓度；$[X_m]$、$[M_m]$分别为组分分子和流动相分子在流动相中的平衡浓度。K_a称为吸附平衡常数，又称吸附系数。K_a的大小与吸附剂的活性、组分的性质和流动相的性质有关，是评价色谱柱对某个组分保留能力的参数。若组分的K_a值较大，表明该组分在两相间达到吸附平衡时，在固定相中的保留作用较强，难洗脱；若组分的K_a值较小，表明该组分在两相间达到吸附平衡时，在固定相中的保留作用较弱，易于洗脱。不同组分其K_a值不同，所以在色谱过程中彼此分离。

2. 固定相　吸附柱色谱法所用的固定相为吸附剂，吸附剂的性质是影响样品组分分离效果的重要因素。

（1）对吸附剂的基本要求：①有一定粒度和机械强度的均匀颗粒；②有较大的比表面积和一定的吸附能力，吸附可逆；③不与流动相和样品中各组分发生化学反应，也不溶于流动相。

（2）常用的吸附剂：吸附剂的种类较多，通常可将吸附剂分为极性和非极性两大类。极性吸附剂包括各种无机氧化物，如硅胶、氧化铝、氧化镁、硅酸镁及分子筛等；非极性吸附剂最常见的是活性炭。常用的吸附剂有硅胶、氧化铝和聚酰胺等。

1）硅胶：硅胶（$SiO_2 \cdot xH_2O$）由弹性多聚硅酸脱水制成，为多孔性硅氧（—Si—O—Si—）交联结构，表面具有硅羟基（—Si—OH）。硅羟基是硅胶的吸附活性中心，可与极性化合物或不饱和有机化合物形成氢键而具有吸附性。硅羟基也能与水形成氢键，生成水合硅羟基，使其吸附能力降低，或失去吸附活性（称为失活）。将硅胶加热到 100℃左右，表面吸附的水又能被可逆地除去，故称其为"自由水"，由此硅胶又恢复吸附能力。硅胶吸附能力与含水量有关（表 12-1），含水量高，吸附活性（能力）低；反之，吸附活性高。硅胶加热去水的过程称为活化。硅胶的活化温度要适宜，一般为 105～110℃加热 30 分钟。若活化温度太高，加热至 500℃时，会使硅羟基失去一个水分子（称为结构水），不可逆地变成硅氧烷结构，吸附能力显著下降。硅胶具有微酸性，适用于分离酸性和中性物质，如有机酸、氨基酸、甾体等，是柱色谱法和薄层色谱法最常用的吸附剂。

表 12-1 硅胶、氧化铝的含水量与活性的关系

硅胶含水量/%	活性级别	氧化铝含水量/%
0	I	0
3	II	3
15	III	6
25	IV	10
38	V	15

2）氧化铝：氧化铝是一种吸附力较强的吸附剂，具有分离能力强、活性可以控制等优点。供柱色谱使用的氧化铝有碱性、中性和酸性三种。酸性氧化铝（pH 4～5）适用于分离酸性物质，如酸性色素、羧酸、氨基酸等；碱性氧化铝（pH 9～10）适用于分离碱性物质，如生物碱、碱性氨基酸等；中性氧化铝（pH 约为 7.5）的应用范围最广，适用于分离烃、生物碱、萜类、甾体、苷类、醛、酮、醌、酯和内酯等化合物。凡是能够通过碱性氧化铝和酸性氧化铝分离的物质都可用中性氧化铝分离，一般情况下中性氧化铝使用最多。

氧化铝的吸附能力也与其含水量有关（见表 12-1）。含水量越高，吸附能力越小，活性越低。在一定温度下加热除去水分（活化）可提高氧化铝的活性；反之，加入一定量水分可使其活性降低，称为失活。

3）聚酰胺：是通过酰胺基聚合而成的一类高分子化合物，在色谱中常用的聚酰胺是由聚己内酰胺聚合而成。聚酰胺不溶于水和一般的有机溶剂，易溶于浓无机酸、酚、甲酸，常用于分离酚类（包括黄酮类、鞣质类）和酸类等物质。

（3）吸附剂的选择：分离弱极性物质，一般选用吸附能力较强的吸附剂；分离强极性物质，应选用吸附能力较弱的吸附剂。

3. 流动相 在柱色谱中，流动相又称洗脱剂。由于吸附柱色谱中常用的吸附剂只有硅胶和氧

化铝等少数几种,而流动相则种类较多,因此,流动相的选择对色谱分离更为重要。

（1）对流动相的基本要求：①纯度合格；②对样品有一定的溶解能力,但不与样品和吸附剂发生不可逆的化学反应；③黏度小；④性质稳定,有一定的挥发性,对分离组分的回收无干扰作用。

（2）流动相的选择：一般根据"相似相溶"原理选择流动相,即分离弱极性或非极性的组分,选用弱极性或非极性流动相。同理,分离强极性或中等极性的组分,应选用强极性或中等极性的溶剂作为流动相。流动相的极性强弱可用溶剂强度参数(strength parameter)ε^0来衡量,ε^0越大,则溶剂的极性越强。一些常用溶剂在氧化铝吸附剂中的ε^0见表 12-2,在硅胶吸附剂中ε^0的大小顺序相同,数值为氧化铝吸附剂中数值的 0.77 倍。

表 12-2　一些溶剂在氧化铝吸附剂中的 ε^0

溶剂	ε^0	溶剂	ε^0
氟代烷烃	−0.25	二氯乙烷	0.44
正戊烷	0.00	四氢呋喃	0.45
异辛烷	0.01	丙酮	0.56
正庚烷	0.04	乙酸乙酯	0.58
环己烷	0.04	乙腈	0.65
四氯化碳	0.18	吡啶	0.71
二甲苯	0.26	二甲基亚砜	0.75
甲苯	0.29	正丙醇	0.82
苯	0.32	乙醇	0.88
三氯甲烷	0.40	甲醇	0.95
二氯甲烷	0.42	水	大

在实际工作中,可根据表 12-2 选择合适强度的洗脱溶剂。需要注意的是,在表 12-2 中 ε^0 是不连续的,当从一种溶剂变为另一种溶剂时,意味着 k 值有较大的变化。对复杂混合物往往很难用一种溶剂获得分离,必须用两种或两种以上溶剂,按一定比例组成混合溶剂进行洗脱。也可在洗脱过程中逐渐改变溶剂比例,使混合溶剂的极性逐渐变化,以获得较好的分离效果,这种洗脱方式称为梯度洗脱(gradient elution)。

综上所述,吸附色谱的分离过程实质上是流动相分子与样品组分分子争夺吸附剂表面活性中心的过程。因此,要使试样中各组分分离,必须从样品组分、固定相和流动相三方面综合考虑。如果样品组分的极性较大,应选择吸附能力较弱的吸附剂和极性较大的洗脱剂；如果样品组分的极性较小,应选择吸附能力较强的吸附剂和极性较小的洗脱剂。

二、分配柱色谱法

分配柱色谱法的固定相和流动相均为液体,故又称液-液分配色谱法,简称液-液色谱法。

1. 分离原理　分配柱色谱法是利用被分离组分在互不相溶的固定相和流动相中溶解度不同而实现分离的。当试样组分随流动相通过色谱柱时,组分在两相间不断建立、打破和重新建立分配平衡。因为不同组分的分配系数 K 不同,它们在色谱柱中经过多次分配平衡后,产生了差速迁移,从而彼此分离。组分间分配系数 K 相差越大,越易分离。

2. 固定相和流动相

（1）固定相：分配色谱法的固定相由惰性载体和涂渍在惰性载体表面的固定液构成。载体是惰性的多孔固体颗粒，仅起负载固定液的作用。要求其有较大的比表面积，机械强度好，对样品无吸附作用。常用的载体有吸水硅胶、硅藻土、纤维素以及有机高分子微球等。分配色谱法要求固定液是样品的良好溶剂，且不溶或很难溶于流动相。常用的固定液有水、稀硫酸、甲醇、甲酰胺以及一些高分子有机溶剂，如甲基硅油、聚乙二醇、角鲨烷等。

（2）流动相：分配色谱法对流动相的要求如下。①纯度高，黏度小，与固定液不互溶，即流动相与固定液之间极性相差越大越好；②为防止固定液流失，流动相使用前须预先用固定液饱和。水、不同 pH 的溶液、缓冲溶液和不同极性的溶剂均可用作流动相。

3. 固定相和流动相的选择　首先，固定相和流动相的极性应相差较大，彼此互不相溶；其次，样品中的被分离组分在两相中应有一定的溶解度。通常固定液对组分的溶解度应大些，流动相对组分的溶解度应相对小些，使组分在两相中的分配比 k 控制在一定范围内，否则组分会很快从柱上洗脱下来，而不能获得良好的分离。

由于分配色谱法中流动相参与分配作用，流动相极性变化对组分的分离影响较大，实际工作中往往通过改变流动相的方法来达到预期的分离效果。

根据固定相和流动相极性的不同，分配色谱法可分为正相色谱法（normal phase chromatography，NPC）和反相色谱法（reversed phase chromatography，RPC）。固定相的极性大于流动相的极性的情况，称为正相色谱法，亦称常规分配色谱法，适用于极性化合物的分离；流动相的极性大于固定相的极性的情况，称为反相色谱法，适用于分离非极性或弱极性化合物。

三、离子交换柱色谱法

离子交换柱色谱法是以离子交换剂为固定相的色谱法，适用于离子型化合物的分离。离子交换剂（ion exchanger）是一种含有可解离基团的物质，其解离基团能与溶液中的其他离子发生交换作用。离子交换剂按交换功能可分为阳离子交换剂（cation exchanger）和阴离子交换剂（anion exchanger）两类，相应的色谱方法分别称为阳离子交换柱色谱法和阴离子交换柱色谱法。离子交换剂由基质和活性基团组成，活性基团包括两部分：一部分为与基质相连的带电荷基团，为不可交换的离子基团；另一部分为可以解离的离子，为可交换离子。

1. 分离原理　当试样随流动相通过色谱柱时，试样离子与离子交换剂上的可交换离子进行交换。试样中各组分离子与离子交换剂的交换能力（或亲和力）不同，迁移速度不同。亲和力弱的组分离子迁移速度快，先流出色谱柱；亲和力强的组分离子迁移速度慢，后流出色谱柱。试样的各组分在反复进行的离子交换过程中产生差速迁移，因而得到分离。

2. 固定相　在离子交换柱色谱法中，常用的离子交换剂是离子交换树脂（ion exchange resin）。离子交换树脂为具有网状立体结构的高分子聚合物，网状结构的骨架部分有较强的机械强度、化学稳定性和热稳定性，难溶于水、酸性和碱性溶液，与有机溶剂、弱氧化剂和弱的还原剂都不发生反应。在网状结构的骨架上带有许多活性基团。活性基团由磺酸基（$—SO_3^-$）或季铵基[$—\overset{+}{N}(CH_3)_3$]等不可交换的离子基团和 H^+ 或 OH^- 等可交换离子组成。

（1）离子交换树脂的种类：离子交换树脂的种类很多，常用的是聚苯乙烯型离子交换树脂，它是以苯乙烯为单体和二乙烯苯（称为交联剂）聚合成的网状结构，再通过化学反应键连上活性基团构成。按活性基团不同，离子交换树脂可分为：强酸性阳离子交换剂（活性基团为—SO_3H）、弱酸性阳离子交换剂(活性基团为—COOH)、强碱性阴离子交换剂[活性基团为—$\overset{+}{N}(R)_3X^-$]、弱碱性阴离子交换剂(活性基团为—NH_2、—NHR 或—NR_2)。

(2)离子交换树脂的主要性能指标:主要有交联度、交换容量和粒度。

1)交联度:离子交换树脂中交联剂的含量,称为交联度(degree of crosslinking),通常用质量分数表示。交联度大,形成的网状结构紧密,网眼小,大离子难进入,交换速度慢,选择性好,适用于分子量较小的离子型化合物的分离;交联度小,树脂网孔大,交换速度快,选择性差,适用于分子量较大的离子型化合物的分离。

2)交换容量:每克干树脂或每毫升湿树脂能参加交换反应的活性基团数称为交换容量(exchange capacity),单位为 mmol/g 或 mmol/ml。交换容量反映了树脂进行交换反应能力的大小。影响交换容量的主要因素为树脂的组成、结构和溶液的 pH 等。一般树脂的交换容量为 1~10mmol/g。

3)粒度:指离子交换树脂颗粒的大小,用溶胀后能通过的筛孔目数表示。制备去离子水用的交换树脂的粒度一般为 10~50 目。色谱用的离子交换树脂应根据不同目的选用合适的粒度。

3. 流动相　离子交换柱色谱法的流动相大多为水溶液。试样组分在柱中的保留程度可通过调节流动相的 pH 或离子强度来控制。流动相 pH 变化,可导致试样组分在溶液中电离程度的变化。若电离度增大,则试样组分以离子形式存在的比例增大,试样组分的保留值增大。若增加流动相的离子强度,则减弱试样组分离子的竞争交换能力,使试样组分离子的保留值降低。为了得到好的分离效果,可以通过选用各种缓冲溶液控制流动相的 pH,使之恒定在最佳的 pH 范围内。此外,如果在流动相中加入甲醇或乙醇等有机溶剂,也可调节试样组分的保留值。

四、尺寸排阻色谱法

尺寸排阻色谱法又称凝胶色谱法(gel chromatography),它是以多孔性凝胶为固定相,按照分子大小顺序对试样中各组分进行分离的色谱法。尺寸排阻色谱法主要用于高聚物、多糖、蛋白质及各种生物大分子的分离。

1. 分离原理　与其他液相色谱法的分离原理不同,尺寸排阻色谱法是基于被分离组分分子的大小和形状不同来实现分离的,其固定相多为化学惰性的多孔网状结构的凝胶,凝胶内具有不同大小的孔穴。当试样随流动相进入色谱柱时,小分子可以完全渗透进入凝胶内部的孔穴而被保留,在色谱柱中停留时间长;中等分子只可以选择性渗透进入一些较大的孔穴,在色谱柱中停留时间短;大分子完全不能渗透进入凝胶的孔穴而不被保留,较早地随流动相流出色谱柱。由于样品中各组分分子的大小不同,固定相对其保留作用不同而产生差速迁移,从而使试样组分分子按其分子大小顺序随流动相先后从柱中流出,由此得以分离。

2. 固定相与流动相

(1)固定相:尺寸排阻色谱法的固定相种类很多,按机械强度不同可分为软质、半硬质(半刚性)及硬质(刚性)凝胶三类。最常用的葡聚糖凝胶,它是由葡聚糖经稀盐酸降解后,用环氧丙烷交联制成。葡聚糖凝胶的交联度直接影响网状结构中孔隙的大小。交联度小,网状结构的孔隙大,吸水膨胀的程度大,机械强度小;反之,吸水膨胀程度小,机械强度大。交联度可用每克干凝胶吸收水分的质量来表示。软质凝胶适用于水溶液体系,常用于分离多肽、蛋白质、核糖核酸及多糖等;硬质凝胶适用于有机溶剂体系,适于在较高压力下使用,常用于从大分子物质中除去小分子杂质。

尺寸排阻色谱法常用的固定相还有聚丙烯酰胺凝胶、琼脂糖凝胶、聚苯乙烯凝胶以及在葡聚糖上引入烷氧基或其他极性基团的凝胶等。

（2）流动相：尺寸排阻色谱法的分离基础并非依赖试样、固定相和溶剂三者间的相互作用力，因此对作为流动相的溶剂要求不高，只需对分离无影响、无干扰，且纯度高、毒性小、黏度低、润湿性好即可。常用的流动相有水、水溶液和有机溶剂等。通常将以水溶液为流动相的尺寸排阻色谱法称为凝胶过滤色谱法（gel filtration chromatography，GFC），适用于水溶性高分子化合物的分离分析；以有机溶剂作流动相的尺寸排阻色谱法称为凝胶渗透色谱法（gel permeation chromatography，GPC），适用于脂溶性高分子化合物的分离分析。

流动相的选择主要根据固定相的性质，如葡聚糖凝胶、琼脂糖凝胶属亲水性凝胶，应选用水和水溶液作流动相；聚乙烯苯凝胶为亲脂性凝胶，宜选有机溶剂作流动相。水溶液的组成或有机溶剂的种类则应根据样品性质选择。

第五节　平面色谱法

平面色谱法包括薄层色谱法和纸色谱法，其固定相呈平面状，分离原理与柱色谱法完全相同。这类方法设备简单、操作方便、分离速度快、灵敏度和分辨率较高，在某些分离分析及小量制备工作中可取代经典柱色谱法。

一、薄层色谱法

薄层色谱法是 20 世纪 40 年代发展起来的分离分析技术。和液相柱色谱相同，薄层色谱法按分离原理也可分为吸附、分配、离子交换和尺寸排阻等类型。实际工作中应用的主要是吸附薄层色谱法。固定相主要是吸附剂，如硅胶、氧化铝等。

1. **基本原理**　将吸附剂均匀地涂铺在表面光洁的玻璃板、塑料或金属箔上制成薄层板，把试样溶液点在薄层板一端起始线上（称为点样，样点称为原点），然后放入密闭容器（称为层析缸或展开槽）中，用适当的溶剂（流动相，称为展开剂）进行展开。借助薄层板上吸附剂的毛细管作用，溶剂载带被分离组分向前移动进行展开，各组分在相对运动的两相间不断发生吸附、解吸过程。由于吸附剂对各组分的吸附能力不同，组分的移动速率不同。展开一定时间后，各组分由于差速迁移，彼此分离，在薄层板的不同位置上形成各自的斑点（图 12-4）。组分斑点的位置用比移值（retardation factor，R_f）表示，见式（12-26）。

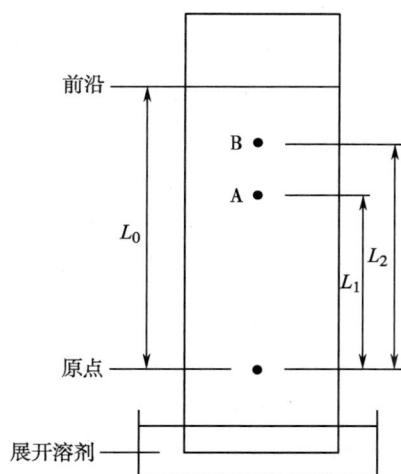

图 12-4　平面色谱示意图

$$R_f = \frac{点样原点到组分斑点中心的距离}{点样原点到展开剂前沿的距离} = \frac{L}{L_0} \qquad 式（12-26）$$

式（12-26）中，L 为原点中心至组分斑点中心的距离；L_0 为原点至溶剂前沿的距离。

当 R_f 值为 0 时，表示该组分留在原点未被展开；当 R_f 值为 1 时，表示该组分与展开剂移动进度相同，即组分不被固定相吸附，所以一般 R_f 值的可用范围是 0.2～0.8 之间，最佳范围为 0.3～0.5。

因此，R_f 值可理解为薄层色谱法中的保留因子。组分在两相中的 K 或 k 值越大，R_f 值越小。R_f 值与组分、固定相和流动相的性质有关，也受操作条件的影响。当色谱条件一定时，组分的 R_f 值为定值，可以作为定性的依据。在相同条件下，不同组分具有不同的 R_f 值，各组分 R_f 值相差越大，则分离越好。

影响 R_f 值的因素较多，在实际工作中，由于色谱操作条件较难完全一致，R_f 值的重复性较差。为消除色谱操作条件引起的误差，可采用相对比移值 R_{is} 来定性。R_{is} 是指被分离组分与所选参比物的 R_f 之比：

$$R_{is} = \frac{R_{f(i)}}{R_{f(s)}} = \frac{L_1}{L_2} \qquad 式（12-27）$$

式（12-27）中，$R_{f(i)}$ 和 $R_{f(s)}$ 分别为组分 i 和参考物质 s 在同一色谱条件下的比移值；L_1 为原点至待测物质斑点中心的距离；L_2 为原点至参考物质斑点中心的距离。

R_{is} 值表示的是样品组分与参考物质的移行距离之比，它可消除由色谱条件改变引起的误差，更适宜作为定性参考。参考物质可以是加入样品中的纯物质，也可以是样品中的已知组分。R_{is} 值可大于或小于 1。

2. 吸附剂与展开剂

（1）吸附剂：薄层色谱法最常用的吸附剂是硅胶和氧化铝等。与柱色谱所用吸附剂的区别在于薄层色谱法用的吸附剂颗粒更细，约为 200 目（10～40μm），吸附性能更好。吸附剂主要根据被分离物质的性质如溶解度、酸碱性和极性等进行选择，其选择原则与吸附柱色谱法相同。

（2）展开剂：薄层色谱法可用单一溶剂，也可用多元混合溶剂作展开剂。用多元混合溶剂作展开剂时，各种溶剂所起的作用不同，比例大的溶剂主要使组分溶解和分离，比例小的溶剂主要用于调整和改善 R_f 值以及改善展开效果等。例如以环己烷∶丙酮∶水∶二乙胺=10∶5∶5∶2 的混合溶剂系统中，水的极性最大，环己烷的极性最小，两者混合后，整个体系的极性降至合适值，可以调节 R_f 值；丙酮起到混匀溶剂系统、降低其黏度的作用；少量的二乙胺可控制系统的酸度，使斑点集中而清晰。

与吸附柱色谱法中相同，展开剂的选择应根据被分离组分的极性、吸附剂的活性以及展开剂的极性三个因素综合考虑。图 12-5 是 Stahl 设计的这三个因素的相互关系图，可作为薄层色谱法选择条件时的参考。图中正三角形的三个角所指部位代表三个因素，当三角形绕中心轴转动至某一位置时，三个角所对应的部位表明三个因素的相应关系。如图中虚线三角形所示，分离极性较小的物质时，应选用活性级别较低（活性较强）的吸附剂和极性小的展开剂。

在实际工作中，最佳展开剂的选择仍需通过实验摸索。一般可先按上述方法选用一种溶剂展开，根据分离效果进一步改变展开剂的极性或改用混合溶剂进行试验，直至能分离为止。一般要求分离后组分的 R_f 值在 0.2～0.8 之间，最好在 0.3～0.5 之间，混合物中各组分 R_f 之差应大于 0.05，以防斑点重叠。

3. 定性分析和定量分析

（1）定性分析：薄层色谱法的定性依据是组分的 R_f 值。由于 R_f 值受诸多因素影响，重现性差，文献查得的 R_f 值只

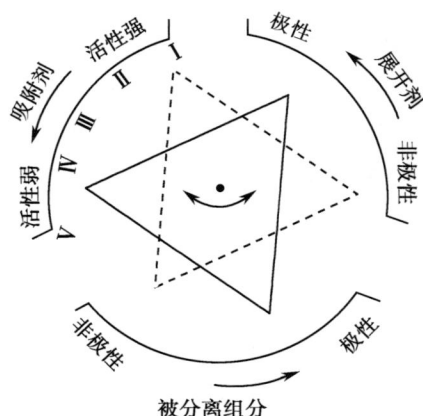

图 12-5 样品组分的极性、吸附剂活性和展开剂极性的相互关系图

能作为参考。实际工作中是将样品与纯品点样于同一薄层板上，在完全相同的条件下进行操作，将测得的 R_f 值进行对照，也可用相对比移值 R_{is} 值作定性确认。

（2）定量分析：薄层色谱法的定量方法有目视比较法、洗脱法和薄层扫描法。

1）目视比较法：将相同体积的试液及一系列不同浓度的标准溶液并排点样于同一薄层板上，展开后，根据各斑点的大小及颜色深浅，估计某一组分的大概含量。此法属于半定量方法。

2）洗脱法：将斑点位置的吸附剂全部取下，用适当的溶剂将组分洗脱下来，然后借助仪器进行定量测量。该法要求斑点集中，组分洗脱率高，洗脱完全，其定量准确性比目视法高，但操作步骤较长，比较费时。

3）薄层扫描法：薄层扫描法（TLC scanning）是用专用的薄层扫描仪，以一定波长和强度的光束照射薄层色谱板上被分离组分的斑点，测定其对光的吸收强度或所发出的荧光强度。由于光束强度的变化与薄层上斑点的颜色深浅、大小有关，所以可精确地求得物质的含量。

二、高效薄层色谱法

高效薄层色谱法（high performance thin-layer chromatography，HPTLC）是在经典薄层色谱法的基础上发展起来的一种薄层色谱技术。高效薄层板采用更小的吸附剂颗粒（直径为 $5\sim7\mu m$）、聚丙烯酸等高聚物作黏合剂，用喷雾法制备成均匀薄层，薄层厚度为 $100\sim200\mu m$。这种薄层展开距离短（约 $3\sim6cm$），因此展开时间也短（约 $3\sim20$ 分钟）。HPTLC 的点样、展开、定位以及定量的各个步骤都是采用仪器进行的。采用自动点样器点样，点样量比 TLC 少，样点也更小；采用程序化多次展开（programmed multiple development），可按预定程序做自动多次展开，并可按预定程序改变展开剂的溶剂混合比例，能严格控制色谱分离条件，获得比较稳定的分离效果；展开后采用自动喷雾器显色，并用薄层扫描仪做定量测定。与 TLC 比较，HPTLC 的分离效率和分辨率高、分离速度快、斑点集中、检出限低（可达纳克至皮克级）、分离容量大（一次实验最多可将 40 多种组分完全分离），其操作条件的选择也较灵活，因此 HPTLC 是薄层色谱法的发展方向，也是分离复杂物质的有效方法之一。

三、纸色谱法

纸色谱法是以滤纸为载体的平面色谱法。它具有需样量小、能同时分离多种组分等优点，是发展较早的平面色谱法。但它的展开时间长，谱带不够清晰，展开条件难以再现，因此发展较慢。

1. 基本原理　纸色谱法的固定相为结合于滤纸纤维的水，按分离原理属于分配色谱法。纤维素能吸收 $20\%\sim25\%$ 的水分，其中 6% 左右的水通过氢键与纤维素上的羟基结合，一般难以脱去。所以，纸色谱法除用与水不相混溶的有机溶剂作流动相（展开剂）外，也可以用水溶液作流动相。具体色谱过程：将样品点在滤纸上，样品组分即溶解于固定相中，流动相借纸纤维间的毛细作用向前移动，当流动相与样品组分接触时，样品组分即在两相中分配，并随流动相向前迁移。由于不同组分在两相中的分配系数不同，产生差速迁移，实现彼此分离。实际上纸色谱法的分离机制较复杂，除分配作用外，还可能有组分与纸纤维间的吸附作用，以及与纸纤维上某些基团之间的离子交换作用。组分（斑点）在纸色谱上的位置和薄层色谱法一样用比移值（R_f 值）表示。

2. 滤纸和展开剂

（1）滤纸：滤纸是色谱分离的基础。对滤纸的基本要求：①纯度高，杂质含量低，无明显荧光斑点；②质地均匀，平整无折痕，边缘整齐；③有一定强度，纸纤维松紧适当。

滤纸的选择应根据分离对象和展开剂的性质综合考虑。分离 R_f 值相差较大的组分时，宜选用快速或中速滤纸；而分离 R_f 值相差较小的组分时，宜选用慢速滤纸，否则易造成谱带重叠。当用正丁醇等黏度较大的展开剂时，宜选用疏松的薄型快速滤纸；当用石油醚、三氯甲烷等黏度较小的展开剂时，宜选用较紧密的厚型慢速滤纸。

为了实现某些特殊化合物的分离，还需对滤纸做特殊处理。例如，分离酸、碱组分时，可将滤纸渗入一定 pH 的缓冲溶液使用；分离极性较小的组分时，常用甲酰胺、丙二醇等代替水作固定相，以增加组分在固定相中的溶解度。

（2）展开剂：纸色谱法的原理主要属于分配色谱，展开剂的选择主要从组分在两相中的溶解度及展开剂的性质这两方面来考虑。一般组分在展开剂中的溶解度大，R_f 值大，反之 R_f 值小。对于极性组分，增加展开剂中非极性溶剂的比例可以使 R_f 值减小，增加极性溶剂的比例可以使 R_f 值增大。特别要注意的是，展开剂在使用前要预先用水饱和，否则在展开过程中展开剂会争夺固定相中的水，影响分离。所以纸色谱法的展开剂多为含水有机溶剂。常用的展开溶剂是水饱和的正丁醇、正戊醇、酚等。为防止弱酸、弱碱的解离，可加入少量酸或碱，如乙酸、氨水和吡啶等。有时也可加入少量的甲醇、乙醇等，以改变溶剂的极性，提高分离效果。

3. 纸色谱的实验技术 纸色谱法的实验技术与薄层色谱法基本相似，包括点样、展开、定位、定性、定量，具体方法可参照薄层色谱法。但是纸色谱法不能用腐蚀性显色剂，也不能在高温下显色。

（李 娟）

思考题与习题

1. 简述色谱法的分类。

2. 简述范第姆特方程中各项的物理意义。

3. 简述正相色谱法和反相色谱法的定义及其适用范围。

4. 如何选择吸附色谱法的分离条件？

第十三章
气相色谱法

气相色谱法(gas chromatography,GC)是以气体作为流动相的柱色谱法,于 1952 年由英国生物化学家 Martin 等人创立,适于分离分析有适当的挥发性、在操作温度下稳定且可气化的化合物。随着高效能色谱柱和高灵敏度检测器的出现以及计算机的发展,气相色谱法已成为一种常用的分离分析方法,广泛应用于石油化工、环境监测、食品科学、生物化学和医药卫生等领域。

第一节 概 述

一、气相色谱法的分类

气相色谱法按固定相的物态,可分为气-固色谱法(gas-solid chromatography,GSC)和气-液色谱法(gas-liquid chromatography,GLC)。GSC 的固定相是多孔性固体吸附剂,主要用于分离气态和低沸点化合物;GLC 的固定相是涂渍在载体表面或毛细管内壁上的高沸点固定液,选择性好,应用更广泛。

按色谱柱内径大小,可分为填充柱色谱法和毛细管柱色谱法。毛细管柱的分离效能较填充柱更高。

按分离原理,可分为吸附色谱法和分配色谱法。GSC 属于吸附色谱法,毛细管色谱法和 GLC 属于分配色谱法。

二、气相色谱仪

完成气相色谱分离分析的主要仪器是气相色谱仪。气相色谱的分析流程如图 13-1 所示。载气从高压钢瓶(或气体发生器)流出后,经减压、净化、稳压及流量控制后通过气化室、色谱柱和检测器;待载气流量、控温温度和基线稳定后,即可进样;样品用进样器或进样阀从进样口注入气化室,瞬间气化为气体,并被载气携带进入色谱柱进行分离,分离后的各组分依次从色谱柱中流出,进入检测器;检测器将载气中各组分浓度或质量随时间的变化转变为电信号随时间的变化,放大后经色谱工作站进行数据采集、处理,并显示分析结果。

气相色谱仪的种类很多,性能各异,但测定原理、仪器结构基本相同,主要由以下部分组成。

(一)气路系统

气路系统主要包括气源、气体净化装置、稳压恒流装置。

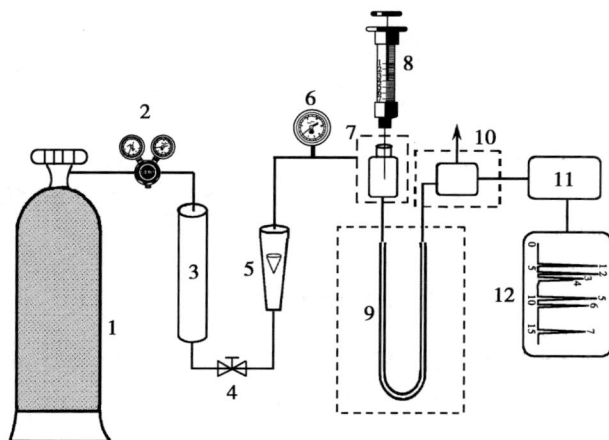

图 13-1 气相色谱分析流程示意图

1. 高压钢瓶;2. 减压阀;3. 净化干燥器;4. 针形阀;5. 转子流量计;6. 压力表;7. 气化室;8. 进样器;9. 色谱柱;10. 检测器;11. 放大器;12. 数据处理机。

1. 气源　主要指气体钢瓶或气体发生器,其作用是提供流量恒定的干净载气(carrier gas)和辅助气体。载气的作用是携带气化后的试样通过色谱柱,辅助气体用于提供检测器工作时需要的燃烧或吹扫。在气相色谱分析中常用的载气有高纯氮气、氢气、氩气和氦气。

2. 气体净化装置　常用的气体净化装置是净化干燥器。干燥器中的主要成分是固体吸附剂,作用是除去载气中的水分、氧气和烃类等。

3. 稳压恒流装置　载气的流量是否稳定影响着色谱柱的柱效、检测器的敏感度和检测结果的稳定性,是获得可靠实验结果的重要条件,因此气相色谱仪须有稳压恒流装置,主要包括减压阀、稳压阀、稳流阀、流量计及压力表。

（二）进样系统

进样系统包括进样器和气化室。其作用是引入试样,并使样品迅速气化。

1. 进样器　常用进样器有微量注射器和六通阀。随着技术的发展,目前进样器通常会配有自动进样装置,提高了仪器定量定性的稳定性。

2. 气化室　是使样品迅速气化的装置。气化室的热容量要大,有利于试样能够瞬间气化而不分解。此外,气化室的死体积要小,以降低进样的柱外效应。气化室温度要根据待测试样的性质来决定,并由气化室温控装置进行设定。

（三）分离系统

分离系统包括色谱柱、柱箱和控温装置。其作用是分离样品组分,是气相色谱仪的核心部件。色谱柱是实现色谱分离的"心脏",安装在柱箱内。一般分为填充色谱柱和毛细管色谱柱。

温度是气相色谱分析的重要操作参数,它直接影响色谱柱的柱效、选择性,检测器的灵敏度和稳定性。温控系统由热敏元件、温度控制器和指示器等组成,主要用于控制和指示色谱柱的温度。根据待测样品的沸程范围,色谱柱温度的控制有恒温和程序升温两种方式。

（四）检测系统

检测系统包括检测器和控温装置。检测器(detector)是气相色谱仪的重要组成部分,用于鉴定样品的组成和检测各组分的含量。待测组分经色谱柱分离后,通过检测器将各组分的浓度或质量转变成相应的电信号,经放大器放大后,由色谱工作站得到色谱图,根据色谱图对待测组分进行定性和定量分析。

由于所有的检测器都对温度的变化敏感,因此检测系统中必须安装控温装置,用于精密控制检测器的温度。一般要求检测器的温度波动控制在 ±0.1℃以内。

第二节　气相色谱柱

一、气相色谱柱的分类

在气相色谱分析中,样品组分的分离在色谱柱中进行,样品各组分能否实现完全分离,关键在于色谱柱的效能和选择性。因此,色谱柱是气相色谱仪的核心部件。

气相色谱柱(gas chromatographic column)由柱管和固定相组成,分为填充柱(packed column)和毛细管柱(capillary column)两大类。填充柱通常用不锈钢或玻璃制成,内径为 3～4mm,长度为 1～3m,呈 U 形或螺旋形等,柱内填充固定相;毛细管色谱柱通常用玻璃或熔融石英拉制而成,内径为 0.1～0.5mm,长度通常为 10～50m。

二、气相色谱填充柱

（一）气相色谱固定相

在影响色谱分离的各种因素中，固定相的选择是首要的。气相色谱固定相分为固体固定相和液体固定相两类。

1. **固体固定相**　在气-固色谱法中，常用固体吸附剂作固定相，主要用于分析永久性气体和气态烃类物质。

气相色谱法要求固体固定相对待测组分的吸附容量大、选择性强，有良好的热稳定性和一定的机械强度。

常用的固体固定相有非极性的活性炭、弱极性的氧化铝和强极性的硅胶等。吸附剂的性能与其制备过程、活化条件等有很大关系，导致同一种类吸附剂的分离性能往往差别较大，分析重复性差，给色谱分析带来困难，限制了气-固色谱法的应用。近年来，分子筛、高分子微球和石墨化炭黑等新型吸附剂的应用，使气-固色谱分析技术有了新的发展。

2. **液体固定相**　液体固定相由固定液和载体两部分组成。固定液一般为高沸点有机化合物，在室温下呈固态或液态，在操作温度下为液态。载体是一种多孔性的惰性颗粒物质。将固定液均匀地涂渍在载体表面形成一层很薄的液膜，再填充在柱管中制备成气-液色谱填充柱。

相比固体固定相，液体固定相具有以下优点：①固定液种类多，选择范围广泛，有利于实现对难分离组分的分离；②可在一定范围内调节固定液的液膜厚度；③成品化的固定液和载体的品质高、纯度高，制备色谱柱时重复性好，有利于准确定性定量分析。因此，液体固定相在气相色谱法中应用最为广泛。

（1）载体：又称为担体（support），是一种化学惰性的多孔性固体颗粒，其作用是为固定液提供一个大的惰性承载表面。

1）对载体的要求：具有足够大的比表面积和良好的孔穴结构，有利于涂渍适量的固定液，从而是固定液能均匀分布成一薄膜；表面呈化学惰性，没有吸附性或吸附性很弱；热稳定性好；粒度大小适宜、均匀，形状规则，机械强度高。

2）载体的类型：一般分为硅藻土型和非硅藻土型两类。

硅藻土型更为常用，根据制造方法不同，又分为红色载体和白色载体。红色载体由硅藻土和黏合剂煅烧制得，因含氧化铁而显红色，表面孔穴密集、孔径小，比表面积较大，因表面具有氢键和酸碱活性中心，分离强极性组分时吸附性和催化性较强，色谱峰会产生严重拖尾。因此，红色载体适用于涂渍非极性或弱极性固定液，用来分离非极性或弱极性物质。白色载体是将硅藻土与助熔剂碳酸钠混合煅烧而成，呈白色。它因含助熔剂，所以结构疏松、孔径较大、比表面积较小、机械强度较差、吸附性和催化性弱，适用于涂渍极性固定液，分离极性物质。

非硅藻土型载体有氟载体、有机玻璃微球和高分子多孔微球等载体。分析腐蚀性气体时，选用氟载体；分析非极性高沸点组分时，可选用有机玻璃微球或高分子多孔微球载体。

3）载体的预处理：载体表面往往存在吸附和/或催化活性中心，如硅藻土型载体表面有相当数量的硅羟基、硅醚基、金属和金属氧化物等形成的活性中心，使载体表面具有吸附活性和/或催化活性，组分会在载体表面发生催化反应和/或不可逆吸附，导致色谱峰拖尾、假峰现象。因此，载体在使用前需进行预处理，以改善载体的孔隙结构，屏蔽活性中心，使其表面钝化。

常用的预处理方法有：①酸洗：除去载体表面氧化铁等碱性作用点；②碱洗：除去载体表面氧

化铝等酸性作用点；③硅烷化：对载体表面的硅羟基进行硅烷化处理，除去其氢键结合力；④釉化：碳酸钠和碳酸钾溶液浸泡后煅烧，在载体表面形成一层玻璃化釉质，以屏蔽表面活性中心，堵塞表面微孔。

（2）固定液：气-液色谱的流动相为化学惰性气体，固定相为涂渍在载体表面的固定液，是基于样品组分在载气和固定液中分配系数的不同进行分离的。载气仅起运载样品组分的作用，因此在气-液色谱中，样品组分的分离效果取决于固定液的选择。

1）对固定液的要求：①选择性好，对试样中性质（如极性、结构或沸点等）相近的组分分离效果好；②对样品组分有一定的溶解度，k 值适当；③热稳定性好，在使用温度下基本不挥发，无固定液流失或热分解导致的柱耐用性变差，分离重现性好；④不与组分发生化学反应；⑤有较宽的工作温度范围，适于宽沸程样品分析；⑥黏度小，在操作温度下固定液可均匀分布，形成液膜，以使其与组分作用快，分离速度快。

2）固定液的分类：气-液色谱法的固定液种类很多，其组成、性质和用途也各不相同，通常按化学类型和极性进行固定液的分类。

按化学类型分类就是根据固定液的化学结构，把含有相同官能团的固定液分为一类，以便按组分与固定液"结构相似"的原则选择固定液。表 13-1 列出了按化学类型分类的各种固定液。

表 13-1　按化学类型分类的各种固定液

固定液类型	极性	固定液举例	分离对象
烃类	非极性	角鲨烷、液体石蜡	非极性化合物
硅氧烷类	从弱极性到强极性	甲基硅氧烷、苯基硅氧烷、氟基硅氧烷、氰基硅氧烷	不同极性化合物
醇和醚类	强极性	聚乙二醇	强极性化合物
酯类和聚酯类	中强极性	苯甲酸二壬酯	应用较广
氰和氰醚	强极性	氧二丙腈、苯乙腈	极性化合物
有机皂土	强极性	季铵盐改性有机皂土	芳香异构体

按极性分类是更常用的固定液分类方法。按固定液的极性可以把固定液分为非极性、中等极性、强极性和氢键型四种类型。固定液的极性大小可用相对极性（relative polarity）P 来表示。规定非极性的固定液角鲨烷的 $P=0$，强极性的固定液 β，β′-氧二丙腈的 $P=100$，由此测得其他固定液的相对极性在 0～100 之间。一般将其分为 5 级，每 20 为一级，分别以 +1、+2、+3、+4 和 +5 表示，$P=0$ 用 0 或 –1 表示。0 级或 –1 级为非极性固定液，+1 级、+2 级为弱极性固定液，+3 级为中等极性固定液，+4 级、+5 级为强极性固定液。一些常用固定液的相对极性见表 13-2。

3）固定液的选择：气-固色谱法应用较少，广泛使用的是气-液色谱法。因此，选择固定相，主要是选择固定液。

一般按照相似相溶原理，根据待测组分的极性和结构进行选择。如果待测组分分子与固定液分子的化学结构相似或极性相似，则两者之间的作用力强，固定液对组分的选择性高，分离效果好。具体如下。

分离非极性或弱极性物质时，一般选用非极性或弱极性固定液。组分与固定液分子之间的作用力是色散力，试样中各组分基本上按照沸点高低顺序流出色谱柱，低沸点组分先出峰，高沸点组分后出峰。同沸点的极性和非极性组分，极性组分先出峰。

表 13-2　常用固定液的相对极性

固定液	相对极性	级别	固定液	相对极性	级别
角鲨烷	0	0	XE-60	52	+3
阿皮松	7～8	+1	新戊二醇丁二酸聚酯	58	+3
SE-30, OV-1	13	+1	PEG-20M	68	+4
DC-550	20	+1	己二酸聚乙二醇酯	72	+4
己二酸二辛酯	21	+2	PEG-600	74	+4
邻苯二甲酸二壬酯	25	+2	己二酸二乙二醇酯	80	+4
邻苯二甲酸二辛酯	28	+2	双甘油	89	+5
OS-124	45	+3	TCEP	98	+5
磷酸二甲酚酯	46	+3	β, β'-氧二丙腈	100	+5

注：SE-30 和 OV-1 均为甲基聚硅氧烷；DC-550 为苯基甲基聚硅氧烷；OS-124 为氰丙基苯基聚硅氧烷；XE-60 为氰丙基甲基聚硅氧烷；PEG-20M 和 PEG-600 为聚乙二醇；TCEP 为 1, 2, 3-三（2-氰乙氧基）丙烷。

分离中等极性的物质时，通常应选用中等极性的固定液，组分与固定液分子之间的作用力主要为诱导力和色散力。分离时，组分基本上按沸点的高低顺序流出色谱柱。对于同沸点的极性和非极性物质，由于诱导力起主要作用，极性组分与固定液的作用力加强，所以非极性组分先出峰。

分离极性物质时，一般选用极性固定液。组分或固定液分子之间的作用力主要是取向力。分子极性越大，组分与固定液的作用力越大。分离时，试样中各组分按照极性强弱顺序流出色谱柱，极性小的先出峰，极性大的后出峰。

分离非极性和极性混合物时，一般选用极性固定液。沸点相近时，非极性组分先出峰，极性组分后出峰。

分离含有能形成氢键的物质时，一般选择氢键型或极性固定液。氢键是特殊的分子间作用力，试样中各组分按与固定液分子间形成氢键能力的大小顺序流出色谱柱。不易形成氢键的组分先出峰，易与固定液分子形成氢键的组分后出峰。

分离酸性或碱性试样时，可选用强极性固定液，并加入少量酸性或碱性添加剂，以减小色谱峰的拖尾。

对于复杂的难分离试样，可选择两种或两种以上固定液，采用混涂、混装及串联的方式进行分离，改善分离效果。混涂是将两种或两种以上固定液按一定比例混合后涂渍于载体上；混装是分别将不同的固定液涂渍在载体上，然后按一定比例混匀装入色谱柱；串联是将装有不同固定相的色谱柱串联。

此外，影响组分出峰顺序的因素，除组分与固定液分子之间的相互作用力外，组分沸点的差别也是重要的影响因素，在选择固定液时要统筹兼顾。如果沸点差别是主要的，可选非极性固定液；如果极性差别是主要的，则选极性固定液。例如，分离苯（沸点为 80.1℃）和环己烷（沸点为 80.8℃）时，因两者沸点接近，用非极性固定液很难将它们分离；当选用极性固定液时，因苯分子易被极化而保留，而环己烷不易极化从而先流出色谱柱。

（二）填充柱的制备

气相色谱填充柱的制备过程一般包括固定液的涂渍、固定相的填充和色谱柱老化三个主要过程。

固定液的涂渍是按一定比例称取固定液和载体,先将固定液溶解于适量挥发性溶剂中,然后加入载体,使载体完全浸没在溶液中,在不断搅拌下使溶剂缓慢、均匀挥发,使固定液均匀分布在载体表面。填充就是把制好的固定相均匀地填充于柱管中。色谱柱老化是向装填好的色谱柱中通入载气,在稍高于固定液使用温度的条件下,除去存留的溶剂及挥发性杂质,并促使固定液均匀、牢固地分布在载体表面的过程。老化的方法:将色谱柱的进气口与色谱仪气化室出口相连,将色谱柱的出气口直接放空(不与检测器相连,避免杂质气体进入检测器造成损坏);接通载气,控制载气流速为5～10ml/min,在低于固定液最高使用温度的条件下老化4～8小时,必要时可老化更长时间。然后将色谱柱出气口与检测器连接,在上述条件下继续老化,直到基线平稳后才能使用。

三、气相色谱毛细管柱

1957 年,Golay 根据色谱动力学理论,把固定液涂在毛细管壁上,发明了 Golay 柱,创立了毛细管气相色谱法(capillary gas chromatography)。毛细管气相色谱法由于毛细管柱对复杂物质的高分离效能,已成为气相色谱法的发展主流,应用日益广泛。毛细管气相色谱法的基本原理与填充柱气-液色谱法相似,但又有其新的特点。毛细管柱的连接、操作及控制与填充柱也有所不同。

1. 毛细管柱的特点　毛细管柱多为开管柱(open tubular column),常用熔融石英或不锈钢作为管材,柱内没有填充固体颗粒物。按照制备方法的不同,分为壁涂开管柱(wall coated open tubular column, WCOT)、多孔层开管柱(porous layer open tubular column, PLOT)和载体涂渍开管柱(support coated open tubular column, SCOT)。WCOT 柱是将固定液涂在毛细管柱内壁上。PLOT 柱是毛细管柱内壁上有多孔层的固定相。SCOT 柱是先将载体沉积在毛细管柱内壁上,再涂固定液。WCOT 柱固定液易流失,色谱柱寿命较短。PLOT 柱、SCOT 柱则减少了固定液流失,柱寿命长,是目前应用最广的毛细管柱。毛细管柱与填充柱的比较见表 13-3。

表 13-3　气相色谱毛细管柱和填充柱的比较

比较内容	毛细管柱	填充柱
柱长 /m	5～100	1～4
内径(i.d.)/mm	0.2～0.7	2～4
每米柱长有效塔板数	3 000(i.d. 0.25mm)	2 500(i.d. 0.25mm)
总效塔板数	150 000	5 000
柱容量	每峰 50ng	每峰 10μg
渗透性/($10^{-7}cm^2$)	10～1 000	1～10
载气流量/(ml/min)	0.5～15	10～60

(1)柱效高:毛细管柱的理论塔板数可达 10^4～10^6。由范第姆特方程可知,因毛细管柱无涡流扩散,$H = B/u + Cu$;液相传质阻力与液膜厚度的平方成正比,毛细管柱液膜薄,分离效能高。另外,毛细管柱更长,有利于提高塔板数。由于毛细管柱柱效高,所以对固定液的选择性要求并不苛刻。一根柱可以分析多类物质。

(2)柱渗透性好:由于是空心柱,柱阻力小,载气流速极大提高,因此适用于快速分析。

(3)柱容量小:由于固定液涂在管壁上,其用量只有填充柱的几十分之一至几百分之一,一般空心柱液膜厚度为 0.2～0.4μm。液膜薄,则 k 减小,因此毛细管柱的允许进样量很小,且进样器需配有分流装置。

2. 毛细管柱色谱系统　毛细管柱色谱系统与填充柱色谱系统相比较主要有以下区别。

（1）分流进样：由于毛细管柱容量小，进样量必须极小，若采用填充柱常规进样量，引入试样量必然超过色谱柱负荷，因此，通常采用分流进样（split injection）方式操作，即在气化室出口处分成两路：一路将大部分气化的试样放空，另一路将极微量气化试样引入色谱柱。气化试样进柱部分与放空部分的比值称为分流比（splitting ratio），完成分流的装置称为分流器（splitter）。分流器有多种形式，但都必须满足以下要求：①分流后各组分峰的信号相对比例必须与计算值或未分流时一致；②改变分析条件（如柱温、分流比、载气流速等），各色谱峰面积相对比例仍然保持恒定；③在同一分流比条件下分析不同浓度试样时，峰面积与浓度成正比。在实际操作中，分流比的大小可以调节。

（2）柱后尾吹：与毛细管柱匹配的检测器必须具有灵敏度高、响应快、死体积小的特点。因此，虽然气相色谱仪的检测器很多，但只有几种适用于毛细管柱色谱分析。常用的检测器有火焰离子化检测器、火焰光度检测器和电子捕获检测器。为了降低检测器的死体积，需在毛细管出口加尾吹载气，以减小峰宽，提高柱效。近年来，质谱、傅里叶红外吸收光谱等检测技术在与毛细管柱气相色谱联用中发挥着重要作用。

第三节　气相色谱检测器

检测器是气相色谱仪的又一重要部件，其作用是将随载气流出色谱柱的各组分随时间改变的浓度或质量转变成相应的电信号，电信号经放大器放大后被数据采集器采集，由色谱工作站进行数据分析。

根据输出响应信号特征，气相色谱检测器可分为浓度型检测器（concentration sensitive detector）和质量型检测器（mass sensitive detector）两种类型。浓度型检测器测量的是载气中某组分浓度的变化，即检测器的响应值与组分的浓度成正比；质量型检测器测量的是单位时间内由载气携带进入检测器的组分的质量，即检测器的响应值与单位时间内进入检测器的组分的质量成正比。

一、检测器的性能指标

在气相色谱分析中，要求检测器灵敏度高、检测限（detectability, D）低、线性范围（linearity range）宽、响应时间（response time）短、噪声（noise, N）小、漂移小，还要求其工作性能稳定、安全、应用范围广等。

1. 噪声　由各种原因引起的基础信号起伏称为噪声，如图 13-2 所示。噪声是一种背景信号，无论有无组分流出，这种起伏都存在，表现为基线呈无规则毛刺状。其来源可能是载气流速的波动、柱温波动、固定液流失等。测量时，取基线段基础信号起伏的平均值。

2. 灵敏度　当一定浓度或一定质量的试样组分进入检测器后，就产生一定的响应信号，如果以检测器响应信号值（R）对进样量（Q）作图，可得到一条图 13-3 所示的直线。

直线的斜率就是检测器的灵敏度，可表示为

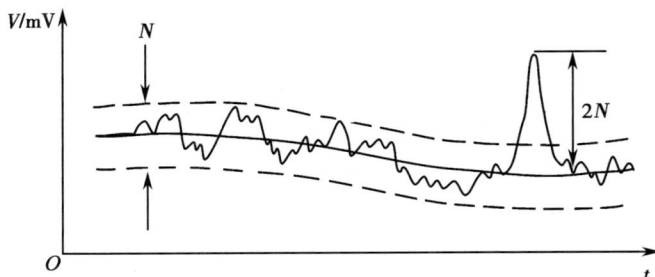

图 13-2　检测器的噪声和检测限示意图

$$S = \Delta R / \Delta Q \qquad \text{式（13-1）}$$

图 13-3 中 $Q_0 \sim Q_{max}$ 为检测器进样量的线性范围。Q_{max} 为最大允许进样量。

因此，检测器的灵敏度就是单位量被检测物质通过检测器时所产生的响应值大小。需要注意的是：①灵敏度与试样组分及所用检测器的种类有关。相同量的不同组分在同一检测器上灵敏度不一定相同，如相同量的苯和甲苯在火焰离子化检测器上的响应值就不同。②相同量同一物质在不同检测器上的灵敏度可能不同，如相同量的苯在火焰离子化检测器和电子捕获检测器上的响应值不同。因此，报道灵敏度时应指明检测器的种类及被检测物质。此外，灵敏度还与仪器操作条件有关。

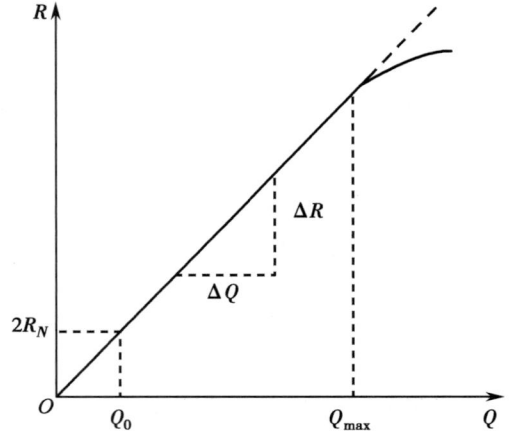

图 13-3　检测器的响应信号和进样量的关系

气相色谱检测器灵敏度的表示方法随检测器的类型（浓度型检测器和质量型检测器）和试样的物态（液态和气态）的不同而不同。

浓度型检测器的灵敏度（S_c）单位为 mV·ml/mg（液态）或 mV·ml/ml（气态），是指 1ml 载气中含 1mg 或 1ml 被测组分时通过检测器所产生响应信号的电压值（mV）。

质量型检测器的灵敏度（S_m）单位为 mV·s/g，是指每秒有 1g 被测组分通过检测器时所产生响应信号的电压值（mV）。

3. 检测限　又称敏感度。在实际检测工作中，检测器的性能指标通常用检测限表示。如图 13-2 所示，检测限指检测器恰好能产生 2 倍于噪声信号（N_R）时，每秒进入检测器的组分的量（质量型检测器）或每毫升载气中所含组分的量（浓度型检测器），即

$$D_m = 2N_R / S_m \qquad \text{式（13-2a）}$$

$$D_c = 2N_R / S_c \qquad \text{式（13-2b）}$$

式中，D_m、D_c 分别为质量型检测器的检测限和浓度型检测器的检测限，单位分别为 g/s、mg/ml（或 ml/ml）；N_R 为基线噪声信号。

检测限是比灵敏度更好的评价检测器性能的指标。这是因为当检测器的输出信号被放大器放大时，噪声也随之成比例放大。从式（13-2a）和式（13-2b）可见，要降低仪器的检测限，必须在提高仪器灵敏度的同时，最大限度地抑制噪声。

在实际工作中，无法测量进入检测器的物质量，因此常用最小检测量这一概念。最小检测量是指恰能产生 2 倍于噪声信号时所需的最小进样量，用 Q_D 表示。需要注意的是，Q_D 和 D 是完全不同的两个量。D 是衡量检测器的性能指标，而 Q_D 不仅与检测器的性能有关，还与柱效和操作条件有关，如 n 越大，Q_D 越小。

4. 线性范围　指检测器响应信号值与被测组分的量呈线性关系的范围。通常用图 13-3 中所示的最大允许进样量 Q_{max} 和最小检测量 Q_D 的比值来表示。线性范围的大小决定定量分析时可测定的浓度或质量范围。不同组分、不同检测器的线性范围不同，线性范围越宽越好。

5. 响应时间　指待测组分进入检测器后产生检测信号所需时间，单位为分（min）。检测器的响应时间越短，才能越真实地反映组分流出色谱时的瞬间浓度变化。若响应时间长，响应速度慢，容

易出现下一个组分已经进入检测器，而前一个组分的信号还未结束的现象，引起数据记录失真，检测结果不准确。

二、常用检测器

检测器的种类很多，气相色谱仪常配置的检测器有五种，即火焰离子化检测器、电子捕获检测器、火焰光度检测器、氮磷检测器和热导检测器。

1. 火焰离子化检测器　火焰离子化检测器（flame ionization detector，FID）又称氢焰离子化检测器，是一种质量型检测器。它对绝大多数有机物都有很高的灵敏度，是目前应用最为广泛的一种检测器。

如图 13-4 所示，FID 的主要部分是离子室，它由不锈钢制成，包括气体出入口、火焰喷嘴、发射极（极化极）和收集极等。在离子室底部 H_2 与携带试样组分的载气混合后，由喷嘴喷出，和由另一管道引入的空气混合，经点火线圈或手动点火点燃形成氢火焰（约 2 000℃），待测组分在火焰中离子化。检测器的收集极（正极）与极化极（负极）间加有 50～300V 的极化电压，形成一直流电场，在外加电场作用下，产生的离子作定向运动形成电流，经放大器放大后输出，由色谱工作站记录色谱图。

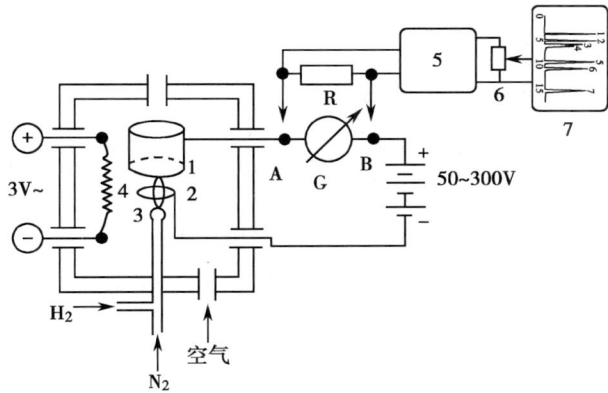

图 13-4　火焰离子化检测器结构示意图
1. 收集极；2. 极化环；3. 氢火焰；4. 点火线圈；5. 微电流放大器；6. 衰减器；7. 记录器。

当仅有载气通过检测器时，火焰中的离子极少，只产生 10^{-12}～10^{-11}A 的极小电流，称为基流。通过观察是否有基流产生，可判断氢火焰是否点燃。当有痕量有机物通过检测器时，电流急剧增大，可达 10^{-7}A。在一定的范围内，电流大小与单位时间内进入检测器中组分的质量成正比。

需要注意：由于有机物的电离程度与待测组分的性质有关，相同量的不同物质产生的响应信号值可能不同。

使用 FID 时应注意：①多用氮气作为载气，氢气作为燃气，空气作为助燃气。三者较为理想的流量比例关系为 H_2：N_2：空气 $=1:(1\sim1.5):10$。②检测器温度应高于 100℃，否则水蒸气会在离子室内冷凝，造成灵敏度显著下降，甚至会影响检测器的使用寿命。此外还应经常清洗收集极以保持清洁。

FID 的优点是灵敏度高，噪声小，死体积小，线性范围宽，响应快，稳定性好，非常适合痕量有机物的分析；缺点是检测时试样被破坏，无法与其他仪器联用。

2. 电子捕获检测器　电子捕获检测器（electron capture detector，ECD）是一种高选择性、高灵敏度的检测器。它只对含有较强电负性元素（如含有卤素、氧、硫、氮等）的化合物有响应，元素的电负性越强，检测器的灵敏度越高，能检测出 10～14g/ml 的物质，故广泛用于痕量药物、农药及含电负性基团环境污染物的分析。

如图 13-5 所示，检测器内装有一个圆筒状的 β 放射源（^3H 或 ^{63}Ni）作为负极，以一个不锈钢棒为正极（收集极），两极间施加直流或脉冲电压。当载气（通常用高纯氮）进入检测器时，放射源产生 β 射线使其发生电离，产生正离子和低能量的电子。

$$N_2 \longrightarrow N_2^+ + e$$

在电场的作用下,正离子和电子分别向两极移动,形成稳定的基流。当含强电负性元素的组分进入检测器后,捕获电子使基流降低,产生响应信号。响应信号经放大后输送给色谱工作站。响应信号大小与组分的性质(电负性元素的电负性)及浓度成正比,当组分一定且浓度较低时,响应信号值与组分浓度成正比。电子捕获检测器属浓度型检测器。

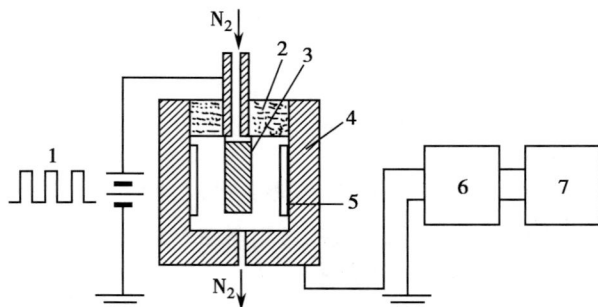

图 13-5　电子捕获检测器结构示意图

1. 脉冲电源;2. 绝缘体;3. 阳极;4. 阴极;5. ^{63}Ni 放射源;6. 放大器;7. 记录器。

使用电子捕获检测器时应注意:①可用氮气或氩气作为载气,最常用的是高纯度氮气(纯度≥99.999%),灵敏度较高。载气中含有微量 O_2 和 H_2O 时,灵敏度下降,需净化处理。另外,载气流速对基流和响应信号有影响,可根据实验条件选择最佳流速,通常为 40～100ml/min。②应在放射源允许的最高使用温度下操作,同时还应注意放射源的半衰期。^{3}H 约为 190℃(半衰期为 12.5 年),^{63}Ni 约为 350℃(半衰期为 85 年)。③整个气路要保持密闭,防止放射污染,尾气要用聚四氟乙烯管引至室外,高空排放。

3. 火焰光度检测器　火焰光度检测器(flame photometric detector, FPD)又称硫磷检测器,是一种只对含硫、磷化合物具有高选择性和高灵敏度的检测器。对硫的检测限达 2.0×10^{-12}g/s,对磷的检测限可达 1.7×10^{-12}g/s。因此,多用于痕量含硫、磷的环境污染物的分析。

火焰光度检测器主要由气体出入口、火焰喷嘴、滤光片和光电倍增管构成,如图 13-6 所示。

火焰光度检测器是在富氢火焰中测定硫、磷化合物的发射光谱。试样中的含硫、磷化合物被载气携带进入富氢火焰中燃烧,含硫化合物首先氧化成 SO_2,然后被氢还原成 S 原子。在适当温度下,S 原子生成激发态的 S_2^* 分子,当其回到基态时,发射出 350～430nm 的特征光谱,最大发射波长为 394nm;含磷化合物则以 HPO 碎片形式发射出 480～600nm 的特征光谱,最大发射波长为 526nm。含硫或含磷化合物的发射光经滤光片照射在光电倍增管上转变为电信号,经放大后输送给色谱工作站,记录色谱图,从而进行定性、定量。

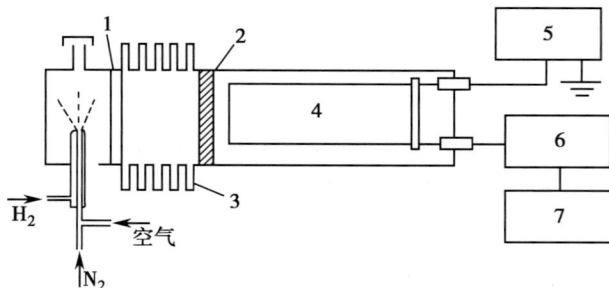

图 13-6　火焰光度检测器结构示意图

1. 石英片;2. 滤光片;3. 散热片;4. 光电倍增管;5. 高压电源;6. 放大器;7. 记录仪。

使用 FPD 时应注意:①保证燃烧火焰为富氢火焰,一般 $O_2/H_2 = 0.2～0.5$ 可获得较高的灵敏度,否则将不产生特征光谱;②由于使用滤光片,含硫化合物与含磷化合物不能同时测定。

4. 氮磷检测器　氮磷检测器(NP detector, NPD)又称热离子检测器(thermionic detector, TID),是一种对微量氮、磷化合物具有高选择性和高灵敏度的检测器,多用于痕量含氮、磷环境污染物的分析。

氮磷检测器是在 FID 基础上发展起来的检测器,在 FID 的喷嘴与收集极之间增加了一个热离子源,热离子源由铷盐珠(化学式为 $RbO \cdot SiO_2$)构成,用铂金丝做支架与铷盐珠加热器相连。氮磷检测器工作时,在热离子源通电加热条件下,铷盐珠使氮、磷化合物的离子化效率提高,从而使检测电信号增强,经放大后输出给数据处理机。氮磷检测器有 NP 型和 P 型操作方式,前者用于含氮或含磷化合物的测定,后者只用于测定含磷化合物。

使用氮磷检测器时应注意:①铷盐珠有一定的寿命,加热温度不宜太高;②由于是电加热而不是明火焰加热,一般氢气流量仅需要每分钟数毫升,且应保持良好通风,以防氢气累积。

5. 热导检测器(thermal conductivity detector, TCD) 它利用被测组分与载气的热导率的不同来检测组分浓度的变化。TCD 结构简单,测定范围广,稳定性好,线性范围宽,测定时试样不被破坏。TCD 是一种通用型检测器,但由于灵敏度较低,在卫生检验领域应用较少。

第四节 气相色谱分离操作条件的选择

试样中各组分色谱峰的分离程度直接影响待测组分的准确定量。正确评价色谱峰的分离程度常用总分离效能指标。正确选择分离条件,可以提高色谱柱对试样组分的分离效果。

一、总分离效能指标

两组分在色谱柱中能否达到完全分离,取决于这两个组分色谱峰之间的距离和色谱峰的峰宽。只有当两色谱峰之间的距离较大、峰形较窄时,两组分才有可能完全分离。理论塔板数 n 是评价色谱柱效能的指标,但它只能说明色谱柱对某一组分柱效能的高低,n 越大则组分的色谱峰越窄,该组分的色谱峰与其他组分的色谱峰重叠的可能性越小,却不能判断一个"物质对"(两相邻色谱峰对应的组分)在柱中的分离情况。相对保留值 r_{21} 可以说明色谱柱(固定液)对难分离的"物质对"的选择性的好坏,当 $r_{21} \neq 1$ 时,表示色谱柱对组分 1、2 有不同的作用力,说明两组分的色谱峰峰顶已分开,但不能反映柱效能高低,即不能说明色谱峰的宽窄。由此可见,以上指标只能体现影响分离的某一方面因素,而不能反映色谱柱中难分离"物质对"的真实分离情况。

分离度(resolution, R)又称分辨率,用于表示两相邻色谱峰的分离程度,如式(12-14)所示。R 值越大,说明相邻两组分分离得越好。两组分保留值的差别,主要取决于固定液的热力学性质,反映了选择性的好坏;色谱峰的宽窄则由色谱过程的动力学因素决定,反映了柱效能的高低。因此,R 是衡量色谱柱总分离效能的指标,定量地描述了相邻两组分的实际分离程度。

二、色谱分离的基本方程式

分离度 R 综合了选择性和柱效的影响,其中组分保留值的差别与选择性因子 r_{21} 及分配比 k 有关;色谱峰的宽窄与理论塔板数 n 有关。

对于两相邻色谱峰,假设其峰宽近似相等,则由式(12-12)、式(12-14)和式(12-18)可得:

$$R = \frac{\sqrt{n_{\text{eff}}}}{4} \cdot \frac{r_{21}-1}{r_{21}} \qquad\qquad \text{式}(13\text{-}3)$$

$$n_{\text{eff}} = 16R^2 \left(\frac{r_{21}-1}{r_{21}}\right)^2 \qquad\qquad \text{式}(13\text{-}4)$$

将式（12-4）、式（12-13）、式（12-18）代入式（13-3）可得：

$$R=\frac{\sqrt{n}}{4}\cdot\frac{r_{21}-1}{r_{21}}\cdot\frac{k_2}{1+k_2}\qquad\text{式（13-5）}$$

式（13-5）中，$\frac{\sqrt{n}}{4}$ 项为柱效项；$\frac{r_{21}-1}{r_{21}}$ 项为柱选择性项；$\frac{k_2}{1+k_2}$ 项为柱容量项；n 和 k_2 分别为色谱图上组分 2，即相邻两个组分中后出峰组分的理论塔板数和容量因子；r_{21} 为选择性因子（即相对保留值）。

n、k 和 r_{21} 对分离度的影响如图 13-7 所示。增加 k，影响峰位，使分离度增加，保留时间延长且峰明显变宽；增加 n，通过改变峰的宽度而改善分离度；增加 r_{21}，改善分离度，影响峰间距，但峰的宽度不变。

式（13-5）为色谱分离的基本方程式，它把分离度 R 和三个基本参数 r_{21}、k 及 n 联系起来。据此，通过选择实验条件，改变这三个参数来控制分离度。分别讨论如下。

（1）R 与 r_{21}：r_{21} 反映了固定相的选择性，r_{21} 越大，表明固定相的选择性越好，分离越容易。当 $r_{21}=1$（即 $K_2=K_1$）时，则柱选择性项为零，这时无论柱效有多高，柱容量项有多大，R 均为零，组分 1 和 2 不能分离。这说明分配系数不等是两组分分离的前提。当 $r_{21}>1$ 时，k 和 n 越大，则 R 越大。r_{21} 的微小增大，都可使 R 得到较大的改善。因此，在气相色谱分析中固定液的选择十分重要。

（2）R 与 k：k 由组分色谱峰与空气峰的相对位置确定，它与固定液的用量及分配系数 K 有关，并受柱温影响。增加固定液的用量可以增加 k，从而增大 R，但分析时间延长，引起色谱峰展宽。一般来说 $k>10$ 时，R 提高不明显，在色谱分析中通常将 k 控制在 2～7 之间。

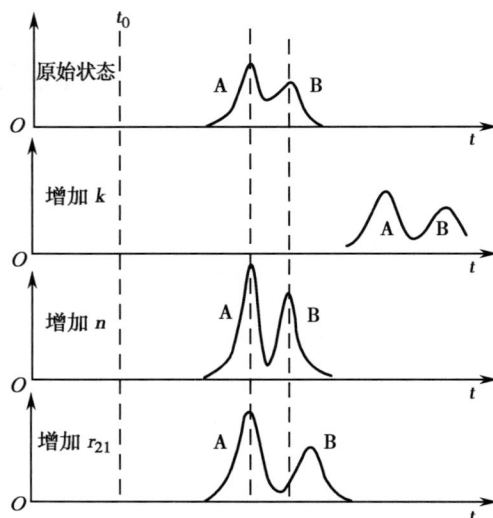

图 13-7　k、n 及 r_{21} 对 R 的影响

（3）R 与 n：n 主要受色谱柱的性能（固定相的粒度分布、固定液涂层的厚度、柱填充均匀程度及柱长等）和载气流速的影响。当固定相确定，被分离物质对的 r_{21} 确定后，分离度将取决于 n。这时，对于一定板高的柱子，分离度的平方与柱长成正比，即

$$\left(\frac{R_1}{R_2}\right)^2=\frac{n_1}{n_2}=\frac{L_1}{L_2}\qquad\text{式（13-6）}$$

增加柱长可以提高分离度，但延长了分析时间。因此，提高分离度更好的方法是制备性能良好的柱子，通过降低板高，提高分离度。

三、分离操作条件的选择

为了提高色谱柱对试样组分的分离效率，在较短的分析时间内将试样组分彼此分离，常用范第姆特方程和色谱分离基本方程式指导选择分离条件，主要是选择载气种类、载气流速、色谱柱、温度和进样操作等条件。

1. 载气　主要选择载气的种类和流速。

根据式(12-20),以不同流速下测得的板高 H(cm)对流速 u(cm/s)作图得 H-u 曲线,见图 13-8。

由图 13-8 可见,在曲线的最低点,板高 H 最小,此时柱效最高,该点对应的流速为最佳载气流速 $u_{最佳}$。在实际工作中,为了缩短分析时间,常使载气流速稍高于 $u_{最佳}$。

由图 13-8 可见,涡流扩散项与流速无关;当载气流速较小($0\sim u_{最佳}$)时,B/u 项对柱效的影响是主要的,此时宜选用分子量较大的载气(N_2, Ar),使组分在载气中的扩散系数(D_g)较小,从而减小分子扩散的影响,提高柱效。当载气流速较大($u>u_{最佳}$)时,Cu 项对柱效的影响是主要的,宜选用分子量较小的载气(H_2, He),以减小气相传质阻力,提高柱效。

图 13-8　塔板高度 H 与载气流速 u 的关系图

2. 色谱柱　选择条件主要包括色谱柱的种类、固定相和柱长等。

(1)色谱柱种类的选择:要根据试样特性和分析要求选择使用填充柱或者毛细管柱。填充柱容量大,填料选择范围宽,易于自行制备;检测难以分离的试样时要选择使用分离效能较高的毛细管柱。

(2)固定相的选择:选择时主要注意固定相的极性和最高使用温度。按照相似性原则选择固定相(详见本章第二节)。柱温不能超过最高使用温度,在分析高沸点化合物时,需选择高温固定相。若选择涂固定液的载体作为填料,则应选择载体(种类、粒度)、固定液(种类、配比)及色谱柱管(材料、口径)等。根据范第姆特方程,载体颗粒较小且均匀,柱效才会较高,而载体的种类则应以固定液、组分适应性为选择标准。固定液选择的前提条件是对试样中各个组分均有较大的作用力,能使各组分分离,固定液的质量与载体质量的百分比一般以 3%~5% 较为适宜。

(3)柱长的选择:增加柱长可提高塔板数 n,使分离度提高。但柱长过长,峰变宽,柱阻也增加,不利于分离。在不改变 H 的条件下,分离度与柱长成正比,见式(13-6)。

一般选择能使分离度达到期望结果的柱长。具体方法:先选择一根极性适宜、一定长度(L_1)的色谱柱,测定两组分的分离度(R_1),然后按照式(13-6)计算要使两组分完全分离(即 $R_2=1.5$)所需要的柱长(L_2)。

3. 温度　包括选择气化室温度、检测器温度及柱温。

(1)气化室温度:取决于试样的挥发性、沸点、稳定性及进样量。一般控制在等于或稍高于试样组分沸点,以保证迅速完全气化。对于稳定性差的试样,可用灵敏度高的检测器,降低进样量,气化室温度可控制在低于试样组分的沸点。

(2)检测器温度:大多数检测器对温度十分敏感,不同检测器在不同操作温度下灵敏度不同。应根据检测器的种类,在保证流出色谱柱的溶剂和试样组分不因冷凝而污染检测器的前提下,选择适宜的温度,以保证检测器有较高且稳定的灵敏度,一般可高于柱温 30~50℃左右或等于气化室温度。此外,电子捕获检测器还应考虑放射源的最高使用温度。

(3)柱温:即柱室温度,是气相色谱分析的重要操作参数,直接影响分离效能和分析速度。柱温不能高于固定液的最高使用温度,否则会导致固定液因挥发而流失,不仅影响柱子寿命,还会污染检测器。

柱温与柱效相关。根据范第姆特方程,提高柱温可以改善气相和液相的传质速率,有利于缩短分析时间,提高柱效。但是提高柱温又会增加分子扩散,导致柱效降低,r_{21} 值减小,选择性变差,分

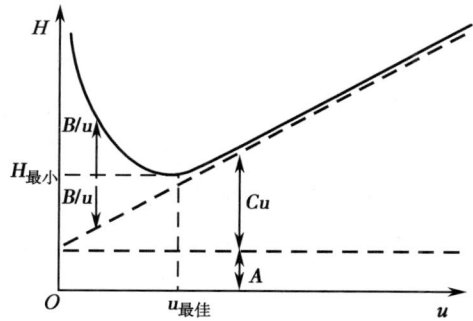

离度(R)降低。相反,降低柱温可提高柱的选择性,改善相邻两组分的分离效果,但又会使分析时间增长。在实际分析中,选择柱温的原则是应使难分离的"物质对"得到完全分离,在分析时间适宜及峰形对称的前提下尽量采用较低的柱温。

柱温的控制方式有恒温和程序升温两种。恒温是指色谱分析在某一恒定温度下进行,适用于样品组分少、各组分沸点相近的情况;程序升温是指柱温按照预设的程序随色谱分析过程变化,适用于样品组成复杂、沸程宽(高沸点组分与低沸点组分的沸点之差称为沸程)的情况。一般程序是:在一定初温下维持一定时间,然后按一定速率线性或非线性升温,升至一定温度时再维持一定时间,再按一定速率升温。每次升温称为一阶。一般气相色谱仪程序升温控制为五阶,也有高达十阶控制的仪器。程序升温(初温、升温速率、终温)的设置由试样性质及试样中各组分的分离度决定。采用程序升温可以使混合物中不同沸点的组分都能在最佳柱温下进行色谱分离,从而获得良好的分离和色谱峰形,整个色谱分离时间也比恒温方式短。

图 13-9 是多组分宽沸程试样在恒温和程序升温操作时的分离效果比较。图 13-9A 为恒定柱温 $T_c=45℃$,记录 30 分钟的色谱图。只有 5 个组分流出色谱柱,低沸点组分的分离效果较好,高沸点组分不能分离。图 13-9B 为恒定柱温 $T_c=120℃$,记录 30 分钟的色谱图。因柱温升高,保留时间缩短,低沸点组分峰密集,分离不好,色谱峰前窄后宽。图 13-9C 是程序升温的分离情况,从 30℃开始,升温速度为 5℃/min,低沸点和高沸点组分都能在各自合适的柱温下得到良好的分离。

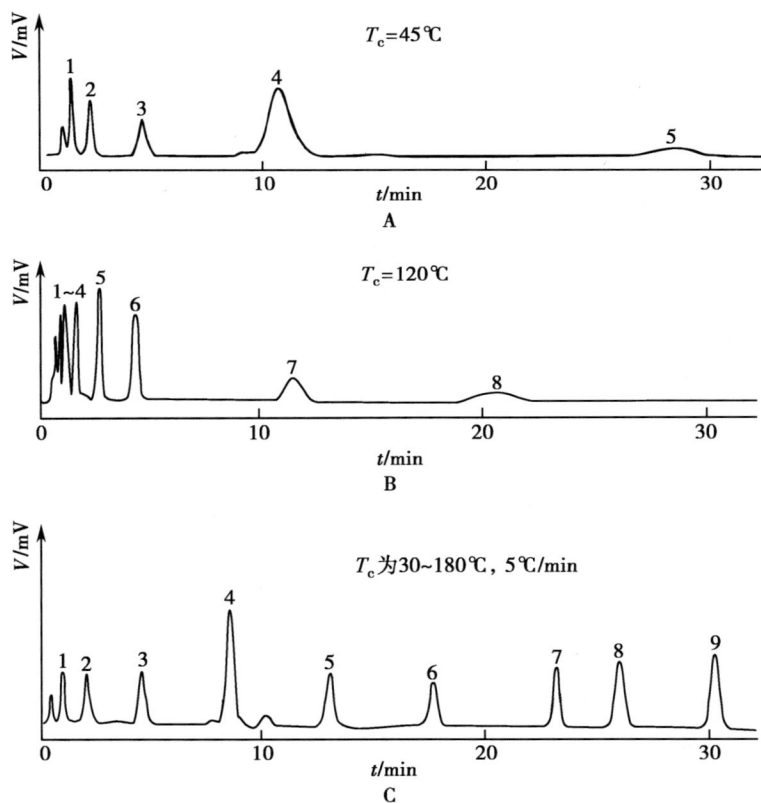

图 13-9　宽沸程混合物的恒温色谱与程序升温色谱分离效果的比较图
1.丙烷(-42℃);2.丁烷(-0.5℃);3.戊烷(36℃);4.己烷(68℃);5.庚烷(98℃);6.辛烷(126℃);7.溴仿(150.5℃);8.间氯甲苯(161.6℃);9.间溴甲苯(183℃)。

4. 进样 选择条件包括进样量和进样方式等。

（1）进样量：进样量随柱内径、柱长及固定液的不同而异。进样量过大会造成色谱柱超负荷，使柱效降低，色谱峰变形，分离度差。进样量太少又会使含量少的组分因检测器的灵敏度不够而检不出。最大允许进样量为色谱峰的半峰宽不变，而峰高或峰面积与进样量呈线性关系时的最大进样量。实际工作中一般采用较小的进样量，以获得较好的分离度及峰形。一般说来，色谱柱内径越大、柱越长，固定液含量越高，允许进样量也越大。对于填充柱，气体试样进样量可控制在 0.1～10ml，液体试样进样量控制在 0.1～5μl 为宜。

（2）进样方式：分为手动进样和自动进样器进样两种方式。手动进样对操作者技术要求较高，重现性不理想，而采用自动进样器进样可以避免手动进样时的不稳定操作因素，且重现性较好，适于批量试样的分析。

综上所述，分离操作条件受多种因素影响，柱温、载气流速对分离影响较大，升高柱温或增大载气流速均可缩短分析时间，但使分离度下降。因此，应根据分析的要求综合考虑各种因素，选择好分离操作条件，以便达到最佳的分离、分析效果。

第五节 定性和定量分析

气相色谱法可同时进行分离、定性和定量分析，要求被分析组分在操作条件下瞬间气化并且不分解。因此，分析之前需要对试样的来源、性质和分析目的等作全面了解，以便制订合理的分析方法。对于沸点高、极性大或热稳定性差的试样，不能直接进样，通常在分析之前用化学方法预处理，使之定量地转化成相应的适于分析的衍生物，然后进行分析。

一、定性分析

气相色谱法定性分析的任务是确定色谱图上的每一个峰代表什么组分，主要是依据每个组分的保留值（t_R，r_{21}）来定性。通过比较标准物质和样品组分保留值的一致性，确定色谱峰的归属。由于需要有标准物质进行对照，所以气相色谱法只能用于范围已知试样的定性，而鉴定范围未知的试样往往有困难。近年来，色谱与质谱、光谱等方法的联用，为未知物的定性分析开辟了广阔的前景。

1. 利用已知纯物质对照定性 在一定的色谱条件（固定相、操作条件等）下，各组分都有确定不变的保留值，故保留值可以作为定性分析的依据。此法简单方便，是最常用的色谱定性方法。缺点是某些化合物在相同色谱条件下可能会有近似或相同的保留值，故这种方法的应用有一定的局限性。定性时可采用比较法和峰增高法。

（1）比较法：在完全相同的色谱操作条件下，分别测定已知纯物质和试样，或在样品和已知纯物质中加入参照物，然后分别测定。如果试样色谱图中对应于已知物保留值的位置上有峰出现，则可判定试样中可能含有已知物，否则就不存在这种组分。为了获得较为准确的定性分析结果，可以用同一色谱柱在不同操作条件下，或在不同色谱柱上多次测定同一试样，使定性结果更加准确，即如果在不同操作条件下或不同色谱柱上试样中某组分与标准纯物质的保留值均一致，则可以认为该组分与已知物是同一物质。

（2）峰增高法：当试样组分比较复杂，色谱峰间距离太小，操作条件又不易控制，准确测定保留值有一定的困难或保留值很难重现时，可用峰增高法定性。具体操作为：先对样品进行测定，记录色谱图，然后将适量的已知纯物质加入试样中，混匀，测定并记录色谱图，对比纯物质加入前后的色谱图,若某一组分的色谱峰在加入纯物质后峰高增加,则该组分与加入的纯物质可能是同一物质。

2. 文献保留值对照定性　在没有标准纯物质时,可以利用参考书或文献报道的保留值数据来定性。在完全相同的条件下测定样品组分的保留值,与文献报道的保留值进行比较。其中最常用的是相对保留值(r_{21})和保留指数(RI)。

3. 联用技术定性　气相色谱法对组分复杂的混合物的分离效率很高,定性却很困难,而红外吸收光谱法、质谱法和核磁共振波谱法是鉴定未知物结构的有效工具,但要求所分析的试样尽可能单一。因此,将色谱法与红外吸收光谱法、质谱法和核磁共振波谱法联用,可以取长补短,使较复杂的混合物先经色谱法分离成单个组分后,再利用红外吸收光谱仪、质谱仪和核磁共振波谱仪进行定性鉴别,采用联机操作,结合使用计算机处理数据,使定性分析更加简便、快速,结果也更准确。

二、定量分析

1. 定量分析依据　在一定操作条件下,检测器产生的响应信号(峰面积或峰高)与待测组分的量成正比。即

$$m = f \times A \qquad\qquad 式(13-7a)$$

$$m = f \times h \qquad\qquad 式(13-7b)$$

式中,m 为物质质量;A 为峰面积;h 为峰高;f 为比例常数。

定量分析时,通常采用峰面积定量法。只有在色谱操作条件(色谱柱、温度、载气流速等)稳定及在一定进样量范围内,半峰宽与进样量无关时,才可用峰高定量法。

2. 校正因子　式(13-7)中 f 又称为校正因子(correction factor),校正因子表示单位峰面积或峰高所代表的物质的质量。

在气相色谱分析中,定量分析是基于被测组分的量与其峰面积成正比。但是,由于同一检测器对不同的物质具有不同的响应值,所以等量的不同物质在同一检测器上得到的峰面积往往不等,也就是说样品中某组分的含量并不等于该物质的峰面积或峰高所占的百分比。因此,不能直接用峰面积计算物质的含量,有必要引入校正因子,使校正后的峰面积或峰高可以定量地代表物质的含量。

校正因子有绝对校正因子和相对校正因子两种表示方式。

(1)绝对校正因子:单位峰面积或峰高所代表的物质的质量。

$$f_i = m_i / A_i \qquad\qquad 式(13-8a)$$

$$f_i = m_i / h_i \qquad\qquad 式(13-8b)$$

绝对校正因子有量纲,其值随色谱实验条件而改变,在实际工作中不易准确测定,因而很少使用。

(2)相对校正因子:即某物质 i 与所选定的标准参照物 s 的绝对校正因子之比。即

$$f_{is} = \frac{f_i}{f_s} = \frac{m_i}{A_i} \bigg/ \frac{m_s}{A_s} \qquad\qquad 式(13-9a)$$

$$f_{is} = \frac{f_i}{f_s} = \frac{m_i}{h_i} \bigg/ \frac{m_s}{h_s} \qquad\qquad 式(13-9b)$$

相对校正因子本身是无因次量,其数值大小与所采用的计量单位有关(主要指物质质量 m 的单位)。实际工作中所指的校正因子一般是指相对校正因子。

实验表明,校正因子与试样、标准参照物的性质及检测器的灵敏度有关,而与柱温、载气流速及固定相的性质无关。在一定条件下,其数值相对恒定,可以查阅有关文献或手册得到。使用时应注意手册中校正因子数值所对应的检测器及标准参照物的种类。

许多化合物的校正因子都可以从文献中查到,当查不到时,需要实验测定。测定校正因子最好用色谱纯试剂,如果没有纯品,也要确知该化合物的含量。测定时,准确称取一定量的待测物质和标准参照物,混合均匀后取一定量进样,求出相应的峰面积或峰高,用式(13-9a)或式(13-9b)计算待测物质的校正因子。

3. 定量方法　气相色谱定量方法有外标法、内标法和归一化法。

(1)外标法:外标法(external standard method)是色谱定量分析中比较简易的方法。用待测组分的纯物质做对照物质,以对照物质和试样中待测组分的响应值相比较进行定量的方法称为外标法。此法分为外标标准曲线法和单点外标法等。

1)外标标准曲线法:用待测组分的纯物质配制一系列不同浓度的标准样品溶液,在一定操作条件下定量进样,测定不同浓度标准样品的峰面积或峰高,绘制峰面积或峰高对浓度的标准曲线。在完全相同的条件下,按与制作标准曲线时相同的进样量取试样溶液进样,由所得峰面积或峰高即可在标准曲线上找出相应被测组分的量;也可以用回归方程计算。通常截距近似为零,若截距较大,说明存在一定的系统误差。

2)单点外标法:在相同的操作条件下,配制一个与待测组分含量十分接近的标准物质溶液进行色谱分析,由被测组分和标准物质的峰面积或峰高比计算待测组分含量,即

$$X_i = A_i \cdot X_s / A_s \qquad\qquad 式(13\text{-}10)$$

式(13-10)中, X_i 、 A_i 分别代表在试样溶液进样体积中所含组分 i 的质量和相应的峰面积; X_s 、 A_s 分别代表在标准溶液进样体积中所含组分 s 的质量和相应的峰面积。

单点外标法相当于直接比较法,操作简单,计算方便,不必求校正因子,不需要加内标物,无论试样中其他组分是否出峰,均可对待测组分进行定量分析,广泛应用于日常批量试样的分析。该方法的缺点是分析结果的准确度主要取决于进样量的重复性和操作条件的稳定性。此外,为了减小分析误差,应尽量使标准溶液的浓度与试样中待测组分的浓度相近,进样量也应尽量保持一致。

(2)内标法:内标法(internal standard method)是将一定量的纯物质作为内标物,加入到准确称取的试样中,然后进样色谱分析,根据待测组分和内标物的质量以及在色谱图上相应的峰面积和校正因子,计算待测组分的含量。

$$X_i(\%) = \frac{A_i f_i}{A_s f_s} \times \frac{m_s}{m} \times 100 \qquad\qquad 式(13\text{-}11)$$

式(13-11)中, X_i 为试样中组分 i 的百分含量; m 和 m_s 分别为试样和内标物的质量; A_i 和 A_s 分别为组分和内标物的峰面积; f_i 和 f_s 分别为组分 i 和内标物 s 的校正因子。

内标物的选择是内标法定量分析的关键,选择的基本原则是:①内标物的分子结构、性质与待测组分相似或相近,且在待测组分附近出峰;②试样中不存在内标物,且内标物应与试样中各组分

完全分离;③内标物应是纯物质或含量准确已知;④内标物与试样互溶,且不发生不可逆化学反应。此外,进行复杂的多组分分析时,有时也可选择两个以上纯物质做内标物,分别计算各组分含量,以保证定量结果的准确度。

内标法的优点是:①内标物加入到试样中,一同进样分析,在进样量不超限(不超出色谱柱负载)的范围内,定量分析结果与进样量无关;②只要被测组分和内标物出峰,且分离度合乎要求,就可定量分析,与其他组分是否出峰无关;③适用于复杂试样及微量组分的定量分析。内标法的缺点是每次均需准确计量试样和内标物的量,有时不易找到合适的内标物。

在进行内标法定量分析时,如果分析同一组分,每次称取同样量的试样,加入恒定量的内标物,则式(13-11)可简化为:

$$X_i(\%) = \frac{A_i}{A_s} \times 常数 \times 100 \qquad 式(13-12)$$

即待测组分含量 X_i 与 A_i/A_s 成正比。

1)内标标准曲线法:先将待测组分的纯物质配成不同浓度的标准系列,分别加入等量的内标物,进样分析,测得 A_i 和 A_s,以 A_i/A_s 对 X_i 作图得到一直线,即内标标准曲线,可拟合标准曲线的回归方程。在样品溶液中加入与标准系列溶液等量的内标物,测量样品组分和内标物的峰面积,根据两者的峰面积比从内标标准曲线上查得,或通过回归方程计算得到试样中待测组分的浓度 $X_i(\%)$。

2)内标对比法:该法是在不知校正因子时内标法的一种应用。在卫生检验工作中,校正因子多是未知的,这时可用内标对比法定量。即先配制待测组分 i 的已知浓度的标准溶液,加入一定量的内标物 s(相当于测定校正因子),再将内标物按相同量加入至同体积试样溶液中,分别进样,由式(13-13)计算试样溶液中待测组分的含量。

$$\frac{(A_i/A_s)_{试样}}{(A_i/A_s)_{对照}} = \frac{(X_i\%)_{试样}}{(X_i\%)_{对照}} \qquad 式(13-13)$$

(3)归一化法:当试样中所有组分都流出色谱柱并产生相应色谱峰时,经相应校正因子校准并归一后,计算每个组分百分含量的方法,即为归一化法(normalization method)。此法是把试样中各组分含量的总和按100%计算,以它们相应的色谱峰面积或峰高为定量参数。计算公式为:

$$X_i(\%) = \frac{A_i f_i}{A_1 f_1 + A_2 f_2 + A_3 f_3 + \cdots + A_n f_n} \times 100 = \frac{A_i f_i}{\sum A_i f_i} \times 100 \qquad 式(13-14)$$

式中,X_i 为试样中组分 i 的百分含量;f_1、f_2、……、f_n 和 f_i 分别为组分1、2、……、n 及组分 i 的校正因子。

归一化法的优点是操作简便、准确,且操作条件变化时对分析结果影响较小,在色谱柱不超载的范围内,定量分析结果与进样量无关;缺点是在分析时试样中所有组分都必须流出色谱柱,且检测器对所有组分均有响应,不适用于微量杂质的含量测定。

在同系物分析时,由于各组分的 f_i 相似,可将校正因子消去,计算公式可简化为:

$$X_i(\%) = \frac{A_i}{A_1 + A_2 + A_3 + \cdots + A_n} \times 100 = \frac{A_i}{\sum A_i} \times 100 \qquad 式(13-15)$$

第六节　应用示例

气相色谱法具有分离效能高、选择性好、灵敏度高、分析速度快和应用范围广等特点。①选择性好：由于使用高选择性的固定相，可以分离理化性质非常相近、分子结构十分相似的组分，甚至可以分离同分异构体和同位素。②分离效能高：可对样品中的组分进行 $10^3 \sim 10^6$ 次分离。③灵敏度高：可以分离分析极微量的物质。一般仪器可检测 10^{-6}g 的组分，专用检测仪器可检测到 $10^{-12} \sim 10^{-9}$g 的组分，因此，适用于空气、水和食品等试样中痕量污染物的测定。④分析速度快：一般一个试样可在几分钟到几十分钟内完成测定。⑤适用范围广：可以分析气体、液体甚至固体样品；可用于大多数有机物的分析，也可用于少数无机物的分析。只要化合物有适当的挥发性，且在操作温度下稳定，都可用气相色谱法进行分析。

一、环境污染物分析

随着工农业生产的发展，空气、土壤和水中的污染物，特别是有机污染物的种类日益增多。气相色谱法能同时对多种有机污染物进行定性、定量分析，从而有助于发现一些新的污染物，或提供全面的环境污染情况，以便及时采取防治措施。

【例】　地表水中多种苯系物与卤代烃的分析。

水样经吹扫捕集预处理后，进行 GC-FID 分离分析。

色谱条件：RTX-225 30m×0.32mm×0.25μm 毛细管柱；柱温 40℃保持 10 分钟后，以 15℃/min 升至 95℃保持 5.5 分钟，再以相同升温速率升至 200℃保持 1 分钟；载气 N_2 流量为 0.5ml/min；进样口（分流比 10：1）温度 250℃；火焰离子化检测器 FID（氢气 40ml/min，空气 400ml/min，尾吹 40ml/min）温度 250℃。

此方法可用于日常水质分析调查中对苯、甲苯、乙苯、邻（间、对）二甲苯、苯乙烯等 7 种苯系物与氯乙烯、1,1-二氯乙烯、三氯乙烯、四氯乙烯、氯苯、六氯丁二烯等 6 种卤代烃的同时分离检测。

二、农药残留量测定

目前，我国农药产量和使用范围不断扩大，食品中的残留农药可能对人体健康构成潜在影响。因此，农药残留量测定是卫生检测的重要任务。

【例】　毛细管气相色谱法测定蔬菜、水果中多种有机磷农药残留

样品制成匀浆，以乙腈直接萃取，浓缩后行气相色谱进行定性和定量分析。

色谱条件：气相色谱仪配火焰光度检测器、自动进样器。苯基二甲基聚硅氧烷色谱柱：30m×0.32mm×0.25μm。进样口温度：250℃，分流进样，分流比 10：1，分流流量 20ml/min。柱温采用程序升温方式：160℃保持 5 分钟后，以 5℃/min 升至 170℃保持 4 分钟，再以 2℃/min 升温速率升至 180℃保持 2 分钟，继续以 10℃/min 升温速率升至 210℃，以 30℃/min 升温速率升至 260℃保持 3 分钟。检测器温度：250℃，进样量为 1μl。

该方法可同时测定蔬菜和水果中敌敌畏、乙酰甲胺磷、甲基内吸磷等 20 种有机磷农药多残留。

三、生物样本分析

在公共卫生领域的研究中，经常需要测定血液、尿液或组织等生物样本中有害物质及其代谢产

物的浓度，以了解环境与健康、职业暴露、食品污染物暴露相关的毒性，或寻找疾病相关的生物标志物、监测健康指标等。生物样本基质复杂，其中被测组分浓度低，干扰较多。气相色谱法具有灵敏度高、分离能力强等特点，因此是一种有效、可靠的分析手段。

【例】　检测血清中血脂的新型标志物

血清中胆固醇合成标志物角鲨烯、2,4-脱氢胆固醇、7烯胆固醇及胆固醇吸收标志物菜油固醇、β-谷固醇的检测已在国外临床中广受重视。这些含量甚微的非胆固醇类固醇已被证明与冠状动脉粥样硬化、糖尿病等代谢性疾病关系密切，能够更敏感地反映冠心病进展，预测降血脂药物的使用疗效。众多的临床资料表明，胆固醇的这些代谢标志物比胆固醇、甘油三酯水平更能反映机体胆固醇的代谢状态及其差异。将气相色谱法与质谱法联用，可实现多个胆固醇代谢与吸收标志物的高灵敏度和特异性同时测定，客观地评价个体的胆固醇代谢。

血清经过碱性醇溶液皂化、正己烷提取、BSTFA＋TMCS(99∶1)硅烷化等前处理，采用气相色谱法-质谱法测定角鲨烯、2,4-脱氢胆固醇、7烯胆固醇、菜油固醇、β-谷固醇这5种血脂新型标志物。

色谱条件：毛细管色谱柱，型号RTX-5MS(30m×0.25mm×0.25μm)；初始柱温90℃，保持3分钟，后以25℃/min的速率升温至260℃，保持25分钟，不分流进样，进样量为1μl。

（许　茜）

思考题与习题

1. 简述影响总分离效能指标的因素。
2. 怎样理解固定液选择时的"相似相溶"原则？
3. 与填充柱相比，为何毛细管柱的柱效更高？
4. 为什么柱温是重要的气相色谱分离条件？在实际分析中，如何选择柱温？
5. 检测器的灵敏度和敏感度有何区别与联系？

第十四章
高效液相色谱法

高效液相色谱法(high performance liquid chromatography,HPLC)是以高压输出的液体为流动相的色谱技术,是在经典液相色谱法的基础上引入了气相色谱法的理论和实验方法,于20世纪60年代末迅速发展起来的一种分离分析方法。

第一节　概　述

与经典液相色谱法相比较,高效液相色谱法的优点是高效、高速、高灵敏度、高自动化。高效是指分离效率高,由于它使用各种新型键合固定相,且固定相颗粒更细、更均匀,柱效可达每米 10^5 个理论塔板数;高速是指流动相流动速度快、分析速度快,由于采用高压输液泵输送流动相,流动相流速可达 2ml/min,且柱长短,一般分离分析仅需几分钟到几十分钟;高灵敏度是指借助紫外、荧光、蒸发光散射、电化学及质谱等高灵敏度检测器,检测限可达 $10^{-11}\sim10^{-9}$ g/ml;高自动化是指仪器配备的计算机系统,特别是色谱专家系统,不仅可以自动采集和处理数据,而且可以优化选择和控制分离操作条件。

与气相色谱法相比较,高效液相色谱法的突出优点是应用范围广。气相色谱法采用气体为流动相,流动相在色谱过程中仅起载带作用;而高效液相色谱法中流动相为液体,它不仅起载带作用,还参与对组分的分配作用,更重要的是可选用不同极性的液体做流动相。由于新型固定相的使用和流动相的多种可选,高效液相色谱法不仅可以分析一般的有机化合物,而且可以分析高沸点、热稳定性差的样品,约80%的有机物都可以采用高效液相色谱法进行分离分析,其在医药卫生(包括药物研究)、生命科学以及环境保护等领域应用广泛。

第二节　高效液相色谱仪

高效液相色谱仪依据其性能和用途的不同可分为分析型、制备型和专用型三类,主要由高压输液系统、进样系统、分离系统、检测系统和数据记录与处理系统五部分组成。另外,还配有辅助装置,如脱气装置、梯度洗脱装置等,如图14-1所示。

高效液相色谱仪的工作流程:高压输液泵将贮液器中经过过滤和脱气的流动相经由进样器送入色谱柱,然后从检测器流出;样品从进样阀进入,被流经进样器的流动相带入色谱柱进行分离;分离后的各组分依次进入检测器,检测器将各组分浓度的变化转变为相应的电信号,经色谱工作站处理得到色谱图。

一、高压输液系统

高压输液系统一般由贮液器、高压输液泵(high pressure pump)、过滤器、压力脉动阻尼器等组成,其中高压输液泵是高效液相色谱仪的核心部件。

高压输液泵的作用是将流动相连续不断地送入色谱柱。由于高效液相色谱法使用的固定相

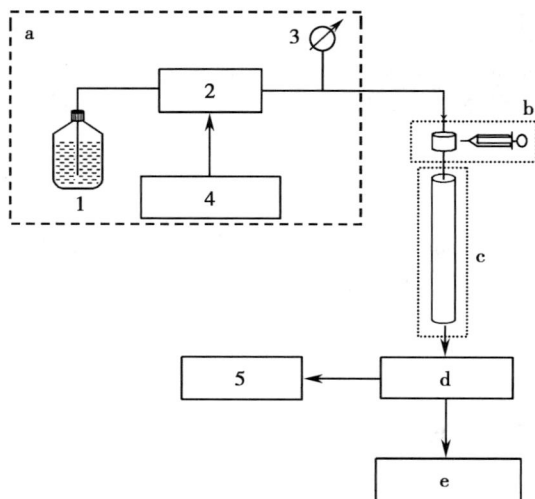

图 14-1　高效液相色谱仪结构示意图

a. 高压输液系统；b. 进样系统；c. 分离系统；d. 检测系统；e. 数据记录与处理系统；1. 贮液瓶；2. 高压输液泵；3. 压力表；4. 梯度洗脱装置；5. 馏分收集器。

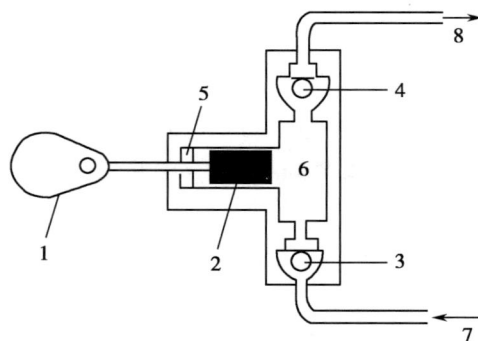

图 14-2　柱塞往复泵示意图

1. 转动凸轮；2. 柱塞；3. 入口单向阀；4. 出口单向阀；5. 密封垫；6. 液缸；7. 流动相入口；8. 流动相出口。

颗粒极小，对流动相阻力很大，流动相难以较快流动。通过高压输液泵提供动力，才能使流动相连续不断地送入色谱柱，保证正常工作。高压输液泵应符合下列要求：①密封性好，耐腐蚀；②有足够的输出压力；③输出压力平稳，脉动小；④输出流量恒定，可调范围宽，其流量精度在 1%～2%；⑤泵室体积小（<0.5ml），易于清洗，便于迅速更换溶剂。

高压输液泵主要为恒流泵。恒流泵是指在一定的操作条件下，输出的流量保持恒定，不受色谱柱阻力和流动相黏度等变化的影响。恒流泵又分为柱塞往复泵和螺旋注射泵。柱塞往复泵具有泵室体积小、易于清洗和更换溶剂、适于梯度洗脱操作等优点，被广泛使用，其结构如图 14-2 所示。

由电机带动转动凸轮，驱使柱塞在液缸内往复运动。当柱塞自液缸抽出时，入口单向阀打开，出口单向阀关闭，流动相被吸入液缸；然后柱塞被推入液缸，出口单向阀打开，入口单向阀关闭，流动相从液缸排出进入色谱柱；如此往复运动，将流动相连续不断送入色谱柱。

二、进样系统

进样系统的主要部件是六通阀，如图 14-3 所示。六通阀进样分两步进行。当六通阀处于"装样（load）"位置（图 14-3A）时，用微量进样器将试样注入六通阀的定量环中，多余的样品从废液口排出。此时流动相直接流入色谱柱，不通过定量环。然后转动六通阀手柄至"进样（inject）（图 14-3B）"位置，流动相流经定量环再进入色谱柱，样品被流动相带入色谱柱。进样口直接和废液口连通，也就是说，如果在这个位置注入样品，样品不进入定量环，就直接从废液口排出。

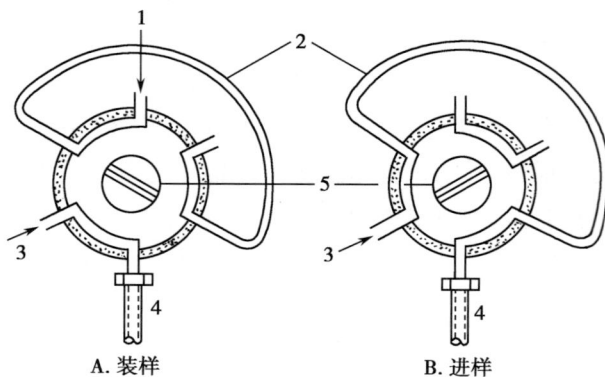

图 14-3　六通阀进样示意图

1. 进样口；2. 定量环；3. 流动相入口；4. 色谱柱；5. 可转动阀芯。

装样分部分装样和完全装样两种。部分装样时,进样量应小于定量环体积的 50%,并要求每次进样体积准确、相同;完全装样时,进样量应为定量环体积的 5～10 倍(最少 3 倍),以使定量环内的溶液全部被置换,消除管壁效应,确保进样的准确度及重复性。此法的优点是进样时可保持系统的高压,进样量准确,重现性好,自动化程度高。缺点是阀接头和连接管都有一定死体积,可引起色谱峰扩展。

目前,许多高效液相色谱仪配有自动进样装置。自动进样装置由色谱工作站控制,装样、进样、复位、清洗全部按预定的程序自动进行。自动进样重现性好,适合大量样品分析。

三、分离系统

分离系统包括色谱柱、柱温箱等,主要为色谱柱。色谱柱是高效液相色谱仪的心脏部件,由色谱柱管和固定相组成。色谱柱管多采用耐高压、耐腐蚀的不锈钢管制成,要求管内壁光洁度高,否则会引起柱效降低。色谱柱分为分析型和制备型两类。分析型色谱柱长 50～300mm,内径 1～5mm,固定相粒径 2.5～5μm,柱子是直型的,既有利于加工,又有利于填充。制备型色谱柱长 50～500mm,内径 10～50mm,固定相粒径 5～10μm。

在分析柱前可以连接一个短的保护柱(10～20mm)。保护柱内一般填有与分析柱中相同的固定相,这样可以防止样品和流动相中的有害污染物进入色谱柱,以延长柱子的寿命。

高效液相色谱分析常在室温下进行,但由于柱温能显著影响组分的保留值,所以仪器最好配备柱温箱,以保证分析时温度恒定。

四、检测系统

检测器是高效液相色谱仪的三大关键部件之一。它的作用是将从色谱柱流出组分的量的变化转化为可供检测的电信号。常用的检测器有:

1. 紫外-可见光检测器　紫外-可见光检测器(ultraviolet-visible light detector, UVD 或 UV)是高效液相色谱仪应用最广泛的检测器,用于检测对紫外及可见光有吸收的物质。在高效液相色谱分析中,大约 80% 的样品可以使用这种检测器。

紫外-可见光检测器的结构和工作原理与一般的紫外-可见分光光度计一样,所不同的是将样品池改为体积很小(5～12μl)的流通池(如图 14-4 所示),以对色谱柱流出样品进行连续检测。

紫外-可见光检测器可分为固定波长型、可调波长型和光电二极管阵列检测器(photodiode array detector, DAD)。

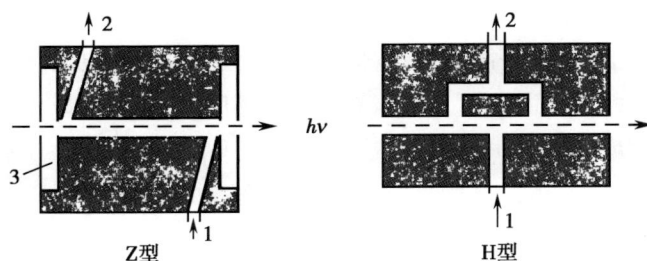

图 14-4　流通池示意图
1. 流动相入口; 2. 流动相出口; 3. 透镜。

固定波长型紫外-可见光检测器一般以低压汞灯为光源,检测波长固定在 254nm 或 280nm,许多有机官能团可吸收这些波长的光,可用此检测器进行分析。此类检测器的光学系统结构简单,但应用范围受限。

可调波长型紫外-可见光检测器是以钨灯和氘灯作为光源,检测波长从 190～800nm 连续可调,样品可以选择在最大吸收波长处进行检测,该类检测器应用广泛。需要注意的是,所使用的流动相溶剂在测定波长下应尽可能无吸收。

光电二极管阵列检测器是以光电二极管阵列作为检测元件。它与紫外-可见光检测器的主要区别是进入流通池的光是整个紫外-可见光谱区的复合光,当复合光被组分选择性吸收后,其透过光具有了组分的光谱特征,此透过光被光栅分光后,照射到光电二极管阵列上。对二极管阵列快速扫描采集数据,经计算机处理,可同时获得样品的色谱图及每个色谱峰的吸收光谱图,如图14-5所示。光电二极管阵列检测器的优点是:①一次进样后,可同时采集不同波长下的色谱图,以计算不同波长的相对吸收比。②可提供每个色谱峰的紫外-可见光谱,因而有利于选择最佳检测波长。③检查色谱峰各个位置的光谱,可以评价物质的纯度,如果色谱峰为纯物质,则色谱峰各点的光谱应重叠。④由于每个组分都有全波段的吸收光谱,因此,可利用色谱保留值规律及吸收光谱综合进行定性分析。

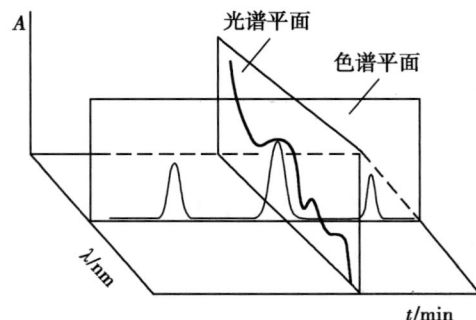

图 14-5　三维色谱-光谱图

紫外-可见光检测器的特点是:灵敏度高,最小检测浓度达 10^{-10} g/ml;可准确方便地进行定量分析;线性范围宽,对温度和流动相流速波动不敏感,可用于梯度洗脱;应用范围广泛,可用于多种类型有机物的检测。

2. 荧光检测器　荧光检测器(fluorescence detector, FD)的仪器结构和检测原理与荧光分析法相同,可对具有荧光特性的样品进行定量检测。荧光检测器的灵敏度更高,比紫外-可见光检测器高3~4个数量级,最小检测浓度可达 10^{-14}~10^{-12} g/ml;对温度和流动相流速的变化不敏感;可以进行梯度洗脱。

3. 电化学检测器　电化学检测器(electrochemical detector, ED)种类较多,有电导检测器、库仑检测器、极谱检测器、安培检测器、电位检测器等。常用的是安培检测器,它是一种选择性检测器,是利用组分在氧化还原反应过程中产生的电流对样品进行检测。

安培检测器要求流动相中必须含有电解质,并且在电极表面呈惰性。该检测器灵敏度高,最小检测浓度可达 10^{-12} g/ml;选择性好,只能检测具有氧化还原活性的物质;线性范围宽,一般为3~4个数量级;设备简单,成本低,操作方便。缺点是电极表面易发生吸附、催化、氧化还原等反应,电极寿命较短;不宜使用梯度洗脱。

4. 蒸发光散射检测器　蒸发光散射检测器(evaporative light-scattering detector, ELSD)是利用在一定条件下基体粒子的数量不变,光散射强度正比于由溶质浓度决定的粒子数目而进行测量的。其工作原理如图14-6所示。将流出色谱柱的组分及流动相先引入已通气体(常用高纯氮或空气)的蒸发室,加热,使流动相蒸发除去。样品组分在蒸发室内形成气溶胶,而后进入检测室。用强光或激光照射气溶胶而产生光散射(丁铎尔效应),通过测定散射光强度获得组分的浓度信号。该检测器是一种通用型检测器,可

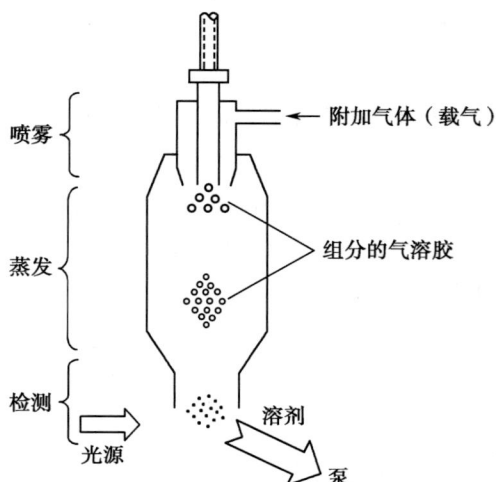

图 14-6　蒸发光散射检测器工作原理示意图

用于梯度洗脱,最小检测浓度可达到10^{-9}g/ml,柱温变化不影响检测器基线稳定性。

理论上,ELSD 可用于检测挥发性低于流动相的任何组分,但由于它对有紫外吸收的组分的灵敏度较低,且不能用含缓冲盐的流动相,因此,主要用于糖类、高分子化合物、糖苷等的测定。

5. 示差折光检测器　示差折光检测器(differential refractive index detector, DRID)是利用纯流动相和含有被测组分的流动相之间折光率的差别进行检测的,是一种通用型检测器。它操作简便,可用于高分子化合物、糖类、脂肪烷烃等的分析,最小检测浓度可达到10^{-12}g/ml;缺点是对温度变化敏感,不能用于梯度洗脱。

五、数据记录与处理系统

数据记录与处理系统是高效液相色谱分析中非常重要的部分,它可以把检测器检测到的信号显示出来,在数据采集的同时能对进样器、泵及阀进行实时控制,实现自动进样、数据采集、泵及阀控制、数据处理、定性定量分析、数据存储、报告输出等分析过程的完全自动化。

六、辅助装置

辅助装置包括脱气装置、梯度洗脱装置、柱温箱、自动进样器、馏分收集器、在线固相萃取装置、柱后衍生化装置等。

1. 脱气装置　其作用是将流动相混合时产生的气泡去除,消除流动相的不稳定因素,降低基线漂移及噪声,消除气泡对检测器检测精度的影响,消除氧气对电化学、荧光和紫外检测的干扰。

2. 梯度洗脱装置　在分离过程中,按一定程序不断改变流动相的配比,使溶剂极性、离子强度或 pH 改变,从而改进复杂样品的分离,改善峰形、缩短分析时间,提高分离效率。该装置对于一些复杂组分的分离尤为重要。梯度洗脱分为低压梯度洗脱和高压梯度洗脱。低压梯度洗脱装置只需一台高压泵,它是在常压下将不同溶剂按一定比例混合,然后通过高压泵将混合后的流动相送入色谱柱中。由于流动相是在常压(低压)下混合,往往容易形成气泡,所以低压梯度洗脱通常配置在线脱气装置。高压梯度洗脱装置一般采用两台或多台高压泵,按设定的流量比例将各种溶剂送入混合室,在高压下进行混合,然后进入色谱柱。

3. 在线固相萃取装置　通过六通阀将固相萃取小柱与分析柱连接,样品先在固相萃取小柱上完成净化、富集后,通过阀切换将待测物从固相萃取小柱冲洗到分析柱上进行分离、分析。该装置可以使所需的样品体积更小,样品的利用率更高,进而使复杂样品基质(如血浆或血清)中某一特定组分或其代谢物的全在线分析成为可能。

4. 柱后衍生化装置　被分离组分在分析柱中实现分离后,在衍生池内与衍生剂反应,检测器检测到的是衍生产物。柱后衍生的优点是重现性好,引进物质比较少;缺点是可能存在扩散问题,要求有一套外源的泵系统和一个检测池,对设备的要求较高。

第三节　高效液相色谱的固定相和流动相

一、固定相

高效液相色谱法按分离机制可分为吸附色谱、分配色谱、离子交换色谱、尺寸排阻色谱等。不同类型的高效液相色谱所用的固定相各不相同。

1. 液 - 固吸附色谱法的固定相　在高效液相色谱中,最常使用的是特制的全多孔微粒硅胶,它不仅可直接用作液 - 固吸附色谱法的固定相,还是液 - 液分配色谱法和键合相色谱法固定相的主要载体材料。固定相按其结构可分为表面多孔型和全多孔微粒型两类,如图 14-7 所示。

（1）表面多孔型:又称薄壳型,是在直径约为 30μm 的实心玻璃微球表面涂一层很薄(约 1～2μm)的多孔材料(如硅胶、氧化铝等)烧结制成的(图 14-7A)。由于多孔材料仅在固定相的表面涂了很薄的一层,因此传质速度快。固定相球体均匀,直径很小,使得其在色谱柱中的填充紧密均匀、渗透性好,柱效高。但由于比表面积小,柱容量少、进样量小,因此需要配用高灵敏度的检测器。

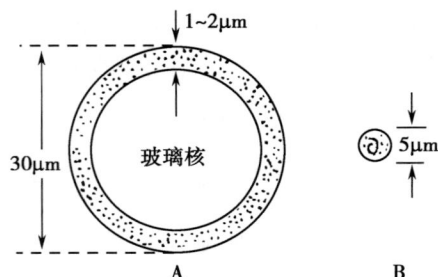

图 14-7　表面多孔型和全多孔微粒型固定相示意图

（2）全多孔微粒型:它是一种颗粒直径很小(一般为 2.5～10μm)、形态不一(无定形或球形)的色谱柱填料(图 14-7B),具有粒度小、比表面积大(90～340m²/g)、孔穴浅(10～30nm)、柱效高、对样品的负载量大、在 pH 1～12 范围内稳定性好等优点,特别适合复杂混合物的分离及痕量分析,对具有中等分子量的脂溶性样品可获最佳的分离,对具有不同极性取代基的化合物或异构体混合物的选择性较好。

2. 液 - 液分配色谱法的固定相　液 - 液分配色谱法的固定相由固定液和载体组成。早期的固定相为机械涂层固定相,是将固定液机械地涂渍在全多孔微粒型和表面多孔型载体上,这样涂渍的固定液极易溶解于流动相中,造成固定液流失,导致色谱柱上保留行为的改变及分离样品的污染。为了解决固定液流失的问题,改善固定相的功能,常用化学方法把有机分子键合到载体(硅胶)表面,形成化学键合固定相(chemical bonded stationary phase)。现在化学键合固定相的使用日益广泛,采用化学键合相作固定相的液相色谱法又称为化学键合相色谱法。

目前,化学键合固定相广泛采用微粒多孔硅胶为载体。按基团与硅胶相结合的化学键类型,分为酯化型(Si—O—C)和硅烷化型(Si—O—Si—C)等。

酯化型是最先用于液相色谱的键合固定相,醇与硅羟基(Si—OH)直接进行酯化反应,生成具有 Si—O—C 键的固定相。反应式为

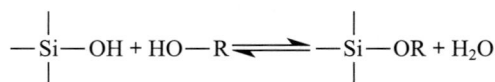

这类键合固定相具有良好的传质特性,但易水解、醇解,热稳定性差,因此仅适用于不含水或醇、极性小的流动相来分离极性化合物。

硅烷化型是利用氯硅烷与硅羟基进行硅烷化反应,生成具有 Si—O—Si—C 键的固定相。制备反应如下:

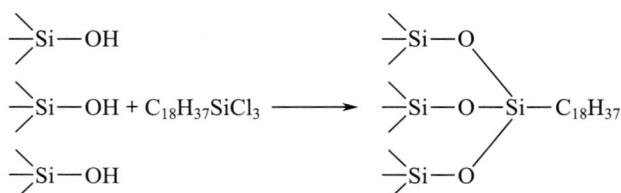

这类键合固定相在 pH 2～8.5 范围内对水稳定，有机分子与载体间的结合牢固，固定相不易流失，稳定性好。

硅胶表面键合极性有机基团（如氰基、氨基和二醇基）的称为极性键合相，又称正相键合相，常用于正相键合相色谱，分析极性较强的化合物。硅胶表面键合烃基硅烷，所得到的就是非极性键合相，又称反相键合相，通常用于反相键合相色谱，分离非极性和极性较弱的化合物。常用的非极性键合相有机基团主要有各种烷基和苯基、苄基等，以 C_{18}（或称 ODS）应用最广。

化学键合固定相的优点是：①传质速度比一般液体固定相快，柱效高；②固定液不流失，增加了色谱柱的稳定性和使用寿命；③由于可以键合不同性质的官能团，改善固定相的性能，所以提高了选择性，适用于分离几乎所有类型的化合物；④适于梯度洗脱。

3. 离子交换色谱法的固定相　离子交换色谱法早期使用的固定相是高分子聚合物，如以苯乙烯-二乙烯苯为基体的离子交换树脂。这些高分子聚合物遇溶剂易膨胀，不耐压，传质速度慢，目前已基本被离子交换键合相代替。离子交换键合相是以表面多孔型或全多孔微粒型硅胶为载体，表面键合上所需的离子交换基团。强酸性磺酸型（—SO_3H）阳离子键合相和强碱性季铵碱型（—NR_3OH）阴离子键合相分别是阳离子和阴离子交换色谱法常用的固定相。根据所引入基团能电离出阴、阳离子的程度，可分为强碱、弱碱性或强酸、弱酸性离子交换键合相。

离子交换键合相的特点：①具有较高的耐压性、热稳定性和化学稳定性；②粒度细，易填充均匀；③表面传质快，柱效高；④在室温下可以获得良好的分离，使用方便；⑤当流动相 pH＞9 时，硅胶易溶解，因此只能在 pH＜8 范围内使用。

4. 尺寸排阻色谱法的固定相　尺寸排阻色谱法的固定相中应用最多的是多孔性凝胶。根据机械强度的不同，一般可分为软质、半硬质和硬质凝胶三类。软质凝胶（如葡聚糖等）在压强 0.1MPa 左右即被压坏，不适用于高效液相色谱法中。半硬质凝胶如高交联度的聚苯乙烯，能耐较高压力，可用作以有机溶剂为流动相的高效凝胶渗透色谱法的填料。优点是具有可压缩性，能填充紧密，柱效高；但流速不宜过快。硬质凝胶如多孔硅胶、多孔玻璃等，具有良好的化学惰性、稳定性和机械强度。它们既可用水溶性溶剂作流动相，又可用有机溶剂作流动相，可在较高压强和较高流速下操作；但填充不易紧密，柱效较差。

二、流动相

高效液相色谱法的流动相不仅具有携带样品通过色谱柱的作用，更重要的是流动相参与了对组分的分配作用，提高了分离的选择性和效果。可以用作高效液相色谱法流动相的溶剂很多，流动相选择的合适与否直接影响样品的分离度和分析速度。

1. 液-固吸附色谱法的流动相　液-固吸附色谱法中流动相常称作洗脱剂。洗脱剂的极性是重要的选择依据，选择原则是待测组分的极性和洗脱剂的极性相一致，即分离极性大的试样选用极性强的洗脱剂；分离极性弱的试样选用极性弱的洗脱剂。溶剂极性的强弱用溶剂强度参数 ε^0 来衡量，见表 12-2。在进行分离时，一般应以弱极性的戊烷、己烷、庚烷作流动相的主体，再适当加入二氯甲烷、三氯甲烷、乙醚、异丙醚、乙酸乙酯等中等极性溶剂，或加入四氢呋喃、乙腈、异丙醇、甲醇、水等极性溶剂作为改良剂，以调节流动相的洗脱强度，实现样品中不同组分的良好分离。也可以先选用中等极性的溶剂作为流动相，若组分的保留时间太短，说明流动相极性太大，应改用极性较弱的溶剂；若组分保留时间太长，说明流动相极性太小，应改用极性稍强的溶剂。也可将两种或两种以上溶剂按不同比例混合后作为洗脱剂，经过多次实验，最后确定最适宜的溶剂作为流动相。极性差别较大的样品,很难找到一种适宜强度的洗脱剂,可采用梯度洗脱,以实现样品多组分的良好分离。

2. 液-液分配色谱法的流动相　在液-液分配色谱法中,要求流动相与固定相的极性有显著不同,以防止固定液流失。在正相分配色谱中,常选用极性弱的溶剂如烷烃类溶剂。待测组分流出顺序与其极性大小有关,极性小的先流出色谱柱,极性大的后流出色谱柱。增强洗脱强度可通过加入<20%的极性改性剂,如1-氯丁烷、二氯甲烷、三氯甲烷、乙酸乙酯、乙醇、甲醇、乙腈等。在反相分配色谱中,流动相的主体为水,可加入<10%的改性剂,如二甲基亚砜、乙二醇、乙腈、甲醇、丙酮等来增强洗脱强度。待测组分的流出顺序与正相分配色谱正好相反。

由液-液分配色谱法发展起来的化学键合相色谱法所使用的流动相,与液-液色谱法使用的流动相有很多相似之处。在正相键合相色谱中,采用与正相分配色谱相似的流动相,即流动相的主体成分为己烷(或庚烷),为改善分离的选择性,常加入乙醚、三氯甲烷或二氯甲烷,随着流动相极性的增强,洗脱强度也增加。此类流动相适用于中等极性化合物(如脂溶性维生素、甾族、芳香醇、芳香胺、脂、有机氯农药等)的分离。在反相键合相色谱中,采用与反相分配色谱相似的流动相,即流动相的主体成分为水,根据分离需要,常加入一种能与水相混溶的有机溶剂(如甲醇、乙腈、四氢呋喃等),改变洗脱剂的组成及含量,以调节极性和洗脱能力;极性大的组分先流出,极性小的组分后流出;由于反相键合相色谱的流动相稳定性好,使用安全,不易被强极性组分污染,水的紫外截止波长低,有利于痕量组分的检测,应用最广泛。

3. 离子交换色谱法的流动相　离子交换色谱法的流动相大多是具有一定pH和离子强度的缓冲溶液。通过改变溶液的pH、缓冲剂的类型、离子强度以及加入有机溶剂等来改变交换剂的选择性,从而改善分离度。当在流动相中增加反离子(与溶质离子电荷相反的离子)浓度时可降低样品离子在离子交换剂上的竞争吸附能力,从而降低样品离子的保留时间。改变反离子的类型,可以显著地改变试样离子的保留值。各种阴离子与阴离子交换剂的结合能力次序为:柠檬酸根离子$>SO_4^{2-}$ $>C_2O_4^{2-}>I^->NO_3^->CrO_4^{2-}>Br^->SCN^->Cl^->HCOO^->CH_3COO^->OH^->F^-$。

显然用柠檬酸根离子作反离子洗脱样品组分时要比用F^-洗脱快。各种阳离子与阳离子交换剂结合能力的次序为:$Ba^{2+}>Pb^{2+}>Ca^{2+}>Ni^{2+}>Cd^{2+}>Cu^{2+}>Co^{2+}>Zn^{2+}>Mg^{2+}>Ag^+>Cs^+>K^+>NH_4^+>$ $Na^+>H^+>Li^+$。

与阴离子交换剂相比,各种阳离子对阳离子交换剂的结合能力差别不显著,因此选用不同阳离子作反离子对试样离子的保留值影响也不显著。流动相pH对不同类型色谱的影响不同:在阴离子交换色谱中,增加流动相pH,样品组分的保留值增加;在阳离子交换色谱中,增加流动相pH,样品保留值降低;还有些组分的保留时间不受流动相pH的影响。

4. 尺寸排阻色谱法的流动相　尺寸排阻色谱法的流动相选择依据是:流动相能完全溶解样品,必须与凝胶本身非常相似以便润湿凝胶,黏度要小,与检测器相匹配。常用的流动相有四氢呋喃、甲苯、三氯甲烷、二甲基甲酰胺和水等。凝胶过滤色谱以水溶液为流动相,适用于分离水溶性样品;凝胶渗透色谱以有机溶剂为流动相,适用于分离非水溶性样品。

5. 流动相的处理　高效液相色谱法的流动相必须经过一定的处理后才能使用,主要包括纯化和脱气。

(1)纯化:为了满足检测器的要求,获得重现性好的色谱数据,要求流动相必须达到一定的纯度。例如,使用水作流动相时,要求使用高纯水;使用有机溶剂时要选用色谱纯试剂。

(2)脱气:流动相中常溶解一些气体,这些气体在输液过程中进入泵体,会妨碍柱塞及单向阀的正常工作,导致输液不准、脉动及压力波动,从而影响组分保留时间和峰面积的重现性。气泡进入检测器还可引起光吸收和电信号的变化,造成基线波动及漂移,出现有规律、不正常的尖峰或平顶大峰。如果使用荧光检测器,溶解的氧气还会导致荧光猝灭,影响测定结果及测定的重现性。

脱气的方法较多,例如减压脱气、煮沸脱气、超声波震荡脱气等。如果是多组分的流动相,一般采用超声波震荡脱气,这样不会造成组成的变化,超声震荡时间一般为15~20分钟。

6. 洗脱方式　高效液相色谱法有等度洗脱(isocratic elution)和梯度洗脱两种洗脱方式。

(1)等度洗脱:是最常用的方式,其特点是自始至终溶剂配比保持恒定。

(2)梯度洗脱:指在色谱分离过程中,流动相的组成按一定的程序不断改变。由于流动相是混合溶剂,因此要求所用溶剂互溶性好,不相混溶的溶剂不能作为梯度洗脱的流动相;溶剂纯度要高,以保证重现性好;流动相的黏度往往随溶剂比例的变化而变化,因此,在梯度洗脱过程中应防止压力超出仪器的最大承受压力。

第四节　影响色谱峰扩展的因素及分离操作条件的选择

高效液相色谱法与气相色谱法的基本理论一致,塔板理论、速率理论、保留值、分离度等概念和术语同样适用于高效液相色谱法。但是由于两种方法的流动相不同,因而在应用速率理论分析各项动力学因素对高效液相色谱法色谱峰扩展的影响时,必须考虑气体和液体之间在黏度、扩散系数等方面的差异。在高效液相色谱中影响色谱峰扩展的因素,可分为柱内因素和柱外因素。

一、柱内扩展及分离条件的选择

1. 影响柱内扩展的因素　柱内扩展是指当组分在色谱柱内移动时,其谱带随时间变宽的现象,又称柱内展宽。影响高效液相色谱法柱内扩展的因素同样可用范第姆特方程来描述。

(1)涡流扩散项(A):由于采用了粒度更小、更均匀的球形固定相,故在高效液相色谱法中涡流扩散项很小。

(2)分子扩散项(B/u):和色谱分析法概论中基本相同,见式(12-20)。在高效液相色谱法中,分子扩散系数 B 为 $2\gamma D_m$,D_m 为组分分子在流动相中的扩散系数。高效液相色谱法中的流动相为液体,其黏度比气体大得多,而且分离多在室温下进行,所以 D_m 比 D_g 小得多(4~5 个数量级)。此外,流动相的流速也比较大。因此,分子扩散项在高效液相色谱中很小,它对柱效的影响可以忽略不计。

(3)传质阻力项(Cu):在高效液相色谱法中,传质阻力同样为固定相传质阻力和流动相传质阻力之和,由于 D_m 较小,在液体中的传质阻力比在气体中的传质阻力对色谱峰扩展的影响要大得多,并且影响因素更为复杂。

1)固定相传质阻力(H_s):是由于进入固定液中的组分分子相对于未进入固定液的组分分子相对滞后。H_s 取决于固定液液膜的厚度 d_f 和组分分子在固定液中的扩散系数。

在填充柱气相色谱法中,由于固定液液膜较厚,固定液的传质阻力对色谱峰的扩展影响较大。而在高效液相色谱法中,由于通常采用化学键合相,"固定液"只是键合在载体表面的单分子层,液膜非常薄。因此,固定相传质阻力可以忽略。

2)流动相传质阻力:是组分分子在流动相中传质过程产生的阻力。流动相传质阻力可分为动态流动相传质阻力(H_m)和静态流动相传质阻力(H_{sm})。

当流动相携带组分分子流经色谱柱时,流路中央的流动相流速较快,靠近固定相颗粒表面的流动相流速较慢,从而引起峰扩展。因为这种传质阻力是由色谱柱中不同区域流动相的流速不同引起的,因此称为动态流动相传质阻力。这种影响引起板高的变化与线速度 u、固定相粒度 d_p 的平方成正比,与组分分子在流动相中的扩散系数 D_m 成反比。

$$H_m = \frac{C_m d_p^2}{D_m} \cdot u \qquad\qquad \text{式(14-1)}$$

式(14-1)中,C_m 为一常数。

由于固定相的多孔性,部分流动相会滞留在微孔内静止不动。流动相中的试样分子要与固定相进行质量交换,必须先从流动相扩散到滞留区。由于孔有一定的深度,且深度各不相同,组分分子扩散到孔中的路径各不相同,因此,回到动态流动相的先后也不相同,从而引起色谱峰扩展。因为这种传质阻力是由固定相微孔中静止流动相引起的,因此称为静态流动相传质阻力。固定相中的微孔越小、越深,传质阻力就越大,对峰扩展的影响也越大。这种影响在整个传质过程中起主要作用。

$$H_{sm} = \frac{C_{sm} d_p^2}{D_m} \cdot u \qquad\qquad \text{式(14-2)}$$

式(14-2)中,C_{sm} 为一常数。

高效液相色谱法主要需要考虑流动相传质阻力,尤其是静态流动相传质阻力,而静态流动相传质阻力与固定相的结构和流动相的黏度有关。因此,改进固定相的结构,减小流动相的黏度是提高柱效的重要手段。

综上所述,对于高效液相色谱,由于 B/u 可以忽略不计,范第姆特方程为

$$H = A + Cu \qquad\qquad \text{式(14-3)}$$

由式(14-3)可见,在高效液相色谱法中,影响柱效的主要因素是传质阻力。在不同流速下,测定板高,作出 H-u 曲线,见图14-8。

由图14-8可以看出,高效液相色谱法与气相色谱法的 H-u 曲线有明显不同。在高效液相色谱法中,由于分子扩散项可以忽略不计,所以曲线没有最小值,也就是没有 $u_{最佳}$,表明两者在流动相流速对板高的影响方面不同。在高效液相色谱法中,流动相流速增大,板高 H 增大,柱效降低。

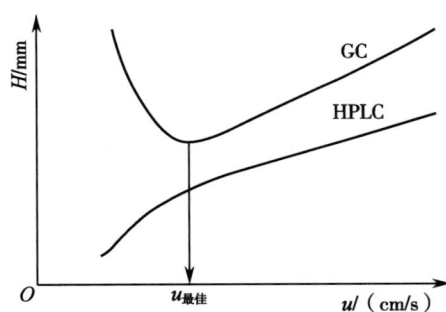

图14-8　GC和HPLC的 H-u 曲线

2. 分离条件的选择　从高效液相色谱法的范第姆特方程可以看出,为了减小柱内扩展,提高色谱柱效率,必须选择合适的分离操作条件,以实现最佳分离。

(1)固定相的选择:应该注意两个方面。①尽可能选择粒度小、筛分范围窄的固定相。柱内填充要均匀,以减小涡流扩散和提高传质速度。②选用表面多孔型载体或粒度小的全多孔微粒型载体,以减小流动相和固定相的传质阻力。

(2)流动相的选择:选择黏度较低的溶剂(如甲醇等)作流动相,以增加组分在流动相中的扩散系数,减小传质阻力。要与检测器匹配,如使用紫外-可见光检测器时,流动相在检测波长下不应有吸收。

（3）流速的选择：在固定相和流动相确定以后，流动相的流速将直接影响柱效。降低流动相的流速可提高柱效，但流速太小会延长分析时间。所以在实际应用中，要在满足分离效率的前提下，适当提高流速。

（4）柱温的选择：适当提高色谱柱温度，可降低流动相的黏度，提高组分的传质速度，加快分析速度，但提高柱温会降低分离度。目前大多数分析在室温下进行。

二、柱外扩展

色谱柱以外各种因素引起的色谱峰扩展称为柱外扩展，它是降低高效液相色谱柱柱效的一个重要因素。柱外扩展的原因很多，主要是由进样技术及组分在进样系统、连接管道、接头、检测池等柱外死体积内的扩散造成的。死体积越大，对色谱峰扩展的影响越大。为了降低柱外效应对峰宽的影响，必须尽量减小柱外死体积，如采用进样阀进样或将试样直接注射到柱头的中心部位；各部位连接时使用"零死体积接头"；整个色谱系统的连接管路尽可能地短；尽可能提高检测器、色谱工作站的响应速度。

第五节 超高效液相色谱法

超高效液相色谱法是在高效液相色谱法的基础上，使用固定相粒度 d_p 仅为 $1.7\mu m$ 的新型固定相、超高压输液泵（压力高达 120MPa）和高速检测技术，全面提升了液相色谱法的分离效能，不仅提高了分辨率，也使检测灵敏度和分析速度大大提高（系统体积仅为 $100\mu l$），从而拓宽了液相色谱法的应用范围，提升了 UPLC 在分离科学中的重要性。

一、超高效液相色谱法的理论基础

由式（14-1）和式（14-2）可以看到，随着色谱柱中装填固定相粒度的减小，H 减小，柱效增高。因此色谱柱固定相的粒度是影响色谱柱性能的重要因素。

图 14-9 是用填充不同粒度固定相的色谱柱测定某一组分时的 H-u 曲线。该曲线表明，随着色谱柱中固定相粒度的减小，最佳线速度向高流速方向移动，优化线速度范围更宽，最佳柱效范围更宽。

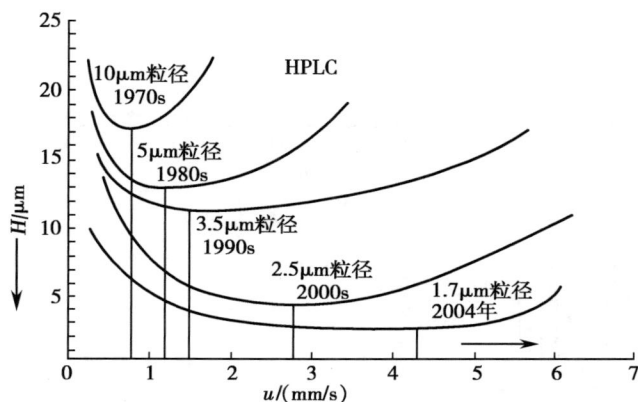

图 14-9 对应不同粒度 d_p 的 H-u 曲线

二、实现超高效液相色谱法的条件

使用更高的流速会受到固定相的机械强度和色谱仪系统耐压效能的限制。然而,如果不使用最佳流速,小颗粒度填料的高柱效就无法体现。此外,更高的柱效和更快的分析速度还需要更小的系统体积(死体积)、更快的检测速度等支持。因此,只有几个单独领域最新成果的组合,才能促成超高效液相色谱法的实现。

1. 高柱效的色谱柱　　超高效液相色谱柱的固定相是利用杂化颗粒技术(hybrid particle technology, HPT)合成的第二代有机硅填料,其粒度可以达到 1.3～1.8μm,由于内部有了更多的"交联"结构,机械强度显著提高,可耐受 15 000psi(1psi≈6.895kPa)的压力。色谱柱长约为 20～50mm,柱效为一般高效液相色谱柱的 3 倍或以上,普通高效液相色谱法需要 30 分钟完成的样品分析,使用超高效液相色谱法仅需约 5 分钟。

2. 超高压输液泵　　由于使用的色谱柱粒径减小,使用时所产生的压力也自然成倍增大。故液相色谱的输液泵也相应改变成超高压的输液泵。超高压输液泵具备极好的密封性和高压动力,在很宽的压力范围内,具有补偿溶剂压缩性变化的能力,可在等度或梯度分离条件下保持流速的稳定性和梯度的重现性,解决超高压下溶剂的压缩性及绝热升温问题。

3. 高速检测器　　首先,由于超高效液相色谱法分离获得的色谱峰半峰宽小于 1 秒,所以检测器的采样速度必须非常高,时间常数非常小,以便收集足够的数据点,从而获得准确、可重现的保留时间和峰面积。其次,检测器的流通池死体积要尽可能小,减少谱带扩展以保持高柱效。另外检测器的光学通道还要满足高灵敏度检测要求。

4. 低扩散、低交叉污染的自动进样器　　在超高效液相色谱法中为保护色谱柱不受极高压力波动的影响,进样过程应相对无压力波动;进样系统的死体积必须足够小,以降低组分谱带的扩展;进样快速,以降低交叉污染,实现高速度。

图 14-10 为对同一样品使用 HPLC 和 UPLC 进行分析获得的谱图,显然 UPLC 具有高效、快速和高灵敏度的特点。

由于 UPLC 与 HPLC 基于相同的分离机制,并具有相同填料,仅色谱柱的粒径规格不同,因此,分离方法能够在高效液相色谱和超高效液相色谱技术平台实现无缝转换。此外,超高效液相色谱

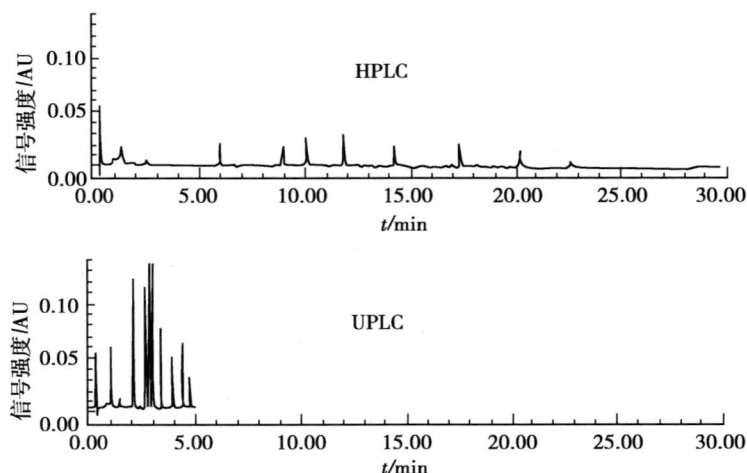

图 14-10　UPLC 和 HPLC 分析结果比较

仪的设计充分考虑到了质谱检测器的诸多特点和需求,成为质谱检测器的最佳液相色谱入口。超高效液相色谱与质谱联用(UPLC-MS),可以实质性地改善质谱检测结果的质量,使质谱检测器的性能得以充分体现。

第六节　高效液相色谱法的应用

高效液相色谱法主要用于有机化合物的分离、定性和定量分析,特别适于分析具有生物活性、分子量比较大的高沸点化合物,可应用于生物化学、药物化学、临床医学、预防医学、环境科学、石油化工、高分子化学等众多领域。

应用高效液相色谱法对试样进行分析之前,首先要根据试样的特性来选择一种最合适的分离类型。选择色谱分离类型主要是依据试样的分子量大小、溶解度参数和分子结构等化学性质和物理性质。具体选择方法见图 14-11。针对特殊化合物的分析,可以选择专用色谱柱。

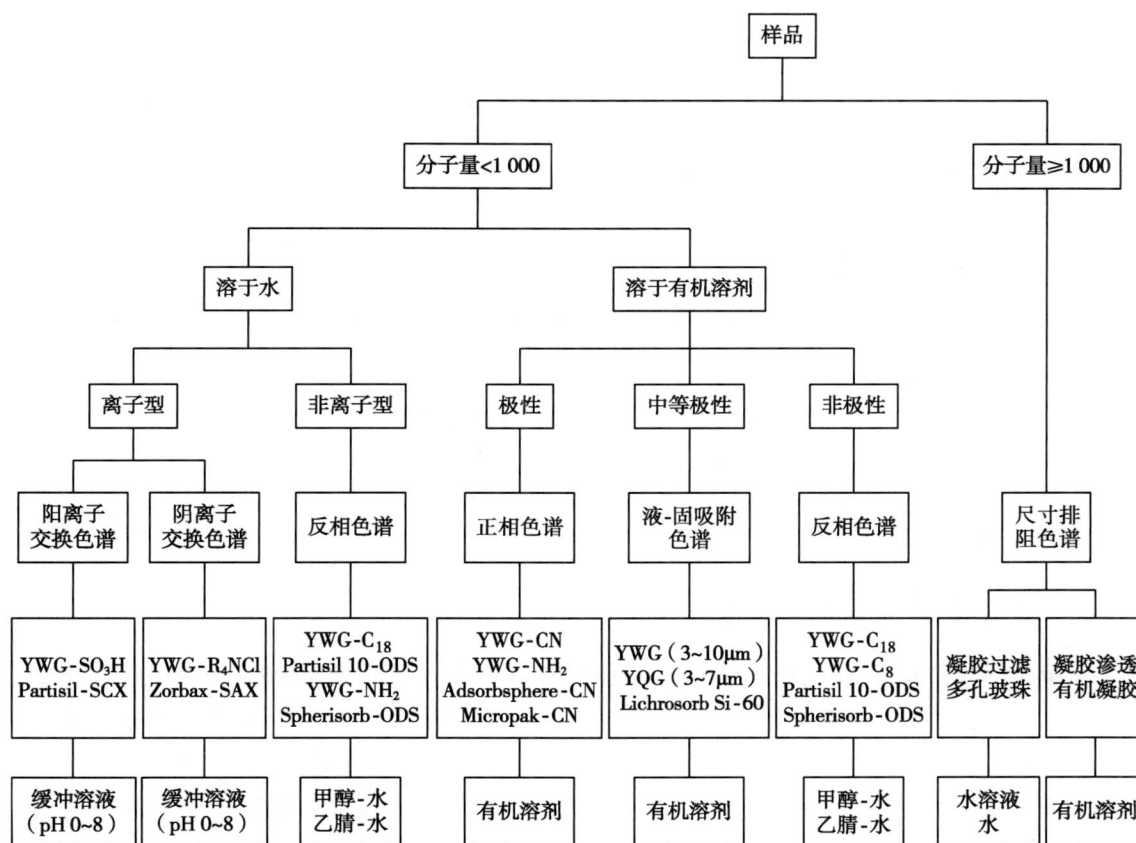

图 14-11　HPLC 法分离方法的选择

上述使用一支色谱柱的分析又称为一维色谱。对于复杂样品的分离,如果一维色谱不能提供足够的分辨率和峰容量,可以使用两支色谱柱组成二维色谱进行分离。二维液相色谱通常采用两种不同的分离机理分析样品,即利用样品的不同特性把复杂混合物分成单一组分,在一维分离系统中不能完全分离的组分,可能在二维系统中得到更好的分离,分离能力、分辨率得到极大的提高。完全正交的二维液相色谱,峰容量是两种一维分离模式单独运行时峰容量的乘积,非常适合复杂样品的分析和对未知组分进行分离分析。

一、环境中多环芳烃的测定

多环芳烃（PAHs）是一类非常重要的化学三致物（有致癌、致畸、致突变作用的物质）。因其具有生物难降解性和累积性，所以广泛存在于水体、土壤、生物体等环境中。多环芳烃引起的环境污染越来越引起人们的重视，已经成为世界许多国家的优先监测物。我国食品安全国家标准《食品安全国家标准 食品中多环芳烃的测定》（GB 5009.265—2021）、环境保护标准《水质 多环芳烃的测定 液液萃取和固相萃取高效液相色谱法》（HJ 478—2009）、电子电气产品国家标准《电子电气产品中多环芳烃的测定 第 1 部分：高效液相色谱法》（GB/T 29784.1—2013）等均使用高效液相色谱法。基本色谱条件：多环芳烃专用柱（4.6mm×250mm，5μm）；流动相由水和乙腈组成，梯度洗脱；紫外-可见光检测器检测波长为220nm。图 14-12 为 16 种多环芳烃标准混合物的色谱图。

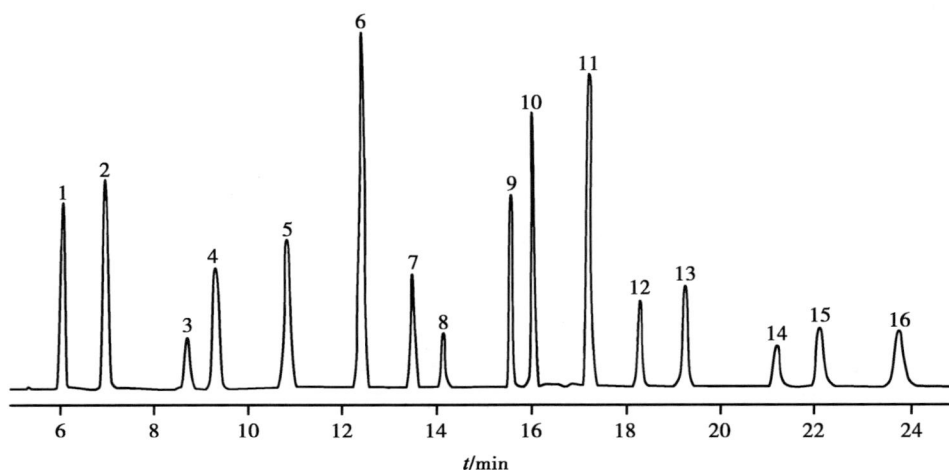

图 14-12 十六种多环芳烃的色谱图

1. 萘；2. 苊烯；3. 苊；4. 芴；5. 菲；6. 蒽；7. 荧蒽；8. 芘；9. 苯并［α］蒽；10. 䓛；11. 苯并［b］荧蒽；12. 苯并［k］荧蒽；13. 苯并［α］芘；14. 二苯并［α，h］蒽；15. 苯并［g，h，l］芘；16. 茚并［1，2，3-cd］芘。

二、化妆品中功能组分分析

化妆品中的功能组分辛酰水杨酸、苯乙基间苯二酚和阿魏酸分别具有延缓衰老、美白和抗氧化作用。水剂、乳液类、膏霜类化妆品中的辛酰水杨酸、苯乙基间苯二酚和阿魏酸经甲醇溶液涡旋振荡，超声提取，离心沉淀，分离过滤后，可以采用反相高效液相色谱法分离，二极管阵列检测器检测[《化妆品中功效组分辛酰水杨酸、苯乙基间苯二酚、阿魏酸的测定 高效液相色谱法》（GB/T 42425—2023）]。色谱条件：C_{18} 色谱柱（250mm×4.6mm，5μm），流动相由癸烷磺酸钠溶液（含磷酸）和乙腈组成，梯度洗脱；检测波长：辛酰水杨酸 226nm，苯乙基间苯二酚 204nm，阿魏酸 323nm。

三、饲料中黄曲霉毒素的测定

黄曲霉毒素（AFT）是黄曲霉和寄生曲霉等某些菌株产生的双呋喃环类毒素。其衍生物约有 20 种，分别命名为 B1、B2、G1、G2、M1、M2、GM、P1、Q1、毒醇等，其中以 B1 的毒性最大，致癌性最强。黄曲霉毒素主要污染粮油及其制品，各种植物性与动物性食品也能被污染。试样经过甲醇-水提取后，提取液经过滤、稀释后，滤液经过含有黄曲霉毒素特异性抗体的免疫亲和层析柱层析净化，经高效液相色谱仪分离,荧光检测器柱后光化学衍生测定黄曲霉毒素 B1、B2、G1、G2 含量[《饲料中黄曲霉毒素 B1、B2、G1、G2 的测定 免疫亲和柱净化-高效液相色谱法》(GB/T 30955—2014)]。

四、超高效液相色谱法在组学分析中的应用

2004 年,随着 UPLC 的推出,分离科学发生了革命性的变化。与传统的 HPLC 相比,UPLC 的速度、灵敏度及分离度分别是 HPLC 的 9 倍、3 倍及 1.7 倍,因此其在蛋白质组学、多肽组学、代谢组学分析及其他一些生化领域里得到了广泛应用。另外,在天然产物的分析方面,将 UPLC 与质谱法联用,对天然产物分析,特别是中药研究领域的发展是一个极大的促进。在进行蛋白质组学或 "代谢组学" 分析时,由于样品量极大,需要在短时间内分析成千上万的样品,UPLC 不损失分离度的高速度优点使组学分析得以实现。图 14-13 是 UPLC 和 HPLC 分离多肽的指纹图谱比较。在同样条件下,UPLC 能分离的色谱峰比 HPLC 多出一倍以上。

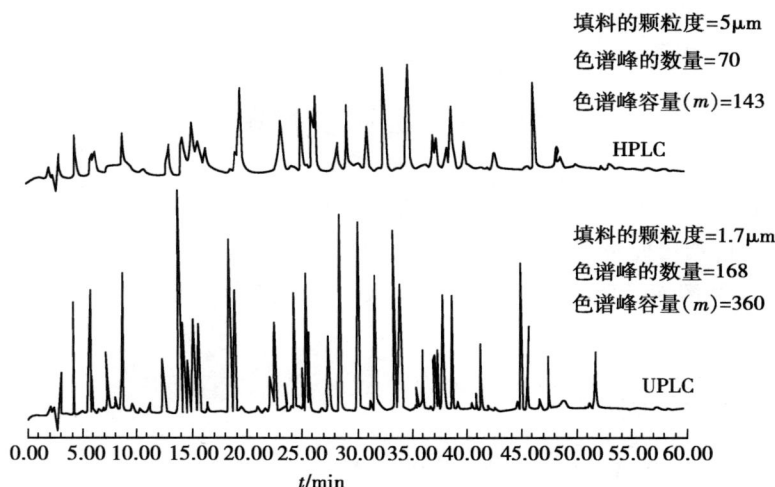

填料的颗粒度=5μm
色谱峰的数量=70
色谱峰容量(m)=143
HPLC

填料的颗粒度=1.7μm
色谱峰的数量=168
色谱峰容量(m)=360
UPLC

图 14-13 UPLC 和 HPLC 分离多肽的指纹图谱比较

(黄沛力)

思考题与习题

1. 试述高效液相色谱法与经典液相色谱法的主要区别。
2. 比较高效液相色谱法与气相色谱法在分离原理、仪器结构及应用范围上的异同。
3. 高效液相色谱法中影响色谱峰扩展的因素有哪些?如何选择分离操作条件?
4. 什么是正相分配色谱和反相分配色谱?哪一种应用更广泛?
5. 什么是化学键合固定相?它有何优点?
6. 在硅胶柱上,用甲苯作为流动相,某组分的保留时间为 28 分钟。若改用四氯化碳或二氯甲烷作为流动相,请问哪一种溶剂能减少该组分的保留时间?

第十五章

离子色谱法

离子色谱法（ion chromatography，IC）是用离子交换剂（ion exchanger）作为固定相，依据不同离子与固定相和淋洗液（流动相）竞争交换力的差异进行分离的一种液相色谱分离分析技术。1975 年，H. Small 等人将经典的离子交换色谱法与高效液相色谱技术相结合，创造了使用连续电导检测的现代离子色谱法；但随着色谱固定相和检测技术的发展，非离子交换剂固定相和非电导检测也广泛用于离子型物质的分离分析。现代离子色谱法与经典的离子交换色谱的区别在于：现代离子色谱使用小粒度和低交换容量的交换剂及小柱径的分离柱以实现高分离效能；进样阀进样，泵输送淋洗液，连续检测。因此现代离子色谱法具有迅速、连续、高效、灵敏等优点。

第一节　离子交换剂

离子色谱法是液相色谱法的一种，故色谱理论、基本原理、常用术语以及定性定量方法都与液相色谱法相同。特别之处是离子色谱法所用的固定相是经过特殊处理的离子交换剂，淋洗液（eluent）是酸性或碱性溶液，甚至是强酸或强碱溶液。离子交换剂的性质决定分离的机制，同时还决定淋洗液和检测的方式。

一、离子交换剂类型

离子交换剂多由二乙烯基苯作交联剂将聚苯乙烯长碳链交联成立体网状骨架，再在骨架上连接离子交换功能基团制得，没有连接交换功能基团的则是多孔树脂。根据交换功能基团的不同，可分为阳离子交换树脂和阴离子交换树脂两大类，其中应用广泛的是强酸型阳离子交换树脂和强碱型阴离子交换树脂。

按照交换剂颗粒结构的不同，离子交换剂又可以分为微孔型（或凝胶型）、大孔型和薄壳型三种，他们的性能和适用范围各不相同。微孔型离子交换剂（microreticular ion exchanger）的特点：孔径小（通常小于 2nm），交换容量较大。大孔型离子交换剂（macroreticular ion exchanger）的特点：孔径高达数十纳米，交换容量范围较宽。薄壳型离子交换剂（superficial ion exchanger）的特点：交换容量小，交换速度快，柱效高；在强酸、强碱溶液中化学性质稳定；刚性较强，受淋洗液冲击时不易变形。

薄壳型离子交换剂是离子色谱法中广泛应用的一种交换剂，又分为表面薄壳型阳离子交换剂和表面覆盖型阴离子交换剂两种。

表面薄壳型阳离子交换剂的结构如图 15-1A 所示。其中心为惰性的苯乙烯-二乙烯苯球型共聚物（PS-DVB）基核，直径为 10～40μm 或更小。核的表面是厚度为数十纳米的磺化层，在水中溶胀后可以与阳离子发生离子交换作用，分离效能较高但交换容量较小。

表面覆盖型阴离子交换剂的中心为表面磺化的薄壳型阳离子交换剂做成的基核，基核外层完全被直径为 10～500nm、粒度均匀的单层季铵化乳胶颗粒覆盖，以离子键结合在磺化层上，见图

15-1B。乳胶颗粒溶胀后变成可与阴离子发生离子交换作用的胶乳层，分离效能高，平衡时间短，使用寿命长。

　　薄壳材料早期采用 2%～5% 的交联度，物理性质稳定，但硬度低，不耐受有机溶剂，只能用水溶液作为淋洗液。使用交联度高达 55% 的固定相是离子色谱法发展中的一大进步，淋洗液中允许加入高浓度的甲醇、乙醇、丙三醇、乙腈等有机溶剂，以改善分离选择性。

图 15-1　薄壳型离子交换剂结构示意图
A. 表面薄壳型阳离子交换剂；B. 表面覆盖型阴离子交换剂；1. 树脂基核；2. 表面磺化层；3. 胶乳层。

二、离子交换剂性能指标

离子交换剂的主要性能指标有交联度、交换容量和粒度。

　　1. 交联度　交联度指交联剂在交换剂中所占的质量百分比，是离子交换剂的重要性能指标之一。通过交联剂把交换剂中长碳链连接起来，形成网状立体结构。交联度影响交换的选择性。交联度大的交换剂溶胀性小，形成的网孔小，大离子难进入，交换速度慢，选择性高，适于分离分子量较小的离子；交联度小的交换剂形成的网孔大，交换速度快，选择性差，适用于分离分子量较大的离子。实际应用中，应根据分离对象选择交联度适宜的交换剂以提高分离度。离子色谱交换剂的交联度通常为 8%～16%。

　　2. 交换容量　交换容量指每克干交换剂所能交换离子的物质的量（mmol/g），反映离子交换剂进行交换反应的能力。交换容量取决于网状立体结构中活性基团的数目，受交换剂的结构、组成以及溶液的 pH 等影响。一般交换剂的交换容量为 1～10mmol/g。

　　3. 粒度　粒度指离子交换剂颗粒的大小，以溶胀后交换剂能通过的筛孔目数表示。色谱分析一般用 100～200 目粒度的交换剂。

三、离子交换过程

阳离子交换色谱以阳离子交换剂作为固定相，功能基团多为磺基（—SO_3H）或羧基（—COOH），常用无机稀酸溶液或有机羧酸溶液作为淋洗液。样品溶液中的阳离子与功能基团上的 H^+ 进行交换。例如：溶液中的 Na^+ 与阳离子交换剂接触进行交换，Na^+ 进入交换剂相，等摩尔的 H^+ 进入水相。其反应为：

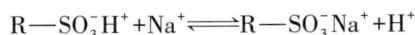

$$R—SO_3^-H^+ + Na^+ \rightleftharpoons R—SO_3^-Na^+ + H^+$$

　　阴离子交换色谱以阴离子交换剂作为固定相，功能基团多为季铵基（—NR_3Cl），常用碳酸（氢）盐、有机羧酸盐等作为淋洗液。首先，淋洗液中的阴离子与交换剂功能基团离子交换位置上的同电荷离子进行交换，并保持电荷平衡。进样后，样品离子与平衡离子竞争功能基团上的电荷位置。当固定相上的离子交换位置被组分离子交换时，组分离子将在交换剂上暂时停留。同时，被保留的组分离子又被淋洗液中的平衡离子置换，并从柱上洗脱。样品中不同离子与固定相电荷之间的竞争交换力不同，因而离子在柱中迁移速度不同。例如：当淋洗液 NaOH 溶液流经阴离子交换柱时，交换剂上带正电荷的季铵基与 OH^- 结合。当含有阴离子 A^- 的样品溶液流入分离柱后，阴离子 A^- 与交换剂平衡离子 OH^- 的交换可用下式表示：

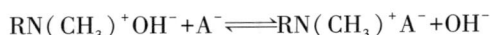

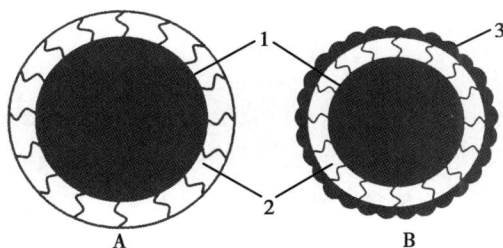

$$RN(CH_3)_3^+OH^- + A^- \rightleftharpoons RN(CH_3)_3^+A^- + OH^-$$

四、选择性系数

离子与交换剂的竞争交换力与其在该交换剂上的选择性系数有关。选择性系数不仅与离子和交换剂的性质有关,还与淋洗液的性质及浓度有关。

1. 概念　假设离子 A 和 B 在交换剂上进行交换,其交换过程可用下式表示:

$$bA_m + aB_s \rightleftharpoons bA_s + aB_m$$

交换平衡常数为:

$$K_{AB} = \frac{[A]_s^b [B]_m^a}{[B]_s^a [A]_m^b}$$
式(15-1)

式(15-1)中,m 和 s 分别代表淋洗液和交换剂;$[A]_s^b$、$[B]_s^a$ 分别代表离子 A、B 在交换剂中的浓度,用 mmol/g 表示;$[A]_m^b$、$[B]_m^a$ 分别代表离子 A、B 在淋洗液中的浓度,用 mmol/ml 表示;a、b 分别表示各自的价态。平衡常数 K_{AB} 称为交换剂对离子 A 和 B 的选择性系数或称交换系数,反映了带电荷的溶质与离子交换剂之间相互作用的程度。当各离子强度和交换剂的填充状况一定时,K_{AB} 为常数。若 $K_{AB} = 1$,则表示离子交换剂对离子 A 和 B 有相同的竞争交换力;若 $K_{AB} \neq 1$,则表示离子交换剂对离子 A 和 B 的竞争交换力不同,即具有选择性。选择性系数越大,表示交换剂对 A 和 B 两种离子的竞争交换力差别越大。为便于比较,一般用一种离子作为参考离子来测定其他离子的选择性系数,例如将 Li^+、H^+ 用作阳离子的参考离子,将 Cl^- 用作阴离子的参考离子。

2. 影响因素　选择性系数与离子的性质和浓度、交换剂的性质以及淋洗液的性质和浓度等因素有关。

若待测离子浓度相同,则离子的价态愈高,与交换剂的竞争交换力愈大,选择性系数愈大,保留时间愈长。例如,在阳离子交换柱上,不同价态阳离子的保留时间按下列顺序增加:$Na^+ < Ca^{2+} < Fe^{3+} < Th^{4+}$;在阴离子交换柱上,$SO_4^{2-}$ 的保留时间大于 NO_3^-。

若待测离子价态相同,则离子半径愈大,水合离子半径愈小,与交换剂的竞争交换力愈大,选择性系数愈大,愈难洗脱。例如,碱金属在磺酸型阳离子交换柱上的保留时间按下列顺序增加:$Li^+ < Na^+ < K^+ < Rb^+ < Cs^+$;卤素离子在阴离子交换柱上的保留时间按下列顺序增加:$F^- < Cl^- < Br^- < I^-$。

离子与淋洗液分子的相互作用愈强,其选择性系数愈小,保留时间愈短。因此,选择性系数可以作为选择淋洗液的主要依据。

第二节　离子色谱法类型

按照色谱流程不同,离子色谱法可分为抑制型离子色谱法(suppressed ion chromatography, SIC;也称双柱离子色谱法)和非抑制型离子色谱法(也称单柱离子色谱法)。

按照分离机理不同,抑制型离子色谱法可分为高效离子交换色谱法(high performance ion exchange chromatography, HPIC)、高效离子排斥色谱法(high performance ion exclusion chromatography, HPIEC)及离子对色谱法(ion pair chromatography, IPC),其中离子对色谱法又称流动相离子色谱法(mobile phase ion chromatography, MPIC)。HPIC 的分离机理主要是离子交换,HPIEC 主要基于离子排斥,MPIC 则主要基于吸附和离子对的形成。这三种类型离子色谱法的柱填料都采用苯乙烯 - 二乙烯苯共聚物作为交换剂骨架,但是交换容量不同,HPIC 用交换容量在 0.01～0.50mmol/g 之间的离子交换剂,HPIEC 用交换容量高达 3～5mmol/g 的离子交换剂,而 MPIC 则用不含离子交换基团的多孔树脂。

一、高效离子交换色谱法

高效离子交换色谱法广泛用于无机阴离子、无机阳离子、糖类、羧酸化合物、胺类化合物等的分离,常用电导检测器、安培检测器进行测定。

1. **分离机制** 高效离子交换色谱法的分离机制以离子交换为主,待测离子与交换剂功能基团上的相同电荷离子进行交换,不同离子依照其对交换剂竞争交换力的差异得到分离,某些离子也存在吸附等非离子相互作用。

2. **固定相和淋洗液** 高效离子交换色谱法以碱性或酸性溶液作为淋洗液。主要用于分离亲水性的阴、阳离子。阴离子交换分离柱的填料主要是表面覆盖型阴离子交换剂,磺化的 PS-DVB 内核表面键合季铵化乳胶颗粒。分离的选择性主要由 PS-DVB 交换剂的交联度、乳胶颗粒的性质、季铵功能基团的类型和结构等三个因素决定;阳离子交换分离柱的填料主要是表面薄壳型阳离子交换剂,阳离子交换功能基团以共价键结合在 PS-DVB 共聚物内核表面。

3. **抑制器** 离子色谱法常用电导检测。由于淋洗液中某些离子(如 H^+ 和 OH^-)的电导率很大,将会产生很强的背景信号,掩盖被测离子产生的相对微弱的信号。Small 等提出在分离柱和检测器之间加上一根柱子,内部填充特定的离子交换剂,当淋洗液通过柱时,电导率大的离子被交换到柱上,交换剂上电导率小的离子进入淋洗液,从而大大降低淋洗液的电导率。这个柱子称为抑制柱(suppressed column)或抑制器。因为离子色谱法发展初期的抑制器是与分离柱类似的柱形抑制器(抑制柱),柱内填充与分离柱填料带相反电荷的离子交换剂,因而早期又将接有抑制柱的离子色谱法称为双柱离子色谱法。例如,当以弱酸盐作淋洗液分析无机阴离子时,抑制柱填充 H^+ 型强酸性阳离子交换剂,淋洗液通过交换柱时,由于弱酸盐与交换出来的 H^+ 生成弱酸,淋洗液的背景电导就会大大降低,同时被测阴离子在抑制器中转变成灵敏度更高的酸形式,从而获得更高的检测灵敏度;当以无机酸(硝酸或盐酸)作淋洗液分析阳离子时,抑制柱填充 OH^- 型强碱性离子交换剂,淋洗液通过抑制柱时,电导率高的 H^+ 与交换出来的 OH^- 生成电导率低的水。

二、高效离子排斥色谱法

高效离子排斥色谱法主要用于无机弱酸(硼酸、氢氟酸、亚砷酸、氢氰酸、硅酸和碳酸等)和有机酸(pK_a 为 1.5～7)的分析,也可用于醇类、醛类、糖类、氨基酸类的分析,可使用电导检测器、紫外-可见光检测器、安培检测器等。

1. **分离机理** 高效离子排斥色谱法用高交换容量(3～5mmol/g)的离子交换剂作固定相。由于交换剂的电荷密度较大,因此其分离主要基于 Donnan 排斥,还包括空间排阻和吸附过程。下面以苯乙烯-二乙烯基苯磺酸型阳离子交换剂为固定相、盐酸为淋洗液,分离水溶液中草酸和丙二酸为例说明(图 15-2)。

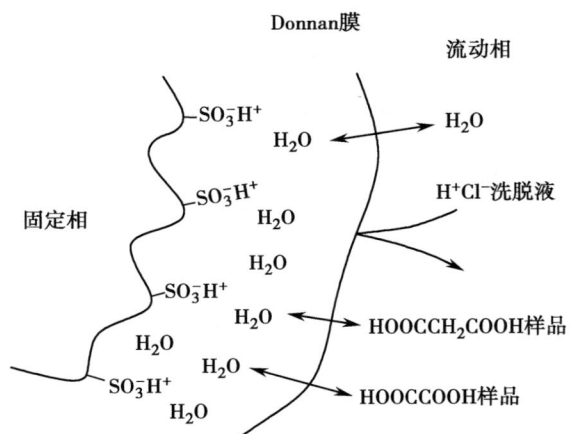

图 15-2 有机酸在 HPIEC 柱上的分离过程示意图

当淋洗液通过固定相时,磺酸基表面就形成水化层,该水化层与淋洗液之间的界面即是带负电荷的 Donnan 膜,该膜只允许没有离解的分子通过。淋洗液的阴离子和其他以离子形式存在的组分受 Donnan 排斥作用不能通过水化层而很快流出柱外;没有离解的有机酸不受排斥通过水化层并在交换剂的微孔和淋洗液中进行分配而被保留。保留时间与弱酸的离解平衡常数 pK_a 有关,pK_a 越大,保留时间越长。所以草酸(pK_a=1.27)先出柱,丙二酸(pK_a=2.86)后出柱。因此,HPIEC 的一个特别的优点就是用于弱酸(或有机酸)与强酸的分离,强酸完全离解而不被保留,在死体积内就被洗脱。此外,保留时间还与空间位阻和吸附作用有关,空间位阻越大,吸附作用越小,保留时间越短,所以可以通过改变固定相交联度来改变交换剂的空间位阻,从而改善分离。

2. 固定相　常用的 HPIEC 固定相是总体磺化的苯乙烯-二乙烯基苯 H^+ 型阳离子交换剂。交换剂的交联度决定有机酸扩散进入固定相的程度。高交联度(12%)的交换剂适于弱离解有机酸的分离;低交联度(2%)的交换剂适合较强离解酸的分离;常用交换剂的交联度大多数为8%。

3. 淋洗液　HPIEC 淋洗液的主要作用是改变溶液的 pH,控制有机酸的离解。对有机酸的分析,常用淋洗液是 HCl、H_2SO_4 或 HNO_3;如果抑制柱采用 Ag^+ 型阳离子交换剂,淋洗液只能用 HCl;如果用直接紫外光度法进行检测,淋洗液最好选用 H_2SO_4;分析脂肪族一元羧酸和芳香羧酸这类保留较强的组分时,可在淋洗液中加入少量(1%~3%)乙腈、丙醇或乙醇等有机溶剂,也可采用低电导率的苯甲酸作淋洗液,以改善羧酸的峰形;分析低电导的弱酸时,可在淋洗液中加入少量"衍生剂",提高弱酸的检测灵敏度。例如分析硼酸时,可利用其与多元醇或 α-羟基酸反应后酸性增强的特点,采用甘露醇和酒石酸的混合液作淋洗液,检测酸性增强后的配合物,以提高分析灵敏度。

4. 抑制器　HPIEC 测定有机酸时主要采用阳离子纤维膜抑制器,抑制型电导检测器检测。磺化的聚乙烯衍生物阳离子交换膜可让季铵离子通过。淋洗液在管内流动,再生液在管外逆向流动。以烷基磺酸($RSO_3^- H^+$)作淋洗液,氢氧化四丁基铵(TBA^+OH^-)作再生液。四丁基铵(TBA^+)通过交换膜与内侧淋洗液和有机酸中的 H^+ 交换,并发生抑制反应:

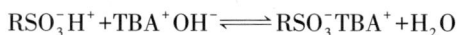

$$RSO_3^- H^+ + TBA^+OH^- \rightleftharpoons RSO_3^- TBA^+ + H_2O$$

同时,淋洗液和有机酸的 H^+ 进入再生液,与 OH^- 中和生成水,由此除去高电导率的 H^+:

$$H^+A^- + TBA^+OH^- \rightleftharpoons TBA^+A^- + H_2O$$

有机酸则从弱离解的分子状态转变成与 TBA^+ 结合的弱酸盐,检测灵敏度大大提高。

5. 影响保留时间的因素　在相同的色谱条件下,有机酸的保留时间主要由其酸性强弱决定,pK_a 越大,保留时间越长。

有机酸的洗脱规律为:①同类羧酸,保留时间随碳链的增长而增加,例如一元直链饱和羧酸的洗脱顺序为甲酸、乙酸、丙酸;②若羧酸上有增强酸性的取代基,则保留时间缩短;③一般二元酸保留时间比一元酸短,例如草酸在乙酸之前流出;④双链有机酸较对应的单链有机酸保留时间长,如丙烯酸较丙酸后洗脱;⑤芳香羧酸在交换剂上保留较强,HPIEC 法对它们不灵敏。

三、离子对色谱法

离子对色谱法(IPC)又称流动相离子色谱法(MPIC),主要用于分离分子量较大的阴、阳离子,例如离子型表面活性剂、大分子脂肪酸、烷基磺酸盐、芳香族磺酸盐、季铵化合物、水溶性维生素和金属配位化合物等。可用电导检测器和紫外-可见光检测器检测。

1. 分离机理　离子对色谱法的主要分离机理是吸附,用极性弱、交联度高、比表面积大的无离子交换功能基团的疏水性中性聚苯乙烯-二乙烯基苯大孔交换剂或 C_8、C_{18} 作固定相。在淋洗液中加入离子对试剂(ion pair reagent),该离子对试剂能电离出与待测离子电荷相反的平衡离子。试样中待测离子与淋洗液中的平衡离子形成电中性的离子对,这种中性离子对在亲水性的淋洗液和疏水性的固定相(有机相)之间的分配决定了离子对色谱法的分离。用于阴离子分离的离子对试剂是烷基铵类,如氢氧化四丁基铵、十六烷基三甲基氢氧化铵等;用于阳离子分离的离子对试剂是烷基磺酸类,如己烷磺酸钠、庚烷磺酸钠等。离子对在有机相中溶解度越大,越容易分配在固定相中。

2. 抑制器　如果使用电导检测器,则需要使用抑制器,其抑制作用与离子交换色谱法和离子排斥色谱法相似。在离子对色谱法中,采用化学抑制来降低淋洗液的背景电导,从而增加分析组分的电导响应值。MPIC 中所用的抑制器与 HPIC 中相同。只是阴离子离子对的抑制反应与阴离子交换的抑制反应有一点不同,如用季铵化合物 NR_4^+ 作为离子对试剂分析阴离子 A^- 的抑制反应中,阳极电解水产生的 H^+ 通过阳离子交换膜去替换 NR_4^+,但 NR_4^+ 对阳离子交换膜有较强的竞争交换力,因此在再生液中加入 H_2SO_4 以增加 H^+ 和 NR_4^+ 通过阳离子交换膜的驱动力。

3. 影响保留的因素　高效离子交换色谱法的选择性主要受固定相影响,而离子对色谱法分离的选择性则主要由淋洗液决定。可通过调节淋洗液中的离子对试剂、有机改进剂、无机添加剂的类型和浓度以及淋洗液的 pH 等因素来满足不同的分离要求。

(1)离子对试剂:选择离子对试剂时,有以下两个简单规律。①对亲水性离子的分离应选择疏水性的离子对试剂,如氢氧化四丁基铵;对疏水性离子的分离则应选择亲水性的离子对试剂,如 NH_4OH。②相对分子质量较小的离子对试剂比相对分子质量大的离子对试剂更有利于分离,因为此时被测离子的结构和性质对离子对试剂的影响较大。

离子对试剂的浓度也影响分离,待测化合物的保留值随离子对试剂浓度增大而增加,但固定相表面与离子对试剂间的静电斥力也会增大从而限制柱容量的增加。通常分子量较大的离子对试剂的浓度应小于 5mmol/L;分子量较小的离子对试剂的浓度可大于 5mmol/L;典型的离子对试剂浓度为 0.520mmol/L。

(2)有机改进剂(organic modifier):在淋洗液中加入有机改进剂可以缩短保留时间,改善分离的选择性。有机改进剂的作用有两种方式:①降低淋洗液的极性,影响离子对化合物在疏水环境中的分配;②与离子对试剂竞争固定相表面的吸附点位,降低色谱柱的有效容量。

有机改进剂对亲水性组分的影响较小而对疏水性组分影响较大。有机改进剂增大淋洗液的疏水性,明显改善疏水性组分的色谱峰形,缩短分离时间。被测组分的疏水性愈强,所需有机改进剂的浓度愈高;离子对试剂的疏水性愈强,所需有机改进剂的浓度愈高。应注意的是,有机改进剂浓度的增加会造成背景电导升高,背景太高时应选用疏水性较弱的离子对试剂并降低有机改进剂的浓度。常用的有机改进剂有乙腈、甲醇和异丙醇,其中乙腈具有与水混合的黏度低、混合发生吸热反应而不易产生气泡、效果好等优点而最为常用。

另外,淋洗液中还可以加入不同类型和浓度的无机添加剂,以及调节淋洗液的 pH 来调节分离。例如,在淋洗液中加入碳酸钠,可改进二价或多价阴离子的分离;向淋洗液中加入适量的酸或碱以改变 pH,使多价离子的分离效果得到改善,还可避免在酸性或碱性介质中某些副反应的发生。

第三节　离子色谱仪

离子色谱仪的基本构造和工作原理与一般的液相色谱仪基本相似,不同之处是电导检测器代替紫外检测器成为常规检测器,离子交换剂作填料的分离柱代替吸附型或分配型分离柱。另外,在离子色谱法中,特别是在抑制型离子色谱法中往往用强酸性或强碱性物质作淋洗液。因此,仪器的流路系统耐酸耐碱的要求更高一些。

采用电导检测器的离子色谱仪有两种类型:一是以抑制电导检测为基础的双柱离子色谱仪(抑制型离子色谱法),二是以直接电导检测为基础的单柱离子色谱仪(非抑制型离子色谱法)。离子色谱法的分析流程如图 15-3 所示。

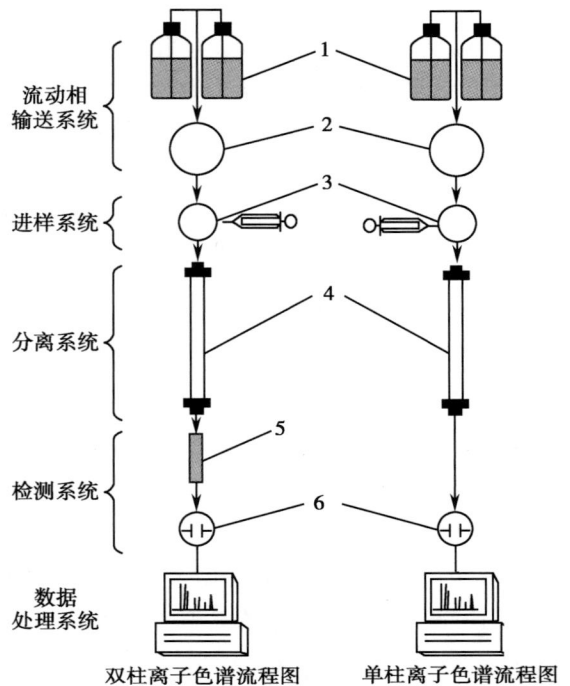

图 15-3　离子色谱法的分析流程图

1. 贮液瓶;2. 输液泵;3. 进样阀;4. 色谱柱;5. 抑制器;6. 电导检测器。

一、输液系统

流动相输送系统包括贮液瓶和输液泵。贮液瓶用于存放淋洗液、再生液和冲洗液。输液泵为双柱塞式往复平流高压泵,以提供平稳的液流。由于所使用的淋洗液一般是强酸、强碱,因此,凡接触淋洗液的部件,包括贮液瓶、输液泵、管道、阀门、柱子以及接头等都要求耐高压和耐酸碱腐蚀,故多采用聚四氟乙烯材料制成。

溶剂使用前必须脱气。淋洗液也可以不存放在贮液瓶中,而通过淋洗液发生器产生,只要加入纯水就能自动生成淋洗液。

二、进样系统

离子色谱法的进样与 HPLC 一样分为手动和自动进样两种方式。

三、分离系统

分离系统的核心部件是色谱柱(分离柱)。要求柱效高、选择性好、分析速度快等。柱子通常由内径 2～4mm、长 150～250mm 的聚氟化合物或环氧化合物等惰性材料制成。

色谱柱内部填充有粒度在 5～25μm 之间的离子交换剂,比高效液相色谱的柱填料略粗,因此其压力比高效液相色谱柱的压力要小。

色谱柱一般在室温下使用,有些仪器也配置有柱温箱。

四、检测系统

检测系统的作用是将流出色谱柱的淋洗液中被分离组分的浓度变化转化为电信号。抑制型离子色谱检测系统由抑制器和检测器两部分组成,非抑制型离子色谱检测系统无抑制器。

1. 抑制器　抑制器亦称为抑制柱，其作用主要是：①降低淋洗液背景电导；②增加被测离子的电导值；③消除反离子峰对弱保留离子的影响。

抑制器有交换剂填充抑制柱、纤维膜抑制器、平板微膜抑制器和电化学抑制器四种。

（1）交换剂填充抑制柱：交换剂填充抑制柱制作简单、价格低廉、抑制容量中等，虽然是最早使用的第一代抑制柱，但至今仍在使用。所用的交换剂是高容量的强酸型阳离子或强碱型阴离子交换剂。

分析阳离子时，抑制柱填充中到高交联度的常规季铵型阴离子交换剂。分离后的阳离子 M^+ 随淋洗液盐酸进入抑制柱，在柱上发生下列交换反应：

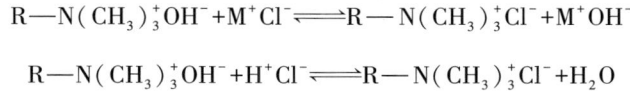

$$R—N(CH_3)_3^+OH^- + M^+Cl^- \Longrightarrow R—N(CH_3)_3^+Cl^- + M^+OH^-$$

$$R—N(CH_3)_3^+OH^- + H^+Cl^- \Longrightarrow R—N(CH_3)_3^+Cl^- + H_2O$$

经过抑制柱反应，样品离子转变成相应的碱，淋洗液中高电导率的 H^+ 变成低电导率的水，背景电导大大降低。

同样地，分析阴离子时，抑制柱填充中到高交联度的常规磺酸型阳离子交换剂。分离后的阴离子 X^- 随淋洗液 NaOH 进入抑制柱，经过抑制柱反应后，样品离子转变成相应的酸，而淋洗液中高电导率的 OH^- 也转变成低电导率的水，背景电导也得到很好的抑制。

但是，交换剂填充抑制柱的交换位置带负电荷，在分析弱酸阴离子时，弱酸阴离子受到 Donnan 排斥，低浓度不能准确定量；死体积较大；抑制交换剂需要周期性停机再生。

（2）纤维膜抑制器：1981 年，无须停机再生的第二代管状纤维膜抑制器问世，其结构见图 15-4。纤维膜抑制器通过管状离子交换纤维膜进行工作，管内淋洗液和管外再生液逆向流动。

阴离子纤维膜抑制器使用含有磺酸阳离子交换基团的纤维膜，只允许阳离子通过，类似半透膜。当淋洗液（NaOH 或 $NaHCO_3$）通过纤维管时，Na^+ 被吸引到膜的磺酸基上；同时，再生液（硫酸或甲磺酸）中的 H^+ 也被吸引到膜的表面，与淋洗液中的 OH^- 或 HCO_3^- 生成

图 15-4　纤维膜抑制柱结构图

H_2O 或 H_2CO_3。H^+ 被消耗后，管外再生液中的 H^+ 将不断向管内淋洗液中扩散，管内 Na^+ 将不断流入管外再生液中以维持离子平衡。抑制反应就这样将高电导率的 OH^- 或 HCO_3^- 转变为低电导率的 H_2O 或 H_2CO_3。

阳离子纤维膜抑制器的结构和原理与阴离子纤维膜抑制器相同。纤维管中有季铵基阴离子交换纤维膜，淋洗液盐酸在管内流动，再生液 $Ba(OH)_2$ 在管外流动。通过抑制反应，将高电导率的 H^+ 转变成低电导率的水。

纤维膜抑制器不存在交换剂填充抑制柱的 Donnan 排斥现象，也不需要停机再生，可连续工作。但是其抑制效果随离子扩散速率的不同而改变；纤维管内径小、管壁薄，使得柱容量低，机械强度较差；离子交换膜需定期更换；因梯度洗脱会导致淋洗液组成改变，离子扩散也随之改变，因而不适于梯度洗脱。

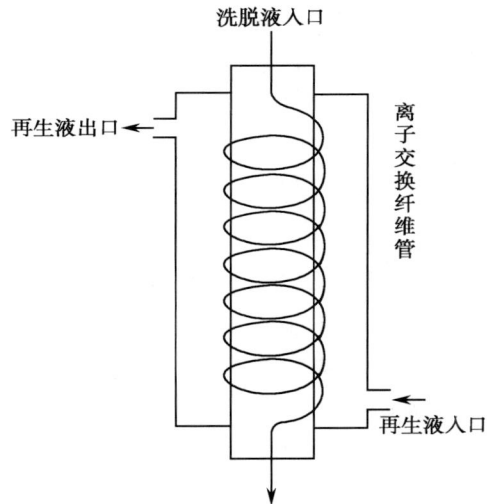

（3）平板微膜抑制器：平板微膜抑制器于 1985 年研制成功，系第三代抑制器，与纤维膜抑制器的抑制原理相同、结构相似，如图 15-5 所示。

图 15-5 中上下两片相同的黑色部分为高交换容量的阳离子交换膜，膜外侧为不断流动的再生液 H_2SO_4 通过的格网，两片膜的中间亦为一片相同的格网，样品经过分离柱后随淋洗液与再生液相反的方向流经交换膜的内格网。

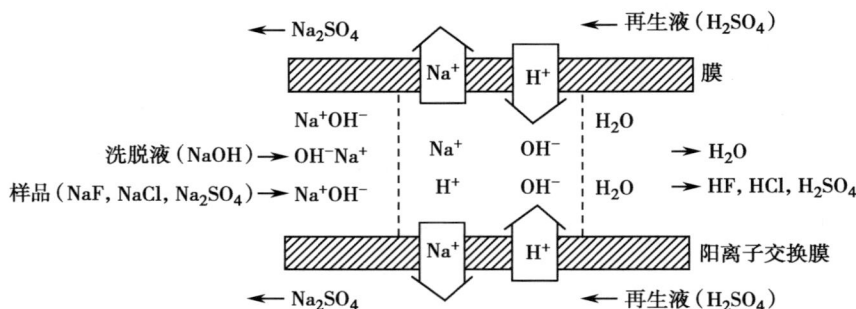

图 15-5　平板微膜抑制器结构图

平板微膜抑制器不仅可连续工作，而且死体积小，抑制容量高，可满足梯度洗脱的需要。但抑制反应所需的 H^+ 和 OH^- 仍需由化学试剂提供。

（4）电化学抑制器：电化学抑制器是第四代抑制器，包括电渗析抑制器和电解再生抑制器两种。

电渗析抑制器采用电渗析原理，离子在电场作用下定向迁移，选择性地通过交换膜，淋洗液中高电导率的 H^+、OH^- 离子不能通过而被除去。电渗析抑制器的抑制容量大，抑制反应由恒定的抑制电流控制，所以抑制效果稳定，基线漂移小，但需定期更换两个电极室中的电解液。

电解再生抑制器是可自动再生和连续工作的抑制器，其结构类似于平板微膜抑制器。

以 NaOH 为淋洗液，阴离子电解再生抑制器的工作原理如图 15-6 所示。在阴、阳两极之间施加直流电压，水在阳极发生氧化反应生成 H^+ 和 O_2，同时在阴极发生还原反应生成 OH^- 和 H_2。在阳极生成的 H^+ 经过阳离子交换膜进入内侧与淋洗液中的 OH^- 结合成水，与此同时，淋洗液中等量的 Na^+ 在电场作用下穿过交换膜到膜外侧，与阴极生成的 OH^- 结合生成 NaOH 流入废液。

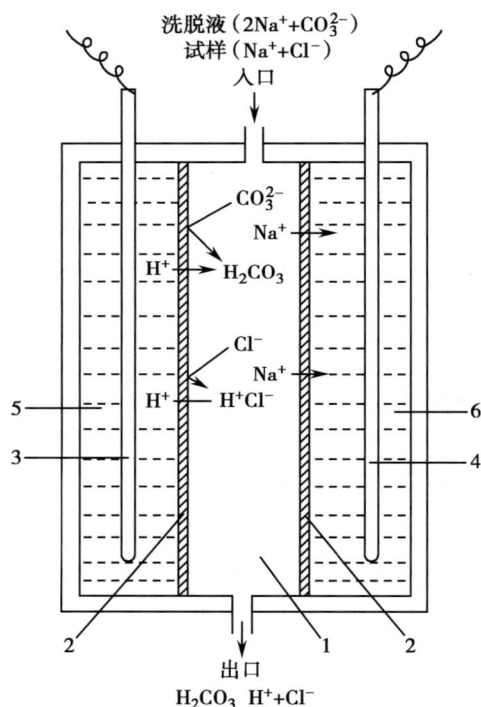

图 15-6　阴离子电解再生抑制器的结构图
1. 抑制柱内腔空间；2. 阳离子交换膜；3. 阳极；4. 阴极；5. 阳极电解液；6. 阴极电解液。

而阴离子即使在外加电场的作用下，也不能穿过阳离子交换膜。这样，当样品离子进入电导池时，淋洗液中高电导率的 OH^- 变成低电导率的水，本底电导率大大降低，从而使待测离子的电导率信号相对提高。

阳离子电解再生抑制器的抑制机理与阴离子电解再生抑制器相同，但离子的电荷相反，阴离子抑制器中的阳离子交换膜在阳离子抑制器中换成阴离子交换膜。

电解再生抑制器通过电解水提供 H^+ 或 OH^- 来满足化学抑制所需的离子,因而使用方便,平衡速度快,背景噪声低。电解所需的水可采用抑制后的淋洗液循环再生的方式和外接水源两种方式,前者因其使用方便而应用广泛,后者主要用于测定浓度极低的样品或淋洗液中存在有机溶剂的情况。

2. 检测器　离子色谱的检测器有电化学检测器和光学检测器两大类。电化学检测器包括电导检测器和安培检测器,光学检测器包括紫外-可见光检测器和荧光检测器,最常用的是电导检测器。安培检测器则主要用于能发生电化学反应的物质,紫外-可见光检测器可以作为电导检测器的重要补充,荧光检测器的灵敏度虽比紫外-可见光检测器的灵敏度高,但在离子色谱法中的应用较少。

离子色谱法对检测器的要求是:线性范围宽、响应快、灵敏度高;稳定性好,对流量、温度的变化不敏感;噪声低,漂移小,对淋洗液组分的变化不敏感,从而可用于梯度淋洗;柱外谱带扩展应小,分离效能高。

(1)电导检测器:电导检测器(conductivity detector)是离子色谱法的主要检测器,属于非选择性检测器,又分为抑制型和非抑制型两种,常用的是抑制型。

1)抑制型电导检测器:抑制型电导检测器由抑制柱和电导池组成,其中的关键是抑制柱(抑制原理见前文)。这种高灵敏度的通用型检测器可用于高浓度的淋洗液和高离子交换容量的分离柱,能测定各种强酸、强碱、阴离子、阳离子和有机酸,但不能检测氨基酸等两性分子。灵敏度可高达 mmol/L 级甚至 µmol/L 级。

2)非抑制型电导检测器:非抑制型电导检测器采用弱电解质(如有机羧酸或其盐)作为淋洗液,因淋洗液本身的电导率较低,因而不用抑制柱抑制背景电导率,而将柱流出物直接导入检测池进行电导检测。在阴离子分析中,用邻苯二甲酸盐、苯甲酸盐、硼酸-葡萄糖、柠檬酸盐等低电导率的淋洗液;在阳离子分析中,常用 HNO_3(或乙二胺等)作淋洗液。淋洗离子 H^+ 的摩尔电导率远大于被测离子的摩尔电导率,因此,当样品离子通过电导池时,电导率降低,信号降低,其浓度与峰高降低或峰面积的减少成正比,灵敏度与被测离子和淋洗离子的摩尔电导率之差成正比。

非抑制型电导检测器由于不用抑制器,仪器较简单,但只能采用较低交换容量的离子交换剂作为填柱料。一般而言,非抑制型离子色谱法的检测灵敏度比抑制型离子色谱法要低大约一个数量级。

(2)安培检测器:安培检测器(ampere detector)是一种测量电活性物质在工作电极表面发生氧化或还原反应时产生电流变化的检测器,由恒电位器和三种电极组成,三种电极分别是发生电化学反应的工作电极、电位恒定的 Ag/AgCl 参比电极和保持电位稳定性同时防止大电流损坏参比电极的对电极。在外加电压作用下,带电活性的被测物质分子在电极表面氧化或还原,检测池内发生电解反应。发生氧化反应时,电子由电活性被测物质向安培池的工作电极转移;发生还原反应时,电子由工作电极向被测物质方向转移。安培检测器通常用于分析离解度较低、用电导检测器难以检测或根本无法检测的 $pK_a > 7$ 的离子。

安培检测器根据施加电压的方式不同分为三种:在工作电极上施加单电压的称为直流安培检测器;采用多重顺序电位的称为脉冲安培检测器和积分安培检测器。

(3)紫外-可见光检测器:紫外-可见光检测器与高效液相色谱中使用的无明显区别。由于许多无机阴离子在紫外区没有吸收,故紫外-可见光检测器在离子色谱法中应用并不普遍,但对电导检测是一个重要的补充。例如,利用 Cl^- 对紫外检测的不灵敏,可在高浓度 Cl^- 存在的情况下测定样品中有紫外吸收的痕量 Br^-、I^-、NO_2^- 和 NO_3^-。

无紫外吸收或吸收很弱的离子,可采用有紫外吸收的物质作为淋洗液,当溶质离子经过检测器时,利用紫外信号减小来定量;亦可通过柱前或柱后衍生化反应产生可用于紫外-可见光检测器的化合物,从而提高测定的灵敏度和选择性。

(4)荧光检测器:荧光检测器在离子色谱法中应用很少,主要是结合柱后衍生技术测定 α-氨基酸等,具有灵敏度高、选择性好等特点。

五、数据采集与处理系统

数据采集与处理系统包括计算机、打印机以及色谱工作站软件等。它的功能为:记录离子色谱图,给出峰高、峰面积、保留值等数据,进行多图谱比较,自动绘制校正曲线和计算分析结果等。还可以通过工作站设置分析条件,控制整个色谱系统的工作运行,使离子色谱法实现自动化和智能化。

第四节 离子色谱条件的选择

首先,应根据被测组分的性质选择不同的离子色谱法。亲水性阴、阳离子最好选高效离子交换色谱法,无机弱酸和有机酸选用高效离子排斥色谱法,疏水性阴、阳离子选离子对色谱法。下面主要以抑制型离子色谱法为例讨论色谱条件的选择。

一、固定相的选择

在 HPLC 中,选择性的改变主要通过改变流动相,但在抑制型离子色谱法中,洗脱顺序主要由带电荷的组分与离子交换剂之间的相互作用来决定,而且能与抑制型电导检测器匹配的淋洗液种类十分有限,可以选择的范围也因此受到很大限制。因此,选择性的改变主要是通过选择固定相来实现。

1. 固定相的竞争交换力 在抑制型离子色谱法中,带电荷的组分与离子交换剂之间的竞争交换力或吸附能力决定交换剂对待测组分的选择性。例如,在阳离子交换柱上,价态高的阳离子优先被交换,同价同类离子,直径较大的离子交换能力较强。

2. 固定相结构 按照固定相结构的不同,可分为微孔型、大孔型和薄壳型三种。微孔型多用在抑制柱上,适宜小分子化合物的分离;大孔型适宜大分子化合物的分离;表面薄壳型离子交换剂用于阳离子的分离,表面覆盖型离子交换剂用于阴离子的分离。

一般而言,交联度高的交换剂对离子的选择性较强,大孔型交换剂的选择性小于微孔型交换剂,而且这种选择性在稀溶液中体现得更充分。

3. 固定相的化学组成 固定相的选择性主要由三个因素决定:交换剂单体组成、交换剂功能基团和交换位置结构。其中前两项都与化学组成有关。

(1)交换剂单体组成:抑制型离子色谱法中所用的固定相的构成有三个不同类型的单体,分别是用于产生离子交换的功能基团单体,用于控制水含量的交联单体,以及用于调节电荷密度或控制次级相互作用的无功能基单体。通常大的可极化阴离子在含水量高的固定相上选择性改变较大。

(2)交换剂功能基团:按键合到交换剂表面功能基团分类,阳离子交换剂可分为强酸型和弱酸型两种,阴离子交换剂可分为强碱型和弱碱型两种。强酸(即磺酸)和强碱(即季铵碱)功能基团的交换剂可在很宽的 pH 范围内保持它们的容量;弱酸(羧酸或磷酸)和弱碱(即叔胺或仲胺)功能基团的交换剂能在有限的 pH 范围内保持它们的容量。

(3)交换位置结构:阳离子交换位置结构的改变不多,其选择性的改变主要是交换剂功能基团的改变；而阴离子交换剂有数百种可能的结构，交换位置的大小、形状、功能基团的种类和分布等都对选择性有影响。

二、淋洗液的选择

在抑制型离子色谱法中，淋洗液的选择也可以控制和改善选择性。

1. 淋洗液的一般选择　离子交换色谱分离是基于淋洗液离子与待测离子之间对交换剂有效容量的竞争。为了得到有效竞争，待测离子和淋洗液离子的竞争交换力应近似。淋洗液选择的一般原则是：①分析阴离子一般用 pK_a 大于 6 的淋洗液，如 $NaHCO_3$、Na_2CO_3、$Na_2B_4O_7$ 和 NaOH。②多价阴离子，电荷数越高，与阴离子交换剂的竞争交换力越强，应选 $NaHCO_3$-Na_2CO_3 等中等强度的淋洗液。③半径较大、疏水性较强的强保留组分，应在 $NaHCO_3$-Na_2CO_3 等中等强度的淋洗液中加入适量甲醇、乙腈等极性有机改进剂，有机改进剂将占据交换剂的疏水位置，减少待测离子与交换剂间的吸附作用，缩短这些组分的保留时间并改善峰形。改进剂影响选择性的主要因素是改进剂的种类、浓度等，必须注意柱子和抑制器是否与所用改进剂的种类和浓度匹配。④碱金属、铵和小分子脂肪胺等一价阳离子的分析常用稀 HCl 或稀 HNO_3 作淋洗液，但二价阳离子的竞争交换力大，须用腐蚀性小的高浓度柠檬酸、乙二酸、二氨基丙酸等有机酸作淋洗液。

2. 淋洗液组成　离子色谱法的淋洗液必须具备两个条件：①能从离子交换基团上置换出组分离子。②通过抑制器时能与抑制柱反应变成电导率极低的弱电解质或水。满足上述条件的阴离子淋洗液包括氢氧化钠以及硼酸、碳酸、酚和两性离子等的钠盐；阳离子淋洗液是硝酸、盐酸、硫酸和甲基磺酸等矿物酸。

在非抑制型电导检测阴离子交换色谱中，柱流出物直接流入电导检测池进行检测，要使待测离子的检测灵敏度高，就要求淋洗液具有低背景电导率。所以，这类淋洗液都是弱电解质，如烟酸、苯甲酸、柠檬酸、水杨酸等游离羧酸和苯甲酸钠、邻苯二甲酸氢钾等羧酸盐。

3. 淋洗液浓度　淋洗液浓度越高，越容易从交换剂上置换出待测离子。这种影响主要取决于待测离子和淋洗液离子的电荷数。淋洗液浓度对二价离子保留时间的影响大于对一价离子的影响。

4. 淋洗液 pH　淋洗液 pH 影响离子交换功能基团的活性、淋洗液离子和组分离子的存在形式，因而影响保留值。在阴离子分离中这种影响更加明显，特别是在非抑制型离子色谱法中，若淋洗液离子是弱酸（或弱酸盐），淋洗液 pH 的改变将影响酸的离解，因而影响它的电荷和洗脱能力。用弱碱性淋洗液分离阳离子时亦同样如此。同时，弱酸或弱碱组分的电荷也受淋洗液 pH 的影响。

在高效离子排斥色谱法中，淋洗液 pH 的改变影响有机弱酸的离解，pH 增大，离解程度亦增大，保留时间缩短。

在离子对色谱法中，淋洗液的 pH 控制弱酸离解，是影响弱酸保留的主要因素。当降低 pH 时，应使阴离子保持在离子状态，否则不能产生离子对。通常使用硼酸来降低淋洗液的 pH。抑制型电导检测时，要达到良好抑制效果，淋洗液中酸的浓度不能超过 0.01mol/L，因此，离子对色谱法主要用于 pK_a 值在 1.5～7 之间的有机弱酸的分析。

5. 抑制器类型　淋洗液还要根据抑制柱的类型来选择，一般交换剂填充抑制柱用 HCl 作淋洗液，纤维膜抑制器用烷基磺酸作淋洗液。

三、流速的选择

淋洗液的流速影响保留时间。一方面，增加流速可以缩短保留时间，但是柱压也随之增大；另一方面，由于流速不改变淋洗液的 pH、离子强度等参数，因此通过降低流速来改善分离十分有限。离子色谱法的淋洗液流速一般较低，通常小于 1ml/min。在分离良好的前提下可适当增加流速，缩短分析周期。复杂组分的分离一般采用梯度洗脱方式。

第五节 应用示例

离子色谱法最适宜测定无机阴离子，也可用于无机阳离子、有机酸碱、糖类、氨基酸和蛋白质等化合物的分析。目前，能用离子色谱法测定的无机阴、阳离子以及有机化合物已超过 200 种，该方法广泛地应用于预防医学、卫生检验、生命科学、药物分析、环境监测等各个领域。

1. 无机阴离子的测定　离子色谱法是我国《生活饮用水标准检验方法　第 5 部分：无机非金属指标》（GB/T 5750.5—2023）中水中阴离子检测的标准方法，也是美国环境保护署（EPA）测定饮用水和废水中阴离子的标准方法。以 4.8mmol/L Na_2CO_3–0.6mmol/L NaHCO_3 为淋洗液，在 AS14 色谱柱上分离水中 7 种阴离子，抑制型电导检测器检测。阴离子混合标准溶液的离子色谱图见图 15-7。

2. 有机酸的分析　果汁、饮料中的 13 种有机酸可采用高效离子排斥色谱法测定。色谱柱用 AS6，0.4mmol/L 全氟丁酸作为淋洗液，抑制型电导检测器检测。有机酸混合标准溶液的离子色谱图见图 15-8。

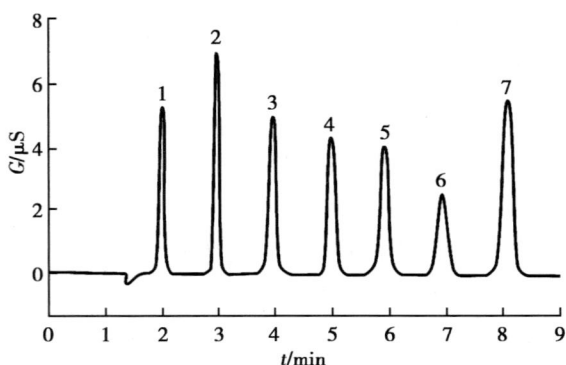

图 15-7　阴离子混合标准溶液的离子色谱图
1. F^-；2. Cl^-；3. NO_2^-；4. Br^-；5. NO_3^-；6. HPO_4^{2-}；7. SO_4^{2-}。

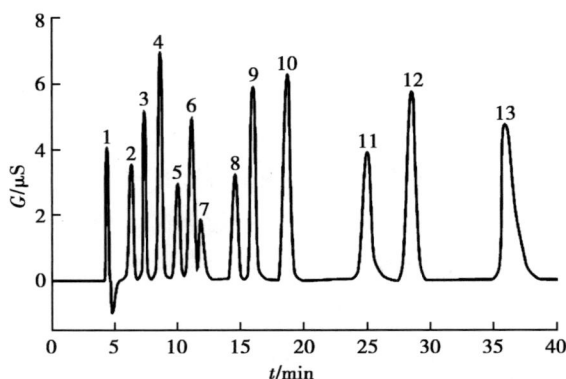

图 15-8　有机酸混合标准溶液的离子色谱图
1. 草酸；2. 酒石酸；3. 柠檬酸；4. 羟基丁二酸；5. 羟基乙酸；6. 甲酸；7. 乳酸；8. α-羟基丁酸；9. 乙酸；10. 丁二酸；11. 富马酸；12. 丙酸；13. 戊二酸。

（曾红燕）

思考题与习题
1. 离子色谱法有几种分离方式？各自的适宜测定对象有哪些？
2. 简述高效离子交换色谱法中交换剂填充抑制柱的抑制原理。
3. 用高效离子交换色谱法分析阴离子时，选择洗脱液的原则是什么？
4. 离子色谱法与高效液相色谱法相比，有何优点？

第十六章
毛细管电泳法

毛细管电泳（capillary electrophoresis，CE）又称高效毛细管电泳（high performance capillary electrophoresis，HPCE），是以高压直流电场为驱动力，毛细管为分离通道，根据样品中各组分之间淌度和/或分配行为的差异实现分离的一类新型液相分离技术，是经典电泳技术和现代微柱分离技术相结合的产物。

与传统的电泳和高效液相色谱法（HPLC）相比，HPCE 具有分离效率更高、分离速度更快、进样量更少、成本更低、污染更少等特点，已成为一种重要的分离分析方法，在卫生健康、生命科学、食品、环境等领域有着广阔的应用前景。

第一节　毛细管电泳仪和基本概念

一、毛细管电泳仪基本构造

毛细管电泳仪的基本组成包括高压电源、电极槽、毛细管、检测器、数据记录与处理系统等部分，如图 16-1 所示。

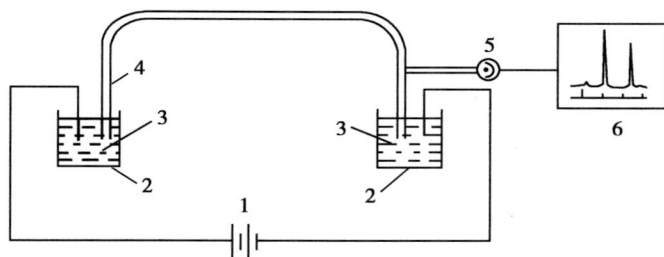

图 16-1　毛细管电泳仪的结构示意图
1. 高压电源；2. 电极槽；3. 缓冲溶液；4. 毛细管；5. 检测器；6. 数据记录与处理系统。

1. **高压电源**　一般采用能提供 0～30kV 电压和 200～300μA 电流的连续可调直流高压电源。为了获得迁移时间的高重现性，电压输出精度要求在 ±0.1% 范围内。

2. **电极槽**　电极槽通常是便于密封的带螺纹口小玻璃瓶或塑料瓶（1～5ml），用于盛装缓冲溶液。缓冲液内含电解质，充填于毛细管中，通过电极、导线与电源连通，为电泳提供工作介质。

3. **进样装置**　常用的进样方法有电动方法和流体力学方法。电动进样是将毛细管进样端插入样品池中，立即施加进样电压，使样品通过电迁移作用进入毛细管内，可通过改变进样电压和进样时间控制进样量。流体力学进样是在进样端加压（正压）或在检测端抽真空（负压）使样品进入毛细管内。

4. **毛细管**　是毛细管电泳分离的核心部件，其材料、性能、尺寸等对分离都有影响。毛细管材料应具有化学和电学惰性、透光性、柔韧性、强度高和耐用等特性，熔融石英是毛细管的首选材料。

在其外壁涂覆聚酰亚胺保护层,可以增强其弹性,减少热传递。常用毛细管的内径为 $25\sim75\mu m$,外径为 $350\sim1\,000\mu m$,长度为 $50\sim100cm$。

5. 检测器　检测器是毛细管电泳仪的又一关键部件。由于毛细管电泳中组分区带的超小体积以及光学表面呈圆柱形等特殊性,因此,对检测器的灵敏度、分辨率等提出了更高的要求。常用的检测器有紫外 - 可见光检测器、荧光检测器、电化学检测器、化学发光检测器以及质谱检测器等。

6. 数据记录与处理系统　是仪器自带的软件,与一般色谱数据处理系统基本相同,用于记录和检测峰信号,对目标峰进行定性和定量分析。

毛细管电泳的一般分析流程是先使用适当的溶剂清洗毛细管,然后用缓冲溶液对毛细管进行平衡,再将已经过前处理的样品溶液放入进样瓶中,通过电动进样或者流体力学进样方式将样品注入毛细管的一端,启动高压电源,样品中的粒子在电场作用下开始电泳,当粒子迁移到毛细管的另一端时,检测器收集粒子通过检测窗口时产生的信号,使用软件对得到的数据进行处理,确定样品中的组成及其含量。

二、基本概念

待分析物质在毛细管电泳仪中之所以能够得到分离,取决于这些物质在毛细管中的电场作用下具有的不同迁移行为和特性。

1. 电泳和电泳淌度　在电解质溶液中,带电粒子在直流电场作用下,以不同速度向其所带电荷相反的电极方向迁移的现象称为电泳(electrophoresis)。负离子向正极方向迁移,正离子向负极方向迁移,中性化合物不带电荷,不发生电泳运动。

在电场作用下,带电粒子的电泳速度 u_{ep} 可用式(16-1)表示:

$$u_{ep}=\mu_{ep}E=\mu_{ep}\cdot\frac{V}{L} \qquad 式(16-1)$$

式(16-1)中,E 为电场强度,V/m;μ_{ep} 为电泳迁移率或电泳淌度(mobility),指在给定的电解质溶液中,带电粒子在单位电场下单位时间内迁移的距离,即单位电场强度下的电泳速度,$m^2/(V\cdot s)$;V 为分离电压,V;L 为毛细管的总长度,cm。

因为电泳速度与外加电场强度有关,所以在电泳中常用电泳淌度 μ_{ep} 而不用电泳速度 u_{ep} 来描述带电粒子的电泳行为与特性。

由于带电粒子间的相互作用,μ_{ep} 随溶液浓度的改变而变化。当溶液无限稀释时,带电粒子间的相互作用接近零,μ_{ep} 趋于恒定,这时的淌度称为绝对淌度(absolute mobility,μ_{ep}^0)。绝对淌度是带电粒子在一定介质中的特征物理常数。

$$\mu_{ep}^0=\frac{q}{6\pi\eta r} \qquad 式(16-2)$$

式中,q 为带电粒子的有效电荷,C;η 为介质的黏度,$Pa\cdot s$;r 为带电粒子的斯托克斯半径,m。

显然,电泳淌度与粒子所带的电荷、大小、形状以及所处介质的组成、黏度等有关。电泳淌度的差异,构成了电泳分离的基础。

2. 电渗和电渗淌度　电渗(electroosmosis)是指在外加电场作用下,毛细管内溶液整体向一个方向运动的现象。电渗的产生与毛细管内壁表面和管内溶液两相界面的双电层有关。石英毛细管柱表面存在相当数量的硅羟基($\equiv$SiOH），当溶液的 pH 大于 3 时，这些硅羟基部分电离为硅氧负离子($\equiv$SiO⁻)，使内表面带负电。由于静电作用，溶液中的反离子（正离子）会聚集在毛细管内表面附近，形成双电层（electric double layer），如图 16-2 所示。溶液中的正离子主要受到带电表面电性作用，一部分正离子由于电性吸引或非电性特性吸引（例如范德华力）而和表面紧密结合，构成 Stern 层（或称紧密层）。其余的正离子则扩散分布在溶液中，构成扩散层。由于带电表面的吸引作用，在扩散层中正离子的浓度远大于负离子的浓度。扩散层紧靠吸附层的剪切面上的电位被称为 Zeta 电位或 ζ 电位（图 16-2）。Zeta 电位是毛细管电泳的一个重要参数，对优化毛细管电泳的分离条件有实际指导意义。影响 Zeta 电位的因素有毛细管材料、溶液的组成、pH、离子强度、介质黏度以及添加剂等。

当毛细管两端外加电场时，扩散层中的正离子向负极移动，由于离子是溶剂化的，正离子在移动时带动毛细管内溶液整体向负极移动，形成向负极的电渗流（electroosmotic flow，EOF)。电渗流的大小可用电渗速度 u_{eo} 和电渗淌度 μ_{eo} 表示：

$$u_{eo}=\mu_{eo}E=\frac{\varepsilon\zeta}{\eta}E \qquad 式（16-3）$$

式（16-3）中，ε 为溶液的介电常数，F/m；ζ 为 Zeta 电位，mV。

从式（16-3）可知，电渗速度取决于电渗淌度和电场强度，而电渗淌度与 Zeta 电位、介质的介电常数以及介质黏度等因素有关。电渗淌度是影响毛细管电泳分离的重要因素，在实际工作中，可通过改变 Zeta 电位、缓冲溶液的 pH、加入不同的添加剂等方法来控制电渗淌度，进而改善毛细管电泳的分离效果。

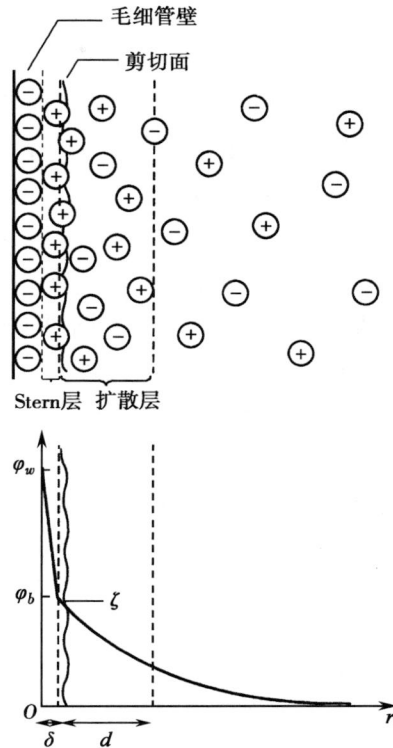

图 16-2 毛细管内壁双电层与 Zeta 电位

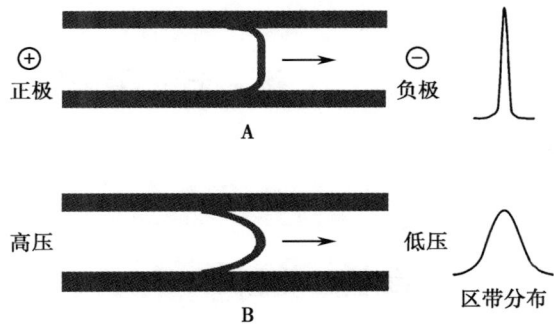

图 16-3 CE 电渗流型和 HPLC 中液体流型及其区带展宽

A. CE 中的扁平型流型；B. HPLC 中的抛物线流型。

毛细管电泳电渗流的另一个重要特点是扁平型流型。电渗驱动力沿毛细管均匀分布，将整个缓冲溶液像一个塞子一样匀速向前推进，使整个流型呈近似扁平的"塞子流"，因此电渗速度的径向分布几乎是均匀的。理论上，组分区带在毛细管内几乎不扩散。电渗流的扁平型流型速度曲线与高效液相色谱中高压泵驱动液体所产生的抛物线流型速度曲线不同，不会直接引起样品组分区带扩展，这是毛细管电泳具有高分离效能的重要原因之一，见图 16-3。

3. 表观淌度 在毛细管电泳中，电泳和电渗同时存在，若不考虑它们之间的相互作用，组分在毛细管中的迁移速度应当是电泳速度（u_{ep}）和电渗速度（u_{eo}）的矢量和，即

$$u = u_{eo} + u_{ep} = (\mu_{eo} + \mu_{ep})E = \mu_a E \qquad 式(16-4)$$

式中，μ_a 被称为表观淌度（apparent mobility）或称表观迁移率。

在通常情况下，石英毛细管内表面带负电荷，电渗流的方向从正极到负极。把样品从正极端注入毛细管内，在电场作用下，正离子的电泳方向和电渗流的方向一致，最先流出毛细管；中性粒子的电泳速度为零，其移动速度相当于电渗速度；而负离子的电泳方向和电渗流的方向相反，由于电渗速度一般大于电泳速度（约大一个数量级），故负离子将在中性粒子之后流出毛细管。各种带电粒子因迁移速度不同而实现分离，但中性粒子的迁移速度都与电渗流速度相同，故不能相互分离。毛细管电泳的分离原理见图16-4。

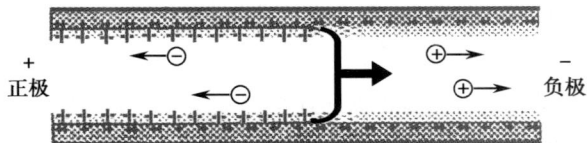

图 16-4 毛细管电泳分离示意图

4. 迁移时间 在毛细管电泳中，样品某组分从进样点迁移至检测点所需的时间称为迁移时间（migration time），以 t_m 表示，相当于色谱法中的保留时间。它等于从进样点到检测点的距离（l）除以迁移速度（u），即

$$t_m = \frac{l}{u} = \frac{l}{\mu_a E} + \frac{l}{\mu_a} \cdot \frac{L}{V} \qquad 式(16-5)$$

式（16-5）中，l 为毛细管的有效长度（自进样点到检测点的长度），cm；L 为毛细管的总长度，cm。对于柱上检测（on-line detection）方式，有效长度比总长度短；对于柱后检测（post-column detection）方式，有效长度等于总长度。

第二节 毛细管电泳常用的分离模式

按毛细管内分离介质和分离机理的不同，毛细管电泳具有多种分离模式，常用的分离模式如下。

一、毛细管区带电泳

毛细管区带电泳（capillary zone electrophoresis，CZE）又称自由溶液毛细管电泳（free solution capillary electrophoresis，FSCE），是毛细管电泳最基本、应用最广泛的分离模式。在毛细管中仅填充缓冲溶液，基于样品组分间质荷比的差异进行分离，组分的流出顺序依次为正离子、中性分子和负离子，此即为 CZE 的基本原理。在 CZE 中，主要选择的操作条件为分离电压，缓冲溶液的组成、浓度和 pH，以及添加剂等。

CZE 的特点是操作简便、快速、分离效率高、应用范围广。CZE 适合分离离子化合物，或在分离条件下以离子形式存在的组分，包括无机阴、阳离子，有机酸，胺类化合物，氨基酸，蛋白质等，不能分离中性化合物。

二、胶束电动毛细管色谱

胶束电动毛细管色谱（micellar electrokinetic capillary chromatography，MECC）又称胶束电动色谱（micellar electrokinetic chromatography，MEKC），是一种加入了一定浓度表面活性剂的电动色谱，是

毛细管电泳和色谱相结合的分离新技术。MECC 通常选择阴离子表面活性剂[如十二烷基磺酸钠（SDS）]加到缓冲溶液中，当溶液中 SDS 的浓度超过其临界胶束浓度（CMC）时，SDS 分子的疏水基团聚集在一起，形成表面带负电荷的胶束。这里胶束相当于液相色谱法的固定相，因其随电渗流一起移动，所以称为准固定相（pseudostationary phase）。

在电场作用下，缓冲溶液以电渗流的方式整体向负极移动，胶束相则依其所带电荷的不同，或向负极移动，或向正极移动。一般情况下，电渗流的速度大于胶束的电泳速度，所以胶束的实际迁移方向与电渗流相同，都是移向负极。中性组分基于色谱分配原理，在移动的缓冲溶液相和胶束相之间进行分配，疏水性较强的组分在胶束中的分配系数大，进入胶束中的组分较多且较稳定，相对于疏水性较弱的组分迁移慢。因此，中性组分由于其疏水性的差异而在两相间的分配系数不同，由此得到分离。图 16-5 为 MECC 的分离原理示意图。

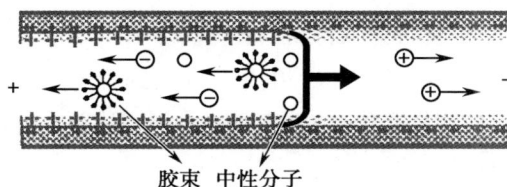

图 16-5 胶束电动毛细管色谱分离原理示意图

在 MECC 中，由于引入了分配机理，影响柱效的因素除纵向扩散外，准固定相的性质、传质阻力的大小以及体系温度对柱效均有较大的影响。目前，MECC 已成功地应用于生物医药分析、环境监测、化工生产及食品检验等领域。特别是 MECC 采用手性分配相，可用于手性化合物的分离，比 HPLC 采用手性固定相更为方便、实用，具有很好的应用前景。

三、毛细管凝胶电泳

毛细管凝胶电泳（capillary gel electrophoresis, CGE）是在毛细管中填充凝胶或聚合物作为支持介质的电泳模式。这些介质具有多孔性的网状结构，呈现出分子筛的作用。当带电组分在电场作用下通过这些网状结构时，组分分子根据尺寸大小、电荷性质及电荷多少依次分离。一般情况下，小分子受到的阻力小，先流出毛细管，大分子受到的阻力大，后流出毛细管。

传统的凝胶有聚丙烯酰胺和琼脂糖，但使用传统的凝胶存在毛细管柱制备困难、寿命短、进样端容易堵的问题。为了解决这些问题，发展出用低黏度的线性聚合物溶液代替传统凝胶的无胶筛分技术。该技术用低黏度的线性聚合物溶液作为分离介质，如甲基纤维素、羟丙基甲基纤维素、线性聚丙烯酰胺、聚乙烯醇等。当这些物质溶于水中达到一定浓度时会形成类似于凝胶的动态网状多孔结构，从而可以对大小不同的分子实现筛分分离。无胶筛分比凝胶电泳便宜、简单，其功能可以通过改变线性聚合物的种类、浓度等予以调节。

CGE 的优点是：①分离介质黏度大，能减少样品组分的扩散，使被分离组分峰形尖锐，柱效高；②可以选用不同的筛分介质从而得到不同孔径的分子筛，用于分离不同分子量的物质；③可通过加入手性试剂、离子对试剂、配位试剂等添加剂改变分离的选择性。因此 CGE 在分子生物学和蛋白质化学的大分子分离上有着十分广阔的应用。

四、毛细管等电聚焦

毛细管等电聚焦（capillary isoelectric focusing, CIEF）是一种在毛细管内根据组分等电点（pI）的不同而进行分离的电泳技术。

CIEF 的分离是基于两性电解质在分离介质中迁移产生的 pH 梯度。毛细管中的介质是由不同 pH 范围的载体两性电解质混合物组成（其 pH 范围应包括被分离组分如蛋白质的 pI）。通常正极缓冲溶液由稀磷酸溶液组成,负极缓冲溶液由 NaOH 溶液组成。

CIEF 的分离过程如下:将样品和不同 pH 范围的载体两性电解质混合液装入毛细管柱,在电场作用下,pI 大于两性电解质混合物 pH 的组分和两性电解质带正电,向负极移动;pI 小于两性电解质混合物 pH 的组分和两性电解质带负电,向正极移动;当它们移至 pH=pI 区带时,净电荷为零,不再迁移,并产生一个非常窄的区带,这个过程称为等电聚焦(isoelectric focusing)。聚焦完成后,一般采用在缓冲溶液贮槽中加入盐的方式使不同等电点的组分区带通过检测器被检测。如在负极槽中加入 NaCl,加电压后,由于氯离子进入毛细管,介质的 pH 降低,结果使已聚焦的组分带正电荷而向负极迁移,进入检测器被检测。

CIEF 集传统等电聚焦和毛细管电泳的高效、快速、微量及柱上检测等优点于一体。它不仅可以实现样品的浓缩,而且具有极高的分辨率,可以分离等电点差异小于 0.01 pH 单位的不同蛋白质异构体,在蛋白质、多肽的分离分析方面有很好的应用前景。

五、毛细管等速电泳

毛细管等速电泳(capillary isotachophoresis, CITP)是一种"移动界面"电泳技术。在 CITP 中,使用两种电解质溶液,分别称为前导电解质溶液和尾随电解质溶液。前导电解质溶液中含有电荷种类相同、淌度比样品组分大的离子,尾随电解质溶液中含有淌度比样品组分小的离子。施加电压后,前导电解质中的离子淌度大,迁移速度最快,经过迁移集中在最前面;样品中其他离子按淌度从大到小依次排列在后,最后是尾随电解质离子。随着分离的进行,样品中各种离子逐渐形成各自独立的区带。当分离完毕达到平衡时,各区带均以前导电解质离子的速度迁移,各区带间保持明显的界面而达到分离。这时,电场强度会自行调节维持区带的恒速迁移(迁移速度 = 淌度 × 电场强度),如果某些离子扩散到相邻的区带,则它的迁移速度立即发生变化,使其很快又回到原来所在的区带。

在 CITP 中,每个区带内各离子的浓度是恒定的,其浓度取决于前导电解质离子的浓度。这是因为在 CITP 中,各区带以恒定速度迁移,如果某组分的浓度低于或高于前导电解质的浓度,区带将被压缩或展宽以调整到适当浓度。区带内样品组分的浓度只与前导电解质的浓度有关,与样品的种类和初始浓度无关,所以可以通过调节前导电解质的浓度改变样品组分的浓度。CITP 这一特性常用于 CZE、MECC 和 CGE 的柱前预浓缩。

因为很难找到同时满足分离阴、阳离子的前导电解质和尾随电解质,所以 CITP 不能同时分离阴离子和阳离子,一般一次实验只能对阴离子或阳离子进行分离。

六、毛细管电色谱

毛细管电色谱(capillary electrochromatography, CEC)是综合了 HPLC 的高选择性和 CE 的高效而发展起来的一种高效微分离技术。该法是将 HPLC 固定相填充在毛细管内或键合、涂布在毛细管的内表面,以电渗流为驱动力推动流动相,根据样品中各组分在两相中的分配系数不同以及带电组分电泳淌度的差异进行分离。CEC 中包含了电泳和色谱两种分离机理,既保持了 CE 的高效和高速的特点,同时还具有 HPLC 的高选择性,克服了 CE 选择性差和不能分离中性物质的困难,同时大大提高了分离效率,开辟了高效微分离技术的新途径,并在有机小分子分离、环境分析、药物分析和生化分析等方面得到广泛应用。

在以上分离模式的基础上,近年来又发展出许多新的分离模式,如微乳液电动色谱(microemulsion

electrokinetic chromatography，MEEKC）、非水毛细管电泳（nonaqueous capillary electrophoresis，NACE）、微芯片电泳（microchip electrophoresis，MCE）、毛细管离子电泳（capillary ion electrophoresis，CIE）等，使分离效能更高，选择性更强，分析时间更短，应用范围更广。

第三节　毛细管电泳分离条件的选择

一、影响 CE 分离效果的主要因素

与 HPLC 相比，CE 的柱效非常高，即区带非常窄。CE 中两组分的分离度主要取决于柱的高分离效能而不是其选择性。与色谱法相同，分离度 R 可表示为柱效的函数：

$$R = \frac{\sqrt{n}}{4} \cdot \frac{\Delta u}{\overline{u}}$$
式（16-6）

式（16-6）中，$\Delta u / \overline{u}$ 为相邻两组分的相对速度差。令 $\overline{\mu}_{ep}$ 为（$\mu_{ep1} + \mu_{ep2}$）/2，当考虑电渗流时，推导得到下列公式：

$$R = \frac{1}{4\sqrt{2}} \cdot \Delta\mu_{ep} \sqrt{\frac{Vl}{DL(\overline{\mu}_{ep} + \mu_{eo})}}$$
式（16-7）

由式（16-7）可见，分离度与两相邻组分的淌度差、分离电压、电渗淌度有关。分离度与分离电压的平方根成正比，但分离电压的增加受焦耳热的限制；分离度与两相邻组分的淌度差成正比，淌度差越大，分离度越大。电渗对分离度的影响非常关键，当 μ_{eo} 和 $\overline{\mu}_{ep}$ 反向且相差较小时，将获得较大的分离度，但分析时间同时延长。因此，可以通过改变分离电压，缓冲溶液的组成、浓度和 pH，以及加入适当的添加剂来优化实验条件，使之在尽可能短的时间内获得良好的分离。

（一）分离电压

分离电压是影响柱效、分离度和分析时间的重要因素。分离电压与缓冲溶液、毛细管内径和长度有关。当毛细管长度固定时，分离电压增加，电渗和电泳速度的绝对值都增加，但电渗速度增加得更快，因此组分的总迁移速度加快，迁移时间缩短。实验证明：在焦耳热可以忽略的条件下（如缓冲溶液浓度较低，采用小内径毛细管），分离电压升高，柱效和分离度增加。如果焦耳热不能忽略，柱效和分离度将随分离电压升高而显著降低。在电泳分离条件优化时，除了采取有效的散热措施外，选择合适的条件使其既允许使用较高分离电压，又不致产生过高的电流，不产生过多的焦耳热是非常重要的。

（二）缓冲溶液

1. 缓冲溶液的组成　缓冲溶液的组成对毛细管电泳的分离效果影响很大。例如，在分离丹酰化氨基酸时，在相同浓度和 pH 7.0 的条件下，NaH_2PO_4 比 KH_2PO_4 的分离度好，分析时间短。用手性试剂（β-环糊精）分离多巴胺时，用相同浓度（50mmol/L）和 pH 2.5 的磷酸盐、甘氨酸/盐酸和柠檬酸/盐酸溶液时，其分离效果截然不同。用磷酸盐可以达到基线分离，甘氨酸/盐酸的分离效果很差，而柠檬酸/盐酸则完全不能分离。也就是说，缓冲溶液的选择对毛细管电泳的分离效果影响非常显著。选择缓冲溶液时主要考虑：①对检测无干扰；②缓冲溶液在运行 pH 范围内有很好的缓冲容量；③分子量大而电荷少，由于其自身淌度低，能减小电流，降低焦耳热；④缓冲溶液的有效淌度接近样品组分的有效淌度；⑤利用某些缓冲溶液与样品组分之间的特殊反应，提高分离的选择性，

如分离多元醇和糖类化合物时选择硼酸盐缓冲溶液,就是利用硼酸根能与样品组分发生配位反应,使中性分子形成配阴离子而得到分离。

2. 缓冲溶液的浓度 缓冲溶液的浓度也是影响毛细管电泳分离效果的一个重要因素。浓度增加,离子强度增加,可明显地改变缓冲溶液的缓冲容量,减少溶质和管壁之间、被分离的粒子和其他粒子之间(如蛋白质-DNA)的相互作用,从而改善分离效果。但增加缓冲溶液的浓度会引起电渗流速度降低而延长分析时间,同时由于电流增大,焦耳热增加,也对分析不利。

浓度的变化还会引起溶液黏度、组分扩散系数等的变化,所以浓度对柱效的影响比较复杂。研究缓冲溶液的浓度对柱效的影响需要同时考虑扩散和黏度的作用。在实际分析时,必须对缓冲溶液的浓度进行优化。缓冲溶液的浓度一般控制在 10～200mmol/L 之间。电导率高的缓冲溶液如磷酸盐和硼砂等,其浓度多控制在 10～20mmol/L 之间,而电导率小的试剂如硼酸和 Tris 等,其浓度可在 100mmol/L 以上。

3. 缓冲溶液的 pH pH 的选择是毛细管电泳分离成败的一大关键。缓冲溶液的 pH 强烈影响石英毛细管的内表面特征。在 pH 4～6 的范围内,硅羟基的电离对 pH 非常敏感,随 pH 的增加迅速增大。在高 pH 的条件下,硅羟基的电离趋于饱和,电渗流达到最大且变化平缓;而在低 pH 时,电离受到抑制,电渗流一般很小。

离子的电泳淌度正比于其有效电荷。离子的有效电荷与缓冲溶液的 pH 有关。对于弱电解质或基于形成配合物的分离,pH 将直接影响其存在型体。对于有等电点的溶质,pH 的变化可导致溶质形态的改变。因此,在复杂组分体系中,即使组分的等电点相近,通过 pH 优化也可能获得成功分离。在碱性条件下,如果缓冲溶液的 pH 大于被测溶质的等电点,溶质带负电,可与管壁表面硅羟基产生库仑排斥作用,因此改变 pH 也可以在一定程度上缓解管壁对溶质的吸附作用。

缓冲溶液 pH 对管壁与样品组分的影响,往往会改变其相互作用。这一点对分离多肽和蛋白质非常重要。例如,在高 pH 条件下,管壁表面的硅羟基大部分解离而带负电荷,与溶液中带负电荷的组分(如蛋白质)产生库仑排斥,从而有效地抑制了管壁吸附。在低 pH 条件下,硅羟基基本不解离,管壁表面所带电荷较少,也可减少吸附。此外,pH 的改变还可改变多肽和蛋白质的电性。当 pH>pI 时,组分带负电,与电渗流反向迁移;当 pH<pI 时,组分带正电,与电渗流同向迁移。

（三）缓冲溶液添加剂

1. 添加剂的种类 添加剂是毛细管电泳中又一个十分重要的控制因素。在毛细管电泳中,除了基本缓冲溶液组分外,还常常添加一些其他成分,通过这些成分与毛细管内壁或与样品组分之间的相互作用,改变毛细管内壁的表面性质或溶液相的理化性质,进一步优化分离条件,提高分离选择性和分离度。常用的添加剂有:①表面活性剂,如季铵盐等;②有机溶剂,如甲醇、乙腈等;③两性离子,如三甲铵基甲内盐等;④金属盐,如硫酸钾、氯化锂等;⑤手性试剂,如环糊精、冠醚等;⑥其他,如尿素、线性亲水聚合物(线性聚丙烯酰胺)、配位试剂等。

2. 添加剂的作用 根据添加剂的种类和特性以及分离体系的具体分离条件,添加剂主要有如下作用:①控制电渗流的大小和方向,提高分离度和分离选择性,缩短分析时间;②抑制毛细管内壁的吸附作用,提高分离效率和重现性,尤其对生物大分子的分离更为重要;③稳定组分(如蛋白质等生物大分子)的三级结构,增加疏水组分的溶解度;④扩大分离对象,如添加手性试剂进行手性物质分离,添加配位剂进行中性分子的分离;⑤增加溶液的黏度,降低电流,优化分离条件。表面活性剂可起到改变电渗流、溶解疏水性溶质等作用。其他添加剂也能够起到调节分离选择性、改善峰形、减少溶质吸附等作用。

二、影响谱带展宽的因素

在毛细管电泳中,影响谱带展宽的因素主要有两类:一类与分离系统有关,相当于色谱法的柱内展宽,主要包括焦耳热、扩散和吸附;另一类与进样技术和检测技术有关,相当于色谱法的柱外展宽。

（一）柱内展宽

1. 纵向扩散　在毛细管电泳中,影响塔板高度的因素可用速率理论来描述。由于无固定相和流动相之分,因此不存在传质阻力项,只有纵向扩散项,即

$$H = B/u = 2D/u$$

$$n = \frac{l}{H} = \frac{lu}{2D}$$

由式（16-4）可得:

$$n = \frac{\mu_a El}{2D} = \frac{\mu_a Vl}{2DL} \qquad\qquad 式（16-8）$$

式（16-8）中,D 为扩散系数。

由式（16-8）可见,加大分离电压,可以提高柱效能;理论塔板数与组分的扩散系数成反比,扩散系数越小,柱效越高。因此,毛细管电泳特别适合分离蛋白质等生物大分子。

2. 焦耳热　电流通过毛细管内缓冲溶液时产生的热量称为焦耳热。焦耳热通过管壁向周围环境扩散时,在毛细管内形成径向温度梯度,靠近管壁的温度低于中心的温度。径向温度梯度引起缓冲溶液的径向黏度梯度,使组分迁移速度在径向上分布不均匀,结果破坏了区带的平面流型,导致组分区带变形,峰形扩展。焦耳热与分离电压、毛细管内径、毛细管涂层的厚度以及缓冲溶液的电导有关。使用细内径、粗外径的毛细管,采用低热导率的聚酰亚胺进行涂层可以减少热传递;另外,适当降低外加电压和缓冲溶液的电导（采用低淌度缓冲溶液,如 Tris 等）以及对毛细管恒温等措施可以减小温度梯度,提高柱效。

3. 吸附作用　吸附是指毛细管壁对被分离组分的作用。在毛细管电泳中,组分与管壁之间的相互作用可导致峰拖尾甚至不出峰。造成吸附的主要原因有两个:一是毛细管壁的负电荷对带正电荷组分的静电吸引,二是疏水作用。柱的内表面与它的体积比越大,吸附的可能性就越大。吸附问题在大分子如蛋白质分子的分离中表现得尤为明显,因为蛋白质分子带有许多电荷和疏水基团,管壁的负电荷和硅羟基对其产生强烈的吸附作用。采取改变缓冲溶液的 pH,增加缓冲溶液的浓度,添加添加剂或对管壁进行涂层改性等措施可以减小甚至消除管壁的吸附作用,提高柱效。

（二）柱外展宽

毛细管内径很小,为了保证进样长度（进样区带）较短,进样量必须很小,否则会引起区带展宽,导致峰形扩展。由图 16-6 可以看出,毛细管电泳的分离效率随进样长度增加而呈指数下降,下降速度随扩散系数变小和毛细管变短而加快。一般为了使毛细管电泳的分离效率高于 20 万个理论塔板数,进样长度（△）必须小于 1mm,不可超过 3mm。

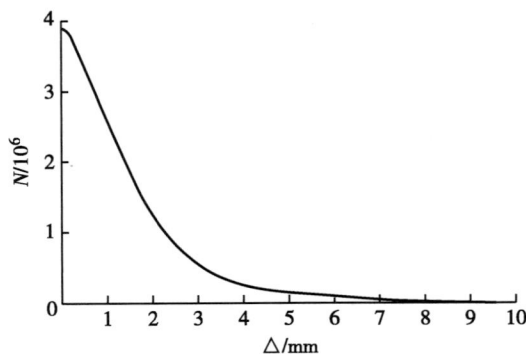

图 16-6　进样区带长度对毛细管电泳分离效率的影响

第四节　毛细管电泳法的应用

毛细管电泳是一种高效、快速、灵敏的分离技术。由于毛细管电泳分离模式多样化、毛细管内壁的修饰、缓冲溶液中添加剂的使用以及检测新技术的发展等,毛细管电泳的应用范围非常广泛。其分离的对象遍及无机离子、有机化合物、生物大分子等,应用的领域包括食品分析、环境分析、药物分析、生命科学、临床诊断等。

例如使用毛细管电泳法分析水样中酚类化合物。酚类化合物是一类重要的环境污染物,主要来自工业废水的排放和其他有机污染物(如农药)的降解。在饮用水中也有痕量酚类物质存在,长期饮用被酚污染的水会引起一系列神经系统损害症状,甚至具有致癌、致畸和致突变作用。因此,酚类化合物的分析方法研究非常重要。图 16-7 为水样中某些酚类化合物的毛细管电泳分离图谱。分析条件:毛细管长度 64.5cm,内径 50μm;缓冲溶液为 20mmol/L 硼酸钠(pH 9.9);温度 35℃;分离电压 20kV;检测波长 235nm,检测处毛细管内径 150μm。

毛细管电泳的分离图谱与 HPLC 的色谱图相似,通过分离图谱可以获得不同组分在毛细管中的迁移时间及其峰高、峰面积。因此,毛细管电泳的定性定量方法与 HPLC 基本相同。由于毛细管电泳迁移时间不稳定,一般采用相对迁移时间作为定性参数,峰高或峰面积作为定量参

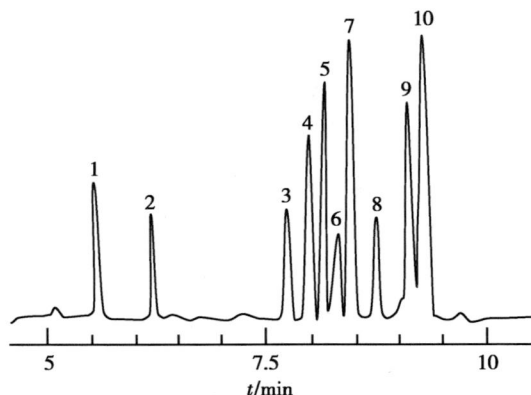

图 16-7　水样中某些酚类化合物的毛细管电泳图谱

1. 苯酚;2. 4-氯-3-甲基苯酚;3. 4-氯苯酚;4. 2,4,6-三氯苯酚;5. 2-甲基-4,6-二硝基苯酚;6. 2,4-二氯苯酚;7. 2-氯苯酚;8. 2,4-二硝基苯酚;9. 4-硝基苯酚;10. 2-硝基苯酚。

数。通过与标准品比对或峰高增加法进行定性分析,采用外标法、内标法或标准加入法等方法进行定量分析。

（黄东萍）

思考题与习题

1. 毛细管电泳的驱动力、分离机制、柱效与高效液相色谱法有何差异?

2. 指出用毛细管区带电泳分离以下物质时的出峰顺序：、Br^-、$CS(NH_2)$（硫脲）、Cu^{2+}、Na^+ 和 SO_4^{2-}。

3. 毛细管区带电泳不能分离中性化合物,而胶束电动毛细管色谱却可以分离中性化合物,为什么?

第十七章
质谱法及其联用技术

质谱法（mass spectrometry，MS）是利用电磁学原理将待测物质离子化，并按照其质量与电荷的比值（简称质荷比，用 m/z 表示）大小对生成的离子进行分离分析的方法。以相对离子流强度对质荷比所作谱图称为质谱图（mass spectrum）。通过解析质谱图中不同质荷比的峰及其强度，可以测定样品的相对分子质量，确定其化学式、结构式，并进行定量分析。21 世纪以来，高分辨质谱仪的出现极大地提升了质谱分析的准确度和灵敏度。近年来，我国在质谱技术研究和发展方面保持强劲势头，在多个领域取得显著进展，例如在量子共振磁质谱方面，我国已经达到了国际领先水平，成功研制出系列高分辨率、高灵敏度的量子共振磁质谱仪，为推动全球质谱技术的进步作出了重要贡献。

为了满足大规模样本和超低含量组分分析的需求，质谱仪正朝着更高通量、更高灵敏度和自动化的方向发展。为了便于现场分析和快速响应，微型化和便携式质谱设备也不断涌现。此外，将质谱仪与其他仪器在线联机使用大大拓宽了质谱的应用领域。例如：气相色谱 - 质谱联用技术（GC-MS）、液相色谱 - 质谱联用技术（LC-MS）、毛细管电泳 - 质谱联用技术（CE-MS）和电感耦合等离子体 - 质谱联用技术（ICP-MS）等。随着质谱技术不断进步，质谱仪的类型将更加多样，性能将更加优越，应用将更加广泛。

第一节　质谱法基本原理与质谱仪

一、基本原理

质谱分析流程图如 17-1 所示。

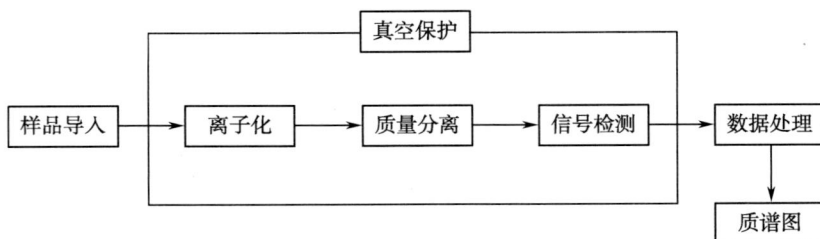

图 17-1　质谱分析流程图

样品由导入系统引入离子化室，在离子源的作用下电离为不同质荷比的离子，在电场作用下被加速进入质量分析器，在质量分析器内的磁场力作用下，不同质荷比的离子被分离并依次进入检测器被检测，信号经放大后得到质谱图，图 17-2 为苯酚的质谱图。

以相对离子流强度（将最强的离子流强度定为 100%）为纵坐标，以离子的质荷比为横坐标作图，即得到质谱图。根据峰位置可以进行定性分析；根据峰的相对强度可以进行定量分析；根据样

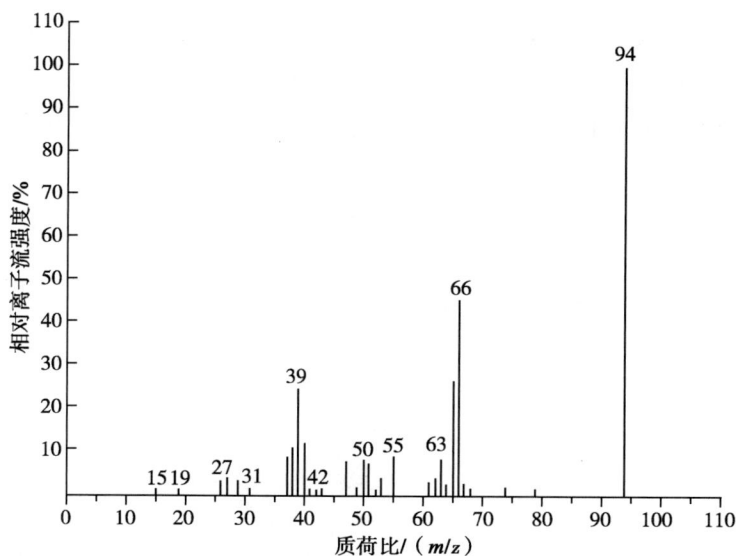

图 17-2 苯酚的质谱图

品与相应标准物质的谱图对比解析或根据各种离子的分裂规律可以进行结构分析。

其基本原理(以均匀磁场单聚焦质谱仪为例)如图 17-3 所示。在各种离子源(如电子轰击源、化学电离源、电喷雾电离源等)作用下,目标物分子形成离子,或者使分子形成带电荷的分子离子(molecular ion),在离子化过程中所使用的能量超过分子离子化所需能量,会使分子离子的某些化学键有规律地断裂而形成碎片离子。其反应如下所示:

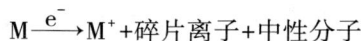

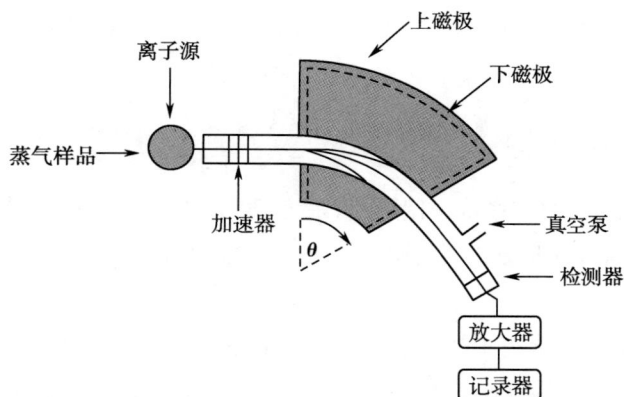

$$M \xrightarrow{e^-} M^+ + 碎片离子 + 中性分子$$

图 17-3 单聚焦质谱仪示意图

质量为 m、电荷数为 z 的正离子在离子化室中受到电压 U 作用而加速,当其运动到离子化室出口狭缝时,所具有的动能与由电场中所获取的势能相等。

$$zU = \frac{1}{2}mv^2 \qquad\qquad 式(17-1)$$

式(17-1)中,z 为离子电荷数;U 为加速电压;m 为离子质量;v 为离子运动速度。

实验条件下,电势能 zU 为恒定值,因此离子运动速度的平方与其质量成反比,即质量大的离子速度小,质量小的离子速度大。

具有速度 v 的带电粒子进入磁场强度为 B 的均匀磁场时,离子的运动方向受到与离子运动方向垂直的磁场作用而改变为圆周运动。此时离子所受的运动离心力 mv^2/R 和磁场洛伦兹力 Bzv 相等。

$$\frac{mv^2}{R} = Bzv \qquad \text{式(17-2)}$$

式(17-2)中,R 为离子运动的轨道半径。由式(17-1)和式(17-2)可得离子质荷比与运动轨道半径 R 的关系:

$$\frac{m}{z} = \frac{B^2 R^2}{2U} \qquad \text{式(17-3)}$$

$$R = \left(\frac{2U}{B^2} \cdot \frac{m}{z} \right)^{1/2} \qquad \text{式(17-4)}$$

式(17-3)和式(17-4)称为质谱方程式,是质谱分析法的基本公式,也是设计质谱仪的主要依据。

由此可知:①离子的质荷比与其在磁场中运动的轨道半径的平方成正比。具有较大质荷比的离子将会拥有较大的轨道半径。在加速电压和磁场强度保持不变,并且所有离子均携带一个单位正电荷的情况下,不同质量的离子将在磁场中按其质量大小依次排列。②离子的质荷比与所需的磁场强度的平方成正比。在加速电压和离子运动轨道半径固定不变的条件下,不同质荷比的离子为了达到相同的收集狭缝位置,需要不同的磁场强度。质荷比越大的离子,所需的磁场强度也越大。因此,在磁场强度依次变化(无论是从强到弱还是从弱到强)的实验条件下,不同质荷比的离子会依次通过收集狭缝,并通过检测器产生相应的电信号而被依次检测。

二、质谱仪的基本结构

质谱仪的基本组成包括真空系统、样品导入系统、离子源、质量分析器、检测器与数据处理系统五大部分。其中,离子源和质量分析器是质谱仪的两个核心部件。

(一)真空系统

为了减少质谱分析过程中离子间、离子与分子间碰撞以及降低背景,保证待测离子具有足够大的平均自由程,质谱仪样品导入系统、离子源、质量分析器、检测器等需要保持一定的真空度。离子源的真空度应达到 $10^{-5} \sim 10^{-4}\,\text{Pa}$(大气压离子源除外),质量分析器及检测器的真空度应高于 $1.3 \times 10^{-6}\,\text{Pa}$。维持高真空度水平能有效避免离子散射、离子残余气体分子碰撞引起的能量变化,降低本底效应和记忆效应。一般质谱仪的真空系统由旋转泵与扩散泵串联组合而成,而使用分子泵可以获得更高的真空度。

(二)样品导入系统

样品导入系统的作用是将样品高效地引入离子源中并且不引起真空度的降低。目前常用的有间歇式进样、直接探针进样、色谱联用进样及其他进样方式。

1. **间歇式进样**　将气体或液体样品导入样品贮存器,对其进行加热使其气化。由于样品贮存器的压力高于离子源的压力,部分气化的样品能够通过分子缝隙以分子流的方式渗透进入离子源。这种方法适用于气体以及沸点较低、易于挥发的液体样品进样。

2. **直接探针进样**　对于受热不稳定、难挥发的固体或液体试样,在直接进样杆尖端装上少许的样品,经真空腔减压后送入离子源,快速加热使之气化并被离子源离子化。

3. **色谱联用进样**　质谱中最常用的样品引入方法,适用于色谱-质谱联用仪,它能将经色谱分离后的各个样品组分通过联机接口直接导入电离源。色谱-质谱联用的接口技术是样品导入系统的研究热点和难点。

4. **其他进样方式**　声波激发进样方式是新型非接触进样,其核心在于利用声波能量将样品从样品板中激发出来,形成小液滴,并传输到一个固定倒置的开放端口中。样品小液滴与传输流体相遇并稀释,通过开放端口将样品输送到质谱中进行分析检测。这一过程实现了非接触、无交叉污染的高通量样品进样。

（三）离子源

离子源是质谱仪的核心部件,其功能是提供合适的能量将样品导入系统引入的气态样品离子化,转化为离子束。常用的离子源有:电子轰击源(EI)、化学电离源(CI)、基质辅助激光解吸电离源(MALDI)、快原子轰击电离源(FAB)、电喷雾电离源(ESI)、大气压化学电离源(APCI)、电感耦合等离子体(ICP)、实时直接分析离子源(DART)等。

1. **电子轰击源(EI)**　其结构如图 17-4 所示,通过施加一定的外加电压使阴极灯丝发热而发射热电子,在外加电场作用下热电子向阳极运动,形成具有一定能量(其能量大小取决于外加电压大小)的电子束,样品蒸气进入离子化室受到电子束的轰击而产生电离,即

$$M + e^- \rightarrow M^+ + 2e^-$$

式中,M 为待测分子,M^+ 为分子离子。有一部分分子因所受轰击能量而产生碎片离子及中性碎片,分子离子也因受到进一步轰击而产生碎片离子和中性碎片。即

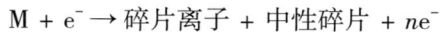

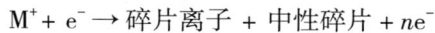

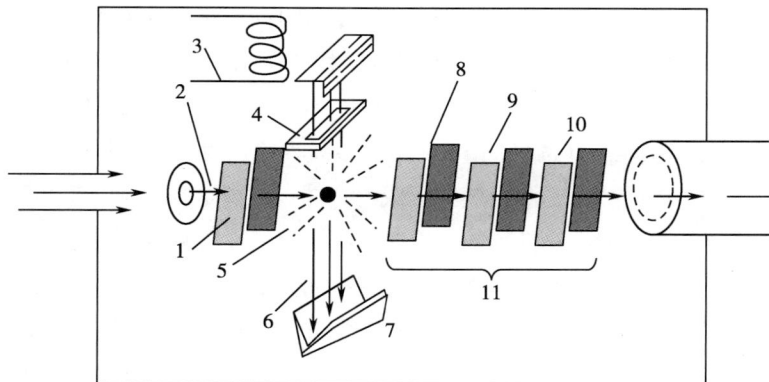

$$M + e^- \rightarrow 碎片离子 + 中性碎片 + ne^-$$

$$M^+ + e^- \rightarrow 碎片离子 + 中性碎片 + ne^-$$

图 17-4　电子轰击源的结构示意图

1. 反射极;2. 气体束;3. 加热器;4. 灯丝;5. 离子化区;6. 电子束;7. 阳极;
8. 第一加速狭缝;9. 聚焦狭缝;10. 第二加速狭缝;11. 离子加速区。

具有分子结构信息特征的碎片离子及分子离子在推斥极作用下,阳离子进入加速区被加速后进入质量分析器。阴离子、中性分子及中性碎片则被真空抽出系统。

电子轰击源的特点:①电离效率高,能量分散小,能够确保质谱仪的高灵敏度、高分辨率;②在一定的外加电压下质谱图具有良好的重现性,且电场能量的细小变化不足以影响到分子离子的裂解;③碎片离子多,能提供更多的分子结构信息;④其裂解理论相对成熟,有利于谱图解析。现在谱图库的质谱标准谱图大多数是以电子轰击源(70eV)离子化方式得到的。

2. 化学电离源(CI)　相对分子质量是在质谱中可以获得的样品的重要信息之一。但经电子轰击产生的 M^+ 峰往往不存在或其强度很低,必须采用比较温和的离子化方法,其中之一即是化学离子化法。化学离子化法是通过离子-分子反应来进行离子化,而不是用强电子束进行离子化。

样品分子在承受电子轰击前,被一种反应气(通常是甲烷)稀释,稀释比例约为 $10^3:1$,因此样品分子与电子的碰撞概率极小,所生成的样品分子离子主要由反应气分子组成。

化学电离源一般在 $1.3\times10^2\sim1.3\times10^3$Pa 的压强下工作(现已发展出大气压下化学离子化技术)。首先用高能电子进行离子化,即

$$CH_4+e^-\rightarrow CH_4^+\cdot+2e^-$$

$$CH_4^+\cdot\rightarrow CH_3^++H\cdot$$

$CH_4^{+}\cdot$ 和 CH_3^{+} 很快与大量存在的 CH_4 分子反应,产生 CH_5^+ 和 $C_2H_5^+$,即

$$CH_4^+\cdot+CH_4\rightarrow CH_5^+\cdot+CH_3\cdot$$

$$CH_3^++CH_4\cdot\rightarrow C_2H_5^++H_2$$

CH_5^+ 和 $C_2H_5^+$ 不与中性甲烷进一步反应,一旦少量样品导入离子源,试样分子(MH)大部分与 CH_5^+ 碰撞产生 $(M+1)^+$ 离子,小部分与 $C_2H_5^+$ 反应生成 $(M-1)^+$ 离子:

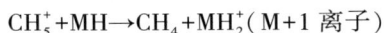

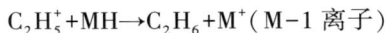

$$CH_5^++MH\rightarrow CH_4+MH_2^+(M+1\text{ 离子})$$

$$C_2H_5^++MH\rightarrow C_2H_6+M^+(M-1\text{ 离子})$$

化学电离源的优点:①属于软电离方式,准分子离子峰强度大,便于利用 $(M+H)^+$ 或 $(M-H)^+$ 峰准确推断分子量;②样品分子主要涉及官能团断裂及质子转移,易获得有关化合物官能团的信息;③适宜做多离子检测。缺点:①谱图与实验条件有关,不同仪器获得的谱图不能比较或检索,一般不能制作标准谱图;②由于生成的离子获取能量小而发生碳链化学键断裂的可能性小,碎片离子少,缺少样品的结构信息;③样品需加热气化后进行离子化,不适合热不稳定、难挥发物质的分析。

3. 基质辅助激光解吸电离源(MALDI)　利用能够吸收特定激光波长并提供质子的小分子液体或结晶化合物作为基质,将样品与之混合溶解形成混合体。在真空环境下,通过激光束照射样品与基质的共结晶,基质吸收激光能量并将其传递给样品,从而促使样品解吸并电离。MALDI 的一个显著优势是能够产生强烈的准分子离子峰,并且对样品中的杂质有较高的耐受度。这种方法广泛应用于多肽、蛋白质、低聚核苷酸和低聚糖等大分子的分析,能够检测分子量高达 40 万 Da 以上的物质。结合飞行时间质量分析器,MALDI 已成为生命科学研究领域中不可或缺的重要工具。

4. 其他离子源

(1) 快原子轰击电离源(FAB):是一种用于分析非挥发性和热不稳定样品的离子源。样品通常与惰性基质混合,然后使用氩气或其他惰性气体(如氙气、氦气)的高速原子束轰击样品和基质的混

合物，导致样品分子电离，产生的离子随后被引入到质谱仪的质量分析器中进行分析。

快原子轰击电离源的优点：①FAB 是一种软电离方式的离子源，适用于生物大分子化合物，如蛋白质、多肽、脂质和糖类等的分析；②样品制备过程相对简单，不需要复杂的前处理步骤；③能够有效地产生多电荷离子，提高了大分子化合物的质量分辨率。缺点：①相对于其他离子化技术，FAB 的灵敏度较低；②样品制备和分析过程难以实现高度自动化，不适合大规模样品的高通量分析。

（2）电喷雾电离源（ESI）：这是近年来发展起来的一种软电离方式的离子源。样品溶液经电喷雾针喷出，在高压电场作用下被雾化成细小的带电液滴。在质谱的入口位置有一根毛细管，毛细管外管有一股反吹的氮气作为干燥剂，雾化的带电液滴在气流中迅速蒸发，继而尺寸越来越小，当电荷之间的排斥力足以抵消液滴的表面张力时，液滴将分裂成更小的带电液滴。当液滴内的静电排斥力大到一定程度时，离子从液滴表面射出，转变为气相离子并被导入到质量分析器中进行分析。

电喷雾电离源的优点：①灵敏度高：高分子量的分子通常会形成多电荷离子，有助于提高大分子的质量分辨率，同时提供精确的分子质量和结构信息；②适用范围广：适用于无机物及各种生物大分子的分析检测；③效率高：可在数分钟内完成；④易于自动化：可以与各种色谱法联用，实现连续进样和自动化分析；⑤条件温和：样品在大气压条件下被离子化，适合非挥发性和热不稳定的样品。缺点：①在某些情况下，样品中的基质可能会干扰离子化过程，导致背景噪声增加；②对于极性非常低的化合物，ESI 的效率可能会下降；③样品需要溶解在合适的溶剂中才能进行有效的离子化。

（3）大气压化学电离源（APCI）：APCI 的构造和 ESI 有相似之处，同样有一根喷雾针，但是喷雾针上没有施加电压。样品经过喷雾后进入一个加热的炉腔，炉腔内有一根电晕针，溶剂被电晕针电离，被电离的溶剂分子与空气中某些中性分子电离后产生的 H_3O^+、N_2^+、O_2^+ 和 O^+ 等一起充当反应气，与样品分子发生碰撞，使样品分子离子化。

大气压化学电离源的特点：①适用于弱极性到中等极性的化合物，得到的谱图很少有碎片离子，主要是准分子离子；②主要产生的是单电荷离子，分析的化合物分子量一般小于 1 000Da；③有些分析物由于结构和极性方面的原因，用 ESI 不能产生足够强的离子，可以采用 APCI 方式增加离子产率。

（4）电感耦合等离子体（ICP）：多用于元素分析和同位素分析。样品通常以水溶液的气溶胶形式引入氩气流中，然后进入由射频能量激发的处于大气压下的氩等离子体中心区，等离子体的高温使样品去溶剂化、气化解离和电离，部分等离子体经过不同的压力区进入真空系统。在真空系统内，正离子被拉出并按其质荷比分离，检测器将离子转化为电子脉冲信号，从而实现样品中痕量元素分析。

电感耦合等离子体的特点：①适用范围广：包括碱金属、碱土金属、过渡金属和其他金属类元素、稀土元素、大部分卤素和一些非金属元素；②灵敏度高：背景信号干扰小，检出限低；③多元素分析：可同时测定多种元素；④线性范围宽：线性范围能覆盖 9 个数量级；⑤能够提供同位素信息。

（5）实时直接分析离子源（DART）：DART 离子源是一种新型常压离子源。载气（通常为氦气或氮气）进入放电室，与放电室内的放电针（3～8kV）接触，引发辉光放电，从而产生等离子体。等离子体穿过施加低电压的多孔电极，过滤掉等离子体中的电子和离子以纯化气流。气流继续进入加热区域，被加热至设定的温度后穿过栅格电极进入样品区域使目标物解吸并离子化。获得的目标物离子通过接口泵进入质谱仪进行质量分析。

实时直接分析离子源的特点：①分析速度快：可以在几秒内完成分析，适合快速筛查和现场分析；②无需样品制备：样品可以直接放置在离子源前，无需复杂的预处理步骤；③适用范围广：可以分析从气体到固体的各种类型样品；④绿色环保：分析过程几乎不需要化学溶剂，仅以氮气或氦气等作为载气，耗能少；⑤便携性：离子源可以集成到便携式质谱仪中，便于现场使用。

5. 各种电离技术的比较与选择　在质谱分析过程中，不同的离子化技术适用于不同类型和性质的化合物。表 17-1 显示的是一些常见离子源的电离方式和适用范围。

表 17-1　几种常见离子源的电离方式和适用范围对比

离子源	电离方式	适用范围
电子轰击源（EI）	硬电离	可挥发、热稳定的化合物
化学电离源（CI）	软电离	可挥发、受热不分解的化合物
基质辅助激光解吸电离源（MALDI）	软电离	极性、不易挥发、热不稳定的化合物
快原子轰击电离源（FAB）	软电离	非挥发性和热不稳定的化合物
电喷雾电离源（ESI）	软电离	极性强的大分子有机化合物
大气压化学电离源（APCI）	软电离	中等极性或低极性的小分子化合物
电感耦合等离子体（ICP）	硬电离	元素分析和同位素分析
实时直接分析离子源（DART）	软电离	固体、液体、气体样品

（四）质量分析器

质量分析器是质谱仪的核心部分，位于质谱仪的离子源和检测器之间，其作用是依据不同机制将样品离子按质荷比（m/z）进行分离，得到按 m/z 大小顺序排列的质谱图。质量分析器的主要类型有磁质量分析器、四极杆质量分析器、离子阱质量分析器、飞行时间质量分析器和傅里叶变换离子回旋共振质谱分析器等。

1. 磁质量分析器　分为单聚焦质量分析器和双聚焦质量分析器。

单聚焦质量分析器是最早用于质谱仪的质量分析器，其仅用一个扇形磁场就能对离子束实现质量色散和方向聚焦作用，但它不能对 m/z 相同而能量不同的离子实现聚焦。

双聚焦质量分析器通常在磁场前加一个静电分析器，同时实现能量（或速度）和方向的双聚焦。将一扇形静电分析器置于离子源和扇形磁场分析器间，进入电场的离子受到静电力作用后改作圆周运动，离子所受电场力与离子运动离心力平衡，即

$$zE = \frac{mv^2}{R}$$ 式（17-5）

式（17-5）中，如 E 一定，R 仅取决于离子的速度或动能。离子束进入静电场后，只有动能（或速度）与曲率半径可以满足式（17-5）的离子才能通过狭缝，实现能量（或速度）聚焦后，具有相同能量的离子才能进入磁场，实现质量色散和方向聚焦，进而提高分辨率。

双聚焦质量分析器的优点：分辨率可达 160 000，远高于单聚焦质量分析器，质量准确度可达 0.03μg；测量相对分子质量 600 的化合物时误差为 ±0.000 2u。缺点：价格昂贵，操作和维护较为困难。

2. 四极杆质量分析器　这是目前广泛采用的质量分析器，由四根平行的金属杆组成，其排布见图 17-5。理想的四杆为双曲线，但常用的是四支圆柱形金属杆，被加速的离子束穿过对准四根极杆之间空间的准直小孔。

通过在四极上加上直流电压 U 和射频电压 $V\cos\omega t$（V 为电压的交流幅值，ω 为高频电压角频率，t 为时间），在极间形成一个射频场，正电极电压为 $(U+V\cos\omega t)$，负电极为 $-(U+V\cos\omega t)$。离子进入此射频场后，受到电场力作用，只有 m/z 合适的离子才会通过稳定的振荡进入检测器（这些离子称为共振离子），其他离子在运动过程中撞击在筒形电极上而被"过滤"掉，最后被真空泵抽走（称为非共振离子）。只要改变 U 和 V

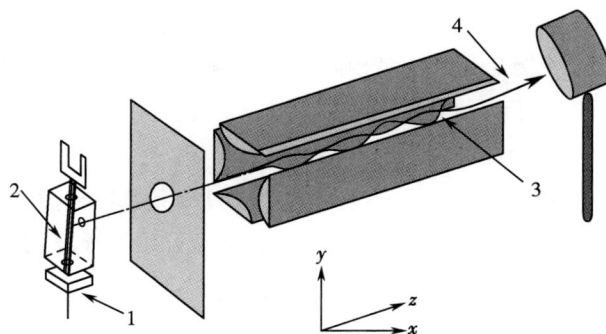

图 17-5 四极杆质量分析器示意图
1. 电子收集器；2. 离子束；3. 非共振离子；4. 共振离子。

并保持 U/V 比值恒定，就可以实现不同质荷比的离子的检测。射频电压 V 的改变可以是连续式的，也可以是跳跃式的。当 V 连续改变时，得到全扫描谱图；当 V 跳跃式改变时，只能检测特定质荷比的离子，也称为选择离子检测。

四极杆质量分析器的优点：①可以快速地进行全扫描和在相对较低的真空下运行，有利于与色谱法联用。②仪器体积小、质量轻，操作方便。缺点：①极限分辨率可达 2 000，与单聚焦质量分析器相当，低于双聚焦质量分析器。②质量范围较窄（10～1 000u）。③不能提供亚稳离子信息。

3. 离子阱质量分析器 离子阱质量分析器是通过电场或磁场将气相离子控制并贮存一段时间的装置。离子阱由一环形电极和上、下端罩盖电极构成，以端罩电极接地，在环电极上施以变化的射频电压，此时处于阱中 m/z 合适的离子将在环中指定的轨道上稳定旋转；若增加该电压，较重的离子转至指定稳定轨道，而轻些的离子将偏出轨道并与环电极发生碰撞。当离子源产生的离子由上端小孔进入阱中后，射频电压开始扫描，阱中离子的轨道则会依次发生变化而从底端离开环电极腔，进入检测器。

离子阱质量分析器可用于生物样品中药物、蛋白质、生物标志物等的快速定量分析。离子阱质量分析器的优点：①灵敏度高（比四极杆质量分析器高 10～1 000 倍）。②质量范围宽，可得到多级质谱，有利于结构解析。③结构简单、成本低、易于操作等。缺点：分辨率较低，不能实现高分辨质谱分析。

4. 飞行时间质量分析器 飞行时间质量分析器的离子分离是用非磁方式实现的。从离子源飞出的离子，其动能基本一致，离子在漂移管中飞行的时间与离子质量的平方根成正比，适当增加漂移管的长度可以提高分辨率。在飞出离子源后进入一个长约 1m 的无场离子漂移管，不同质荷比的离子到达终点的时间差为：

$$\Delta t = L\frac{\sqrt{(m/z)_1}-\sqrt{(m/z)_2}}{\sqrt{2U}} \qquad \text{式}(17\text{-}6)$$

由式（17-6）可见，Δt 取决于质荷比的平方根之差。离子的质荷比越大，到达接收器所用时间越长；反之，离子的质荷比越小，到达接收器所用时间越短。因此不同质量的离子按质荷比大小进行分离。

飞行时间质量分析器的优点：①检测离子的质荷比没有上限，测定相对分子质量的范围扩展到几十万原子质量单位（u）。②可获得高分辨质谱，不同质荷比的离子可同时检测，扫描速度快（可在 10^{-6}～10^{-5}s 内观察、记录整段质谱），可实现快速的离子传输，特别适于与 MALDI 离子源搭配。③不存在聚焦狭缝,因此灵敏度高,适合作为串联质谱(如四极杆-飞行时间串联质谱)的第二级质量分析器。④结构简单,易于维护。上述优点为生命科学、预防医学等领域中生物大分子的分析提供了广阔前景,如 MALDI 作为电离源的飞行时间质谱可检测相对分子质量为几十万的生物大分子。

飞行时间质量分析器的缺点:①分辨率随质荷比的增加而降低,质量越大,飞行时间差值越小,分辨率越低。②要求离子尽可能同时开始飞行,需要脉冲开关。

（五）检测器与数据处理系统

检测器的功能是将质量分析器分离后的离子流信号进行收集并转换成电信号放大输出,得到按不同质荷比排列和对应离子丰度的质谱图。质谱仪常用的检测器有法拉第杯、光电倍增管、电子倍增管、微通道板和闪烁计数器等,通过这些检测器将微弱的离子信号转化为较强的电信号,以满足显示、记录及数据处理的需求。

数据处理是质谱分析工作的重要环节之一。早期获得的质谱图都是模拟信号质谱数据,处理过程也比较简单,一般包括信号转变、数据平滑、背景扣除、数字化处理、数据文件编辑、输出报告等。随着计算机技术的迅速发展,出现了一次扫描同时获得全谱和多离子检测、自动多离子检测等数据采集系统,自动谱库检索、色谱峰自动鉴定、目标化合物的定量分析、未知物的智能解析等数据分析系统,为质谱分析工作者提供了更多、更有价值的信息。

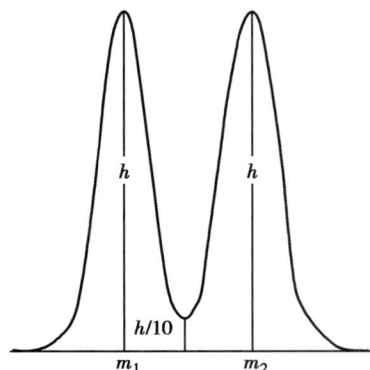

图 17-6 质谱分辨率 10% 峰谷判定示意图

三、质谱仪的性能指标

1. 分辨率与灵敏度　分辨率(resolution, R)是指质谱仪分开相邻质量数离子的能力。对两个相等强度的相邻峰,当两峰间的峰谷不大于其峰高 10% 时,认为两峰已经分开(图 17-6),其分辨率为:

$$R = \frac{m_1}{m_2 - m_1} = \frac{m_1}{\Delta m} \qquad 式(17\text{-}7)$$

式(17-7)中,m_1、m_2 为质量数,且 $m_1 < m_2$。故在两峰质量相差越小时,要求仪器分辨率越高。

在实际工作中,有时很难找到相邻且峰高相等的两个峰,同时峰谷又为峰高的 10%。在这种情况下,可任选一单峰,测量其峰高 5% 处的峰宽 $W_{0.05}$,即可当作上式中的 Δm。此时分辨率定义为:

$$R = \frac{m}{W_{0.05}} \qquad 式(17\text{-}8)$$

如果该峰是正态分布峰,则式(17-7)与式(17-8)的计算结果一样。

根据 R 值高低,可将质谱仪分为低分辨质谱仪和高分辨质谱仪。R 小于 1 000 的称为低分辨质谱仪,如单聚焦磁质谱仪、四极杆质谱仪和离子阱质谱仪等,其价格相对较低,可以满足一般有机分析的要求。若要进行准确的同位素及有机分子质量的准确测定,则需要 $R>1$ 000 的高分辨质谱仪,如双聚焦磁质谱仪,目前其分辨率可达 160 000。

质谱仪的灵敏度(sensitivity)包括绝对灵敏度、相对灵敏度和分析灵敏度等几种表示方法。绝对灵敏度是指仪器可以检测到的最小样品量;相对灵敏度是指仪器可以同时检测的大组分与小组分的含量之比；分析灵敏度则指输入仪器的样品量与仪器输出信号之比。灵敏度一般用定量的某样品在一定条件下产生该样品分子离子峰的信噪比（S/N）来表示。

2. 质量准确度与精密度　质量准确度（mass accuracy）又称质量精度，指离子质量的实测值与理论值的相对误差，常用相对百分比表示，是质谱定性分析准确度的保障。离子质量的实测值与理论值越接近，说明准确度越高，测量误差越小。为获取质谱中分子离子的精确质量，通常要求质谱仪的质量准确度应小于 10^{-6}。质量准确度是高分辨质谱仪的一项重要指标。

精密度（precision）是指在规定条件下所获得的独立测量结果之间的一致程度。它反映了质谱仪在多次测量同一物质时，测量结果的接近程度，是评价测量结果稳定性和可重复性的重要指标。高精密度意味着测量结果的一致性好，是衡量质谱仪性能优劣的重要指标之一。

3. 质量范围与扫描速度　质量范围指质谱仪所能够进行分析的样品的相对原子质量（或相对分子质量）范围，通常采用原子质量单位（u）进行度量。质量范围的大小取决于质量分析器。由于质量分离的原理不同，不同分析器有不同的质量范围。目前四极杆质谱仪的质量范围一般为 $10\sim 1\,000u$，磁质谱仪一般为 $1\sim 10\,000u$，飞行时间质谱仪则无上限。

扫描速度指质谱仪在单位时间内能够扫描的质荷比（m/z）范围，通常以 Hz（赫兹）或扫描数/s 为单位。快速扫描有利于在短时间内获取更多的数据点，适用于快速筛选、实时监测、高通量分析等对分析速度要求较高的场景。

第二节　主要离子及其裂解类型

用不同高度线段表征离子相对丰度，以位置表征不同 m/z 所构成的质谱图是质谱分析的依据。熟悉质谱中各种离子及其裂解成因是获取分析信息并准确解析质谱图的关键。

一、主要离子

分子在离子源中可以发生多种电离，并产生多种离子，主要有分子离子、碎片离子、同位素离子、亚稳离子及奇电子离子等。

1. 分子离子与碎片离子　进入质谱仪离子源中的试样分子在离子源特定离子化条件下失去一个外层价电子而形成带一个正电荷的离子，称为分子离子（molecular ion），用符号 $M^{+\cdot}$。对应质谱图中的离子峰称为分子离子峰。即

$$M \xrightarrow{-e^{-}} M^{+\cdot}$$

若不考虑同位素的影响，分子离子应该具有最高质量，在质谱图中其峰位置一般处于 m/z 的最高端。分子离子是化合物分子失去一个电子得到的离子，所以确定了分子离子峰即可确定化合物分子的相对分子质量，由此可推断其分子式。

分子离子进一步在特定离子源离子化条件下发生化学键断裂，生成的离子称为碎片离子（fragment ion），对应质谱图中的离子峰称为碎片离子峰。即

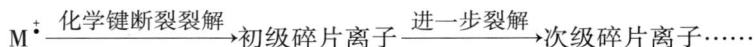

$$M^{+\cdot} \xrightarrow{\text{化学键断裂裂解}} \text{初级碎片离子} \xrightarrow{\text{进一步裂解}} \text{次级碎片离子}\cdots\cdots$$

由于化合物的结构特征不同，发生化学键断裂裂解的位置不同，因此，分子离子会进一步碎裂产生不同质量大小的碎片离子。其质谱图所展现的相对丰度与实验条件下化学键断裂的难易、化

合物结构紧密程度相关。质谱图中碎片离子的相对丰度以及 m/z 位置有助于解析出丰富的分子结构信息。

2. 同位素离子与亚稳离子　大多数元素都是由具有一定自然丰度的同位素组成的，在质谱分析中必然产生相应的同位素离子（isotopic ion）。在解析质谱图时，可以通过同位素峰相对峰强度的分布来确定其元素组成，分子离子的同位素离子峰相对强度之比符合一定的统计规律。一般质谱图中的分子离子峰由丰度最大的同位素组成。此外，在质谱图中还可能出现由一个或多个重同位素组成的分子所形成的离子峰，其 m/z 为 M+1、M+2 等。同位素离子峰对鉴定分子中含有的氯、溴、硫原子很有用，因为这些元素含有较丰富的高两个质量单位的同位素，并在 M、M+2、M+4 处出现特征性强度的离子峰。

质量为 m_1 的离子在离子源中受电场加速后，在进入质量分析器之前，由于碰撞等原因很容易进一步分裂失去中性碎片而形成质量为 m_2 的离子，即 $m_1 \rightarrow m_2 + \Delta m$。由于一部分质量被中性碎片带走，此时质量为 m_2 的离子的能量比在离子源中形成的质量为 m_2 的离子能量小，故将在磁场中产生更大的偏转，在质谱图中观察到的 m/z 较小，这种峰称为亚稳离子峰，用 m^* 表示。它的表观质量 m^* 与 m_1、m_2 的关系是：

$$m^* = m_2^2 / m_1 \qquad\qquad 式（17\text{-}9）$$

式中，m_1 为母离子的质量；m_2 为子离子的质量。

亚稳离子峰由于其具有离子峰宽大（2～5 个质量单位）、相对强度低、m/z 不为整数等特点，很容易从质谱图中辨识出来。通过对 m^* 峰进行观察和测量，可找到相关母离子的质量 m_1 与子离子的质量 m_2，从而确定裂解途径，获得样品的裂解信息。

3. 奇电子离子与偶电子离子　通常把带有未成对电子的离子称为奇电子离子，这样的离子同时又是自由基，有较高的反应活性，记作"$\dot{+}$"；把外层电子完全成对的离子称为偶电子离子，并标以"$^+$"。分子离子一定是奇电子离子。

二、裂解类型

在质谱中大多数离子峰是根据有机化合物自身裂解规律形成的。由于碎片离子峰，特别是相对丰度大的碎片离子峰与分子结构有密切关系，所以掌握有机分子的裂解方式和规律，熟悉碎片离子的碎片游离基的结构，了解有机化合物的断裂图像，对确定分子的结构非常重要。质谱裂解规律可分为单纯裂解、重排裂解等类型。

在表示质谱裂解方式时，习惯上采用下述的符号和术语：单电子转移用单鱼钩的半箭号"⌒"表示，双电子转移用双鱼钩的箭头"⌒"表示。有机化合物失去电子的难易程度从易到难为：n 电子 > π 电子 > σ 电子，断裂后正电荷一般在杂原子或 π 键上，故正电荷的符号一般标在杂原子或 π 键上；当电荷位置不清楚时，可用"[　]$^+$"或"[　]$^{\dot{+}}$"表示，当碎片离子结构复杂时，可用"⌐$^{\dot{+}}$"或"⌐$^+$"表示。

1. 单纯裂解　仅一个化学键发生断裂称为单纯裂解。化学键（σ 键）断裂时，电子分配通常有均裂、异裂及半异裂三种方式。

（1）均裂：如果成键电子被两碎片各保留一个，称为均裂（homolytic cleavage）。

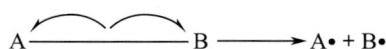

$$A \overset{\frown\frown}{\rule{3cm}{0.4pt}} B \longrightarrow A\cdot + B\cdot$$

（2）异裂：也称为非均裂，指化学键断裂后，两个成键电子都归属于某一个碎片，称为异裂（heterolytic cleavage）。

$$A \overset{\frown}{\longrightarrow} B \longrightarrow A^+ + B^-$$

（3）半异裂：已离子化的 σ 键的开裂，电荷与未成对电子分离，称为半异裂（hemi-heterolytic cleavage）。

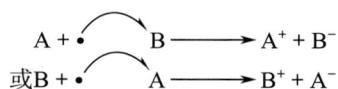

$$A + {\cdot} \overset{\frown}{\longrightarrow} B \longrightarrow A^+ + B^-$$
$$或 B + {\cdot} \overset{\frown}{\longrightarrow} A \longrightarrow B^+ + A^-$$

2. 重排裂解　质谱中试样通过断裂两个或两个以上化学键而重新排列形成离子的裂解方式称为重排裂解（rearrangement cleavage）。质谱图上相应的峰称为重排离子峰。分子离子在裂解成碎片时，某些原子或基团重新排列或转移而形成的离子，称为重排离子（rearrangement ion）。重排类型很多，最重要的是麦氏重排（McLafferty 重排）和逆第尔斯-阿尔德重排（retro-Diels-Alder 重排，简称RDA 重排）。

（1）麦氏重排：可发生麦氏重排的化合物有酮、醛、酸、酯、酰胺、羰基衍生物、烯、炔及烷基苯等，是一些含有 C═O、C═N、C═S、C═C 及苯环的化合物，且与该基团相连的键上具有 γ 氢时，通过六元过渡态，γ 氢转移到杂原子或双键碳原子上，同时发生 β 键断裂，形成一个中性分子（烯烃）和一个质量数为偶数、电子数为奇数的离子。这种重排通式如下：

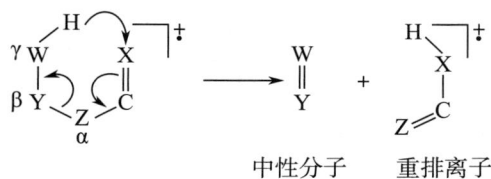

中性分子　　重排离子

（2）RDA 重排：在质谱中，环己烯裂解成一离子化的共轭双烯化合物（或衍生物）和乙烯分子（或其衍生物），故称为 RDA 重排。途径是由单电子引发，经过两次 α 断裂，即逆第尔斯-阿尔德反应（又称逆第-阿反应），形成一个中性分子和离子化双烯衍生物。在用质谱法分析带有双键的脂环化合物、生物碱、萜类和黄酮类等物质时，常可观察到逆第-阿反应。

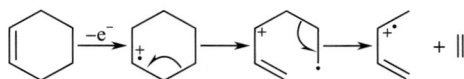

第三节　质谱分析

质谱是化合物鉴定的有力工具之一，根据质谱图信息可以确定未知化合物的分子式；依据分子式结合其他质谱图信息可以推断未知化合物的结构式。

有机化合物的质谱图解析顺序为：①确认分子离子峰，由其 *m/z* 确定相对分子质量。②根据分子离子峰的丰度，依据不同类别有机化合物分子离子峰丰度规律推测化合物可能的类别。③根据分子离子峰与同位素峰的丰度比，判断化合物分子中是否含有高丰度的同位素元素，并推算其种类与数目。④由同位素峰强比法或精密质量法确定分子式，并由分子式计算不饱和度。⑤解析基峰及碎片离子峰可能代表的结构单元，确定化合物可能含有的官能团，推测出所有可能的结构式。⑥根据标准谱图，结合其他相关信息，进行筛选验证，确定化合物的结构式。

由以上解析程序可以看出：解析质谱图前必须确认需解析的质谱图为该化合物的纯物质谱图，以免杂质信息干扰解析；为确保解析结果有较高的质量保证，还应尽量收集该化合物的其他信息资料（如理化常数、样品来源、离子化方式等），如质谱信息能与其他方法提供的信息相互佐证，则分析结果更加准确可靠。

一、分子式确定

由质谱图确认分子离子峰即可确定分子的相对分子质量，推断出化合物的分子式。由质谱图解析确定分子式要经历确认分子离子峰、测定相对分子质量和确定分子式三个步骤。

1. 确认分子离子峰 一般而言，在质谱图谱中分子离子峰处于 m/z 最高位置。值得注意的是，当下列情形发生时，m/z 最高位置的峰不一定是分子离子峰：①当出现 M+n（n=1，2，……）同位素峰时，m/z 最高位置处有可能是同位素峰；②样品分子稳定性差而导致分子离子峰弱甚至不出现，m/z 最高位置处有可能是碎片离子峰；③样品含有杂质时，m/z 最高位置有可能是杂质峰。

在确认分子离子峰时需要考虑以下因素。

（1）分子离子的稳定性遵循一定规律。各类有机化合物的分子离子稳定性规律为：芳香族化合物>共轭烯烃>烯烃>脂环化合物>直链烷烃>硫醇>酮>胺>酯>醚>酸>支链烷烃>醇。由于化合物常为多基团，实际情况也复杂，所以该顺序可能会有一定变化。由分子结构所决定的稳定性直接影响分子离子峰的强度。分子离子稳定性越好，其分子离子峰强度越强。

（2）分子离子的质量数服从奇偶规律。奇偶规律为：由 C、H、O 组成的化合物，其分子离子峰的质量数是偶数；由 C、H、O、N 组成的化合物，含奇数个 N 时，其分子离子峰的质量数是奇数，含偶数个 N 时，其分子离子峰的质量数是偶数。

（3）碎片离子峰位置：m/z 最高位置处的峰与相邻离子峰质量数的差应服从有机化合物裂解离去基团的结构特征。通常是最多离去 3 个氢（H），至少离去 1 个甲基（—CH_3）。因此，如果 m/z 最高位置处的峰与相邻离子峰质量数的差为 4~14 个质量单位，则该峰不是分子离子峰。通常经电离后，分子离子可能损失一个 H 或 CH_3、H_2O、C_2H_4 等碎片，相应为 M-1、M-15、M-18、M-28 等碎片峰。

（4）准分子离子生成：由于某些离子化方式不能给出分子离子，而是生成了准分子离子，此时可确认 M+1 和 M-1 准分子离子峰，解析结果一致。

（5）实验条件对分子离子峰强度的影响：不同实验条件下产生的同一化合物分子离子峰的强度不同。若无法确认何者是分子离子峰时，可降低 EI 电子流能量至化合物的电离能附近（10~20eV），使分子离子峰强度相对增加。或采用 CI、FAB 等软电离技术，以便观察到分子离子峰（或准分子离子峰）。

2. 测定相对分子质量 由分子离子峰的 m/z 可见，当 z=1 时，m/z 就是该化合物的相对分子质量。但严格来说，二者具有不同的概念并存在微小差别。若需将精密质荷比换算成精密相对分子质量，可参考表 17-2。

表 17-2　几种元素的相对原子质量与同位素质量对比

元素	相对原子质量	同位素	同位素质量	同位素丰度/%
氢	1.007 97	^1H	1.007 825	99.985
		^2H	2.014 10	0.015
碳	12.011 5	^{12}C	12.000 00	98.89
		^{13}C	13.003 36	1.11
氮	14.006 7	^{14}N	14.003 07	99.64
		^{15}N	15.000 11	0.36
氧	15.999 4	^{16}O	15.994 91	99.76
		^{17}O	16.999 1	0.04
		^{18}O	17.999 2	0.20
硫	32.064	^{32}S	31.972 07	95.02
		^{33}S	32.971 46	0.76
		^{34}S	33.967 86	4.22
氯	35.453	^{35}Cl	34.968 85	75.77
		^{37}Cl	36.965 9	24.23
溴	79.909	^{79}Br	78.918 3	50.69
		^{81}Br	80.916 3	49.31

3. 确定分子式　质谱法推导分子式有两种方法：一种是由同位素离子峰确定分子式，另一种是采用高分辨质谱仪精确测定相对分子质量，再推测分子式。

（1）由同位素离子峰确定分子式：贝农（Beynon）等人计算了相对分子质量在 500 以下，且只含 C、H、O、N 的化合物的同位素离子峰[M+2]$^+$、[M+1]$^+$ 与分子离子峰的相对强度，测定分子离子及碎片离子的质量并编制成表，称为 Beynon 表。只要质谱图中[M+2]$^+$、[M+1]$^+$ 峰的相对丰度能准确测量，由 Beynon 表便可确定分子式。

（2）高分辨质谱仪精确测定相对分子质量：在质谱分析中常常采用精密质量法确定分子式，即由高分辨质谱仪测得化合物的精确质量（可精确至小数点后 4～6 位），经计算机系统分析得到分子的元素组成，从而确定分子式。该法准确、简便，是目前有机质谱分析中应用最多的方法。

二、结构鉴定

相对分子质量和分子式的确定是分子结构鉴定的前提。鉴定分子结构大致采取如下方法。

1. 碎片离子分析与结构推断　研究碎片离子与分子离子、各种碎片离子之间的关系，进而推导分子中可能含有的官能团、分子骨架。

2. 特征离子与结构确证　有机化合物分子结构中含有特征官能团，其在特定离子化方式下产生具有特征 m/z 的碎片离子峰。注意谱图中的一些重要特征离子、奇电子数的离子，并与各类化合物特征离子比较。解析这些特征离子有利于确定有机化合物的分子结构。

3. 质谱裂解规律与结构解析策略　根据各类化合物分子裂解规律，推导分子类型和可能存在的消去、重排反应。例如，饱和烷烃通过连续失去 CH_2 基团（每失去一个 CH_2，质量数减少 14），形成间隔 14 个质量单位的系列质谱峰；醇类生成稳定的 m/z 为 31 的 $H_2C \overset{+}{=} OH$ 离子（oxenium ion）；羧酸通过麦氏重排生成 m/z 为 60 的 $H_2C =(OH)_2$ 的高强度或基峰离子。最后，可结合紫外光谱、红外光谱、核磁共振波谱等结构分析方法提供的信息，或查阅化合物的标准质谱图进行比较，验证确定最终的结构。

第四节　联用技术

联用技术是将不同仪器在线连接并通过特定的连接接口装置实现样品的准确分析检测。联用技术可结合各仪器的特长和功能,实现优势互补,从而扩大质谱分析功能、拓展质谱分析应用,是现代分析技术发展趋势之一。常见的质谱联用技术包括电感耦合等离子体-质谱联用(ICP-MS)、气相色谱-质谱联用(GC-MS)、液相色谱-质谱联用(LC-MS)、毛细管电泳-质谱联用(CE-MS)等。

一、电感耦合等离子体-质谱联用技术

ICP-MS 是 20 世纪 80 年代发展起来的微量、痕量元素和同位素分析技术,是以电感耦合等离子体(ICP)作为质谱仪的高温离子源,将样品中待测元素原子化并进一步电离,质谱仪将来自 ICP 的离子高速顺序扫描,利用其 m/z 将所有离子分离,进行定性、半定量或定量分析,同时还可给出同位素信息。

ICP-MS 仪器组成包括进样系统、离子源、接口装置、离子聚焦系统、质量分析器、检测系统、真空系统和工作站。整个分析流程见图 17-7。待测液体样品经蠕动泵由载气引入雾化器并被分散成气溶胶,由中心通道进入等离子体焰炬中,在等离子体的高温作用下发生原子化和离子化,然后通过采样锥和截取锥接口装置将等离子体中产生的离子提取到质谱仪。被分析离子由一组离子透镜聚焦后进入质量分离器,经电磁扫描,按其质荷比不同进行分离,最后进入检测器将其转化成电信号并记录下来,得到质谱图。

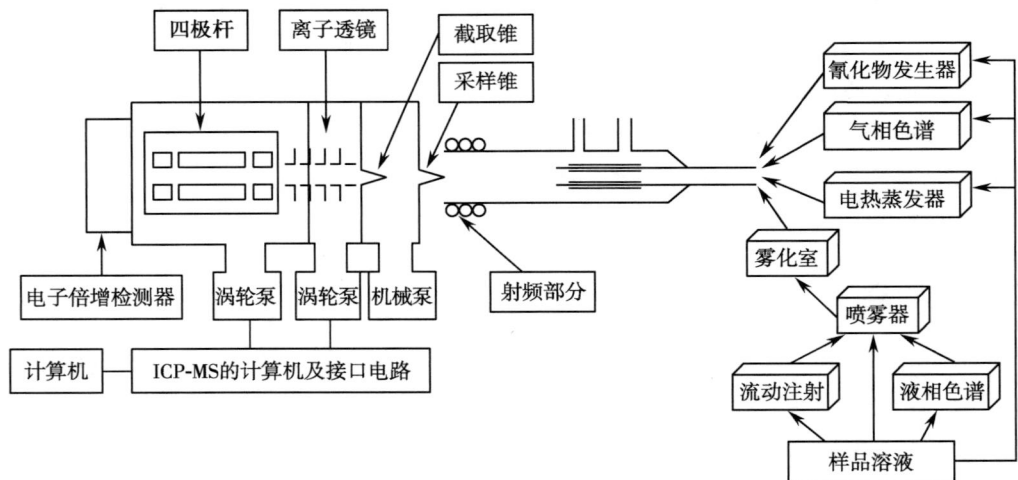

图 17-7　ICP-MS 分析流程图

ICP-MS 具有高灵敏度、低检出限、宽动态线性范围以及痕量多元素同时检测的特点,可以用于试样中一个或多个元素的同时定性、半定量和定量分析,已应用于预防医学、卫生检验、药物分析、环境监测等领域中痕量元素的分析。

二、气相色谱-质谱联用技术

GC-MS 是利用气相色谱对混合物的高效分离能力和质谱的准确鉴定能力而开发的较早实现联用的分析技术。GC-MS 联用仪由气相色谱仪-接口-质谱仪组成(图 17-8)。其原理是加热液体样

品,使待测组分转化为蒸气。载气携带待测组分蒸气通过色谱柱,根据化学性质的不同,不同化学物质到达色谱柱末端所需的时间有所不同。随着化学物质的分离,它们被转移到质谱仪,经离子源被电离成离子后进入质量分析器,通过质量分析器的连续扫描(如四极杆质量分析器中电压连续扫描)进行数据采集,每扫描一次便得到一张质谱图。

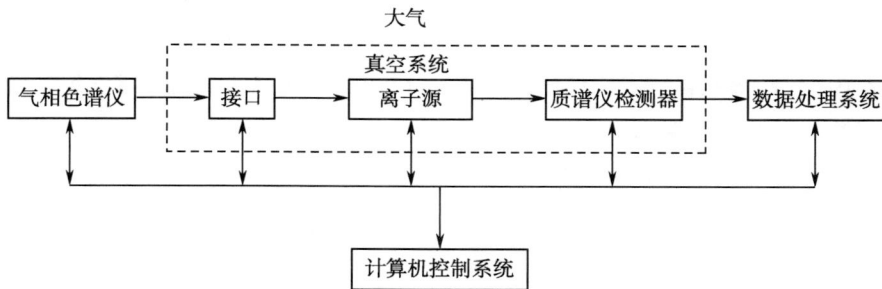

图 17-8 GC-MS 联用仪组成框图

由于气相色谱仪的出口处于常压状态而质谱仪则是在高真空状态下工作,因此气相色谱-质谱仪的接口是 GC-MS 的重要组成部分。其应该满足对进入质谱仪的气体流量实施调节的要求,使进入质谱仪的气体工作压强与分析条件相符合;同时使进入质谱仪的气体浓缩,使其符合检测灵敏度要求。GC-MS 联用仪常见的接口方式有三种:①直接导入型:将气相色谱仪的毛细管色谱柱末端直接导入到质谱仪的离子源内。②分流型:如同毛细管色谱柱的进样方式一样,在毛细管色谱柱的末端使用分流装置,将毛细管色谱柱后气体流出物实施分流,即依据分流比使一部分气体放空而剩余气体进入质谱仪离子源内。③分子分离器:这种接口装置具有除去载气、浓缩样品的功能,一般采用喷射式分子分离器。喷射式分离器是根据气体在喷射过程中不同质量的分子都以超声速的同样速度运动,不同质量的分子具有不同能量的原理设计的。色谱流出组分经狭窄的喷嘴喷出后,相对分子质量小的扩散快,大部分被真空泵抽走;组分气的相对分子量大,扩散慢,得到浓缩后进入接口。

GC-MS 的优点:①通过色谱保留时间及质谱信息共同进行物质定性分析,准确度得到很大程度提高。②可分析组分复杂的试样。③物质经色谱分离后集中在一个窄带里进入质谱仪,大大提高了分析灵敏度。④所需样品量少。⑤色谱分离使质谱信号抑制现象得以改善,质谱图质量更高。

三、液相色谱-质谱联用技术

LC-MS 联用技术充分发挥了液相色谱的高分离能力和质谱卓越的定性与结构分析优势,是目前应用最广泛的色谱-质谱联用技术之一。LC-MS 仪器系统与 GC-MS 类似,由液相色谱仪、接口、质谱仪和计算机四部分组成。试样先通过液相色谱分离,然后进入接口;在接口中,试样被离子化,再聚焦于质谱的质量分析器中,根据质荷比不同而被分离检测。LC-MS 的分类:一种是根据质谱的离子源(包括 ESI、APCI、MALDI 等)来划分;另一种是根据质谱的质量分析器(包括四极杆、离子阱、飞行时间和傅里叶变换质谱等)来划分。

液相色谱-高分辨质谱技术(LC-HRMS)融合了液相色谱强大的分离能力与高分辨质谱超高的分辨率和准确性,成为复杂体系定性与定量分析的重要工具。人们通常把分辨率在 10 000 以上的质谱称为高分辨质谱,主要包括双聚焦磁质谱、飞行时间质谱、轨道阱质谱及傅里叶变换离子回旋共振质谱等。近年来,LC-HRMS 在灵敏度、分辨率、动态范围以及数据分析能力等方面均取得了显著进步,广泛应用于环境监测、食品安全、疾病预防与诊断等领域。

四、其他联用技术

1. 离子色谱-质谱联用技术　离子色谱-质谱联用是分析强极性可电离物质的利器,离子色谱利用的是离子交换的分离原理,和常规液相色谱主要基于疏水吸附的反相分离原理形成互补,离子色谱-质谱联用可以分离液相色谱难以分离的强极性可电离物质,弥补液相色谱-质谱联用的不足,解决强电离物质保留差、稳定性不好的问题。譬如极性离子型农药草甘膦、草铵膦、百草枯、敌草快的检测,水质中卤代乙酸及含氧卤代消毒副产物的分析,食品中高氯酸盐的定性定量检测,以及糖类的分离及定性分析等领域具有广阔的应用前景。

由于离子型目标物的分离必须使用离子型流动相,离子型物质本身和质谱的兼容问题一直是质谱致力于解决的疑难问题。近年来,离子色谱特有的膜抑制器可作为一个持续工作的脱盐装置,从而解决这个问题,使流动相变得可与质谱兼容,离子色谱-质谱联用技术因此得到飞速发展。

2. 毛细管电泳-质谱联用技术　毛细管电泳-质谱(CE-MS)联用技术结合了毛细管电泳的分离效率高、分离速度快、样品消耗量少以及质谱检测的高灵敏度和强结构解析能力等优点,成为备受关注的新型微量分析技术。目前毛细管区带电泳(CZE)、毛细管等电聚焦(CIEF)、毛细管电色谱(CEC)等分离模式已与质谱联用,其中CZE-MS的应用最广泛。CE-MS联用技术在一次分析中能同时得到样品的迁移时间、相对分子质量和离子碎片等定性信息,拓宽了CE和MS本身的应用领域。但目前接口技术均有不同程度的缺陷,如同轴液体鞘流接口,由于鞘液对CE流出物的稀释作用而降低了检测灵敏度,鞘液的成分和浓度对CE的分离均有影响;而无鞘接口寿命太短;液体连接接口同样存在谱带展宽的缺陷。从现有的应用及发展趋势看,随着接口技术的不断改进,CE-MS在蛋白质组学、药物研究、临床诊断以及法医学等领域均已显示出广阔的前景,正逐渐成为分析工作者的重要工具之一。

3. 液相色谱-质谱-核磁共振联用技术　液相色谱-质谱-核磁共振(LC-MS-NMR)联用技术中,液相色谱提供高分离能力,质谱提供分子质量和结构信息,核磁共振提供详细的结构、动态和相互作用信息,是进行药物代谢、结构鉴定等方面研究的强有力工具。LC-MS-NMR联用技术结合了三种技术的优点,可提高分析的灵敏度和准确度。通过在核磁共振前进行色谱-质谱分离,可以有效去除杂质干扰,提高信号强度;还可以简化复杂体系的结构解析,通过质谱分离获得目标分子,再利用核磁共振进行详细表征,缩短解析周期,提高解析效率。但仍需在NMR仪的灵敏度、溶剂峰抑制问题和NMR与MS联机系统等问题上不断探索。目前该技术已应用于生物标志物的发现、药物代谢组学、个性化医疗、结构鉴定与确证等领域。

近年来,各种联用技术不断涌现,例如离子淌度质谱、电化学质谱、热重-质谱-红外联用系统等。在公共卫生与预防医学领域,质谱联用技术通过整合多种分离与检测技术,极大地提高了复杂体系中目标物的定性与定量分析能力。比如,无机元素分析选用ICP-MS,挥发性有机物的分离与鉴定常选用GC-MS,极性、热敏或高分子量化合物的分析多选用LC-MS,生物样品中的离子或小分子以及手性化合物多选择CE-MS等。

五、质谱联用的定性定量分析

色谱-质谱联用技术得到的谱图不仅有色谱信息,还有质谱信息。因此色谱-质谱联用既能像色谱一样完成定性定量分析,又能通过质谱图解析获得分子结构信息。

1. 定性分析方法

（1）标准谱图库检索法:首先,收集已知化合物的标准质谱图,建立谱图库。其次,将未知物的质谱图与标准谱图库进行对比，寻找匹配度最高的谱图。最后，根据匹配结果，判定未知物的主要成分或结构。例如：通过 GC-MS 联用分析得到全扫描总离子流图后，即可根据质谱图进行未知物谱图的解析。一般先确定分子离子峰，然后初步得出可能的分子式，再与标准谱图对照进行验证。

（2）准确质量测定法：使用高分辨质谱仪测定未知物的精准质量。根据测定的精准质量，计算未知物的分子式或可能的结构式。结合其他信息，如同位素分布等，进一步判定未知物的成分或结构。如 LC-MS 采用软电离方式，获得的主要是准分子离子峰，若能与高分辨质谱如飞行时间质谱仪和傅里叶变换离子回旋共振质谱仪等联用，则能得到精确分子量并以此推测各色谱峰对应化合物的分子式。

（3）标准物质对照法：LC-MS 中常用的 ESI、APCI 为软电离源，谱图中只有准分子离子，碎片较少，只能提供未知化合物的分子量信息，结构信息少。因此，LC-MS 主要依靠标准物质对照，其中最有用的谱图是特征离子的质量色谱图。LC-MS 的定性分析通常是通过试样色谱图的保留时间与相对应标准物质的保留时间、各色谱峰的特征离子与相应标准溶液各色谱峰的特征离子相对照来进行的。

（4）同位素丰度比测定法：同位素丰度比是指同一元素的不同同位素在自然界中的相对含量比值。通过质谱仪测定样品中不同同位素的相对丰度比，结合已知化合物的同位素分布特征，判定未知物的成分或来源。例如，通过测定碳同位素丰度比可以区分不同来源的有机物等。

2. 定量分析方法　常用的定量分析法有外标法、内标法、标准加入法和归一化法等。归一化法要求样品中所有组分都必须出峰，某些不需要定量的组分也需测出峰面积和校正因子，因而应用受限。这里重点介绍外标法、内标法和标准加入法。

（1）外标法：取一定浓度的外标物，在适合的条件下对其特征离子峰进行扫描，记录离子峰面积，以峰面积对样品浓度绘制校正曲线。在相同条件下，对未知样品进行质谱分析，然后根据校正曲线计算试样中待测组分的含量。外标法适用于样品中待测物浓度较高，且质谱仪对待测物响应线性范围较宽的情况。外标法的准确性受到多种因素的影响，如样品前处理过程中的损失、质谱仪的响应特性变化等。因此，在使用外标法进行定量分析时，需要对这些因素进行严格控制，以保证分析结果的准确性。

（2）内标法：内标法是通过在样品中加入一定量的已知纯度的内标物，利用内标物与待测物在质谱仪中具有相似的响应特性，通过比较内标物和待测物的峰面积或峰高比例来进行定量分析的方法。内标法的困难在于内标物的选择，其误差比外标法小，也可采用同位素标记物作为内标物。内标法的特点是准确性较高，操作条件和进样量的稍许变动对定量结果的影响不大。内标物和被测组分处在同一基体中，因此可以消除基体带来的干扰。

（3）标准加入法：标准加入法可以看作是内标法和外标法的结合，由于待测组分以及加入的标准溶液处在相同的样品基体中，因此这种方法可以消除基体干扰；但是由于对每一个样品都要配制3 个以上、含样品溶液和标准溶液的混合溶液，因此这种方法不适于大批样品的分析。该方法应用的前提是待测组分的总浓度（原样品浓度与加入标准溶液浓度之和）与检测信号响应值之间具有良好的线性关系，并且标准曲线需通过坐标原点，以尽可能消除背景干扰或系统误差。

六、色谱-质谱图谱库简介

1. 图谱库的检索与匹配算法　色谱-质谱联用技术作为国际上通用的检测手段，被广泛用于未知物质的检测与确证领域，但质谱检测中需要利用待测物质的质谱图谱与标准物质的谱图进行比对来实现检测结果的确证。因此，质谱图库是质谱分析领域用于比对和鉴定未知样品的重要工具。现代质谱仪器均配有质谱数据库，可供计算机检索，使用者可根据检索结果和其他信息，对未知物进行定性分析。

常用的谱库检索策略是基于待测物质谱图与参考谱图的相似度来判定与参考物的相似性，它要求相似度的计算方法能较好地反映出物质结构之间的相似性。典型的匹配算法有欧几里得距离算法、Hertz方法、概率匹配准则（PBM方法）、距离最小方法和点积相似度方法等。随着科学技术的飞速发展，匹配算法也随之不断进步和提升，如我国开发的超快速准确FastEI匹配算法。

2. 开源与商业图谱库资源介绍

（1）NIST质谱数据库：NIST的标准参考数据库系列包括50多个数据库，根据学科可分为分析化学、原子和分子物理、生物技术、化学与晶体结构、化学动力学、工业流体与化工、材料性能、热力学与热化学数据库，以及NIST的其他数据库。目前NIST质谱数据库是质谱领域应用最为广泛的数据库，最新版本NIST23质谱库包括NIST串联质谱（MS/MS）库、NIST/EPA/NIH质谱库和NIST GC保留指数（RI）数据库。串联质谱库包含51 501种化合物，399 267种前体离子，240万张谱图。

（2）NIST/EPA/NIH库：目前最新版本包含347 100种化合物。NIST/EPA/NIH库因其版本不同，配置也有所不同，所含有的标准质谱图的数目有所不同。质谱工作者还可将自己实验中得到的标准质谱图及数据用文本文件保存在使用者库中，或者自己建立使用者库。

（3）Wiley库：Wiley库是Wiley Online Library为研究人员、教师和学生提供的并经过验证的高端实验室内部质谱库，2023版可提供873 000多个谱图，进一步扩大了覆盖范围。

（4）其他重要的质谱数据库：除了上述介绍的谱库外，还有标准农药库（Standard Pesticide Library）、药物库（Pfleger Drug Library）、挥发油库（Essential Oil Library）等专用质谱谱库；还有一些开源的数据库，如Lipidblast数据库，该数据库包含了约10万种代谢物的20多万张质谱图，根据工作需要可以选择使用。

（闫宏远）

思考题与习题

1. 简述质谱仪的组成部分及其作用，并说明质谱仪主要性能指标的意义。

2. 常用的离子源有哪些？请比较它们各自的特点和应用范围。

3. 在质谱图中，离子的稳定性与其相对丰度有何关系？

4. 色谱-质谱联用技术的特点有哪些？

第十八章
其他卫生分析方法

在现代卫生分析方法中,红外吸收光谱法、拉曼光谱法、核磁共振波谱法、化学发光法、光电分析法等方法逐步受到了研究人员的关注。本章对上述这些卫生分析方法进行简介。

第一节　红外吸收光谱法

用连续波长的红外光作为光源照射样品,样品中物质分子吸收一定波长的红外光产生振动能级跃迁。记录到的振动能级跃迁所吸收的光谱称为红外吸收光谱(infrared absorption spectrum),简称红外光谱。由于分子发生振动能级跃迁时也伴随分子转动能级跃迁,因此红外光谱又称振转光谱,为带光谱。根据物质分子的红外吸收光谱进行定性、定量分析和确定分子结构的方法称为红外吸收光谱法(infrared absorption spectrometry, IR),简称红外光谱法。

红外光谱的谱带位置和强度反映了分子结构的特点及化学基团的含量,可以用来推测未知物的结构,鉴定纯度,定量分析。红外光谱法适用于各种状态(气体、液体、固体)的样品分析,具有分析用量少、速度快、不破坏样品的特点。此外,红外光谱法与紫外光谱法、核磁共振波谱法及质谱法等分析方法联合使用,可对复杂化合物的结构作出精确分析。红外光谱仪与其他仪器(如气相色谱仪、高效液相色谱仪)联用,则进一步扩大了红外光谱法的应用范围。

一、基本原理

1. 红外光区的划分　一般将红外光区分为三个区:近红外光区(0.78～2.5μm)、中红外光区(2.5～25μm)和远红外光区(25～1 000μm)。中红外光区为绝大多数有机化合物和无机离子的基频吸收区,是红外光谱中吸收最强的区域,所以该区最适于进行红外光谱的组成和结构分析。通常所说的红外吸收光谱是指中红外光区的吸收光谱。

2. 红外光谱图　红外光谱图的纵坐标为百分透过率($T\%$)或吸光度(A),横坐标为波数 σ(单位为 cm^{-1})或波长 λ(单位为 μm)。烟酰胺的红外光谱图见图 18-1。

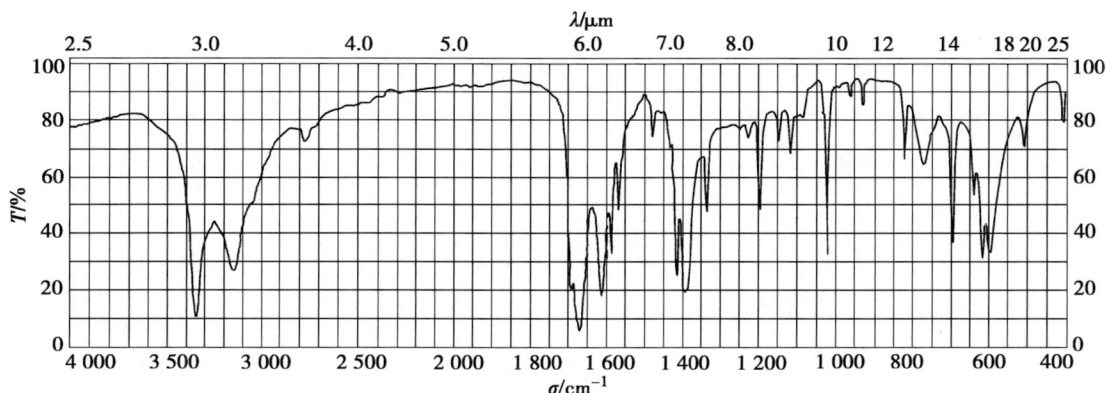

图 18-1　烟酰胺的红外光谱图

波数为波长的倒数，以 cm^{-1} 为单位，即单位长度（1cm）内所含的波的数目。二者的关系如式（18-1）所示。

$$\sigma / cm^{-1} = \frac{1}{\lambda / cm} = \frac{10^4}{\lambda / \mu m} \qquad 式（18-1）$$

按波数等间隔分度称为线性波数表示法，一般红外光谱图采用线性波数来表示。红外光谱吸收峰的强度用摩尔吸收系数 ε 表示，见表18-1。

表18-1 谱带强度的表示

$\varepsilon > 100$	$100 \geqslant \varepsilon > 20$	$20 \geqslant \varepsilon > 10$	$10 \geqslant \varepsilon > 1$	$\varepsilon \leqslant 1$
很强（vs）	强（s）	中强（m）	弱（w）	很弱（vw）

3. 红外吸收光谱的产生条件

（1）分子振动能级跃迁所需能量与红外辐射的能量相等：分子的能级包括电子能级（E_e）、振动能级（E_v）和转动能级（E_r），其中振动能级跃迁所需能量（ΔE_v）为 0.05～1eV，振动能级跃迁所需的能量与红外光所在光区的能量相对应。当分子相邻的两个振动能级发生跃迁时，其跃迁所需能量需满足式（18-2）。

$$\Delta E = E_{v+1} - E_v = h\nu \qquad 式（18-2）$$

式（18-2）中，E_{v+1} 和 E_v 分别为振动能级和相邻低振动能级；ΔE 为能量差；ν 为红外辐射的频率；h 为普朗克常数。

（2）分子振动时伴随偶极矩的变化：分子振动时必须有瞬间偶极矩的变化，才能保证红外光的能量传递给分子。并非所有的振动都会产生红外吸收，只有偶极矩发生变化的振动才能引起可观测的红外吸收，这种振动称为红外活性振动；偶极矩等于零的分子振动不能产生红外吸收，称为红外非活性振动，如 N_2 虽然也会振动，但振动时没有偶极矩的变化，因此没有红外吸收。

二、红外光谱仪

红外光谱仪主要有两类：色散型红外光谱仪和傅里叶变换红外光谱仪。傅里叶变换红外光谱仪是目前应用比较广泛的红外光谱仪。傅里叶变换红外光谱仪与色散型红外光谱仪的主要区别在于用迈克尔逊干涉仪系统取代了单色器，其基本构成如图18-2所示。

迈克尔逊干涉仪的作用原理是将光源信号分为两束，以不同的光程差重新组合，发生干涉现象。当两束光的光程差为1/2的偶数倍时，则落在检测器上的相干光相互叠加，产生明线，其相干光强度有极大值；相反，当两光束的光程差为1/2的奇数倍时，则落在检测器上的相干光将互相抵消，产生暗线，相干光强度有极小值。由于多色光的干涉图等于所有各单色光干涉图的加合，故得到的是具有中心极大，并向

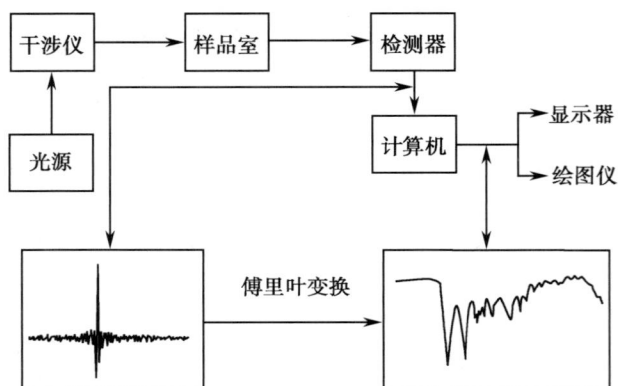

图 18-2 傅里叶变换红外光谱仪结构图

两边迅速衰减的对称干涉图,然后送往计算机进行傅里叶变换的数学处理,最后将干涉图还原成光谱图。

傅里叶变换红外光谱仪具有扫描速度极快(不到 1 秒即可获得图谱)、分辨率高(可达 $0.01cm^{-1}$)、光谱范围宽(从 $10\sim10\,000cm^{-1}$)、灵敏度高(可用于痕量分析,样品量可达 $10^{-11}g$)、杂散光干扰小和信噪比高等优点,特别适合与色谱技术联合使用。

三、红外光谱法的应用

1. 定性分析　红外光谱法可用于已知物的定性。通过与红外光谱标准谱图进行对照比较分析,如果各吸收峰的位置与强度基本一致,就可以认为样品就是该种化合物。

2. 定量分析　红外光谱法通过测量吸收峰强度进行定量分析,理论依据与紫外-可见分光光度法相同,也是基于朗伯-比尔定律。定量方法有工作曲线法、比较法等。

3. 色谱-红外光谱联用　色谱法具有良好的分离能力,红外光谱法能提供丰富的分子结构信息,二者联用可实现优势互补。目前色谱-红外光谱联用技术已逐渐趋于成熟,并开始用于实际分析。

4. 未知物结构的测定　测定未知物的结构是红外光谱法的一个重要应用,主要涉及红外光谱图的解析。对谱图解析和结构确认主要经过不饱和度计算、官能团推算、相关峰推算、其他信息偶合、结构推断和标准图谱比较确认等过程。

5. 快速检测　红外光谱快速检测技术在公共卫生领域具有重要的应用价值。该技术可进行食品中污染物、添加剂的快速检测以及食品的真伪鉴别。在环境卫生方面,该技术可用于水源、大气和土壤等环境样本的快速分析。

第二节　拉曼光谱法

拉曼光谱法是建立在拉曼散射效应基础上的光谱分析方法。当光通过透明溶液时,有一部分光被散射,其频率与入射光频率不同,并且与发生散射的分子结构有关,这种散射即为拉曼散射。拉曼光谱法(Raman spectrometry)是利用物质分子在单色光照射下产生拉曼散射时的拉曼散射强度和拉曼位移的相关性,分析试样分子的振动或转动能级,解析分子结构,从而对分子进行定性和定量分析的光谱方法。拉曼光谱和红外吸收光谱同属于分子光谱,但拉曼光谱是分子对入射光的散射引起的,红外吸收光谱则是分子对红外光吸收而产生的。拉曼光谱法分辨率高,重现性好,简单快速;试样可直接通过光纤探头或通过玻璃、石英、蓝宝石窗或光纤进行测量;拉曼光谱法可以进行无损、原位测定及时间分辨测定。

一、基本原理

1. 拉曼散射和拉曼位移　当位于可见光区或近红外光区频率为 ν_0 的强激光照射试样时,有 0.1% 入射光子与试样分子发生弹性碰撞(即不发生能量交换的碰撞方式),此时,光子以相同的频率向四面八方散射。这种散射光频率与入射光频率相同而方向发生改变的散射称为瑞利散射。

与此同时,入射光与试样分子之间还存在着概率更小的非弹性碰撞(仅为碰撞数的十万分之一),光子与分子间发生能量交换,使光子的方向和频率均变化。这种散射光频率与入射光频率不同且方向改变的散射为拉曼散射,对应的谱线为拉曼散射线。当分子处于振动基态时,与光子碰撞后,吸收了光子的能量 $h\nu$(ν 为振动能级频率),如果发出的散射光频率($\nu_0-\nu$)小于入射光频率,称为斯托克斯拉曼散射;当分子处于振动激发态时,与光子碰撞后,返回振动基态,将能量($h\nu$)传递给光子,则散射光频率($\nu_0+\nu$)大于入射光频率,称为反斯托克斯拉曼散射。由于分子绝大部分处于振动基态能级,产生斯托克斯线的概率远大于反斯托克斯线,表现在图谱上,即斯托克斯线的强度远远强于反斯托克斯线,拉曼光谱仪通常测量斯托克斯线的位移,忽略反斯托克斯线。

拉曼光谱是由光子和分子之间的非弹性碰撞过程中入射光光子与分子之间发生能量交换而产生的散射光谱;拉曼谱线的频率随入射光频率的不同而不同,入射光频率与拉曼散射光频率之差也称拉曼位移,即 $\Delta\nu=\nu_0-(\nu_0-\nu)=\nu$。不同的样品分子具有不同的振动能级,其拉曼位移是不同的;但对同一样品,$\Delta\nu$ 与入射光频率无关,只与样品分子的振动频率有关,所以拉曼光谱反映了分子的振动特征信息,因此可与红外光谱互补,用于化合物的结构分析。

2. 拉曼光谱图   以拉曼位移(波数)为横坐标,拉曼散射光强度为纵坐标绘制的曲线称为拉曼光谱图(图 18-3)。拉曼光谱图主要用于结构鉴定;如果实验条件确定,利用拉曼散射光强度与物质浓度之间的比例关系也可进行定量分析。

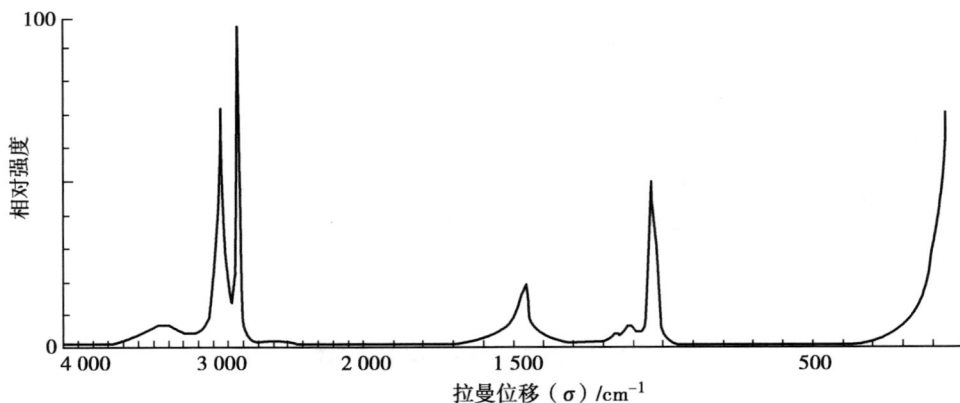

图 18-3   甲醇的拉曼光谱图

3. 退偏比   拉曼光谱除频率和强度这两个参数外,还能得到一个反映分子对称性的参数——退偏比(ρ),也称去偏振度,其定义为:

$$\rho=I_\perp/I_{//} \qquad \qquad 式(18\text{-}3)$$

式(18-3)中,$I_\perp$ 是偏振器在垂直于入射光方向时测得的散射光强度;$I_{//}$ 是偏振器在平行于入射光方向时测得的散射光强度。

对称振动的 $\rho=0$;对于非对称振动,极化率是各向异性的,$\rho=3/4$。一般分子的 ρ 在 0~3/4 之间,ρ 越小,分子的对称性越高。

拉曼光谱仪采用起偏器、检偏器和扰偏器等附件来测量退偏比,以确定分子的对称性。

二、拉曼光谱仪

拉曼光谱仪主要有两类:色散型拉曼光谱仪和傅里叶变换拉曼光谱仪。傅里叶变换拉曼光谱仪是目前应用比较广泛的拉曼光谱仪。本节主要介绍傅里叶变换拉曼光谱仪。

1. 仪器结构   傅里叶变换拉曼光谱仪的光路设计与傅里叶变换红外光谱仪非常相似,只是干涉仪与样品池排列次序不同。傅里叶变换拉曼光谱仪由激光光源、样品池、干涉仪、滤光片组、检测器及数据处理的计算机等组成。

激光光源为钕掺钇铝石榴石激光器,属近红外激光光源,其发射波长为 1.064μm。由于其能量较低,可避免大部分荧光对拉曼光谱的干扰。傅里叶变换拉曼光谱仪还采用一组由几个介电干涉滤光片构成的特殊滤光片组,滤去比拉曼散射光强的瑞利散射光。检测器一般为置于液氮冷却下的 GeSi 检测器或 InGaAs 检测器。

2. 特点 傅里叶变换拉曼光谱仪光源发射波长位于近红外区,能量较低,既可消除荧光干扰,还可避免某些试样受激光照射而分解,非常有利于有机化合物、高分子及生物大分子等的研究。同时,该仪器与傅里叶变换红外光谱仪一样,还具有扫描速度快、分辨率高、波数精度及重现性好等特点。

三、拉曼光谱法的应用

1. 定性和定量分析 拉曼位移是分子结构的特征参数,它不随激发光源频率的改变而改变,是拉曼光谱定性和结构分析的依据,通过退偏比确定分子的对称性。实验条件确定后,拉曼谱线的强度与样品分子的浓度呈线性关系,据此进行拉曼光谱的定量分析。

2. 拉曼光谱在结构分析中的应用 目前拉曼光谱在生物医药等领域有广泛应用,比如临床上对病变组织(包括癌变组织)的无损识别,对蛋白质、糖、生物酶和激素等生物大分子的构象进行分析等。

3. 表面增强拉曼光谱法 将样品吸附在金属粗糙表面或胶粒上可大大增强拉曼光谱信号,由此建立表面增强拉曼光谱法。这种方法具有很高的灵敏度,可用于研究许多生物分子,如多肽、核酸、肌红蛋白等。

第三节 核磁共振波谱法

处于外磁场中的磁性原子核选择性地吸收一定频率的射频辐射,产生核自旋能级的跃迁,即核磁共振;以核磁共振信号强度对照射频率(或磁场强度)作图,即得到核磁共振波谱;利用核磁共振波谱进行定性、定量及结构分析的方法称为核磁共振波谱法(nuclear magnetic resonance spectroscopy, NMR)。NMR 技术中发展得最早、最成熟且应用最广泛的是核磁共振氢谱(^{1}H-NMR),它可以提供有机化合物中氢原子所处的位置、化学环境、在各官能团或骨架上氢原子的相对数目以及分子构型等有关信息,为确定有机分子结构提供重要依据。20 世纪 70 年代,傅里叶变换核磁共振波谱仪问世后,核磁共振碳谱(^{13}C-NMR)的研究与应用迅速增多,成为研究有机分子结构的常规方法。

NMR 具有应用范围广,可用于有机物和无机物的定性、定量和结构分析,不需要标准样品即可直接进行定量,不破坏样品等特点。但 NMR 只能研究磁性原子核,固体样品不能直接分析,必须转化为溶液,对气体样品的灵敏度较低。

一、基本原理

1. 核磁共振现象的产生

(1)原子核的磁矩:自旋是原子核的基本属性,用自旋量子数 I 表征。I 的取值取决于原子核的质子和中子数,见表 18-2。

表 18-2　核的自旋量子数与核磁共振现象的关系

中子数	质子数	自旋量子数(I)	元素	核磁共振现象
偶数	偶数	0	^{12}C、^{16}O、^{32}S	无
偶数	奇数	$n/2(n=1,3,5\cdots\cdots)$	^{1}H、^{13}C、^{7}Li、^{17}O	有
奇数	偶数			
奇数	奇数	$n/2(n=2,4,6\cdots\cdots)$	^{2}H、^{14}N、^{58}Co、^{10}B	有

I 值为 0，原子核无自旋角动量，不能产生核磁共振信号，如 ^{12}C、^{16}O 等；对于 I 值等于或大于 1 的原子核，如 ^{2}H、^{17}O 等，其电荷分布不均匀，呈椭球形，其核磁共振吸收情况复杂，目前不具有实用性；对于 I 值为 1/2 的原子核，如 ^{1}H、^{13}C，其核电荷呈球形分布，核磁共振现象简单，是目前核磁共振波谱分析的主要对象。

自旋的原子核产生量子化的自旋角动量（P），P 与 I 的关系为：

$$P=\frac{h}{2\pi}\sqrt{I(I+1)}=\hbar\sqrt{I(I+1)}\qquad 式（18-4）$$

式（18-4）中，h 为普朗克常数；$\hbar=\frac{h}{2\pi}$，为约化普朗克常数。

原子核自旋时会产生磁矩（μ），它与自旋角动量的关系为：

$$\mu=\gamma P\qquad 式（18-5）$$

式（18-5）中，γ 为核的磁旋比，代表核的特性，不同原子核的 γ 值不同。

（2）核磁矩的空间量子化与能级分裂：当把原子核置于磁场强度为 B_0 的外加磁场中，若磁力线沿 z 轴方向，根据量子力学原则，原子核自旋角动量在 z 轴上的分量只能取一些不连续的数值。

$$P_z=\hbar m\qquad 式（18-6）$$

与此相应，原子核磁矩在 z 轴上的投影为：

$$\mu_z=\hbar\gamma m\qquad 式（18-7）$$

式中，m 为原子核的磁量子数。对于自旋量子数为 I 的核，m 共有 $2I+1$ 种取向，其值可取 I，$I-1$，$I-2$，$\cdots\cdots$，$-I$。

对于 $I=1/2$ 的核（如 ^{1}H 和 ^{13}C），其自旋角动量和磁矩在外磁场中只有两种取向：$m=+1/2$，即自旋角动量和核磁矩与外磁场方向相同，称为 α 自旋态（低能态）；$m=-1/2$，自旋角动量和核磁矩与外磁场方向相反，称为 β 自旋态（高能态）。

在外磁场中，磁矩和外磁场相互作用产生能级分裂，核的能量为：

$$E=-\mu_z-B_0\qquad 式（18-8）$$

或

$$E=-\hbar\gamma mB_0\qquad 式（18-9）$$

则核的相邻磁能级之间发生跃迁所对应的能量为：

$$\Delta E=E_\beta-E_\alpha=\hbar\gamma B_0\qquad 式（18-10）$$

（3）核磁共振的产生：无外加磁场时，自旋核可以任意取向；外加磁场后，核自旋产生的磁场与外加磁场相互作用，就产生一个以外磁场为轴线的回旋运动，称为拉莫进动，进动能量取决于磁矩在磁场方向的分量及磁场强度，其进动角频率 ν_0 为：

$$\nu_0 = \frac{\gamma B_0}{2\pi} \qquad \text{式（18-11）}$$

在给定的磁场强度下，当用频率等于核自旋进动频率的射频辐射照射样品时，原子核在能级跃迁的过程中吸收了电磁波的能量，由此可检测到相应的信号，吸收信号的强弱与频率的关系即为 NMR 谱。

由此可知，核磁矩不为零、能使原来简并的能级发生分裂的外磁场和垂直于外磁场方向的一定频率的射频场是产生核磁共振的三个基本条件。

2. 弛豫过程　一定温度下，无外加射频场时，原子核处于高能级与低能级的核数目处于热动平衡，其分布满足玻尔兹曼方程。以 ^{1}H 为例，在温度为 300K、外磁场强度为 1.409T（相当于 60MHz 的核磁共振波谱仪）时，处于低能级（$m=+1/2$）的核数目稍多于处于高能级（$m=-1/2$）的核数目，二者的比例仅为 1.000 009 9∶1。低能级核吸收了射频能量，被激发到高能级，同时给出核磁共振信号。随着不断地跃迁，处于高能级的核数目很快接近低能级的核数目，当二者相等时，体系不再给出共振信号，这种现象称为"饱和"。处于饱和状态的体系处于动态平衡，并未终止共振。为了能连续延存核磁共振信号，必须有通过非辐射从高能级返回低能级的过程，这个过程即称为弛豫过程。弛豫时间决定磁性核在高能态的平均寿命。

3. 核磁共振参数

（1）化学位移：由于核外电子云的存在，会产生一个对抗外磁场的诱导磁场（次级磁场），从而使核所感受到的外磁场强度减小，即核外电子对原子核有磁屏蔽效应。由于核外电子的磁屏蔽效应，核实际感受到的磁场将有所不同，因而共振频率也不尽相同。假设核实际感受到的磁场强度为 $B=B_0-\sigma B_0$（σ 为屏蔽常数），则共振频率 ν 将发生改变，这样其谱线将出现在谱图的不同位置，这种现象称为化学位移（chemical shift）。

化学位移相对值 δ 可按式（18-12）计算。

$$\delta = \frac{\nu_S - \nu_R}{\nu_R} \times 10^6 = \frac{\sigma_R - \sigma_S}{1 - \sigma_R} \times 10^6 \qquad \text{式（18-12）}$$

式（18-12）中，ν_R、ν_S 分别为参比物和样品的共振频率；σ_R 和 σ_S 分别为参比物和样品的屏蔽常数。通常选择屏蔽常数大的化合物作为参比物。

一般屏蔽常数 σ 远小于 1，式（18-12）可简化为：

$$\delta \approx (\sigma_R - \sigma_S) \times 10^6 \qquad \text{式（18-13）}$$

（2）自旋 - 自旋偶合：NMR 谱中常能看到多重峰，其原因是核自旋之间产生偶合，引起峰的裂分，这种现象称为自旋 - 自旋偶合（spin-spin coupling）。裂分的数目（N）与邻近核自旋量子数（I）和核的数目（n）的关系为：

$$N=2nI+1 \qquad \text{式（18-14）}$$

当体系存在自旋 - 自旋偶合时，核磁共振线发生裂分，由裂分产生的裂距反映了相互偶合作用的强度，称为偶合常数（J），单位为赫兹。它反映了两个核磁矩之间相互作用的强弱，与场强无关，故偶合常数是化合物结构的特征物理量。

（3）峰面积：峰面积反映了原子核的定量信息。核磁共振波谱仪在获得样品的谱图之后，可以再画出相应的积分曲线，各峰的面积之比反映了各官能团的氢原子数之比。

图 18-4 为低分辨率核磁共振仪和高分辨率核磁共振仪所得的乙醇的 NMR 图谱。三个峰分别为羟基、亚甲基和甲基，其中相比于甲基，亚甲基由于靠近羟基，其周围的电子云密度降低，屏蔽效应弱于甲基，吸收频率比甲基高，信号峰出现在低场；在高分辨率 NMR 中，甲基呈现三重峰，亚甲基裂分为四重峰，这是由于分子内部相邻氢核自旋之间的相互干扰；甲基、亚甲基和羟基的积分面积比为 3∶2∶1。

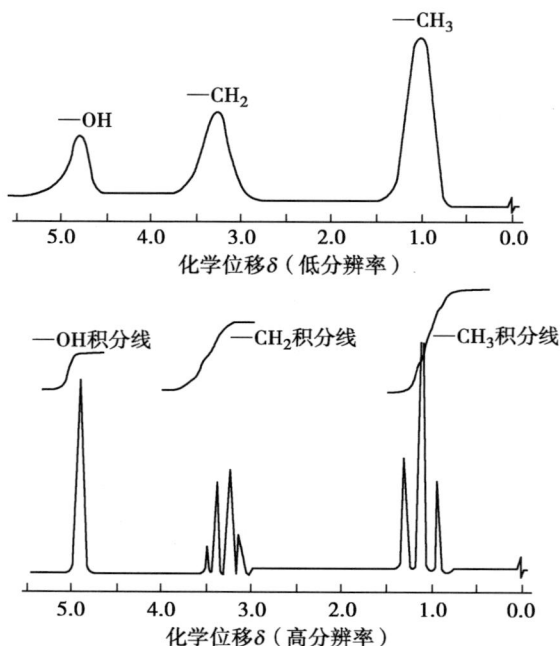

图 18-4　乙醇的 ^1H NMR 谱图

二、核磁共振波谱仪

进行有机物结构分析时，由于涉及不同化学环境磁核的化学位移以及磁核之间自旋偶合产生的精细结构，所以要求仪器具有高的分辨率。通常情况下，按射频的照射方式分为连续波核磁共振波谱仪和脉冲傅里叶变换核磁共振波谱仪。本部分主要介绍脉冲傅里叶变换核磁共振波谱仪。

脉冲傅里叶变换核磁共振波谱仪采用超导高强磁体、脉冲射频磁场、自由感应衰减信号检测和累加、傅里叶变换等技术来测定核磁共振谱，克服了连续波核磁共振波谱仪的缺点。由于采用恒定的磁场，在所选定的频率范围内施加具有一定能量的脉冲，使所选范围内的所有自旋核同时发生共振；各种高能态核经过弛豫后又重新回到低能态，产生感应电流信号，信号包含了全部光谱信息；计算机控制脉冲和自由感应衰减信号累加，大幅度提高了仪器的稳定性和灵敏度。检测器检测到的自由感应衰减信号是一种时间域函数的波谱图，称为时域谱，图谱复杂，不能直接观测，需通过傅里叶变换转化为常见的 NMR 谱，即频域谱。

三、核磁共振氢谱

核磁共振氢谱（^{1}H-NMR）是发展最早、研究最多、应用最广泛的 NMR 谱。质子在 NMR 测定中具有最简单的核磁共振行为、最高的灵敏度和最丰富的分子结构信息。由于质子的磁旋比较大，并且是有机化合物中最常见的元素，因此 ^{1}H-NMR 谱是有机物结构解析最有用的共振谱之一。

1. 影响氢核化学位移的因素　影响质子化学位移的主要因素有诱导效应、共轭效应、各向异性效应、范德华效应、氢键效应和溶剂效应等。

（1）诱导效应和共轭效应：取代基通过诱导效应和共轭效应影响质子的电子云密度分布。电负性强的原子或基团能使 ^{1}H 周围的电子云密度降低，屏蔽效应减小，化学位移值增大；取代基如果使与之共轭结构的电子云分布降低，化学位移增大。

（2）各向异性效应：在多重键中，外磁场使 π 电子沿着分子的某一方向流动，使某些位置的质子屏蔽增加，化学位移减小，同时另一些质子屏蔽减小，化学位移增大，这种现象称为各向异性效应。

（3）范德华效应：当两个原子互相靠近时，由于受到范德华力的作用，电子云互相排斥，导致原子核周围电子云密度降低，屏蔽较小，化学位移增大。

（4）氢键效应：无论是分子间或分子内，氢键的形成都使氢屏蔽降低，化学位移增大。

（5）溶剂效应：同一化合物在不同溶剂中的化学位移会有所差别，这种由于溶质分子受不同溶剂影响而引起的化学位移变化称为溶剂效应。溶剂效应主要是由溶剂的各向异性效应或溶剂与溶质之间形成氢键而产生的。

2. 氢谱中的偶合

（1）核的等价性：是指化学等价和磁等价。

1）化学等价核：化学等价又称化学位移等价，指分子中两个相同的原子或基团处于相同的化学环境。比如甲基上的三个氢或饱和碳原子上三个相同的基团是化学等价的，对于亚甲基上的质子或相同基团则需要具体分析，化学等价核具有相同的化学位移。

2）磁等价核：如果两个原子核不仅化学位移相同，且以相同的偶合常数与分子中其他核偶合，称这两个原子为磁等价核或磁全同核。

（2）质子偶合：图 18-4 中，乙醇的高分辨率核磁共振波谱图的共振信号发生了裂分，是由相邻碳原子质子间的自旋 - 自旋裂分引起的。质子自旋偶合可分为偕偶、邻偶和远程偶合。偕偶是连接在同一碳原子上两个磁不等价质子之间的偶合，用 ^2J 表示。邻偶是相邻碳原子上质子通过三个化学键的偶合，用 ^3J 表示。远程偶合是经由三个以上化学键的质子偶合，远程偶合很弱，一般观察不到。

（3）偶合裂分规律：自旋偶合体系的分类可以按照两个互相干扰的氢核的化学位移差距 $\Delta\nu$ 与偶合常数 J 的比值来划分。若 $\Delta\nu/J < 10$，为高级偶合，图谱复杂，可以采取增强磁场、去偶技术等对图谱进行简化；若 $\Delta\nu/J \geq 10$，称为简单偶合，所得图谱属于一级图谱，偶合裂分规律如下。

1）一个（组）等价质子所具有的裂分峰的数目是由与其偶合的核的数目 n 决定的，裂分峰数目为 $2nI+1$。对于质子，$I=1/2$，因此裂分峰数目为 $n+1$，称为（$n+1$）规律。

2）一个（组）等价质子与邻近碳上的两组质子（分别为 m 个和 n 个质子）偶合：如果这两组质子性质类似，将产生 $m+n+1$ 个裂分峰；如果性质不同，裂分峰数目为（$n+1$）（$m+1$）。

3）因偶合产生的裂分峰强度比相当于二项式（$a+b$）^{n} 展开式中各项系数比。

4）一组多重峰的中点所对应的就是该质子的化学位移值。

5）磁等价核之间有偶合，但没有峰裂分。

6）一组磁等价质子与另一组磁不等价质子间不发生偶合裂分。

（4）质子化学位移与分子结构的相关性：质子的核磁共振谱受多种效应的影响，因此各种基团上的质子的化学位移都有一定的区域范围并与分子结构特征相关。

四、核磁共振波谱法的应用

NMR 是近几十年发展起来的技术，它与元素分析、紫外光谱、红外光谱、质谱等方法配合，已成为有机化合物结构测定的重要工具。例如，NMR 能够解析高分子量蛋白质、核酸、糖类物质的分子结构，还可以研究蛋白质和核酸的三维结构以及它们的功能。此外，NMR 还可以应用于定量分析和相对分子质量的测定等方面。目前 NMR 已经被广泛应用于化学、食品科学、生物学和医学等多个领域。

1. 结构分析　NMR 像红外光谱法一样，可以根据本身图谱鉴定来解析化合物结构。对比较简单的一级图谱,可以用化学位移值鉴别质子的类型;对于复杂的未知化合物,NMR 可以提供分子中化学官能团的种类和数量信息,通过配合红外光谱、紫外光谱、质谱等分析方法,推测化合物结构。这对于确定有机和无机化合物的结构至关重要。

2. 定量分析 积分曲线面积与引起该组峰的核数呈正比关系。积分曲线面积不仅是化合物结构测定时的重要参数之一,也是定量分析的重要依据。用核磁共振技术进行定量分析的最大优点是无须引进任何校正因子或绘制工作曲线,即可直接根据各共振峰的积分面积的比值求算该自旋核的数目。

3. 相对分子质量的测定 在一般碳氢化合物中,氢含量的质量百分数较低。因此,单纯由元素分析的结果来确定化合物的相对分子质量是较困难的。如果用核磁共振技术测定其氢,则可按式(18-15)计算未知物的相对分子质量或平均相对分子质量:

$$M_S = \frac{A_R n_S m_S M_R}{A_S n_R m_R}$$

式(18-15)

式(18-15)中,m 和 M 分别表示质量和相对分子质量;A 为积分高度;n 为被积信号对应的质子数;下标 R 和 S 分别代表内标和试样。

4. 其他应用 NMR 技术被应用到各个领域。在食品科学领域,NMR 技术可用于油脂的鉴别和脂肪酸含量的测定。利用核磁共振波谱仪能够在几秒内对油脂中的脂肪酸进行检测分析,进而对油脂的真伪进行鉴定。在生物医学领域,NMR 技术是代谢组学研究的重要工具之一。NMR 技术在代谢组学研究中具有样品前处理简单、稳定性好、可提供丰富的分子结构信息等优点。

第四节 化学发光法

一、化学发光分析技术

1. 概述 在化学反应中,产物分子吸收了反应过程中释放的化学能而被激发发光,称为化学发光。化学发光(chemiluminescence, CL)分析技术主要基于某些化学反应中间体或产物或受体分子吸收该反应产生的化学能而被激发,受激分子发射光子。根据受激发分子发射的光谱及发射光的强度对物质进行定性定量分析的方法,称为化学发光法。它与光致发光法不同的是化学发光不需要外辐射源。

化学发光法的特点是灵敏度高、线性范围宽、无放射性、仪器简单、价格便宜,在化学、生命科学、环境科学、医药和卫生检验领域有特殊的重要性。此外,高效液相色谱、毛细管电泳和微流控芯片与化学发光检测联用技术也被逐步广泛地应用于食品分析、医学检验、卫生检验、农林牧产品检验、药品检验、环境监测等各个领域。

近年来,纳米材料的迅速发展为化学发光法提供了新的机遇。将纳米材料引入化学发光领域的研究,为化学发光法注入了新鲜的血液,其作为一种新型化学发光响应单元,对于提高化学发光检测的灵敏度、提高化学发光效率、开辟化学发光新体系有很大的意义。

2. 化学发光的过程 在没有任何光、热或电场等激发的情况下,反应体系中的某些物质分子吸收了化学反应释放的能量而由基态跃迁至激发态,受激分子再由激发态返回到基态时,能量以光的形式辐射出去,完成一个化学发光过程。其过程可以通过图18-5所示的两个过程来表示。

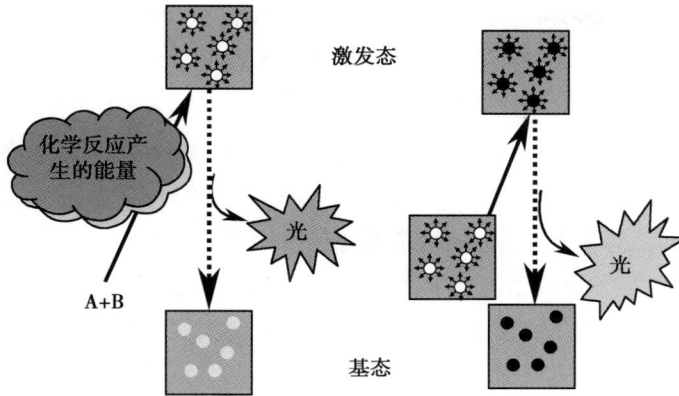

图 18-5　化学发光及激发态分子形成过程

其过程可以用下面的反应式来表示。

（1）直接氧化还原反应产生化学发光的过程：

$$A+B \to C^* +D$$

$$C^* \to C+h\nu$$

（2）间接通过能量转移产生化学发光的过程：

$$A+B \to C^* +D$$

$$C^* +F \to C+F^*$$

$$F^* \to F+h\nu$$

此外，还存在另一种情况的化学发光反应过程。该化学发光过程包含两个化学反应：第一个反应能够定量生成某一化学发光反应体系所需反应物（或催化剂），另一个反应则为相应的化学发光反应。根据化学发光强度可以测定第一个反应中某一反应物的含量。其化学发光过程如下：

$$A+B \to C+D$$

$$C+E \to F^* +G$$

$$F^* \to F+h\nu$$

3. 化学发光体系　在化学发光法中，发光体系是一个重要的部分。在不断地研究与实践中，人们发现了许多化学发光体系。按照化学发光反应介质的状态分类，主要包括气相化学发光、液相化学发光和异相化学发光。如化学发光反应在气相中进行，称为气相化学发光；化学发光反应在液相中进行，称为液相化学发光；而化学发光反应在两个不同相中进行，则称为异相化学发光。在卫生与健康研究领域应用较多的体系有：鲁米诺发光体系、吖啶类化合物发光体系、过氧化草酸酯类化合物发光体系、钌（Ⅱ）联吡啶配合物发光体系、二氧杂环烷类化合物发光体系、高锰酸钾化学发光体系、四价铈化学发光体系、超常态金属配合物体系和过氧化物体系。

近二十年来，随着纳米材料研究的兴起，人们在纳米材料的可控合成和性质探讨方面做了大量深入的研究，开发出一些纳米材料参与的化学发光新体系，在一定程度上弥补了化学发光体系少的不足，也扩大了纳米材料的应用领域。纳米材料可以以催化剂、标记物、还原剂、发光体或能量受体等多种形式参与化学发光、电致化学发光以及催化化学发光，为化学发光方法注入了新的活力。根据参与反应的材料,可以分为金属纳米材料、合金纳米材料、氧化物纳米材料和量子点参与的化学发光体系。

4. 化学发光法的应用　应用化学发光法测定环境水样、土壤和生物样品、粮食和食品中的微痕量铬,具有灵敏度高、选择性好、线性范围宽、成本低廉等特点而显著优于其他分析方法。所依据的原理是:样品经混酸用微波消解为试液后,用亚硫酸钠将 Cr(Ⅵ)还原为 Cr(Ⅲ),利用 Cr(Ⅲ)对碱性鲁米诺-过氧化氢化学发光体系的催化作用,定量测定样品中的铬。

有机化合物能够以多种形式参与化学发光反应,如作为反应物、催化剂、猝灭剂、能量受体等参与化学发光反应。利用化学发光法可以测定苊、芘、蒽、苯并芘、苯并蒽、抗生素类残留等有机污染物。

利用酶的特异性,将酶促反应与化学发光相耦合,以生物分子作为测定对象,搭建的化学发光生物传感器已广泛用于测定生物样品中的葡萄糖、尿酸、乳酸、胆固醇、蛋白质、DNA、RNA、胆碱、乙酰胆碱、肌酐、嘌呤类等物质。

金属纳米粒子能够直接参与化学发光反应,例如金、银和铂的纳米颗粒能够催化过氧化氢降解生成活性氧,增强鲁米诺-过氧化氢体系的化学发光。银纳米颗粒能够明显增强柠檬酸盐-钌(Ⅱ)联吡啶和 Ce(Ⅳ)体系的化学发光,可以用来测定样品中的柠檬酸根。基于金纳米增强的免疫传感器用于食品中葡萄球菌肠毒素 B 的检测。

二、电致化学发光分析技术

1. 概述　电致化学发光(electrogenerated chemiluminescence;electrochemiluminescence;ECL),又称电化学发光,是指通过电化学手段,在电极表面产生一些电生的物质,然后这些电生物质之间或电生物质与待测体系中的某些组分之间通过电子传递形成激发态,由激发态返回到基态而产生的一种发光现象。电致化学发光法是电化学技术与化学发光分析的有机结合,是通过测量电致化学发光的强度与被测物质间的线性关系进行定量分析的一种方法。

由于 $Ru(bpy)_3^{2+}$ 具有水溶性好、化学性能稳定、氧化还原可逆、发光效率高、应用的 pH 范围较宽、可电化学再生和激发态寿命长等特点而广泛应用于电致化学发光。其反应机理一般认为主要有以下四种:氧化还原-循环电致化学发光、氧化-还原型电致化学发光、还原-氧化型电致化学发光和基于溶解氧还原的 $Ru(bpy)_3^{2+}$ 阴极电致化学发光。

2. 电致化学发光分析的分类

(1) 电致化学发光传感器:电致化学发光传感器是指通过化学修饰的方法将直接或间接参与化学发光反应的试剂固定在电极表面而形成的一类实验装置。与化学发光传感器相比,电致化学发光传感器克服了前者需要源源不断补充发光试剂的不足,减少了昂贵试剂的使用,并简化了实验装置。将 $Ru(bpy)_3^{2+}$、鲁米诺或其衍生物固定化制成电致化学发光传感器是近年来电致化学发光领域研究的重要方向。

(2) 电致化学发光核酸杂交分析:核酸分子杂交技术是定性或定量检测特异性 RNA 和 DNA 序列片段的有力工具,作为最基本、最常用的一种分子生物学方法技术,已经普遍应用于生命科学和医学基础研究的各个领域。随着化学发光核酸探针引入杂交分子的检测,其过程避免了放射性同位素的污染和危害。该方法结合了电致化学发光检测技术与核酸分析的优点,成为近年来的一个研究热点,在基因分析、基因定位和疾病早期诊断方面显示出发展潜力。但该方法存在的不足是化学发光结束后样品的发光无法再现。

（3）溶出电致化学发光分析：溶出电致化学发光分析是一种新型的化学发光法。该方法先将金属离子从大体积的试液中富集在微小的电极上，同时通过控制各种条件进行电位溶出或化学溶出，将被测离子选择性地富集在电极表面而溶出，并在电极表面的扩散层中发生反应，产生发光信号。这种方法克服了化学发光法选择性较差的不足，结合了溶出伏安法的高选择性和化学发光法的高灵敏度的优点。

（4）电生试剂化学发光分析：即利用恒电流电解在线产生某些高活性的、参加化学发光反应所需的试剂，通过直接氧化还原反应、能量转移或增敏反应而建立的一种电致化学发光法，目前已用于一些神经递质、抗生素和药物有效成分的检测。

（5）电位分辨的电致化学发光分析：在不同的电位下，鲁米诺、光泽精等传统的发光物质具有多个电致化学发光反应通道，同时发现脉冲激发的电致化学发光能分辨这些通道，这种循环伏安驱动电致化学发光被称为电位分辨的电致化学发光。电位分辨的电致化学发光为电致化学发光的研究提供了一个新的思路，对电致化学发光的机理研究和探索新的电致化学发光反应具有重要的意义。

3. 电致化学发光分析技术应用　利用 EDTA 螯合物与 $Ru(bpy)_3^{2+}$ 产生电致化学发光，可以建立测定金属离子的电致化学发光法。通过这种方法研究亲氮金属离子，检测限可达 nmol/L 级别。如用电致化学发光法测定水样中铜离子的浓度，检测限达 $0.02\mu g/L$，该方法无论是在灵敏度还是在选择性方面都优于普通的阳极方波溶出伏安法和化学发光法。

$Ru(bpy)_3^{2+}$ 电致化学发光体系广泛应用于胺类、氨基酸和多肽、蛋白质、核酸的检测。利用地塞米松磷酸钠能够使 $Mn(\text{III})-Na_2SO_3$ 体系的化学发光大大增强的原理，通过在线电生 $Mn(\text{III})$ 可构建流动注射电致化学发光测定地塞米松磷酸钠的新方法。利用在线电生不稳定试剂的化学发光法，已经发展出测定多巴胺、肾上腺素、去甲肾上腺素、儿茶酚胺、双嘧达莫、安乃近、异烟肼、喹啉、抗坏血酸、维生素 B_1 等的多种电致化学发光法。

三、化学发光检测的联用技术

1. 概述　化学发光法因其仪器简单、操作方便、分析快速、灵敏度高、线性范围宽等显著的优点备受人们青睐，是一种有效的微量和痕量分析技术。然而，化学发光反应固有的选择性差的缺点使得这种分析方法受到了极大的限制。如何将高灵敏度的化学发光法和高选择性的分离技术结合，是分析化学发展的一个前沿方向。

化学发光检测手段与具有高效分离能力的高效液相色谱、毛细管电泳、微流控芯片等分离技术相结合，兼具分离效率高和灵敏度高的优点，可直接用于复杂样品中微量组分的分离和测定，成为理想的分离分析方法，在医学、药学、生命科学、环境科学等领域中得到了广泛的应用。

2. 化学发光检测的联用技术分类

（1）高效液相色谱-化学发光联用技术（HPLC-CL）：高效液相色谱-化学发光联用是通过液相色谱分离系统分离混合物中的各组分，再利用化学发光检测系统对各组分进行测定的技术。高效液相色谱-化学发光联用检测装置一般由图 18-6 所示的几个部分组成，通常包括液相泵、进样器、色谱柱、蠕动泵和化学发光检测器。待测组分经色谱柱分离后与发光试剂混合发生化学发光反应，流通池内的发光信号由光电倍增管或者其他光电转换器件转换并放大，最后由记录仪或数据采集装置记录。作为色谱柱后检测的常用化学发光体系有鲁米诺、高锰酸钾、四价铈等。

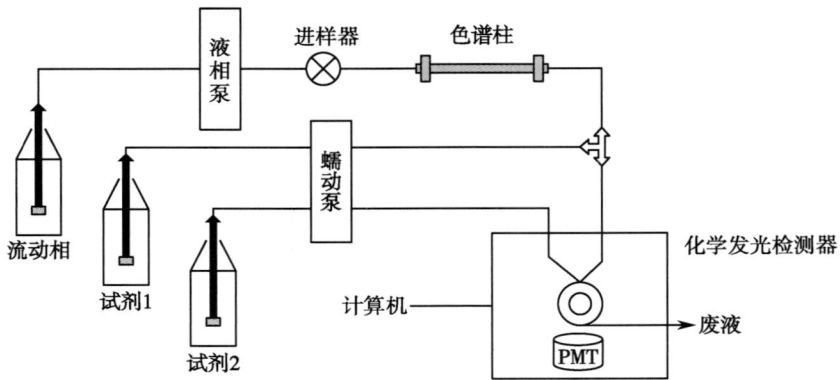

图 18-6　高效液相色谱-化学发光检测装置示意图
PMT. 光电倍增管。

要实现好的分离和灵敏的检测,往往需要综合考虑各方面的因素:①流动相的选择应与化学发光检测系统相兼容,此外,还要考虑发光试剂在其中的溶解度,以避免发生沉淀。②pH 对化学发光反应的发光强度影响很大,因此选择合适的 pH 十分重要。③应选择适宜的流速,以保证分离完全并能检测到强的发光信号。④所用试剂应纯化,以减小化学发光的背景。⑤化学发光检测器的设计应死体积小、仪器简单、便于操作。

（2）毛细管电泳-化学发光联用技术（CE-CL）:毛细管电泳方法自 20 世纪 80 年代创立以来,已广泛应用于无机离子、有机分子和生物分子的分离分析。毛细管电泳在生物大分子的分离分析方面与 HPLC 相比尤其具有优势。将电致化学发光和毛细管电泳结合起来,可以兼备电致化学发光的高灵敏度和毛细管电泳的高分离效率的特点,直接用于样品中微量组分的分离和测定,是一种极具应用潜力的分离分析技术。

毛细管电泳-化学发光联用技术中,毛细管电泳-电致化学发光联用技术是最为常见的一种,该技术是将毛细管电泳的高效分离性和电致化学发光的高灵敏性相结合的一种现代分析技术。其中最常用的电致化学发光检测体系是钌（Ⅱ）联吡啶化学发光体系。钌（Ⅱ）联吡啶类化合物具有水溶性好、稳定性强、发光效率高、电化学可逆、可重复激发、检测灵敏度高、线性范围宽等优点,得到了研究者的广泛关注。

（3）微流控芯片-化学发光联用技术:微流控实验室通常被简称为微流控芯片（microfluidic chip）或芯片实验室（lab on a chip）,它把化学和生物等领域中所涉及的样品制备、反应、分离检测、细胞培养、分选和裂解等基本操作单元集成到一块很小的芯片上,由微通道形成网络,以可控流体贯穿整个系统,从而实现常规化学或生物实验室的各种功能。而电致化学发光方法在药物分析、免疫分析和 DNA 探针分析中的应用,说明电致化学发光方法是一种非常有前景的检测技术。这两种分析技术的结合将会在医药、化学、环境及单细胞分析等诸多领域拥有广阔的应用前景。

3. 化学发光检测的联用技术的应用

（1）液相色谱-化学发光联用技术的应用:在众多体系中应用最多的是鲁米诺及其衍生物的化学发光体系、过氧化草酸酯化学发光体系,除此之外,Ce（Ⅳ）、高锰酸钾、钌（Ⅱ）联吡啶、铁氰化钾、光泽精和吖啶酯等体系也被应用于高效液相色谱-化学发光联用技术中。表 18-3 列举了部分液相色谱-化学发光联用技术在各领域应用的实例。

表 18-3　液相色谱-化学发光联用技术在实际样品中的应用

分析物	化学发光体系	检出限	应用
槲皮素,芦丁	鲁米诺-$KMnO_4$	$3.8\sim10.1\mu g/L$	中草药
辅酶Q	鲁米诺-二硫苏糖醇	$26\mu g/L$	人血清
神经递质	鲁米诺-H_2O_2/金纳米	$1.32\sim1.90\mu g/L$	鼠脑
亚硝胺类物质	鲁米诺-光解产物	$1.5\sim3\mu g/L$	河水,处理厂出水等
除虫脲、杀铃脲	鲁米诺-$KMnO_4$	$0.5\sim2.6\mu g/kg$	番茄
大环内酯类和三环类抗抑郁药	$Ru(bpy)_3^{2+}$	$0.003\sim0.06\mu g/L$	蜂蜜
儿茶酚胺类	TDPO/H_2O_2/咪唑	$0.64\times10^{-5}\sim9.5\times10^{-5}\mu g$	鼠脑
低分子量脂肪醛	TCPO/H_2O_2	$0.02\sim0.4\mu g/L$	水

注:TDPO为二[4-硝基-2-(3,6,9-三氧杂癸基氧羰基)苯基]草酸酯;TCPO为双(2,4,6-三氯苯基)草酸酯。

（2）毛细管电泳-化学发光联用技术的应用:利用某些金属离子能增强或抑制化学发光的现象,毛细管电泳-化学发光法最初应用于金属离子的分离分析。其中应用最为广泛的是鲁米诺-过氧化氢发光体系。基于 V(Ⅳ)、Nb(Ⅳ)、Ta(Ⅴ)、Cr(Ⅲ)、Cr(Ⅵ)、Fe(Ⅱ)、Fe(Ⅲ)、Ni(Ⅱ)、Co(Ⅱ)、Cu(Ⅱ)等对鲁米诺化学发光体系的显著增强作用,实现了毛细管电泳-化学发光联用技术对这些金属的分离检测。金纳米增强的鲁米诺柱后化学发光应用于毛细管电泳分离检测,实现了对血清中痕量尿酸的分析,最低检测限为 $4.6\times10^{-8}mol/L$。采用金纳米增强的毛细管电泳-化学发光方法实现了对肾上腺素等化合物的灵敏和选择性检测。随着毛细管电泳分离技术在生命科学领域的迅速发展,毛细管电泳-化学发光法在氨基酸和多肽的检测方面体现出了一定优势。相比于传统的色谱方法,其样品前处理更加简便,多数无须衍生,且分离效率高于高效液相色谱。随着新的化学发光体系不断被发现,继鲁米诺-过氧化氢体系之后,鲁米诺-铁氰化钾等发光体系越来越多地被用于各种药物的分析,化学发光检测用于药物分析成为分析科学的一个重要领域。

第五节　光电分析法

一、概述

1839 年,法国科学家 Becquerel 发现,在光照下,负载卤化银的金属电极的电化学信号会发生变化,从而开启了光电化学(photoelectrochemistry,PEC)的研究。1955 年,Brattain 和 Garrett 发现光可以影响锗基半导体电极表面的电化学信号,为光电分析法的研究奠定了基础。随着半导体物理学和分子轨道理论的不断完善,20 世纪中期,Gerischer、Boddy、Memming 等科学家不断发展了光电分析技术,最终形成了固体物理、电化学、表面科学、光谱学等光电分析技术的多学科交叉。光电分析检测为"光激发、电检测"的过程,由于激发源(光)和信号源(电)是完全不同的物理量,光电分析技术相较于传统的电化学分析方法,表现出更低的背景和更高的灵敏度。光电分析技术也逐渐在疾病诊断、食品安全、药物筛选和环境污染等分析检测领域展现出良好的应用潜力。此外,与需要复杂设备的光学手段相比,光电分析技术仪器简单、成本低廉、易于微型化。

光电化学是光电分析法的基础，是指在激发光的照射下，电极界面上的光电活性材料产生电子激发和电荷转移，从而获得光电流或光电压的过程。光电分析法是将分析物浓度与光电流或光电压信号相关联的一种分析技术。光电分析法的应用通常是通过光电化学传感器实现的，它是将光激发技术与电化学检测相结合的一类传感器，主要由三个部分组成：激发光源、含有电解质和电极的检测系统以及信号采集系统。通常光电化学过程由光电转换和电化学过程组成，其中光电转换是主要过程。受到外界光激发后，光电活性材料的价带（VB）电子（e^-）跃迁至导带（CB），并在价带留下空穴（h^+），形成电子-空穴（e^--h^+）对，接着会存在一个电子转移或电子-空穴复合的过程。若电子从导带转移至电极界面，且溶液中存在的电子供体与价带上的空穴复合，此时会形成阳极光电流；若电子从导带转移至溶液中的电子受体上，且电极界面上的电子与价带上的空穴复合，此时会形成阴极光电流。光电化学传感过程中激发光源、光电极、电解液（原位分析时为样品）和信号采集系统形成一个闭合回路，光电极表面的光敏材料受到光激发时发生光电化学过程而产生光电流（或光电压）信号。因此，分析物浓度特异性引起的上述任一或多个单元的变化而导致的光电信号变化均可作为光电化学传感器的构建基础。如图 18-7 所示，与传统电化学传感不同的是，基于光电化学反应的测试过程中需要有共反应剂存在时才能实现电子-空穴对的分离以输出可读光电信号。

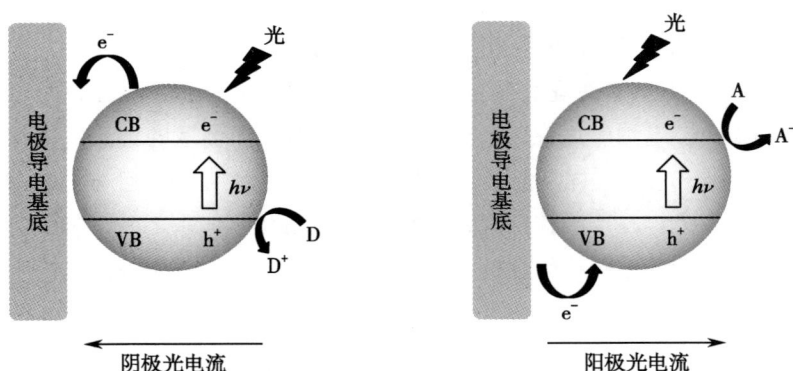

图 18-7　负载半导体纳米材料的电极上阴极光电流和阳极光电流产生的机理

光电活性材料是光电化学传感器的重要组成部分，其性能与传感器有着密不可分的关系。光电活性材料在光源的激发下，能够将光信号转变成电信号，材料的光电转换效率直接决定传感器光电流信号的大小。近年来，随着材料科学的不断发展，可用于光电化学传感的材料逐渐增多，性能也不断提升。目前常用于光电化学分析的材料主要分为四大类：无机半导体材料、有机半导体材料、复合型半导体材料以及其他材料等。无机半导体材料是研究应用最广泛的一类，主要有二氧化钛、氧化锌等宽带隙的金属氧化物和硫化镉、碲化镉等窄带隙量子点材料，具有光吸收效率高、吸收范围宽等优点。有机半导体材料在光电化学领域也有着一定的应用，常见的有卟啉及其衍生物类、酞菁类、蒽醌类等。相对于光生电子-空穴容易复合的单一光电材料，两种或两种以上不同禁带宽度的半导体复合材料有着更高的光电转换效率，从而产生更稳定的光电流，如四氧化三铁/二氧化钛、二氧化钛/硫化镉等。金属纳米颗粒和碳纳米管、富勒烯等材料因其优异的导电性，与半导体光电材料复合后，可大大提高半导体材料的电子捕获和传输能力，从而使光电信号得到显著改善。

二、光电分析法的分类

随着光电化学传感技术的发展,光电分析法涉及的分析物很多,如生物大分子(酶、蛋白质、核酸等)、生物小分子(谷胱甘肽、半胱氨酸、抗坏血酸等)、气体分子(二氧化硫、硫化氢等)以及金属离子和有机污染物等。对于这些分析物,都需要根据其不同的理化性质,设计不同的光电化学传感器以实现对它们的检测。目前,光电化学传感策略主要分为基于直接氧化还原与电荷转移、位阻效应、能量转移、光学调控、酶催化反应、化学反应等的传感分析法。

1. **基于直接氧化还原与电荷转移的传感分析** 在光电化学传感系统中,光电活性材料被光激发,吸收能量后产生电子-空穴对,分别具有较强的还原性和氧化性。当光电化学传感系统中存在具有氧化/还原性质的分析物时,电子-空穴对可作为电子清除剂或空穴清除剂,以分别与电子/空穴发生氧化/还原反应,改变电子-空穴对复合概率,从而对光电流信号的变化起到调控作用。溶解氧、抗坏血酸、过氧化氢以及其他常见的酶催化反应物或产物等生物分子在光电传感中通常被用作电子供体或受体,可以有效促进或者抑制光电活性材料的电子-空穴对分离,以增强或减弱光电流响应。

2. **基于位阻效应的传感分析** 位阻效应指的是在光电化学传感过程中,生物分子特异性识别的产物不仅可以阻挡光子的吸收,还可以阻碍光生载流子的转移和电活性分子向电极界面的扩散,导致光电流信号减弱的现象。位阻型光电化学传感最常用的传感模式主要分为两种:一种是目标物分子与识别单元发生相互作用后,在电极表面形成导电性差的生物分子复合物,阻碍电子/空穴剂与光电材料接触,抑制光电流产生,主要依赖于抗原-抗体识别、核酸适配体与目标物识别、生物素-亲和素结合以及酶在电极表面催化产生沉淀等;另一种是目标物分子与识别单元相互作用,使生物分子脱落或远离光电材料,光电材料表面空间位阻减小,有利于电子-空穴对分离,增加光电流信号。除此之外,光电化学传感也会通过目标物与光电材料之间特定的生物作用结合而形成空间位阻,直接减小光电流信号。夹心免疫法也是常用的检测原理,双重生物分子识别形成双重位阻效应,能显著减小光电流,使光电化学传感具有更高的灵敏度和特异性。

3. **基于能量转移的传感分析** 某些纳米粒子可以与光电材料发生共振能量转移(RET)效应,如表面等离子体共振(SPR)、局部表面等离子体共振(LSPR)等,从而影响光电材料的光电流信号。一般来说,发生能量转移需要满足两个条件:一是能量受体和能量供体之间处于合适距离(1~10nm),二是能量供体的发射光谱和能量受体的吸收光谱相重叠。通常来说,在光电化学传感中,量子点半导体作为能量供体,贵金属纳米颗粒(AuNPs、AgNPs、PtNPs等)作为能量受体,通过改变能量供体和能量受体之间的距离,影响RET的发生效率,从而引起光电流信号变化。在激发状态下,能量供体会产生电子-空穴对,电子-空穴对的分离形成光电流,也可以通过辐射跃迁等方式复合。当能量供体和能量受体之间的距离合适,且达到光谱匹配的要求时便会发生RET效应,受激状态的供体会把能量转移给受体,而作为受体的贵金属纳米颗粒会吸收这部分能量产生等离子体,激子-等离子体相互作用会提升光电材料的光生载体复合概率,导致光电流减小。当贵金属纳米颗粒自由电子的整体振动频率和入射光子频率相匹配时,贵金属粒子会对光产生强吸收,其表面会产生一个强烈的局部电磁场,发生局部表面等离子体共振(LSPR)效应,促进光生载流子电荷分离。一般来说,LSPR效应能够促进光电材料的电子-空穴对分离,提高光电转换效率,从而使光电流增大。

4. 基于光学调控的传感分析 在光电化学传感中,光信号作为激发源是其重要组成部分。在光源照射下,电极表面光电活性材料吸收能量后产生电子-空穴对,并在电极界面上发生氧化还原反应从而产生光电流。理论上,光源能量越强,电极界面上的载流子浓度越高,发生氧化还原反应的物质越多,光电流信号越强,即有效激发能量越大,光电信号越强。在光学调控策略中,有机小分子被用作识别单元和能量受体,可提高传感器的选择性,并且所制备的光电化学微电极在活体内表现出良好的稳定性和重现性,同时这种基于荧光共振能量转移(FRET)的调控信号策略可以扩展到不同的分析物,具有通用性。

5. 基于酶催化反应的传感分析 在以酶催化反应为基础的光电化学传感中,酶催化作用下产生的活性物质可改变光电流信号,从而实现对目标物的检测。光电化学传感策略根据酶催化反应产物的性质,主要分为两类:一是产物具有氧化/还原性质,可作为电子或空穴清除剂与光电活性材料产生的电子-空穴对反应,影响电子-空穴对的分离速率,从而调节光电流信号;二是产物为大体积的不导电沉积物,则会使电极表面发生钝化,阻碍电子在其表面传递,从而使光电流信号明显减小。

6. 基于化学反应的传感分析 基于化学反应的光电化学传感器分为基于无机反应构建的和基于有机化学反应构建的传感器。其中,基于无机反应构建的光电化学传感器是通过目标物直接与电极表面某种光电活性材料发生反应,如离子交换或通过辅助物与离子相互作用,从而引起光电流信号变化。而基于有机化学反应构建的光电化学传感器主要包括两种,其中一种是利用有机小分子染料敏化光电活性材料。有机染料具有摩尔吸收系数高、电子注入速度快、易于功能化、结构多样化和光物理性质可调等特点,可有效降低光电活性材料激发所需能量,同时提高电子传递速率,被广泛用作光电活性材料敏化剂。另一种是利用具有较高的光电转化效率的有机小分子半导体,可直接用作光电活性材料。

三、光电分析法的应用

双(4,4-二羧基-2,2-联吡啶)二硫氰基钌(Ⅱ)染料 N3 作为模型多功能分子通过共价键连接在氨基功能化的 TiO_2 纳米线上所制备的光阳极,在 540nm 可见光下对 Hg^{2+} 产生敏感的光电流响应,可实现对痕量 Hg^{2+} 的在线检测。利用葡萄糖氧化酶氧化葡萄糖生成空穴清除剂 H_2O_2,从而提升光电流信号,可实现对葡萄糖"信号打开"型检测。

由于阴极 PEC 生物传感具有很强的抗还原性物质干扰的能力,其已被广泛应用于酶传感、核酸分析、免疫分析等方向。例如,Pt 纳米颗粒/G-四链体/氯化血红素被用于模拟过氧化氢酶。在光阴极上组装好三明治 DNA 结构后,实现阴极 PEC 生物传感器对 DNA 的分析。

将半导体性质的聚合物点作为光电活性材料组装到氧化铟锡电极表面,再于电极上固定探针 DNA,并将目标 DNA 链修饰的金纳米粒子通过碱基互补配对连接到电极上,金纳米粒子与聚合物点彼此靠近,即可在光照下发生能量转移。将该能量转移体系运用至光电化学生物传感器中,亦可实现对 DNA 的高灵敏度检测。

(程祥磊 刘丽燕)

思考题与习题

1. 试述傅里叶变换红外光谱仪的特点。
2. 试比较拉曼光谱与红外光谱的异同。
3. 简述影响氢核化学位移的因素。
4. 简述化学发光法的优缺点，并分析它与其他方法进行联用的原因。
5. 请列表比较不同光电分析法的基本策略。

第十九章
常用快速检验技术

快速检验（rapid assay）通常是指使用特殊仪器或装置在较短的时间内得出检测结果的方法与技术。与实验室常规测定方法相比，快速检验方法具有以下特点：①着重于现场快速分析，具有设备简单、小型化、易于操作、反应快速、采样量少等特点。②测定结果具有一定的准确度，能满足相关规定限量检测的需要。③是处理突发事故、公共卫生事件和日常监测中常用的检测手段。目前，大多数国家在其国家标准中推荐的方法还是以现场采样，送实验室使用分析仪器进行分析为主。但是在处理突发事故或公共卫生事件时，在需要大范围筛选式测量并要求快速获得结果的情况下，快速检验方法具有明显优势。随着高新技术的不断应用，现场检测仪器技术不断进步和完善。目前快速检验主要呈现四大趋势：①检测灵敏度越来越高。②检测速度不断加快。③选择性不断提高。④检测仪器向小型化、便携化方向发展。未来快速检验技术将发挥越来越重要的作用。

在实际工作中，常用的快速检验方法主要有理化快速检验技术、分子生物学快速检验技术、基于纳米材料的快速检验技术、生物传感快速检验技术及免疫分析检测技术等。

第一节　理化快速检验技术

理化快速检验法是指在一定的实验条件下，借助各种仪器、设备和试剂，运用物理、化学的方法快速检验样品待测组分的一种方法，具有简单、快速、结果直观、便携、小型化等特点。

一、化学比色分析法

化学比色分析法是根据待测成分的化学特点，通过化学反应，使待测成分与特定试剂发生特异性显色反应，通过与标准品比较颜色或在一定波长下与标准品比较吸光度值，确定待测组分含量的方法。常用的化学比色分析法包括试纸法、溶液法、检测管法和化学速测仪等。化学比色分析法与常规仪器分析方法相比，具有价格低、便于携带、操作简便、结果直观等优点，是目前应用最普遍、最成熟的快速检验方法，被广泛用于医学诊断、食品检验、环境监测等领域。

1. 试纸法　试纸法是一种以试纸为反应介质，待测物质与显色剂在试纸上发生化学反应产生颜色变化，根据标准色板比色定量的快速测定方法，是一种半定量的方法。试纸法有两种测定方式：一种是将滤纸浸渍显色剂制成试纸条，采样时待测物质在滤纸上与显色剂迅速发生化学反应，产生颜色变化，与标准色板比色定量；另一种方式是先用空白滤纸采集待测物质，采样后再在试纸上滴加或喷射显色剂，反应产生颜色变化，然后与标准色板比色定量。试纸法操作简便、便于携带、经济实惠、结果直观，广泛应用于食品检验、环境监测等领域，如 SO_2、H_2S、AsH_3、亚硝酸盐等均可用快速检验试纸测定。

2. 溶液法　溶液法是利用待测物与相应试剂迅速反应产生明显的颜色变化，依据颜色变化进行定性或定量的一种方法。使用时将待测物和相应的化学试剂加入反应管中，使其充分反应产生颜色变化，然后与标准色板或标准色管比色定量。溶液法的灵敏度和准确度均比试纸法高，标准色管或标准色板应定时更新。可用溶液法快速测定的物质有 SO_2、H_2S、苯乙烯、丙酮等。

3. **检测管法**　检测管法是指选用适当的试剂浸泡载体颗粒,制备成指示粉后装入塑料或玻璃管中,当待测物接触检测管时,待测组分与试剂发生显色反应,根据生成有色化合物颜色的深浅或变色柱的长度确定待测组分的浓度。检测管有比色型和比长型两种类型,比色型依据指示粉的颜色或颜色深浅的变化进行定量,比长型根据指示粉的变色柱长度进行定量。检测管法操作步骤简单,测定迅速,采样量小,灵敏度较高。常用的有 H_2S 检测管、CO_2 检测管、苯检测管等。国家环境保护标准《水质　氰化物等的测定　真空检测管-电子比色法》(HJ 659—2013)规定了真空检测管-电子比色法为快速测定水中氰化物、氟化物、硫化物、二价锰、六价铬、镍、氨氮、苯胺、硝酸盐氮、亚硝酸盐氮、磷酸盐和化学需氧量等污染物的国家标准方法。

4. **化学速测仪**　随着科学技术的发展,用于检测的各种便携式微型仪器设备也得到快速发展,与各种化学比色分析法相配套的微型检测仪器在市场上相继出现。与试剂检测方法相配套的微型光电比色计目前已经发展得比较成熟,已有商品化的产品。与试纸检测方法相配套使用的光反射仪也有商品化产品。微型检测仪器的出现,极大地提高了测定结果的准确度和精密度,使试纸法和溶液法由原来的只能进行定性、半定量的分析方法发展为可以直接进行定量检测的方法。

二、基于光谱学的快速检验技术

1. **基于荧光分子光谱的快速检验技术**　荧光是物质的分子吸收紫外或可见光后,从激发态的最低振动能级去激发回到基态时所发出的光。基于此原理的快速检验技术主要用于一些具有刚性平面结构、受到光能量激发后能发出荧光的物质。目前,应用比较广泛的快速测定仪器主要有真菌毒素荧光仪、食用菌荧光增白剂检测仪等。真菌毒素荧光仪结合免疫亲和层析前处理技术,可快速测定粮谷、油料中黄曲霉毒素、赭曲霉毒素、伏马菌素、玉米赤霉烯酮、脱氧雪腐镰刀菌烯醇和 T-2 毒素等十几种毒素;食用菌荧光增白剂检测仪可用于食用菌或含有荧光增白剂成分作为保鲜剂的食品的快速检验。

2. **基于红外光谱的快速检验技术**　红外光谱是指用连续波长的红外光作为光源照射样品,引起化合物分子中成键原子的振动、转动能级跃迁而产生的吸收光谱。一般分为三个区:近红外光区、中红外光区、远红外光区。利用红外光谱技术分析样品具有样品无需前处理、快速、高效、不破坏样品、不消耗化学试剂、不污染环境等优点。目前应用广泛的产品主要有:①便携式红外光谱气体测定仪,它能对未知气体进行识别,是对空气中有害物质进行快速检验的重要工具。②手持式近红外光谱分析仪、小型近红外光谱分析仪,已应用于花生油、豆油等的鉴别。

3. **基于拉曼光谱的快速检验技术**　拉曼光谱分析技术是研究拉曼散射线频率与分子结构之间关系的技术,可提供有关待测物中化学分子键的振动模式信息,进而可以帮助了解分子的构成及构象信息。拉曼光谱在物质成分鉴定和分子结构分析方面具有非常重要的作用。一般物质分子的拉曼散射效应非常弱,为了获得增强的信号,可采用电极表面粗化的办法,将待测样品结合于金属胶粒或粗糙金属(如金、银、铜)表面,获得强度更高的表面增强拉曼散射(surface enhanced Raman scattering, SERS)光谱(强度可增强 5~7 个数量级)。当具有共振拉曼效应的分子吸附在粗化的电极表面时,得到的是表面增强共振拉曼散射(SERRS)光谱,其强度又能增强(2~3 个数量级)。随着激光技术的发展并被用作拉曼光谱仪的光源,拉曼光谱仪向小型化、低成本和高性能方向进一步发展,使其在各领域的应用得到了广泛研究。拉曼光谱分析技术具有所需样品量少、样品前处理简单、水的干扰小、稳定性好、灵敏度高等特点。便携式激光拉曼光谱仪非常适用于环境和食品中微量、痕量危害因子的现场快速检验。目前已有商品化的便携式激光拉曼光谱仪用于三聚氰胺、孔雀石绿、苏丹红等违禁食品添加剂的快速检验。我国出入境检验检疫行业标准《出口食品中化学污染物的快速检测方法　第2部分：碱性嫩黄O的测定　拉曼光谱法》(SN/T 5643.2—2023)推荐拉曼光谱法作为出口食品中碱性嫩黄O、苋菜红、西布曲明的快速检验方法。

4. 基于表面等离子体共振技术的快速检验技术　表面等离子体共振(SPR)技术是一种新兴的检测技术，其工作原理是入射光以临界角入射到两种不同折射率的介质界面时，可引起金属自由电子的共振，由于电子吸收了光子能量，反射光在一定角度内强度发生改变。其中，使反射光在一定角度内完全消失的入射角称为SPR角。SPR角随着表面折射率的变化而变化，而表面折射率的变化又与结合在金属表面的生物分子的质量成正比。因此可以通过获取生物反应过程中SPR角的动态变化，得到生物分子之间相互作用的特异性信号。与传统的生化分析方法相比，它具有前处理简单、无须标记、灵敏度高以及便于实时、连续监测等特点。目前，已经成功研制出多种SPR传感器用于测定食物中营养素、抗生素、细菌和真菌的含量，以及环境中毒素、杀虫剂、除草剂的含量。

5. 基于生物发光的快速检验技术　生物发光(bioluminescence)是指生物体发光或生物体提取物发光的现象。生物发光的机制是：由细胞合成的化学物质在酶的作用下，将化学能转化为光能。它不依赖于有机体对光的吸收，是一种特殊类型的化学发光。化学能转变为光能的效率高，属于氧化发光的一种。具有发光能力的有机体种类多，目前研究最多、认识最深的生物发光体系主要有两种：细菌生物发光和萤火虫生物发光。细菌生物发光中的关键物质是细菌荧光素，萤火虫生物发光的反应底物为虫荧光素和腺苷三磷酸(ATP)。利用生物发光特性可以建立系列快速检验方法。例如，ATP生物发光技术已被广泛用于食品细菌污染状况或食品器具的现场快速检验。化学活性荧光素酶表达法(chemically-activated luciferase expression, CALUX)得到美国环境保护署的推荐使用，是目前二噁英检测中灵敏度高、检测速度快的方法。

三、仿生分析技术

1. 电子鼻　电子鼻(electronic nose)又称为嗅觉传感器或气味扫描仪，是一种模拟生物嗅觉的智能电子仪器，主要由传感器阵列、信号处理系统和模式识别系统组成。传感器阵列对气味分子进行吸附和响应，产生相应的电信号；信号处理系统对传感器产生的电信号进行处理和放大；模式识别系统通过对处理后的信号进行分析，实现对气味的识别和分类。目前，电子鼻技术已经发展成为一种成熟且广泛应用的技术，具有体积小、功耗低、响应速度快、灵敏度高和准确度好等优点，被广泛应用于食品安全、环境监测、医学诊断等领域。

2. 电子眼　电子眼(electronic eye)又称视觉分析仪，是一种通过模拟人体视觉系统进行研究并逐渐发展起来的智能感知检测仪器，可对复杂非均质样品的视觉信息进行分析、识别，是一种非接触式、非破坏式的颜色测量和影像处理仪器。计算机视觉系统是电子眼检测技术中研究和应用最为广泛的检测平台，色差仪也是一种在食品和其他领域中广泛应用的电子眼检测技术。

3. 电子舌　电子舌(electronic tongue)是在20世纪80年代发展起来的用于对液体样品进行分析的检测技术。通过模拟人的舌头对待测样品进行分析、识别和判断，用多元统计方法对得到的数据进行处理，实现对样品的识别和分类。这是一种以传感器阵列为基础，感知样品的整体特征响应信号，对样品进行模拟识别和定性定量分析的检测技术，主要由味觉传感器阵列、信号采集系统和模式识别系统组成，味觉传感器阵列是电子舌系统最重要的结构单元。常用的传感器主要有伏安型传感器、电位型传感器、电流型传感器和电导型传感器等，具有操作简单、分析快速、高效等特点，在食品、医药、环境等领域已有广泛的应用。

四、其他理化快速检验技术

1. 基于电化学的快速检验技术　电化学是研究电和化学反应相互关系的科学,电化学传感器是基于指示电极敏感膜表面发生电化学反应,将化学信号转化成电信号,实现对目标物的快速检验的传感技术。它将电化学分析法与传感器技术相结合,具有便携、快速、成本低、灵敏度高、可进行多目标分析和可以实现连续现场检测等特点。目前广泛应用的产品有便携式电化学气体测定仪、水质分析仪、便携式重金属测定仪等。

2. 基于核磁共振技术的快速检验方法　核磁共振技术(NMR)的基本原理是利用一定频率的电磁波照射处于磁场中的磁性原子核,原子核在电磁波作用下吸收电磁波的能量,随后又发射电磁波,即产生磁共振信号。由于不同原子核吸收和发射电磁波的频率不同,且此频率还与核环境有关,故可以根据磁共振信号来分析物质的结构成分及其密度分布。从 NMR 图谱中,可获得化学位移、耦合常数、共振峰面积或峰高等信息。化学位移和耦合常数是结构测定的重要参数,共振峰面积或峰高是定量分析的依据。NMR 具有样品用量少、专属性高、定性鉴定和定量分析同步完成、干扰物少等特点。其灵敏度、精确度、准确度及分析速度等方面已达到或接近高效液相色谱的水平。特别是 NMR 定量法不需要待测物的高纯标准品,使用一般标准品(内标)即可完成定量分析。目前,NMR 在化学、物理、医学、药学和生物学领域得到广泛应用。

3. 便携式气相色谱仪　是指便于携带至现场,利用色谱原理对混合气体中不同组分进行分析检测的仪器。随着新型灵敏的广谱型检测器的出现、高效毛细管柱的广泛使用以及电子技术的快速发展,高性能的便携式气相色谱仪已经研制成功并得到推广应用。便携式气相色谱仪体积小、质量轻,可以手提携带,特别适用于野外或现场的快速分析测定。用普通气相色谱仪可以检测的挥发性和半挥发性有机污染物一般都可以用便携式气相色谱仪测定。我国《室内空气质量标准》(GB/T 18883—2022)中推荐便携式气相色谱法作为室内空气中苯、甲苯、二甲苯的初筛检测方法。

第二节　分子生物学快速检验技术

分子生物学与检验学科的融合催生了分子生物学检验这门学科,分子生物学检验侧重于研究各种生物学技术在检验学中的应用,其中应用比较广泛的技术主要包括核酸杂交技术、聚合酶链式反应(PCR)技术、基因测序技术、DNA 指纹图谱和生物芯片技术等。在卫生化学中常用于快速测定的主要有生物芯片检测技术、液相悬浮芯片技术、微流控芯片技术和分子即时检验技术。

一、生物芯片检测技术

生物芯片(biochip)检测技术是指采用光导原位合成或微量点样等方法将生物分子(如核酸片段、多肽分子)、组织切片及细胞等作为探针,有序固定在支持物表面,经过与已标记的待测样品中的靶分子进行反应,通过检测信号的强度分析待测标本。生物芯片包括基因芯片、蛋白质芯片、细胞芯片和组织芯片等。基因芯片又称 DNA 微阵列,是指按照预定位置固定在固相载体表面很小面积内的大量核酸分子组成的微点阵阵列,可以一次性对样品的大量序列进行检测和分析。目前,基因芯片技术是最热门的用于多种食源性致病微生物的现代快速检验手段。免疫芯片是一种特殊的蛋白质芯片,芯片上的探针蛋白可根据研究目的选用抗体、抗原、受体等具有生物活性的蛋白质。抗体由于具有高度的特异性和亲和性,是一种比较好的探针蛋白,用其构建的芯片可用于检测蛋白质、表达丰度及确定新蛋白。生物毒素蛋白芯片即是利用抗原-抗体相互作用的原理,将具有高度亲和特异性的生物毒素单克隆抗体定量地加至已衍生处理过的基片上,用以识别样液中的生物毒素,通过荧光标记物或酶联显色分析检测结果。我国出入境检验检疫行业标准《出口食品中化学污染物的快速检测方法　第 2 部分:碱性嫩黄 O 的测定　拉曼光谱法》(SN/T 5643.2—2023)推荐采用生物芯片试剂盒法快速测定 4 种真菌毒素(赭曲霉毒素 A、玉米赤霉烯酮、脱氧雪腐镰刀菌烯醇和黄曲霉毒素 B_1)的含量。

二、液相悬浮芯片技术

液相悬浮芯片技术是一种多功能液相芯片分析平台,也称多功能悬浮点阵(multi-analyte suspension array,MASA)或液相芯片(liquid chip),被誉为后基因组时代的芯片技术,其所有反应均在液相中完成。液相生物芯片主要由编码微球、探针分子、目标分子和报告分子四部分组成,有机整合了荧光编码微球技术、激光分析技术、流式细胞技术、高速数字信号处理技术、计算机运算法则等多项科技成果,具有高通量、高速度、准确性高、重复性好、灵敏度高、线性范围广、无须洗涤、在同一平台上即可完成蛋白质和核酸检测等优点。悬浮芯片的核心技术原理与固相生物芯片的原理不完全相同。"悬浮"是指该技术所采用的聚苯乙烯荧光编码微球可在检测体系中呈悬浮游离状态存在,可随液压的施压方向在流体管路中流动;"芯片"是指每种微球上包被的不同比例梯度的 2 种荧光染料,被定义为唯一的编码地址,众多的编码微球排列成类似阵列的图谱,因此被称为芯片。悬浮芯片的核心技术是直径约为 5.6μm 的聚苯乙烯微球和 6.5μm 的磁性聚苯乙烯荧光微球。微球由红色和橙色两种荧光染料按不同比例组合成 100 种荧光编码,表面带有大量的活性基团,每种编码的微球可共价结合能捕获目标分子的生物探针,任选几种或多种标记不同探针的微球混合后与样品中不同的待测目标分子特异性结合,再与报告分子特异性结合,就形成了一个悬浮芯片系统。随后微球排成单列,通过红、绿两束激光对单个微球进行照射,其中红色激光识别微球分类编码,进行定性测定,绿色激光识别荧光报告分子的数量,进行定量检测。悬浮芯片是一种高通量、高灵敏度、高特异性的分析技术,目前在农兽药残留检测、食品营养成分分析、药物筛选、疾病诊断、微生物控制等领域已经体现出其独特的应用价值。

三、微流控芯片技术

微流控芯片(microfluidic chip)又称为芯片实验室(lab-on-a-chip,LOC),是 20 世纪 90 年代初发展起来的一种多元、规模集成的技术平台。它融合了生物、化学、物理、流体、材料、纳米技术、计算机技术等多门学科与应用技术,是将样品的制备和分离反应以及结果的分析全部集中于几厘米甚至更小的芯片上,通过可控流体完成分析过程的一门跨领域科学与技术,具有操作高效、自动化、集成化、低消耗等优势。

微流控系统由微流控芯片、芯片流体控制装置和检测装置组成。芯片是核心,用于制作微流控芯片的常见材料有单晶硅片、石英、玻璃和有机高分子聚合物等,近年来纸质芯片得到了较好的发展。检测技术功能主要是放大、增强、捕捉和分析芯片中产生的信号,目前已有十几种检测方法,其中激光诱导荧光检测法的应用最广泛,此外还有其他光学检测法、电化学检测法和质谱法等。

微流控芯片的应用可以分为分子水平和细胞水平。分子水平的应用可分为大分子和小分子两类;细胞水平的应用主要有细胞的培养、分选、裂解等。目前微流控芯片的应用已涉及疾病诊断、药物筛选、法医鉴定、环境监测、食品安全及农作物病原物检测等领域。《食源性致病菌快速检测　微流控芯片法》（T/ZACA 031—2020）推荐采用微流控芯片法快速检验食源性致病菌。

四、分子即时检验技术

即时检验（point-of-care testing, POCT）的概念起源于美国 20 世纪 90 年代，于 2000 年后被引入我国，是指利用便携式分析仪器及配套试剂在采样现场即可进行快速检测并得到结果的检测方式。分子 POCT 是指全自动、一体化设计的，符合即时检测要求的分子生物学检测系统。该系统为整合一体化的封闭系统，核酸提取、扩增和检测均在同一封闭、便携式仪器内完成，无须人工配制试剂，可有效防止生物样本及其遗传物质污染环境。分子 POCT 要求"样本进结果出"和全密闭，具有微型化、易携带、自动化、全封闭、速度快、操作简易、特异性和灵敏度高等优点，为公共卫生应急事件、疫情防控和医疗快速筛查提供了有力支撑。分子 POCT 诊断产品现可用于检测人乳头瘤病毒、结核分枝杆菌、人类免疫缺陷病毒、丙型肝炎病毒、乙型肝炎病毒、淋球菌等。目前该技术还处于发展的初级阶段，还需要得到进一步开发和提高。

第三节　基于纳米材料的快速检验技术

纳米材料是指在三维空间中至少有一维处在纳米尺度范围（1～100nm）或由它们作为基本单元构成的材料。纳米材料由于具有尺寸效应、表面效应、界面效应和宏观量子隧道效应，使物质的一些性质、性能发生了变化，导致其具有独特的物理、化学和机械性质。如：纳米金属的熔点比普通金属低；纳米材料中气体的扩散速度比在普通材料中快；磁性纳米材料的磁记录密度比普通的磁性材料高；纳米材料对光的反射度极低，对电磁波的吸收性很强；纳米材料与生物细胞的结合能力很强等。功能化纳米材料与传统检测方法相结合建立的高灵敏度、高通量的快速检验方法，已广泛用于化学、医学等多个领域的分析检测。已商品化的纳米材料主要包括碳纳米管、金纳米粒子、荧光量子点、磁性纳米粒子等。

一、基于纳米磁珠的分离技术

磁分离法（magnetic separation, MS）是通过磁性分离载体在外加磁场的定向控制下，利用亲和作用，从复杂的样品体系中直接分离出目标物的方法。该方法既有磁性分离的简单方便，又具备亲和分离的高选择性，具有靶向识别和磁性分离的双重功能。免疫磁分离技术（immunomagnetic separation, IMS）是目前应用最广泛的一种磁性分离技术，它将抗原-抗体反应的高度特异性和免疫磁珠的富集分离作用相结合，具有特异性强、操作简单等优点，适用于低浓度样品溶液的分离。

磁性分离技术的主体是磁珠，磁珠一般由磁性内核及裹在内核外的高分子外壳构成，在施加外电场的情况下，磁珠在磁场中做定向运动，辅以微控制和检测手段可以实现磁珠的定位与介质的分离。在磁性粒子 Fe_3O_4 表面修饰二巯基丁二酸，可用作吸附剂来吸附水溶液中的 Hg、Ag、Pb、Cd 和 Tl，其吸附汞的能力是树脂的 30 倍。与普通磁珠相比，纳米磁珠具有以下优势：①比表面积大，固定效率高，可以实现高效富集。②纳米磁珠具有超顺磁效应，在外磁场的作用下，可以将目标分子从复杂生物体系中分离出来，亲和力强，操作简单方便。③生物相容性好，选择性高，纳米磁珠外壳可以与多种活性物质（如抗原、抗体、核酸等）结合。

将磁性分离技术与分子生物学检测技术、免疫学检测技术、荧光检测技术等相结合，可以显著提高检测的速度和灵敏度。如磁分离-酶联免疫吸附分析技术（MS-ELISA）是一种以磁性纳米材料代替传统 ELISA 中的酶标板，将 ELISA 的显色系统与磁分离技术相结合而形成的一种新型检测方法。利用纳米材料的高比表面积、易于形成胶体溶液等特性，MS-ELISA 法中的抗原-抗体分子接触面积变大，反应较为完全。此外，磁分离技术使缓冲液的交换操作更为简便快速，目前该技术已广泛用于食品领域的快速检验。

二、基于纳米金的检测技术

纳米金（nanogold）指直径在 1～100nm 范围内的金的微小颗粒，具有电子密度高、介电特性好和催化性强的特性，能与多种生物大分子结合，且不影响其生物活性。氯金酸还原法可制备不同粒径的纳米金，其颜色依直径大小而呈红色至紫色。由于纳米金具有特殊的稳定性、小尺寸效应，以及好的生物亲和性，它在快速检验方面得到广泛应用。当修饰有抗体或其他生物探针的纳米金粒子在目标分子的作用下大量聚集后，纳米金由于其表面等离子吸收峰的改变而表现出与分散状态下明显不同的颜色，可以用于定性或半定量的快速检测。目前纳米金已被广泛应用于农药残留、兽药残留、致病微生物和真菌毒素的检测工作中。

三、基于量子点的检测技术

量子点（quantum dot, QD）又称为半导体纳米晶体，是一种直径在 1～100nm、能够吸收激发光后发射荧光的纳米材料。相对于传统的有机荧光材料，量子点有着更好的荧光性能。将荧光量子点与生物素和亲和素作用，制备荧光量子团，能增强荧光作用，提高目标蛋白质的检测灵敏度，可用于蛋白质免疫印迹实验中的蛋白质检测。将兽药残留物的抗体与荧光量子点连接起来，可以实现目标兽药残留物的定量检测。用聚苯乙烯等高分子材料将多种不同发射波长的量子点进行包裹制备的编码荧光微球与人免疫球蛋白 G（IgG）偶联，可以用于抗体的检测。此外，利用不同发射波长的多色量子点还可以实现食品中多种致病菌和多种兽药残留的同时检测。

四、基于碳基纳米材料的检测技术

碳基纳米材料是指以碳为主要构成元素的纳米材料，主要包括石墨烯、碳纳米管、碳点等，这些材料因其特殊的物理和化学性质，在分析检测领域中有着广泛的应用。

碳纳米管（carbon nanotube, CNT）是由碳六元环构成的一层至数十层的同轴圆管材料，可分为单壁碳纳米管和多壁碳纳米管。由于其比表面积大、导电性强、热稳定性好、具有独特的光学性能等，其在环境检测与食品安全等领域被广泛用。

石墨烯（graphene）是一种由碳原子以 sp^2 杂化键合形成的单层六边形蜂窝晶格的二维晶格纳米材料，结构稳定，易于修饰，吸附位点多，能和目标物充分接触，制备成本相对较低，被物理、化学、材料等众多领域研究学者认为有巨大的发展潜力。氧化石墨烯（GO）是由石墨烯氧化生成的，表面富含羧基、羟基及环氧基等含氧官能团，这些官能团的存在使 GO 具有良好的水相分散性，同时也为各种目标物及其他功能基团的连接提供活性位点。近年来，石墨烯及其衍生物由于具有优异的导电性和导热性、极好的柔韧性和力学性能、巨大的比表面积、良好的气体阻隔性和独特的光学特性，被广泛应用于分析检测、生物成像、纳米药物运输、肿瘤治疗等。

碳点（carbon dot, CD）是一种零维纳米材料，通常尺寸小于 10nm，由 sp^2 和 sp^3 杂化的碳原子和表面基团组成。碳点的合成原料廉价易得，且具有优异的发光特性、光稳定性、生物相容性和低毒性等,目前已被认为是一种理想的荧光标记或检测材料,在活体成像、分析检测、光催化技术等领域具有很好的应用潜力。

第四节　生物传感技术

生物传感器(biosensor)通常是指由生物分子识别元件与信号转换器紧密结合,对特定化学物质或生物活性物质具有选择性和可逆响应的分析装置。其基本原理为:待测物质和分子识别元件特异性结合后,产生的信息通过信号转换器转化为可以定量处理的电、光等信号,再经仪表放大和输出,从而达到分析检测的目的。酶、抗体/抗原、全细胞(包括微生物、动植物组织)、基因等生物活性物质均可用于制作生物分子识别元件。根据生物传感器中识别元件敏感材料的不同可分为:酶传感器、微生物传感器、免疫传感器、DNA传感器等。与传统方法比较,生物传感器具有以下优势:①所需样品量少,前处理简单,可同时完成样品中被测组分的分离和检测。②可反复多次使用,可实现连续在线监测。③仪器成本低,易于微型化,便于推广普及。④选择性好,灵敏度高。

一、酶传感器

酶传感器又称为酶电极,一般由固定化酶膜和电极组成。固定化酶膜的酶可以特异性地识别待测物,催化其发生化学反应,产生电信号。由于酶对底物具有高度专一性,酶电极检测的物质因膜上固定酶的不同而不同,构成的传感器也不同。目前广泛使用的酶传感器主要有酶抑制型传感器和酶水解型传感器。

1. 酶抑制型传感器　酶抑制型传感器中,研究最多的是胆碱酯酶型酶传感器,主要用于农药残留的检测。检测的原理是:基于有机磷类和氨基甲酸酯类农药能与乙酰胆碱酯酶发生反应,降低酶的催化活性,进而抑制乙酰胆碱的水解,引起电信号的变化,从而达到检测农药残留的目的。与色谱法比较,酶抑制型传感器操作简单,检测时间明显缩短。但酶抑制型传感器也存在一些缺陷,如环境中其他因素也会造成酶活性丧失,从而造成假阳性检测结果。

2. 酶水解型传感器　常用的水解酶有:有机磷水解酶、酸性磷酸酶和对硫磷水解酶。有机磷水解酶应用得较多,该酶能催化水解有机磷农药,产生质子、乙醇等产物,这些产物可以向相关装置提供可以检测的信号,转换器再将这些信号转换成可定量分析的光或者电信号,从而检测有机磷农药的浓度。这种方法利用了酶的催化作用,简单快速,适合在线检测。

二、微生物传感器

微生物传感器是以活体微生物细胞为核心感应元件,对靶标物质进行识别测定的装置。从工作原理上微生物传感器可以分为两种类型:呼吸机能型和代谢机能型。呼吸机能型微生物传感器主要基于微生物呼吸代谢过程中氧气消耗速率与有机物浓度的定量关系,通过氧电极将O_2浓度变化转化为可测量的扩散电流信号,从而实现对目标有机物浓度的间接测定。代谢机能型微生物传感器主要通过检测微生物分解有机物过程中产生的电活性代谢产物(如H_2O_2、有机酸)实现分析。早期的微生物传感器以微生物测定和微生物电极的形式出现,近年来随着分子生物学和合成生物学技术的进步,基因工程类微生物传感器得到迅速发展,由于其成本低、使用便捷、功能扩展性强等优势,广泛应用于环境污染物监测、食品安全检测以及疾病诊断等领域。常见的微生物传感器有BOD快速测定仪、硫化物微生物传感器、尿素微生物传感器等。

三、免疫传感器

免疫传感器是基于抗原-抗体特异性识别、结合的反应原理发展起来的生物传感器。由于抗体或抗原携带有大量电荷、发色基团等，当抗原与抗体结合时，会产生电学、化学、光学等信号变化，通过适当的传感器可检测这些信号。根据所使用的信号转换器不同，可分为电化学免疫传感器、光学免疫传感器及压电免疫传感器等。迄今已开发出的电化学免疫传感器有电流、电导、电压和阻抗滴定 4 种类型。光学免疫传感器主要有表面等离子体共振、荧光偏振、全内反射荧光（TIRF）、偏振调制红外反射吸收光谱（PM-IRRAS）等。其中，开发出的 SPR 型免疫传感器最多。

四、DNA 传感器

DNA 传感器（也称为基因/核酸传感器）是以核酸作为分子识别元件，依据核苷酸碱基互补配对的原理，以核酸杂交过程特异性高为基础的快速检验技术。DNA 传感器的探针一般含有 10～30 个核苷酸分子，能够专一地与特定靶序列进行杂交从而检测出特定的目标核酸分子。DNA 传感器与传统的标记基因技术方法相比，具有快速、灵敏、简便的特点以及分子识别、分离纯化基因等功能，已成为当今生物传感器领域中的前沿性研究课题，被广泛应用于疾病诊断、食品检验、环境监测以及军事反恐等领域。

第五节　免疫分析检测技术

免疫分析法（immunoassay）是指利用抗原-抗体特异性结合反应检测各种物质的分析方法，具有简单、快速、灵敏度高、特异性强等优点。免疫分析法可分为标记免疫分析法（labeled immunoassay）和非标记免疫分析法（non-labeled immunoassay）。目前常用的标记免疫分析法有酶联免疫吸附法、放射免疫分析法、荧光免疫分析法、化学发光免疫分析法、免疫胶体金技术等。非标记免疫分析法常用的有免疫扩散、免疫电泳等技术。

一、酶联免疫吸附法

酶联免疫吸附法（enzyme-linked immunosorbent assay，ELISA）属于非均相酶免疫测定法，先用固相载体吸附抗体/抗原，加待测抗原/抗体，再与相应的酶标记抗体/抗原反应生成夹心复合物，最后再与该酶的底物反应生成有色产物。待测物的量与有色产物的量呈线性关系，根据吸光度值可计算待测物的量。ELISA 法可用于定性分析、定量测定，是目前应用最广泛的免疫分析方法之一，在医学检验、环境污染监测、食品安全检测等领域中发挥着重要作用。目前多种 ELISA 试剂盒已商品化，完整的 ELISA 试剂盒包含以下组分：包被了抗原或抗体的固相载体，酶标记的抗原或抗体，酶的底物，阴性和阳性对照品（或参考标准品和控制血清），结合物，以及标本稀释液、洗涤液、酶反应终止液。

二、放射免疫分析法

放射免疫分析法（radioimmunoassay，RIA）是根据抗原-抗体特异性结合的原理，首先用放射性同位素标记抗原/抗体，然后与待测的抗体/抗原结合，根据射线的强弱进行定性或定量的分析方法。放射免疫分析法主要包括竞争性放射免疫测定和免疫放射度量分析。该方法具有灵敏度高、特异性强、重现性好、样品用量少、易于实现自动化等优点,在临床实验诊断及其他领域中广泛地应用于各种微量蛋白、激素、小分子药物及毒素等物质的测定。基于细菌受体分析的免疫筛选检测用于动物源性食品中抗生素的测定,不需要复杂的样品前处理程序,已被欧盟国家和美国食品药品管理局(FDA)所认可并应用于快速筛选分析。常用的肿瘤标志物试剂盒,如癌胚抗原(CEA)试剂盒就是利用均相竞争的原理,采用放射免疫法对患者血清进行测定。放射免疫分析法需要用放射性同位素标记抗原/抗体,测定时存在放射性污染,并且放射性废弃物的处理也有一定的难度。

三、免疫发光分析法

1. 荧光免疫分析法 荧光免疫分析法(fluorescence immunoassay, FIA)是将免疫学反应的特异性和荧光技术的敏感性相结合,以荧光物质作为标记物的一种免疫分析方法。FIA 采用荧光物质标记抗体,然后将荧光标记的抗体用于检测相应的抗原。荧光免疫分析法可分为均相和非均相两种,其中非均相时间分辨荧光免疫分析(TRFIA)应用得最广泛,被认为是现有免疫分析中灵敏度最高的非均相免疫分析方法。在实际应用中,由于用荧光物质标记抗体检查抗原的方法较为常用,所以又称为荧光抗体技术。常用的荧光物质有异硫氰酸荧光素、四乙基罗丹明、镧系螯合物、碘化丙啶等。FIA 灵敏度高,响应时间短,无放射性污染,无需酶显色步骤,操作简便,比较适合测量含量比较低的生物活性物质,例如蛋白质(酶、抗体)、激素(甾族化合物、甲状腺激素)、药物及微生物等。

2. 化学发光免疫分析 化学发光免疫分析(chemiluminescence immunoassay, CLIA)是将具有高灵敏度的化学发光测定技术与高特异性的免疫反应相结合,以标记发光剂为示踪物建立起来的一种免疫分析法。根据是否把抗原和抗体结合在固相载体上,化学发光免疫分析可分为两类:固相化学发光免疫分析及均相化学发光免疫分析;根据标记物的不同,化学发光免疫分析法可分为三大类:直接化学发光免疫分析法、化学发光酶免疫分析法(chemiluminescent enzyme immunoassay, CLEIA)和电化学发光免疫分析法(electrochemiluminescence immunoassay, ECLIA)。化学发光免疫分析技术最早出现在 20 世纪 70 年代,发展至今已经成为一种成熟的、先进的超微量活性物质检测技术,被广泛应用于生命分析、环境检测、临床检验、食品安全和工业分析等领域,是目前发展和推广应用最快的免疫分析方法,也是目前最先进的标记免疫测定技术。该方法具有灵敏度高(较ELISA 法和荧光法高几个数量级)、无放射性危害、标记物有效期长、容易实现全自动化等优点。

四、免疫胶体金技术

胶体金(colloidal gold)又称金溶胶,是指分散相粒子直径在 1~150nm 的金溶胶。胶体金可以作为标记物用于免疫分析,近年来已经发展成为一种重要的免疫标记技术。胶体金常由氯金酸在还原剂作用下形成,由于金颗粒本身具有静电作用,因此溶液形成稳定的胶体状态,称为胶体金。

免疫胶体金技术(immunocolloidal gold technique, ICGT)是 20 世纪 80 年代继三大标记技术后发展起来的,以胶体金作为示踪标记物的一种免疫标记技术,也称为胶体金试纸条法。胶体金可与毒素、蛋白质、酶、抗生素和激素等多种物质非共价结合,从而使其成为免疫反应的优良标记物。金颗粒还可催化银离子还原成金属银,在胶体金免疫测定时加入银染色液,能放大反应信号,提高测定的灵敏度。免疫胶体金技术的特点是单份测定,简单快速,特异、敏感,不需要使用放射性同位素、有潜在致癌作用的酶显色底物和大型精密仪器等,因此应用非常广泛。目前应用较多的免疫胶体金技术为斑点免疫金渗滤法和胶体金免疫层析法。

1. 斑点免疫金渗滤法 斑点免疫金渗滤法(dot immunogold filtration assay, DIGFA)是应用微孔

滤膜（NC 膜）作为载体的免疫检测技术。先将抗原/抗体点在 NC 膜上，封闭后加待测样品，洗涤后用胶体金探针检测相应的抗原/抗体，通过金颗粒放大免疫反应，使反应结果在 NC 膜上显示出来。该法的灵敏度和特异性与 ELISA 法相符合，且具有反应快、操作简单、结果易于观察等优点，标记好的诊断试剂盒可以长期保存，随时使用，适于基层推广使用。

2. **胶体金免疫层析法** 胶体金免疫层析法（gold immunochromatography assay，GICA）是将特异性的抗原/抗体以条状带固定在 NC 膜上，胶体金标记试剂吸附在结合垫上，当待测样品加到试纸条的样品垫上后，通过毛细作用向前移动，溶解结合垫上的胶体金标记试剂后与试剂相互反应，再移动至固定的抗原/抗体的区域时，待测物与金标试剂的复合物又与之发生特异性结合而被截留聚集在检测带上，通过目测胶体金标记物得到直观的显色结果，而游离标记物则越过检测带，达到与结合标记物自动分离的目的。

与其他检测方法相比，胶体金免疫层析法具有以下优点：①检测时间短，能在几分钟之内出结果。②结果准确，灵敏度高，特异性好。③携带方便，成本低廉，不需要任何特殊仪器和设备，对检测人员无技术要求，适合在日常生活中使用。④试剂稳定，受外界因素影响小，可在公共场所进行现场检测。

（杨胜园）

思考题与习题

1. 简述快速检验方法的优点。
2. 列举出几种常用的理化快速检验技术。
3. 用于制作微流控芯片的常见材料有哪些？
4. 简述生物传感器的原理。
5. 常用的免疫分析方法有哪些？

第二十章
卫生化学与风险监测及暴露评估

随着科学技术的发展,新发现和新合成的化合物数量不断增长,新化合物的制造持续推动化学及其他相关领域的发展,为人类社会的科技进步和可持续发展提供了坚实的基础。这些新化合物不断进入水体、土壤和空气,并进入食物链,给人类健康与生态环境造成危害。我国在《中华人民共和国国民经济和社会发展第十四个五年规划和 2035 年远景目标纲要》中明确要求"重视新污染物治理",并于 2021 年 11 月 2 日印发《中共中央　国务院关于深入打好污染防治攻坚战的意见》,对进一步加强新污染物治理工作作出部署。突出强调新污染物治理对维护国家生态安全和健康中国建设目标具有重要意义。进行新污染物的治理,必须搞清楚污染物的种类、时空分布和迁移代谢规律,通过风险监测及暴露评估制定治理方案和限量标准。这些工作无一例外需要利用卫生化学策略开展新污染物卫生分析新方法建立,技术标准、标准物质以及监测仪器系列设备研发等方面的系统研究。本章简单介绍有害物质的限量标准制定流程及风险监测评估和暴露评估技术,以期学生了解卫生分析在开展这些工作中起到的基石作用。

第一节　有害物质限量标准的制定

有害物质限量标准的制定在公共卫生与预防医学中至关重要。其目的是保护人群健康,防止有害物质对人体的长期或急性影响。制定并执行严格的有害物质限量标准是保障环境和食品安全的重要手段。卫生分析通过科学检测技术识别并量化食品、空气、水以及其他环境样品中的有害物质,依据这些分析数据,专家评估特定有害物质的暴露水平,并结合毒理学、流行病学研究结果,确定其对人体健康的潜在风险。

一、有害物质限量标准的制定依据

在制定有害物质限量标准时,主要考虑科学研究、风险评估、现有的法律法规以及社会经济因素四个方面。通过科学研究和风险评估来确定安全限值,通过法律法规来确保合法性和执行力,通过社会经济分析来确保标准的可行性和公平性。这些标准在公共卫生领域中发挥着至关重要的作用,确保人群暴露在安全的水平之下,从而有效降低健康风险。

1. 科学研究　科学研究为有害物质限量标准的制定提供基础数据,一般包含毒理学数据、流行病学数据。例如,在制定食品中重金属限量的标准时,研究者参考了大量的国内外毒理学和流行病学研究,这些研究评估了不同重金属对人体健康的影响及其在食物链中的传递机制。毒理学数据是制定有害物质限量标准的核心基础,流行病学研究提供了人群暴露于特定有害物质后健康效应的证据,这些数据有助于评估有害物质在人群中的实际暴露水平和潜在健康风险。相关领域的研究成果为标准的制定提供了科学依据。

2. 风险评估　风险评估是确定限量标准的重要步骤。风险评估主要通过毒理学研究和毒性试验,结合人群流行病学调查资料,系统评价外源性有害因素暴露对人类和生态的潜在损害作用,并对产生这种损害作用的证据的强度或风险评估的不确定性进行评价。风险评估结果是有害物质限量标准制定的直接依据。例如我国生态环境部和国家卫生健康委员会在制定水中有害物质限量标准时，进行了广泛的风险评估，评估了水中污染物对不同人群的健康风险。这种风险评估通常包括对污染物的摄入途径、暴露水平以及不同人群（如儿童、老人）的敏感性分析等。

3. 法律法规　现行法律法规为有害物质限量标准的制定提供了重要依据。《中华人民共和国环境保护法》《中华人民共和国食品安全法》和《中华人民共和国水污染防治法》等法律法规，为各类环境和食品安全标准的制定提供了框架和指导原则。这些法律法规要求标准的制定必须考虑到公众健康保护和环境保护的需要，并与国际标准接轨。国际组织和各国政府制定的相关标准和法规也是制定我国有害物质限量标准的重要参考。世界卫生组织（WHO）和联合国粮食及农业组织（FAO）联合制定的农药和重金属的人体每日允许摄入量（acceptable daily intake，ADI），以及各国药典中对中药材中有害残留物的限量标准等，都为制定我国的有害物质限量标准提供了有益的借鉴。

4. 社会经济　在制定有害物质限量标准时，还需要考虑社会经济因素。过于严格的限量标准可能会导致生产成本上升，影响相关产业的发展；而过于宽松的标准则可能无法有效保障人类健康和环境安全。因此，在制定标准时需要权衡各方面的利益和需求，以达到既保障安全又促进发展的目的。

二、有害物质限量标准的制定原则

有害物质限量标准的制定是一个复杂而系统的过程，它涉及多个方面的考量。制定的限量标准必须具有科学依据和公正性以及可执行性，并需要一套原则来指导整个制定过程，这些原则为标准的制定提供了明确的方向和框架，有助于确保标准的质量和有效性。

1. 科学基础　标准应基于最新的科学研究和证据，包括毒理学、流行病学和环境科学的数据。

2. 风险评估　进行详细的风险评估，包括对暴露量、毒性和可能的健康影响的分析。风险评估应包括确定无观察到有害效应水平（no observed adverse effect level，NOAEL）和最低观察到有害效应水平（lowest observed adverse effect level，LOAEL）。

3. 预防原则　在科学证据不完全时，应采取预防措施，以防止潜在的有害影响。

4. 公众健康　标准应以保护最易受影响的人群（如儿童、孕妇和老人）为出发点，确保整体公众的健康和安全。

5. 技术可行性　标准应考虑到现有的技术水平和经济可行性，确保标准的实施是可行和有效的。

6. 法律和监管框架　标准的制定应符合相关的法律和监管框架，确保标准具有法律效力和可执行性。

7. 国际标准参考　应参考国际上已有的相关标准和指南，如WHO、欧盟和其他国家的标准。

8. 利益相关者参与　制定标准的过程中应包括利益相关者的参与，如政府机构、行业代表、科学家和公众，以确保标准的全面性和可接受性。

9. 动态更新　标准应定期审查和更新，以反映新出现的科学证据和技术进步。

三、有害物质限量标准的制定步骤

有害物质限量标准的制定是一个综合性的过程，旨在保护环境、保障人体健康，并为卫生监督和管理提供依据。有害物质限量标准的制定主要涉及以下五个步骤。

1. 前期准备与调研　前期需要深入了解有害物质的化学结构、性质、毒性及其在食品中的存在形式等基本信息。收集国内外相关法律法规、标准、研究报告以及科学文献等资料，为制定标准提供依据。

2. 危害识别 确定人体摄入有害物质后可能产生的潜在不良效应,包括不良效应的可能性、确定性及不确定性。通过文献回顾、专家咨询等方式,综合评估有害物质的毒性数据。

3. 风险评估

(1)进行动物毒理实验:确定动物最大无作用剂量(maximal no-effect level, MNL)或无明显作用水平(NOEL/NOAEL)。

(2)人体暴露评估:基于人群膳食调查数据,评估人体每日通过食物摄入的有害物质量。

(3)风险特征描述:结合危害识别和暴露评估的结果,描述人体摄入有害物质后健康风险的大小和可能性。

4. 确定限量值

(1)确定人体每日允许摄入量(ADI):ADI指人类终生每日摄入某物质后,机体不产生任何已知不良效应的剂量,通常用人体每千克体重的该物质摄入量(mg/kg)来表示。从动物实验所得的MNL外推到人体ADI时,需考虑动物与人的种间差异、人群之间的个体差异,并引入适当的安全系数。

(2)确定食物中的最大残留限量(maximum residue limits, MRL):MRL指食物在生产、加工、储存、运输和销售等各个环节中,允许残留的有害物质的最大浓度。基于ADI和人群膳食调查结果,计算每种食物中允许的最大残留限量。

5. 制定标准 提出标准制定建议,并列入相关计划,组织专家团队或协作组,根据前期研究结果和风险评估结论草拟标准文本。征求中央与地方政府各部门、企业界、协会等相关方对标准草案的意见,组织标准委员会(如食品卫生标准委员会、添加剂标准委员会等)对标准草案进行审议,确保标准的科学性、合理性和可操作性。经过充分讨论和修改后,对标准草案进行最终审定,批准并发布标准,使其成为具有法律效力的规范性文件。

新标准发布后,通过各种渠道和方式,向相关行业和公众宣传解读新标准的内容和要求,加强对标准实施情况的监督检查,确保标准得到有效执行。根据科学技术发展和实际工作需要,定期对标准进行修订和完善。

四、卫生分析在有害物质限量标准制定中的重要作用

卫生分析在有害物质限量标准制定中起到了至关重要的作用。只有通过卫生分析获得准确可靠的数据,才有可能制定出科学合理的有害物质限量标准,确保食品安全和公共卫生安全。卫生分析数据在有害物质限量标准制定中的具体作用主要体现在以下几个方面。

1. 风险评估 卫生分析数据可以提供关于有害物质在各种环境和生物样本中的浓度水平信息。通过对这些数据的分析,可以评估有害物质对人体健康的潜在风险。例如,通过监测食品、水、空气等中的有害物质含量,结合暴露评估模型,可以估算人体通过不同途径摄入有害物质的剂量,从而判断是否存在健康风险。

2. 确定限量标准 根据卫生分析数据所反映的有害物质实际存在水平,结合风险评估结果,可以制定合理的有害物质限量标准。限量标准的制定需要综合考虑多种因素,如有害物质的毒性、人体暴露情况、食品或环境的特点等。卫生分析数据为确定限量标准提供了科学依据,确保标准既能够有效保护公众健康,又具有可行性和可操作性。卫生分析数据还可以用于验证和修订现有的有害物质限量标准。随着科学技术的发展和新的研究成果的出现,需要对限量标准进行适时的调整和完善。通过对新的卫生分析数据的评估,可以判断现有标准是否仍然合理,是否需要

进行修订。

3. **监测和监管**　制定有害物质限量标准后,需要通过监测来确保标准的有效实施。卫生分析数据在监测工作中起着关键作用。通过对食品、环境等样品的定期检测,可以了解有害物质的实际含量是否符合限量标准。一旦发现超标情况,能够及时采取措施进行处理,保障公众健康。卫生分析数据还可以为监管部门提供决策依据。监管部门可以根据监测数据的分析结果,评估市场上产品的质量安全状况,加强对生产、加工、销售等环节的监管,督促企业严格遵守有害物质限量标准,提高产品质量和安全性。

4. **国际贸易**　在国际贸易中,有害物质限量标准是一个重要的技术性贸易壁垒。各国通常会根据本国的卫生分析数据和风险评估结果,制定相应的有害物质限量标准。这些标准的差异可能会影响国际贸易的顺利进行。因此,卫生分析数据的准确性和可靠性对于制定合理的国际贸易标准至关重要。国际合作和数据交流可以促进各国在有害物质限量标准方面的协调一致,减少贸易摩擦。

第二节　有害物质风险监测

风险监测是长期、连续、系统地收集、分析、解释、反馈及利用公共卫生信息的过程,监测对象包括食品、大气、水、土壤、生活居住环境、生产环境等。对有害物质的风险监测数据可用于暴露量计算,并可作为相关政策制定的依据。《“健康中国 2030”规划纲要》提出,开展重点区域、流域、行业环境与健康调查,建立覆盖污染源监测、环境质量监测、人群暴露监测和健康效应监测的环境与健康综合监测网络及风险评估体系。

有害物质风险监测通过卫生分析获得准确的监测数据,研判有害物质在环境中的安全隐患,评估风险程度和潜在后果。卫生分析数据的准确与否,直接影响暴露评估的结果,是风险评估中的重要环节。卫生分析技术的发展使得风险监测与评估结果更加精准,新型污染物的监测与评估又给卫生分析提出了更高的技术发展和应用需求。卫生分析与环境风险监测及评估相互依存、相互促进,它们通过各自的专业技术和方法,共同为环境安全保驾护航。

一、风险监测概述

1. **卫生分析相关风险监测的法律依据**　我国多部法律和法规、规章等均制定了风险监测相关规定。

《中华人民共和国食品安全法》第二章第十四条规定:国家建立食品安全风险监测制度,对食源性疾病、食品污染以及食品中的有害因素进行监测。

《中华人民共和国环境保护法》第二章第十七条规定:国家建立、健全环境监测制度。第三十九条规定:国家建立、健全环境与健康监测、调查和风险评估制度。

《中华人民共和国大气污染防治法》第三章第二十三条规定:国务院生态环境主管部门负责制定大气环境质量和大气污染源的监测和评价规范,组织建设与管理全国大气环境质量和大气污染源监测网,组织开展大气环境质量和大气污染源监测,统一发布全国大气环境质量状况信息。第四章第七十八条规定:国务院生态环境主管部门应当会同国务院卫生行政部门,根据大气污染物对公众健康和生态环境的危害和影响程度,公布有毒有害大气污染物名录,实行风险管理。

《中华人民共和国水污染防治法》第三章第二十五条规定:国家建立水环境质量监测和水污染

物排放监测制度。国务院环境保护主管部门负责制定水环境监测规范，统一发布国家水环境状况信息，会同国务院水行政等部门组织监测网络，统一规划国家水环境质量监测站（点）的设置，建立监测数据共享机制，加强对水环境监测的管理。

《中华人民共和国土壤污染防治法》第二章第十四条规定：国务院统一领导全国土壤污染状况普查。国务院生态环境主管部门会同国务院农业农村、自然资源、住房城乡建设、林业草原等主管部门，每十年至少组织开展一次全国土壤污染状况普查。

《化妆品监督管理条例》第四章第五十三条规定：国家建立化妆品安全风险监测和评价制度，对影响化妆品质量安全的风险因素进行监测和评价，为制定化妆品质量安全风险控制措施和标准、开展化妆品抽样检验提供科学依据。

《公共场所卫生管理条例实施细则》第一章第四条规定：县级以上地方各级人民政府卫生计生行政部门应当根据公共场所卫生监督管理需要，建立健全公共场所卫生监督队伍和公共场所卫生监测体系，制定公共场所卫生监督计划并组织实施。

《中华人民共和国国境卫生检疫法》第四章第三十条规定：海关依照本法以及有关法律、行政法规和国家规定的卫生标准，对口岸和停留在口岸的进境出境交通运输工具的卫生状况实施卫生监督。其中，监督食品生产经营、饮用水供应、公共场所的卫生状况以及从业人员健康状况是其履行的职责之一。

2. 相关概念

（1）风险：又称危险或危险性，是在特定条件下，因接触某种水平有害因素而造成机体损伤、发生疾病甚至死亡的预期概率。

（2）公共卫生监测：公共卫生监测是指长期、连续、系统地收集有关健康事件、卫生问题的资料，经过科学分析和解释后获得重要的公共卫生信息，并及时反馈给需要这些信息的人或机构，用以指导制定、完善和评价公共卫生干预措施与策略的过程。其目的是为决策者提供决策依据，并评价决策效果。简单地说，公共卫生监测就是长期、连续、系统地收集、分析、解释、反馈及利用公共卫生信息的过程。

（3）环境健康风险监测：环境健康风险监测是出于特定的目的，运用化学、物理、生物学、医学和信息科学与技术等方法和手段对环境中污染物的性质、种类、浓度（含量）、影响范围及其后果等进行的调查和测定，并进行综合分析、及时报告和通报的活动。环境因素包括食品、空气、水、土壤、化妆品等与人群健康相关的因素。

3. 风险监测的意义　有害物质的风险监测是国家法律要求开展的法定工作。获得这些监测数据的意义在于：①定量评估环境中主要污染物及污染水平，确定其分布和可能来源。②通过风险监测，可以了解和掌握国家或地区特定污染物的水平，掌握污染物变化趋势，开展风险评估并适时制定、修订标准。③通过风险监测可以从一个侧面了解一个地区有害物质监管工作的水平，有助于指导确定监督抽检重点领域，评价干预实施效果，为政府环境监督管理提供科学信息。

二、有害物质风险监测程序

有害物质监测在工作形式上主要分为常规监测、专项监测和应急监测三类。

1. 常规监测　常规监测是按照一定的时间间隔和固定的监测项目，对特定区域或对象进行的定期监测。这种监测可以帮助了解对人体健康和生态环境有害的物质在环境、食品中的长期变化趋势，为保护人类健康和环境及管理提供基础数据。

2. 专项监测 专项监测是针对特定的有害物质、污染源或环境问题进行的有针对性的监测。例如，对某一特定工业污染源的排放进行监测，或对某一地区的特定污染物进行调查。专项监测可以深入了解特定问题的情况，为制定有针对性的治理措施提供依据。

3. 应急监测 应急监测是在突发环境事件发生时，为了及时了解污染物的种类、浓度、扩散范围等信息，以便采取有效的应急措施而进行的监测。应急监测要求快速、准确地提供监测数据，为应急决策提供支持。

这三种监测工作形式相互补充，共同构成了有害物质监测的体系，有助于保障环境安全和公众健康。

根据过程划分，有害物质风险监测主要包括收集、分析和研究判断有害物质风险信息，制订风险监测计划，采样和检验，上报、汇总和分析数据，报告和通报监测结果等。

1. 监测计划的制订 监测计划的制订是整个风险监测工作的核心，其他活动均是围绕此活动而开展的。有害物质风险监测计划对监测的内容、任务分工、工作要求、组织保障、质量控制、考核评价措施等均有明确的规定。监测计划的制订主要包括以下几个方面。

（1）确定监测目标：评估环境中有害物质的浓度水平和分布特征，识别潜在的有害物质污染热点和风险区域，监测有害物质的迁移转化规律及其对生态环境和人体健康的影响，为开展有害物质风险评估和标准制定、修订及跟踪评价以及风险管理等提供支持。

（2）选择监测地点：根据有害物质的可能分布和传播途径，选择具有代表性的监测点，如污染源附近、环境敏感区域等。

（3）确定监测频率：根据有害物质的性质、环境条件以及潜在风险的程度，确定合适的监测频率。对于高风险的有害物质，可能需要更频繁的监测。

（4）制订采样方案：包括采样方法、采样时间、采样量等，确保采集到具有代表性的样品。

（5）制订质量控制计划：建立完善的质量控制体系，包括空白样、平行样、加标回收样的测定，以及仪器设备的校准、维护和期间核查等；制定质量控制指标和评价标准，对监测过程中的各个环节进行质量控制和监督；定期对质量控制数据进行统计分析，及时发现和解决质量问题。

（6）安排人员和设备：确保有足够的专业人员进行采样和检测工作，并配备所需的仪器设备和试剂。

2. 监测方案的实施

（1）样品采集：样品的采集是分析检验中的重要环节，是获得具有代表性且准确、可靠数据的第一步。如果采样方法不正确，即使样品制备和前处理、仪器分析、结果计算等再严格准确，也是毫无意义的，最终只能得出错误的评估结论。

（2）样品检测：样品检测是对有害物质样品进行系统分析和测试的过程。我国的食品安全和环境风险监测对样品检测方法的选择、验证和确认等都有明确的要求，确保检验技术机构能够正确理解和使用规定的方法，保证监测结果准确可靠。

1）分析方法的选择：根据监测工作的要求，并按照相关标准或技术规范要求，选择能满足监测工作需求和质量要求的分析方法来实施监测活动。原则上应当严格按照相应有害物质风险监测工作手册中规定的方法、仪器、耗材规格和技术条件开展检测。当实验室仪器设备和前处理条件等不能满足手册相关要求，需要对手册方法进行调整时，应按照程序进行严格验证。

2）分析方法的验证和确认：监测技术机构应对在本单位首次使用的检测方法进行验证，以确保达到方法所规定的技术要求，且能在本机构正确使用。

当分析过程所涉及的相关"人、机、料、法、环"等质量控制要素与手册规定的条件在验证实施环节不一致，必须要对手册方法进行调整时，应确保所调整方法的原理与手册方法一致，定性和定量的准确度和精密度能够满足检测的要求，且需要按照程序进行严格验证。

3）编写标准操作程序：当验证结果确认方法符合分析要求时，该方法方可被允许在本机构开展监测工作中使用，同时应针对验证后的方法完成标准操作程序的编制。

标准操作程序（即项目作业指导书）的编写应按照监测技术机构的程序性文件规定或参照《标准化工作导则　第1部分：标准化文件的结构和起草规则》（GB/T 1.1—2020）。标准操作程序主要内容包括：项目名称、适用范围、原理、依据、基本内容、检验过程中详细的条款或步骤或注意事项、具体要求、检测过程异常情况处理、检测数据处理和检验结果判定等。编制完成的操作程序，应按照监测技术机构的程序性文件规定，完成流程审批管理。

三、监测结果分析与应用

1. 撰写分析报告　分析报告是一种专业性报告，主要通过收集、整理、分析和解读大量的数据和信息，以文字、图表等形式呈现数据分析结果，揭示数据背后的规律和趋势，为决策者提供参考和依据。

2. 基本原则　报告内容力求简明、易懂、规范、科学，专业术语必须与我国及国际组织使用的术语及相关法律用语一致。报告应客观阐述监测结果，给出科学结论，必要时可引用其他国家及国际组织已有的法律、法规和标准。

3. 报告体例　报告遵循一定的体例，完整的报告应该由封面、编制说明、编制成员名单、目录、报告主题等内容组成。

4. 监测结果与分析　化学污染物及有害因素监测通常按照食品和环境污染物的分类着手撰写，分别从监测区域、采样地点类型、产地、采样时间、样品种类、包装类型、生产厂家和品牌、趋势分析、文献比较等方面，利用统计学方法详细分析监测结果。不同的食品和环境监测项目应根据特点选择分析指标，常用的有检出率、超标率、平均值、百分位数、最大值等，采用的统计学方法可以包括连续性趋势分析、主成分分析、多因素分析以及时空分析等。数据分析切忌就数据论数据，要通过多方引证来证实结论的可靠性。

5. 污染状况分析与建议　通过数据分析，列举发现的主要有害物质污染问题，特别是可能存在的环境和行业普遍性、区域性、系统性风险问题，结合监测数据、行业现状、舆情信息、国内外研究等进行详细分析研判，客观描述对人体健康可能造成的不良影响。根据连续监测结果、国内外数据比对，概述监测数据反映出的有害物质污染状况，包括对总体有害物质污染状况的描述和反映出来的重点问题。

根据监测开展情况以及取得的成效，为今后开展类似监测提供建议，如因数据有限未能获得满意的结果，应提出进一步开展监测或科学研究的建议。针对监测结果，分别对风险管理者、食品工业界和消费者等提出降低风险的建议和措施。

四、通报和会商

县级以上卫生健康行政部门会同同级工业和信息化、农业农村、商务、海关、市场监管和生态环境等有关部门建立有害物质风险监测会商机制，会商分析风险监测结果。会商内容主要包括：①通报有害物质风险监测结果分析研判情况；②通报新发现的有害物质风险信息；③通报有关有害物质隐患核实处置情况；④研究解决风险监测工作中的问题。

参与有害物质风险监测的各相关部门均可向卫生健康行政部门提出会商建议，并应在会商会前将本部门拟通报的风险监测或监管有关情况报送卫生健康行政部门。会商结束后，卫生健康行政部门应整理会议纪要并分送各相关部门，同时抄报本级人民政府和上级卫生健康行政部门。

会商结果供各有关部门监管工作参用。

第三节 暴露评估技术

暴露评估分为内暴露评估和外暴露评估。内暴露评估通常是暴露发生以后，选取一定数量的代表性人群，通过采集和分析该人群的人体生物样本（如血样、尿样、头发等）中生物标志物的浓度水平来估算环境污染物在人体内的暴露量。内暴露评估结果对于急性效应比较精确，但受代谢等影响不能反映长期慢性效应的真实暴露量，也无法分割计算不同暴露途径产生的暴露量，确认生物标志物浓度与环境污染物浓度的相关性和效应特异性较为困难，且人体生物样本较难获得，采样和分析成本太高，因此不适合大规模人群的暴露评估。外暴露评估是通过外暴露浓度、暴露时间、暴露途径和暴露参数来估算外暴露量。外暴露评估最大的优点是更适合大规模人群的暴露评估，同时还可以借助监测网络和卫星遥感反演等技术，在连续长时间的暴露评估方面优势非常明显，因此在国际环境健康风险评估工作中被广泛采用。本节简要介绍外暴露评估技术流程。

一、暴露评估原则

1. 时空一致性 根据环境污染物的时空分布特点和人群居住活动分布情况，结合环境污染物的迁移扩散及关注的健康效应，科学划定评估范围，确保暴露评估在污染范围内进行。

2. 评估系统性 充分考虑暴露评估与危害识别、暴露-反应关系以及环境健康风险评估之间的衔接性。

二、暴露评估内容与程序

暴露评估主要包括方案制订、数据收集、暴露量估算、不确定性分析和报告编制等五个步骤。

1. 方案制订 评估前要确定评估目的、评估范围及评估方法。

（1）评估目的：评估目的包括分析人群暴露于环境污染物的历史、现状和发展趋势，开展环境污染物人群健康风险评估，研究环境污染物对人群健康的影响等。

（2）评估范围：①通过资料收集、人员访谈和现场调查，掌握企事业单位及其他生产经营者活动或突发事件导致环境污染的主要污染物种类及其对周边环境影响的时空范围。②结合人群居住活动分布情况，明确拟重点关注的暴露人群，如普通人群或敏感人群（儿童、孕妇及老人等）。③综合分析环境污染状况、人群分布、暴露途径、暴露时间、机体代谢特点、疾病潜伏期等多种因素，确定暴露评估范围。

（3）评估方法：评估方法包括两种。①采用暴露情景评价法进行人群暴露评估。主要分析污染源排放特征、不同环境介质中污染物的时空分布和影响因素、暴露区域、暴露途径以及暴露人群等。②根据环境污染物的不同暴露途径和浓度，结合人群暴露信息，对暴露水平进行定量估算。在条件允许的情况下，通过现场监测获得环境污染物浓度；在无法进行现场监测时，通过模型对历史污染程度进行模拟或对未来污染水平进行预测。

2. 数据收集　包括收集环境数据和暴露信息。

（1）环境数据信息：环境数据信息来源有：①收集的资料：通过查阅资料、现场踏勘、问卷调查、访谈、座谈等方式获得当地自然条件、污染源、环境质量等相关资料。②现场监测：对环境空气、室内空气、土壤、食品、饮用水、地表水、地下水等不同暴露途径中的污染物，应按照相关标准和技术规范要求进行监测。③模拟预测：在无法进行环境现场监测时，可选择合适的模型，对历史污染程度进行模拟或对未来污染水平进行预测。

（2）暴露信息：暴露信息包括暴露人群信息和暴露参数。根据不同评估目的，将暴露人群分为普通人群和敏感人群。为掌握当地人群的环境污染暴露水平、预测发展趋势，可对评估范围内所有人群或随机抽样选取代表性人群进行暴露评估。为保护敏感人群不受环境污染所致的健康影响，可根据污染物的健康效应，选择易受影响的儿童、孕妇及老人等敏感人群进行暴露评估。暴露参数取值的优先顺序依次为依据国家相关技术规定自行开展现场调查获得的数据、国内行政主管部门组织的大规模调查给出的推荐值、基于国内文献综合分析筛选获得的数据、国际权威组织或机构给出的推荐值。

3. 暴露量估算　非致癌健康风险评估的日均暴露量用 ADD（average daily dose）表示，致癌效应健康风险评估的日均暴露量用 LADD（lifetime average daily dose）表示。单一途径日均暴露量的计算要根据暴露途径的不同，使用相应的模型计算，再对各种暴露途径的暴露量进行加和，计算多途径总暴露量。例如单一化合物经呼吸道吸入的空气中有害物质日均暴露量 ADD_{inh} 的计算公式为：

$$ADD_{inh} = \frac{C \times IR \times ET \times EF \times ED}{BW \times AT} \qquad 式（20-1）$$

式（20-1）中，C 为污染物浓度（mg/m³）；IR 为呼吸量（m³/h）；ET 为每日暴露小时数（h/d）；EF 为暴露频率（d/a）；ED 为暴露持续时间（a）；BW 为体重（kg）；AT 为暴露时间（d）。

4. 暴露评估中的质量控制　包括数据适用性和准确性。

（1）数据适用性：包括选择数据收集范围，明确数据来源，核实收集数据与暴露评估之间的相互关系。在进行抽样时，要充分考虑数据的应用条件、代表性、可获得性和可解释性，确保数据的适用性。

（2）数据准确性：包括核实问卷调查数据的质量控制情况（包括问卷设计、调查培训、回收率、审核率、数据录入等），核实实验室检测数据是否按照国家相关部门颁布的标准执行，检测分析过程中是否建立了质量控制体系（包括采样记录、原始记录、质控记录、结果报表等），模型模拟或预测是否选择国家相关部门推荐的通用方法。

5. 不确定性分析　暴露情景假设、数据收集、参数取值过程中可能存在不确定性，评估单位或人员应对评估中使用的每项数据是否存在不确定性进行判断和说明，同时说明降低不确定性的措施。不确定性产生的原因通常包括以下几方面：①对人群暴露于环境污染物的科学认识不足；②现有条件下无法或难以获得相关数据，替代或缺省数据以及各种外推导致数据不完整或缺乏代表性；③污染源排放、暴露途径、暴露浓度、暴露人群及时间 - 活动模式等关键参数的抽样误差、测量误差、变异性等。可通过模型参数敏感性分析、蒙特卡罗模拟等方法对暴露评估的不确定性进行分析。

6. 评估结果　根据暴露浓度、摄入量、暴露时间等变量，对环境污染物的人群暴露水平进行量化，主要包括：①环境污染物的来源和浓度分布；②不同暴露情景的暴露范围、暴露途径和人群特征;③相关数据、暴露量估算方法及参数选取的解释说明;④单一途径及多途径的日均暴露量;⑤基于不确定性分析判断暴露评估结果的可靠性。

7. 暴露评估报告编制　报告主要包括评估目的、评估范围、数据来源、评估方法、评估结果、质量控制和不确定性分析、结论等部分。结论要明确环境介质中所关注污染物的浓度、暴露途径、暴露人群以及人群暴露量。

三、风险监测及暴露评估实例

皮蛋是我国民众喜爱的特色食品。传统工艺生产需要利用黄丹粉(氧化铅)使皮蛋蛋清显现松花,导致产品铅含量较高,具有一定健康风险。自2000年起,我国食品安全风险监测对皮蛋中的铅污染情况进行了连续监测。表20-1总结了我国从2000年起为降低皮蛋中铅含量所采取的措施及取得的成效。从表中可以看出,皮蛋中铅污染水平逐年下降,表明监测预警、风险评估、标准修订、健康宣教和政府监管等多项联动措施在有效发现和防控皮蛋铅污染问题,推动生产企业加强管理、改进工艺,以及维护公众健康等方面发挥着重要的作用。

表20-1　皮蛋中铅含量变化

时间	皮蛋中铅含量/(mg/kg)	采取的措施
2000年	2.29	卫生部提出了皮蛋中铅污染预警并与食品监管部门会商,严格控制含铅原料的使用
2005年	1.61	①跟踪监测;②对消费者开展宣教活动;③政府部门采取有效的监管措施;④生产企业主动调整加工工艺,用硫酸铜代替黄丹粉(氧化铅)
2006年	1.14	
2011年	0.24	国家限量标准从2.0mg/kg降至0.5mg/kg
2014年	0.25	
2015年	0.20	

（丁　萍　高　蓉）

思考题与习题

1. 简述有害物质限量标准制定的步骤。

2. 有害物质风险监测程序有哪些?

3. 如何开展有害物质的暴露评估?

推荐阅读

［1］中国科学院.生命分析化学.北京:科学出版社,2022.

［2］康维钧,毋福海,孙成均,等.现代卫生化学.3版.北京:人民卫生出版社,2020.

［3］康维钧,汪川,牛凌梅.卫生检验样品处理技术.北京:人民卫生出版社,2023.

［4］李磊,高希宝.仪器分析.北京:人民卫生出版社,2015.

［5］胡坪,王氢.仪器分析.5版.北京:高等教育出版社,2023.

［6］齐美玲.气相色谱分析及应用.3版.北京:科学出版社,2023.

［7］曹俭.荧光分子传感技术应用.上海:华东理工大学出版社,2023.

［8］梁建功.纳米荧光探针.2版.北京:中国农业科学技术出版社,2020.

［9］邓勃.实用原子光谱分析.2版.北京:化学工业出版社,2021.

［10］尹华,王新宏.仪器分析.3版.北京:人民卫生出版社,2021.

［11］孙长颢.营养与食品卫生学.8版.北京:人民卫生出版社,2017.

［12］国家食品安全风险评估中心.食品安全风险评估技术程序与应用指南.北京:中国标准出版社,2022.

［13］施小明.环境健康风险研究:方法与应用.北京:科学出版社,2022.

［14］SKOOG D A,HOLLER F J,CROUCH S R. Principles of instrumental analysis. 7th ed. California:Cengage Learning,
2006.

中英文名词对照索引